Química Analítica

Para Shelia e Jack Higson

Química Analítica

Séamus Higson
Professor de Bio e Eletroanálise
Cranfield University

Tradução:
Mauro Silva

Revisão técnica:
Denise de Oliveira Silva
Professora Doutora do Instituto de Química
Universidade de São Paulo

Bangcoc Beijing Bogotá Caracas Cidade do México
Cingapura Londres Madri Milão Montreal Nova Délhi Nova York
Santiago São Paulo Seul Sydney Taipé Toronto

The McGraw·Hill Companies

Química Analítica
ISBN: 978-85-7726-029-4

A reprodução total ou parcial deste volume por quaisquer formas ou meios, sem o consentimento, por escrito, da editora é ilegal e configura apropriação indevida dos direitos intelectuais e patrimoniais dos autores.

© 2009 by McGraw-Hill Interamericana do Brasil Ltda.
Todos os direitos reservados.
Av. Brigadeiro Faria Lima, 201, 17º andar
São Paulo – SP – CEP 05426-100

© 2009 by McGraw-Hill Interamericana Editores, S.A. de C.V.
Todos os direitos reservados.
Prol. Paseo de la Reforma 1015 Torre A Piso 17, Col. Desarrollo Santa Fé, Delegación Alvaro Obregón
México 01376, D.F., México

Tradução de *Analytical Chemistry*
Publicado por Oxford University Press Inc., Nova York
© Séamus Higson
ISBN da obra original: 978-0-19-850289-0

Coordenadora Editorial: *Guacira Simonelli*
Editora de Desenvolvimento: *Mel Ribeiro*
Produção Editorial: *RevisArt*
Supervisora de Pré-impressão: *Natália Toshiyuki*
Preparação de Texto: *Mônica Rocha*
Design de Capa: *megaart design*
Diagramação: *Crontec*

Dados Internacionais de Catalogação na Publicação (CIP)
(Câmara Brasileira do Livro, SP, Brasil)

Higson, Séamus
    Química analítica / Séamus Higson ; [tradução Mauro Silva].
-- São Paulo : McGraw-Hill, 2009.

    Título original: Analytical chemistry.
    ISBN 978-85-7726-029-4

    1. Química analítica I. Título.

08-07535   CDD-543

Índices para catálogo sistemático:

1. Química analítica 543

A McGraw-Hill tem forte compromisso com a qualidade e procura manter laços estreitos com seus leitores. Nosso principal objetivo é oferecer obras de qualidade a preços justos e um dos caminhos para atingir essa meta é ouvir o que os leitores têm a dizer. Portanto, se você tem dúvidas, críticas ou sugestões entre em contato conosco – preferencialmente por correio eletrônico (mh_brasil@mcgraw-hill.com) – e nos ajude a aprimorar nosso trabalho. Teremos prazer em conversar com você. Em Portugal use o endereço servico_clientes@mcgraw-hill.com.

Sumário

Parte I O objetivo da química analítica: regras básicas e fundamentos

1 O objetivo da química analítica e a natureza das medidas analíticas — 3
2 Garantia da qualidade analítica e estatística — 13

Parte II Análise química: princípios e processos fundamentais

3 Técnicas-padrão de química por via úmida e à base de reagentes — 53
4 Análises baseadas em efeitos de solubilidade, precipitação e determinação de massa — 93
5 Uma introdução ao uso da luz visível e da radiação ultravioleta em medidas analíticas — 111

Parte III As principais técnicas analíticas

6 Outras aplicações da absorção UV-visível e do fenômeno da fluorescência, incluindo fluorescência de raios X, Raman, Mössbauer e técnicas de espectroscopia fotoeletrônica — 151
7 A espectroscopia atômica na química analítica — 179
8 Métodos de separação e cromatografia — 207
9 Espectrometria de massas — 247
10 Técnicas eletroanalíticas — 285
11 Espectroscopia de ressonância magnética nuclear — 323
12 Técnicas de análise no infravermelho — 339

Parte IV A química analítica na prática: ciência analítica contemporânea

13	**Métodos analíticos radioquímicos**	**367**
14	**Métodos bioanalíticos**	**381**
15	**Análises e ensaios ambientais**	**427**
16	**A escolha crítica da técnica, a boa prática de laboratório e a segurança no laboratório**	**443**
	Índice	**449**

Prefácio

Introdução ao livro

Química Analítica tem como objetivo ser um texto leve e atraente para o aluno e abranger todas as técnicas analíticas convencionais encontradas nos currículos de química dos cursos de graduação e de mestrado. Espera-se também que o texto seja útil para estudantes que iniciam sua carreira de pesquisa pelo doutorado ou qualquer outro programa de pesquisa e precisam de uma introdução a técnicas com as quais não estejam familiarizados.

A motivação para escrever este livro surgiu ao observar alunos desnorteados, que tentam, com esforço, extrair alguma informação de muitos manuais de química analítica, bem escritos, porém enormes. Ocorreu-me que havia uma real necessidade de algo que permitisse ao estudante obter informações rapidamente, e em um formato mais atraente. Procurei um texto com essas qualidades, mas não consegui encontrar, e finalmente resolvi escrever este livro!

A necessidade de um texto dessa natureza tornou-se mais evidente à medida que o tempo foi passando, uma vez que os currículos dos cursos de graduação tanto na Europa quanto nos Estados Unidos vêm dando cada vez mais importância à química analítica como uma disciplina em si. Essa tendência tem sido refletida em cursos como bioquímica, ciência forense e muitos outros em que a química analítica tem um papel fundamental.

A química analítica de fato abrange outras áreas da química: a físico-química, por exemplo, é especialmente importante para a maneira como muitas medidas são realizadas, embora alguns aspectos da disciplina estejam diretamente relacionados à análise de compostos inorgânicos ou orgânicos. Por sua própria natureza, a química analítica é uma disciplina *genérica* e se sobrepõe às áreas de biotecnologia, ciência forense, física, ciência dos materiais e muitas outras.

Este livro apresenta a base de muitas técnicas analíticas contemporâneas por meio de uma abordagem integrada. Mesmo que você, como aluno, não tenha a intenção de entrar no campo da química analítica, espera-se que esta obra o ajude a entender a sua natureza e de que maneira ela é executada. Espera-se também que este material seja importante no sentido de ajudá-lo a compreender melhor a físico-química, a química inorgânica e a química orgânica, com as quais você talvez já esteja familiarizado.

Geralmente, pouco se leva em consideração que estudantes de química acabam trabalhando mais na área analítica do que em qualquer outro ramo da ciência química. Sem dúvida, trata-se de uma área dinâmica e emocionante, que causa impacto na vida de todos nós, todos os dias. Acima de tudo, espero que o livro inspire jovens analistas a se entusiasmarem com o assunto. Se isso acontecer, então terei atingido meu objetivo.

Principais aspectos do livro e sua estrutura

- *O **texto é todo ilustrado*** para facilitar a explicação dos conceitos e dos princípios da instrumentação; em todos os casos procurei tornar os diagramas tão claros e informativos quanto possível, sem complicar demais.

- Para ajudar na aprendizagem, numerosos *exemplos resolvidos* foram incluídos em quadros sombreados ao longo de todo o texto. Também foram incluídos alguns problemas no final de cada capítulo para ajudá-lo a testar sua compreensão.
- Muitos *capítulos apresentam referências cruzadas* para ajudar o leitor a entender como as técnicas se relacionam entre si e podem ser usadas conjuntamente.
- *Pontos fundamentais, definições e destaques de princípios científicos são ressaltados* como comentários nas margens do livro, ajudando a explicar conceitos mais complicados ou enfatizando a importância de determinada questão ou princípio.

Finalmente, *os 16 capítulos deste livro estão organizados em quatro seções* para orientar o aluno ao longo de uma aprendizagem direcionada. São elas:

1) O objetivo da química analítica: regras básicas e fundamentos;
2) Análise química: princípios e processos fundamentais;
3) As principais técnicas analíticas;
4) A química analítica na prática: ciência analítica contemporânea.

Como usar este livro de uma perspectiva de aprendizagem

Desde o começo, quero que o texto seja de fácil leitura, e por essa razão cada tópico é descrito por completo dentro de uma única seção, embora muitas seções apresentem referências cruzadas quando há técnicas relacionadas entre si ou que podem ser usadas conjuntamente.

Organizei um índice o mais abrangente possível para ajudar o leitor a acessar a informação com rapidez e facilidade, e quando necessário.

O material didático deste livro é para ser usado como um recurso independente ou como um acompanhamento para cursos com palestras. Os quadros em destaque, bem como os exemplos, podem ser deixados de lado em uma primeira leitura para que se possa adquirir uma compreensão mais rápida e fácil de determinado tópico. Esse mesmo tópico poderá ser revisto com maior profundidade nos exemplos e também nos problemas que aparecem no final de cada capítulo.

Em alguns casos, há sugestões para outras leituras, se o leitor quiser mais informações sobre uma área específica.

Agradecimentos

Para escrever este livro, tive a ajuda de muitos amigos e colegas, cuja colaboração foi verdadeiramente valiosa. Primeiro, gostaria de agradecer aos três editores responsáveis, Melissa Levitt, Howard Stanbury e, particularmente, nas últimas etapas de preparação do livro, Jonathan Crowe, além dos outros membros da equipe editorial da Oxford University Press, sem os quais este livro não seria publicado.

Gostaria também de agradecer especialmente à Sra. Sally Creveul, do Instituto de Biociências e Tecnologia de Cranfield, que fez um trabalho maravilhoso preparando as figuras deste livro. Também quero manifestar meus agradecimentos às Sras. Linda Chapman e Liz Wade, ambas do meu departamento, pela ajuda que prestaram em muitas das etapas de produção desta obra.

Muitas pessoas ajudaram na leitura das provas e na edição do livro, mas meu amigo e ex-colega Dr. Paul Monk deu uma contribuição especial lendo todo o original e oferecendo muitas sugestões úteis que ajudaram a melhorar o texto final.

Meus agradecimentos aos seguintes acadêmicos por fazerem vários comentários construtivos sobre o material de rascunho: Tom McCreedy, University of Hull, Reino Unido; Mark Lovell, University of Kentucky, EUA; John Lowry, National University of Ireland, Maynooth, República da Irlanda; Carsten Müller, University of Cardiff, Reino Unido; David Littlejohn, University of Strathclyde, Reino Unido; e Philippe Buhlmann, University of Minnesota, EUA.

Meu grupo de pesquisa, Dr. Stuart Collyer, Dr. Frank Davis, Dra. Karen Law, Andrew Barton, Davinia Gornall, Emma Lawrence e Daniel Mills, também foi particularmente útil na adequação do livro às exigências dos alunos.

Esta obra é dedicada aos meus falecidos pais Shelia e Jack Higson, que me apoiaram e me incentivaram ao longo de muitos anos de estudo. Da mesma forma, quero agradecer à minha irmã Ethne, pelo seu apoio, emocional e financeiro, em meu tempo de estudante.

Meus agradecimentos finais à minha esposa Josephine, que também leu todo o original (várias vezes), e às minhas filhas Rachael e Sarah, que tiveram de me suportar muitas noites diante do computador.

Depois de toda essa ajuda, qualquer erro ou omissão devem ser atribuídos ao autor. Espero que este livro seja útil aos alunos e que os ajude na compreensão desta disciplina.

Séamus Higson
Professor de Bio e Eletroanálise
Cranfield University, Silsoe
Agosto de 2003

Parte I

O objetivo da química analítica: regras básicas e fundamentos

O objetivo da química analítica e a natureza das medidas analíticas 1

Aptidões e conceitos

Este capítulo vai ajudá-lo a entender:

- O que é química analítica.
- O objetivo da química analítica e suas aplicações.
- A importância dos dados de alta qualidade e as implicações dos dados de baixa qualidade ou errôneos.
- A diferença entre teste qualitativo e teste quantitativo.
- O que significa replicar medidas.
- Os conceitos de especificidade, sensibilidade e acurácia de um teste.
- O que significam os termos analito, interferente e alíquota.

1.1 Quando e onde a química analítica é utilizada?

1.1.1 O que é química analítica?

Podemos não perceber, mas muitos de nós, sem saber, fazem química analítica diariamente. É uma cena comum: de manhã, com os olhos turvos, você entra na cozinha para preparar o café e assim começar o dia mais animado. Enquanto a cafeteira faz o café, você vai até a geladeira e pega o leite. A caixa de leite está ali faz alguns dias, e, portanto, não temos certeza de que o conteúdo ainda está adequado para o uso. O que fazemos então é abri-la, aproximá-la do nariz e cautelosamente cheirá-la. Com isso, percebendo ou não, estamos executando um teste analítico. Nesse caso, o nariz avalia a presença de produtos de várias bactérias, tais como a *Salmonella typhimurium*. Se o leite estiver muito velho e as bactérias puderam se multiplicar, a ação das substâncias químicas que elas produzem enquanto se multiplicam tornará o leite impróprio para o consumo. Saberemos se essas substâncias químicas estão lá ou não, cheirando — e procurando detectar o odor característico de leite "estragado". Você poderia reconhecer mais facilmente esse teste como uma análise química se usasse um assim chamado ***nariz eletrônico***. Atualmente, o nariz eletrônico representa uma técnica emergente de última geração no campo dos sensores químicos eletrônicos, mesmo havendo ainda um longo caminho até que se possa detectar uma variedade tão ampla de odores como aquela permitida pelo nariz humano.

Esse exemplo demonstra que *a Química Analítica abrange qualquer tipo de teste que forneça informação sobre a composição química de uma amostra.*

Todos nós nos beneficiamos da atividade dos químicos analíticos. Todos nos alimentamos, vivemos em residências, usamos roupas e muitos dirigem automóvel. Todos esses exemplos dependem da indústria química. Essa, por sua vez, depende decisivamente de seus processos de controle de qualidade, cuja responsabilidade em grande parte está nas mãos dos químicos analíticos.

Cada um de nós age como consumidor e confia que o químico analítico desempenha papel importante em processos de fabricação para garantir que os alimentos que comemos, as roupas que usamos e os remédios que tomamos apresentem qualidade adequada. A indústria química tem alguma participação em quase todos os setores de manufatura, representando o maior setor manufatureiro da maioria dos países industrializados. De fato, muitos economistas dizem que um bom indicador da saúde econômica de uma nação é sua indústria química. Segue-se que o papel do químico analítico é realmente fundamental!

Se você está lendo este texto como um estudante do curso de química e pretende utilizar o seu diploma depois de concluir a faculdade, a chance de ser admitido em alguma função relacionada à química analítica é de mais de 50%. Muitos químicos fazem análises como parte de seu trabalho mesmo que não se considerem químicos analíticos. Por exemplo, a primeira coisa que químicos orgânicos sintéticos farão, com freqüência, depois de preparar um novo composto é analisar o que acabaram de produzir.

É evidente que a população cada vez mais exige a química analítica para assegurar tanto a qualidade dos produtos que consumimos quanto o modo como tratamos nosso ambiente.

A segurança do alimento que ingerimos está entrelaçada com muitas outras questões relacionadas aos modernos métodos de agricultura e ao uso de agroquímicos como preservantes, pesticidas e fertilizantes. Também nos preocupamos com questões como a ingestão de colesterol, a quantidade de fibra contida em um alimento, seu conteúdo de vitamina e a dosagem alcoólica das bebidas. Exigimos níveis baixos ou "aceitáveis" de benzeno na gasolina que colocamos em nosso carro e também nos preocupamos com a quantidade de CO e CO_2 que os automóveis descarregam na atmosfera. À medida que a população mundial aumenta e nosso planeta torna-se cada vez mais povoado, podemos estar certos de que os químicos analíticos serão chamados para fornecer informações que nortearão racionalmente as decisões futuras.

1.1.2 Então quando e onde a química analítica pode ser usada?

Muitas pessoas pensarão em química analítica como algo que envolve instrumentação de alta tecnologia, tais como espectrometria de massa de última geração, cromatografia líquida de alto desempenho (HPLC) e técnicas de detecção no infravermelho. Talvez, por outro lado, nos lembremos do laboratório do colégio, onde aprendemos o básico da análise volumétrica e das análises químicas de toque (*spot tests*). Embora cada uma dessas técnicas tenha a sua função no arsenal do químico analítico moderno, não devemos esquecer métodos mais simples que fazem uso, por exemplo, de pH-metros, papel de tornassol e balanças analíticas. Essas técnicas geralmente são utilizadas antes dos métodos mais elaborados. O importante é ver a disciplina como *um todo*.

Os sensores refletem uma tendência para desenvolver testes analíticos altamente simplificados que possam ser executados por *não-químicos*. Toda vez que levamos nosso carro para um teste de emissão de combustível, o mecânico colocará um sensor de gás CO dentro do cano de escapamento para determinar se os níveis de CO excedem o máximo permitido pela lei. Em outro contexto, os diabéticos poderão usar um sensor eletroquímico para monitorar os níveis de glicose no sangue e, fazendo essa leitura, determinar a dose de insulina necessária antes da próxima refeição. Técnicas instrumentais automatizadas estão sendo cada vez mais utilizadas à medida que cresce o interesse por uma química ambiental e por questões ligadas à poluição; por exemplo, as previsões do tempo geralmente contêm alguma referência à "qualidade do ar" — a química analítica também está presente nesse caso.

Essa discussão esclarece duas coisas: primeiro, o uso da química analítica é quase universal — e, mais ainda, nossa dependência dela tende a aumentar; segundo, essa disciplina responde às necessidades de mudança e, portanto, é uma área verdadeiramente dinâmica, o que se reflete no enorme esforço de pesquisa que lhe é direcionado.

1.2 A natureza dos dados

Em termos gerais, são duas as etapas da análise química: *coleta de dados* e *análise de dados* — em outras palavras, juntar informação e determinar o que essa informação está nos dizendo. Esses dados podem ser *qualitativos* e *quantitativos*. Da mesma forma, a análise dos dados dará resultados qualitativos ou quantitativos.

A análise *qualitativa* fornece dados do tipo negativo/positivo ou sim/não; em outras palavras, informa se uma substância (o *analito*) está ou não presente na amostra, mas não mede sua *quantidade*. Um teste doméstico para gravidez representa um bom exemplo de análise qualitativa, já que o resultado indicará a presença (resultado positivo) ou ausência (resultado negativo) da gravidez.

A análise *quantitativa* determina *quanto* de determinada substância existe na amostra, e não apenas sua presença ou ausência. Um exemplo de teste quantitativo é a medida do pH de uma solução aquosa; aqui o resultado pode variar de 0 a 14.

Os dados quantitativos normalmente são expressos em formato numérico; tanto o sinal (negativo ou positivo) quanto a magnitude dão informação significativa. O uso preciso das unidades, quando são citados dados numéricos, também é de suma importância, embora geralmente desprezado pelo aluno. Até mesmo os dados qualitativos do tipo sim/não ou negativo/positivo podem ser matematicamente manipulados por estatística. Portanto, quase todos os dados exigem algum tratamento matemático, mesmo que em nível rudimentar.

1.2.1 As limitações dos dados

Tanto a análise qualitativa quanto a quantitativa apresentam limitações. No caso de um teste qualitativo, pode haver um *limiar* abaixo do qual o teste talvez não seja capaz de identificar a presença da substância. Por exemplo, um teste de gravidez pode dar um falso resultado negativo se executado bem no começo da gravidez, quando o nível do hormônio **gonadotrofina coriônica humana** (**hCG**) na urina estiver em uma concentração muito baixa para causar mudança de coloração na fita de teste. Assim, mesmo que a mãe esteja grávida, o teste não detectará e dará um falso resultado negativo. Aqui o ponto importante a ser observado é que *mesmo o teste qualitativo tem um limite inferior de detecção* abaixo do qual não detectará a presença do analito.

A acurácia absoluta também é impossível com dados quantitativos — sempre haverá uma margem de erro que deve ser indicada. Por exemplo, dois pHmetros diferentes não fornecerão *exatamente* a mesma medida de pH; duas balanças eletrônicas não medirão *exatamente* a mesma massa da substância que está sendo pesada. O tratamento dos dados quantitativos exige que os **limites de erro** sejam determinados. Sendo assim, um ponto de dados ou um conjunto de dados pode ser citado dentro de um **intervalo conhecido** de erro possível. Pode-se dizer que determinado abastecimento de água encanada contém 100 ± 10 partes por milhão (ppm) de Pb (chumbo). Portanto, é possível fixar o intervalo de concentração entre 90 ppm no limite inferior e 110 ppm no limite superior. Informações desse tipo costumam ser muito úteis para assegurar que seja extraída da análise a informação *correta e mais apropriada*. Mais detalhes sobre a determinação dos limites de erro serão apresentados no Capítulo 2.

1.3 Teste qualitativo ou quantitativo: qual deles escolher?

A química analítica sempre deve ser executada com um propósito, o que pode parecer óbvio, embora esse fato muitas vezes seja esquecido. Estima-se que até 10% dos testes executados a cada ano no mundo inteiro sejam desnecessários. Além do desperdício de dinheiro (estimado em cerca de 5% do produto nacional bruto da maioria das nações industrializadas), há um desperdício enorme em termos de esforço humano e recursos. Muitas vezes, o que falta é entender claramente *por que* os testes estão sendo executados — e quais as informações úteis que podem ser obtidas.

Uma questão óbvia que sempre deveria ser levada em consideração é quem será o receptor final da informação e qual é a informação realmente necessária — ou seja, por que o teste deve ser executado e a que propósito útil ele pode servir. A razão mais comum para o fracasso de um projeto é a falta de planejamento logo no começo, e isso também é verdade para as análises químicas. A mensagem importante aqui é *planejar sua análise com cuidado e adequadamente*.

Em muitas situações, talvez você queira apenas uma determinação qualitativa. Por exemplo, talvez deseje saber se um poluente está presente ou não acima de um limiar razoável, mas não precisa saber em que quantidade. Em muitas outras circunstâncias, pode-se realizar primeiro uma filtração com o teste qualitativo — e se o resultado for positivo, uma análise mais complicada poderá ser feita para *quantificar* a medida. Amostras de água contaminada com chumbo é um bom estudo de caso para ilustrar essa questão. O teste com iodeto (veja o Capítulo 3) fornece um resultado simples positivo ou negativo para a presença de chumbo acima de uma concentração de aproximadamente 0,2 g dm^{-3}. Essa técnica possibilita a utilização de um método simples por via úmida que pode ser realizado, por exemplo, nas margens de um rio com o uso apenas de um equipamento rudimentar. Se a amostra der resultado positivo, o analista talvez queira quantificar o chumbo. Outro método, como o teste de ditizona de chumbo, poderá ser escolhido para executar a análise quantitativa. Esse teste mostra uma mudança de cor que é proporcional ao conteúdo de chumbo presente na amostra — quanto mais chumbo, mais intensa a coloração vermelha da solução. Para *quantificar* o chumbo presente na amostra, pode-se medir a cor da solução de ditizona de chumbo com auxílio de um espectrofotômetro. (Uma vez que a cor da solução será proporcional à quantidade de chumbo, a medida da intensidade da cor dará uma indicação direta da sua quantidade na solução.) Análises desse tipo serão descritas nos Capítulos 5 e 6. Mesmo nessa situação, resultados *errôneos* ou incorretos poderão ser causados pela presença de outros íons de metais pesados. E caso o analista precise de uma análise que seja mais específica e/ou mais sensível, ele poderá usar a espectroscopia de absorção atômica (veja o Capítulo 7).

Antes de qualquer coisa, deve-se lembrar que o teste correto para qualquer situação em particular é aquele que satisfaz as necessidades do usuário final. Uma provável futura mãe fará um teste para gravidez para obter um resultado positivo/negativo — ela não precisa de um teste que lhe dê a concentração exata de hCG. Seguindo o mesmo raciocínio, muitos poluentes têm limites especificados por lei, considerados aceitáveis ou não. Nessas situações, a companhia de água (ou o órgão regulamentador) não está apenas interessada num resultado qualitativo (isto é, se o poluente está presente ou não), mas nas concentrações reais em que está presente — e é esse valor que determinará se a água é de qualidade aceitável ou não.

1.4 Manipulação de dados e terminologia

A manipulação de dados envolve a utilização de vários termos, e é importante que esses termos sejam claramente definidos para evitar confusão.

Antes que os dados possam ser manipulados, devem ser coletados ou *colacionados*. Geralmente, retira-se uma amostra contida em um volume maior e essa amostra é chamada de *alíquota* se estiver na forma de solução.

O teste costuma ser repetido com duas ou mais amostras para avaliar a reprodutibilidade. Medidas desse tipo são conhecidas como medidas *replicadas*. Precisão é o termo usado para descrever a reprodutibilidade de duas ou mais medidas replicadas que foram realizadas da mesma maneira. Há vários modos de expressar a precisão, e esses serão discutidos no Capítulo 2.

A substância a ser analisada na amostra é conhecida como *analito*, e as substâncias que podem gerar resultados incorretos ou errôneos são conhecidas como *interferentes químicos*. (Quando uma análise é efetuada para monitorar a concentração de um íon de metal pesado, o íon de um metal diferente poderá ter propriedades químicas muito semelhantes e, portanto, interferir na análise agindo como um interferente químico.)

A menor concentração abaixo da qual o teste não identificará a presença de um analito é conhecida como *limite inferior de detecção*.

A *especificidade* de um teste define sua resposta à presença de determinado analito; portanto, se um teste for totalmente específico, responderá ao analito de interesse, e nesse caso nenhum interferente químico interferirá na análise.

A *sensibilidade* de um teste indica quão próximas, ou semelhantes em magnitude, podem ser duas leituras, e ainda assim serem distintas uma da outra. No caso em que a sensibilidade de determinada técnica é de 1 ppm para o Pb^+, as leituras de 220 ppm e 222 ppm serão consideradas diferentes e distinguíveis entre si. Por outro lado, as leituras de 220,1 ppm e 220,9 ppm para Pb^+ *podem não* ser diferenciadas uma da outra. Os dados nunca devem ser expressos acima do nível de sensibilidade e/ou acurácia apropriado para um teste ou instrumento. De fato, números inadequados após as vírgulas decimais implicam um nível de sensibilidade que, na verdade, não faz sentido e pode ser totalmente ilusório.

A *acurácia* descreve quanto o valor medido se aproxima do valor *verdadeiro*, que na realidade pode ser muito difícil de determinar. Materiais de referência certificados (Capítulo 2) geralmente são usados para ajudar na estimativa dos níveis de erro experimental que podem estar associados a determinada técnica analítica.

Os dados coletados normalmente consistem em medidas replicadas para cada ponto. Informação suficiente também deve ser coletada para permitir uma estimativa da incerteza de erros associados ao método. Somente assim o erro experimental da técnica pode ser quantificado.

Os dados poderão ser coletados pela observação humana e registrados manualmente, ou coletados usando-se algum tipo de técnica automática de amostragem. Um instrumento poderá, às vezes, coletar e processar os dados diretamente (por exemplo, um titulador automático — Capítulo 3). Cada vez torna-se mais comum o uso de computadores para assimilar e processar os dados. Em cada situação, porém, os dados devem ser avaliados ou processados considerando-se sua qualidade e reprodutibilidade e, finalmente, é claro, seu significado. Métodos estatísticos são usados com freqüência para tratamento e processamento dos dados. Esses métodos serão descritos no Capítulo 2.

1.5 A qualidade dos dados estatísticos

Reprodutibilidade e acurácia normalmente são os critérios mais importantes para o usuário final de um teste. Se uma amostra de sangue é analisada para detectar seu nível de álcool com vistas a uma possível condenação por condução de veículo em estado de embriaguez, é de suma importância que dois laboratórios diferentes cheguem à mesma — e correta — conclusão. Do mesmo modo, os equipamentos para detectar emissão de combustível, utilizados por diferentes estações de testes em estradas, devem ser capazes de oferecer resultados concordantes dentro dos limites especificados. Sempre haverá erro experimental associado a qualquer teste (veja o Capítulo 2), no entanto, para se ter uma apreciação confiável dos dados, a incerteza do resultado deve ser *claramente quantificada*. O exame e a avaliação da qualidade dos dados devem ser executados por algum processo de *validação de dados*. Muito esforço, tempo e dinheiro são gastos em análises estatísticas dos dados e em processos de validação, ambos discutidos no Capítulo 2.

Numerosos estudos têm mostrado como é difícil obter, de diferentes laboratórios, informação analítica concordante. **Dados de baixa qualidade ou não confiáveis são inúteis, na melhor das hipóteses.** Se dados de baixa qualidade levarem a uma decisão errada, o resultado poderá de fato custar muito caro. Um gerente de fábrica, por exemplo, poderá se desfazer de um lote de algum produto, acreditando que esse foi contaminado, quando de fato o produto era perfeitamente aceitável. Um engano desse tipo pode ser perigoso ou até mesmo colocar vidas em risco — por exemplo, um médico pode administrar em um paciente dosagem inadequada de uma droga em virtude de erro cometido no teste feito no laboratório de patologia.

1.5.1 Você como químico analítico

A qualidade dos dados e sua interpretação são de suma importância para qualquer químico analítico. Freqüentemente, os dados são numéricos e seu tratamento e interpretação envolvem estatística simples. Você poderá julgar inconveniente a menção da matemática e da estatística, mas o tratamento numérico de dados pretende dar clareza a questões complexas e encontra-se no próprio âmago da química analítica. Se a abordagem for paulatina e suave, a matemática exigida para o tratamento de dados não deverá ser problemática. Essas aptidões são necessárias a partir do momento em que a disciplina é estudada pela primeira vez, por isso o Capítulo 2 deste livro aborda o tratamento estatístico dos dados analíticos numéricos. Este capítulo e o seguinte foram escritos como uma *suave* introdução a essa área, para que a experiência de aprendizagem não seja traumática, mas possivelmente agradável e esclarecedora. É difícil estudar ou utilizar a química sem recorrer a alguma forma de análise, e portanto vale a pena ter uma base sólida logo no começo. Quando você estiver no Capítulo 2 e nos exemplos ali expostos, já deverá ter assimilado todas as principais aptidões matemáticas necessárias para entender todo o material contido em cada capítulo do livro.

Exercícios e problemas

1.1. Discuta como a sociedade moderna depende da química analítica.

1.2. O que significa: (i) análise qualitativa; e (ii) análise quantitativa? Dê dois exemplos de cada.

1.3. Explique a diferença entre especificidade, acurácia e sensibilidade de uma técnica.

1.4. O que significa o termo "limite inferior de detecção" para uma técnica e como isso difere de "sensibilidade"?

1.5. O que significa o termo "medida replicada"? Por que as medidas replicadas são desejáveis quando se faz uma análise?

1.6. Explique o que é interferente. Como um interferente pode afetar uma análise? Dê dois exemplos.

1.7. O que é processo de validação de dados? Como pode ser executado?

1.8. O que é uma alíquota?

1.9. O que são limites de erro?

Resumo

1. A química analítica inclui todo tipo de teste que fornece informação sobre a composição química de uma amostra.

2. As análises qualitativas são aquelas que fornecem informação sobre a presença de um analito.

3. As análises quantitativas são aquelas que permitem determinar a concentração de um analito.

4. Todos os dados contêm erros, e normalmente esses erros devem ser estimados por meios estatísticos.

5. Interferente é uma substância que pode afetar erroneamente as medidas analíticas.

6. Medidas replicadas são múltiplas medidas executadas para a mesma amostra.

7. A especificidade de um teste analítico descreve até que ponto o teste é seletivo em relação a determinado analito.

8. A sensibilidade de um teste analítico descreve quão próximas em magnitude podem estar duas leituras e, ainda assim, serem distintas uma da outra.

9. A acurácia de um teste descreve quanto o valor medido se aproxima do valor verdadeiro.

10. Os processos de validação de dados são vitais para a confiabilidade dos dados.

11. Dados de baixa qualidade ou não confiáveis, na melhor das hipóteses, são inúteis e, na pior, podem ser perigosos e custar caro.

Outras leituras

ANAND, S. C.; KUMAR, R. *Dictionary of analytical chemistry*. Anmol Publications, 2002.

KENNEDY, J. H. *Analytical chemistry practice*. Thomson Learning, 1990.

Garantia da qualidade analítica e estatística 2

Aptidões e conceitos

Este capítulo vai ajudá-lo a entender:

- Como citar dados com o número correto de algarismos significativos.
- O que significa dispersão de dados.
- Como calcular a média e a mediana de um conjunto de dados.
- Como quantificar o erro experimental calculando o desvio-padrão, a variância e o coeficiente de variação.
- A diferença entre erro indeterminado e erro determinado, e também como eles ocorrem e podem ser identificados.
- Como calcular o desvio-padrão relativo e o desvio-padrão populacional para conjuntos de dados.
- O que é um valor discrepante.
- Como calcular níveis de confiança para a exclusão de valores discrepantes utilizando o teste-Q ou o teste-T.
- Como calcular a equação para a linha reta de melhor ajuste pelo método de ajuste dos mínimos quadrados.
- O que é um material de referência certificado e como pode ser usado para dar credibilidade a protocolos analíticos.
- Como utilizar gráficos de controle de qualidade.
- Como construir um perfil de calibração utilizando o método passo a passo ou o método de adição de padrão.

2.1 A consideração dos erros experimentais: uma introdução

Todos os dados contêm algum grau de incerteza, falta de acurácia e erros associados. É, portanto, imperativo que se faça uma estimativa desses erros, de modo que possam ser indicados, ou, se os erros forem considerados inaceitáveis, que os dados possam ser rejeitados e as medidas realizadas novamente.

Nunca se deve esquecer que dados cuja confiabilidade é desconhecida são, na melhor das hipóteses, inúteis e, na pior, podem dar uma resposta incorreta a uma pergunta importante. Erros ou imprecisões podem até ser estimados, mas se tivermos alguma idéia da fonte de erro, então algumas medidas poderão ser tomadas, sejam para explicar o problema, sejam para resolvê-lo.

Os principais métodos para quantificar e manipular erros envolvem estatística simples. Portanto, antes de considerarmos conjuntamente as fontes de erros, estudos de casos específicos e exemplos, veremos alguns métodos e definições simples para manipular dados experimentais.

2.2 Algarismos significativos e apresentação de dados numéricos

> Cálculos podem ser feitos com qualquer número de algarismos nas etapas intermediárias durante a calibração, mas o valor final deve ser apresentado com o número correto de algarismos significativos. Esse número deve ser igual ao menor número utilizado nos cálculos.

Há várias regras que sempre devem ser utilizadas quando você precisa (a) apresentar dados numéricos ou (b) citar um valor calculado dos dados originais.

Os dados devem ser coletados com o número correto de algarismos significativos. Algarismos significativos incluem todos os dígitos conhecidos com certeza e mais um dígito estimado.

EXEMPLO 2.1

A leitura de uma bureta, por exemplo, é registrada como 23,76 cm^3. O valor 23,7 pode ser tomado diretamente da graduação da bureta; o valor ,_6 é estimado pela visão. Neste exemplo, a leitura da bureta é apresentada com quatro algarismos significativos.

2.3 Medidas replicadas

Um bom químico sempre reconhecerá que erros ocorrem em qualquer *conjunto de dados*, por mais cuidadosa que seja a análise. Portanto, é boa prática executar uma análise, se possível, várias vezes, de modo que se possa ter alguma certeza de que o teste oferece uma leitura verdadeira e válida. Se uma ou mais análises derem uma leitura que parece suspeita quando comparada com o resto dos dados, talvez seja sensato fazer novas leituras antes de rejeitar os dados suspeitos. Esses poderão, no caso, ser úteis para realçar algum processo que resulta em leituras incorretas. Se todo o conjunto de dados apresentar uma ampla dispersão de valores, com pouca correlação entre si, a validade de todo o procedimento analítico poderá ser questionada. Em cada caso, a consideração do conjunto acumulado de dados poderá mostrar-se muito útil.

A prática de múltiplas leituras é conhecida como a obtenção de *medidas replicadas*. Processos destinados a monitorar a qualidade e a confiança dos dados são chamados de *técnicas de garantia de qualidade*.

2.4 A dispersão dos dados, a média e a mediana

2.4.1 A dispersão, ou amplitude, dos dados

A *dispersão ou amplitude* dos dados é a diferença aritmética entre o maior e o menor valor para um conjunto de medidas. Primeiro, os dados devem ser organizados aritmeticamente em ordem ascendente e o valor menor, subtraído do maior.

EXEMPLO 2.2

Uma determinação analítica para Pb em solução aquosa gera seis medidas replicadas. Calcule a dispersão (ou amplitude) dos dados.

ppm Pb^{2+}

(a) 20,1

(b) 19,5

(c) 20,3

(d) 19,7

(e) 20,0

(f) 19,4

(g) 19,6

Método

A dispersão de dados descreve a diferença entre o maior e o menor ponto de dados. O valor maior corresponde a 20,3 ppm Pb^{2+} e o valor menor a 19,4 ppm Pb^{2+}.

A dispersão é, portanto, 20,3 ppm Pb^{2+} − 19,4 ppm Pb^{2+} = 0,9 ppm Pb^{2+}.

2.4.2 A média

A *média* de um conjunto de medidas replicadas às vezes também é chamada de *média aritmética*.

A média de um conjunto de dados é igual à soma de todos os valores dividida pelo número de medidas incluídas no conjunto de dados.

A letra N normalmente é usada para indicar o número total de valores de dados ou de medidas replicadas.

Geralmente usa-se i, podendo variar de $i = 1$ a $i = N$, como subscrito para identificar cada valor. Se houver cinco valores de dados, então i poderá ser 1, 2, 3, 4 ou 5. Utiliza-se o sinal gráfico maiúsculo da letra grega *Sigma*, Σ, para indicar o somatório de um certo número de pontos. Σ é geralmente acompanhado de subscritos e sobrescritos usados para descrever o menor e o maior valor dos dados somados.

Assim, $\sum_{i=1}^{N}$ significa que os dados devem ser somados do primeiro (1º) ao último (Nº) valor. Geralmente, há múltiplos pontos num conjunto de dados, e nessa situação é normal rotular cada valor para evitar confusão. O somatório do conjunto de dados, x, pode ser escrito como $\sum_{i=1}^{N} x_i$, o que significa que todos os pontos de dados ($i = 1$–N) devem ser somados.

Segue-se, portanto, que a média $\bar{x}$ de um conjunto de dados (x) será igual a:

$$\bar{x} = \frac{\sum_{i=1}^{N} x_i}{N} \tag{2.1}$$

EXEMPLO 2.3

Se tomarmos o mesmo conjunto de dados do Exemplo 2.2:

ppm Pb^{2+}

(a) 20,1

(b) 19,5

(c) 20,3

(d) 19,7

(e) 20,0

(f) 19,4

(g) 19,6

então

$$\sum_{i=1}^{N} x_i$$

pode ser assim calculado:

1ª Etapa

$$\sum_{i=1}^{N} x_i = 20{,}1 + 19{,}5 + 20{,}3 + 19{,}7 + 20{,}0 + 19{,}4 + 19{,}6$$

$$= 138{,}6 \text{ ppm}$$

2ª Etapa

$$\sum_{i=1}^{N} x_i = 138{,}6$$

$N = 7$

$$\bar{x} = \frac{\sum_{i=1}^{N} x_i}{N}$$

portanto

$$\bar{x} = \frac{138,6}{7}$$

$$\bar{x} = 19,8 \text{ ppm Pb}^{2+}$$

Nota: O resultado é expresso em ppm Pb^{2+} — isto é, com as mesmas unidades dos dados originais. Os dados são também expressos com o mesmo número de algarismos significativos dos dados originais (veja a Seção 2.2). Lembre-se de que você nunca deve expressar dados com um número inadequado de algarismos depois da vírgula decimal, já que eles não têm sentido. Isso é verdadeiro especialmente quando se executam cálculos relacionados à qualidade ou confiabilidade dos dados.

2.4.3 A mediana

Se um conjunto de dados contém um número ímpar de valores, a *mediana* *é o valor que se encontra no meio do conjunto de dados quando organizado em ordem aritmética*.

Se, porém, um conjunto de dados contém um número par de valores, a mediana *é a média dos dois pontos de dados que se encontram no meio do conjunto de dados quando organizados em ordem aritmética*.

EXEMPLO 2.4

Calcule a mediana para os dados do Exemplo 2.2.

ppm Pb^{2+}

(a) 20,1
(b) 19,5
(c) 20,3
(d) 19,7
(e) 20,0
(f) 19,4
(g) 19,6

1ª Etapa

Organize os dados (em ppm Pb^{2+}) numericamente:

(a) 19,4
(b) 19,5

(c) 19,6

(d) 19,7

(e) 20,0

(f) 20,1

(g) 20,3

O ponto médio, aritmeticamente, é 19,7 ppm Pb^{2+}, e neste caso a mediana = 19,7 ppm Pb^{2+}.

Se o conjunto de dados contém um número par de valores, haverá uma etapa adicional:

EXEMPLO 2.5

Calcule a mediana para os dados abaixo.

Os dados que se seguem são os mesmos do Exemplo 2.3, mas com uma leitura replicada adicional. Aqui temos oito (portanto, um número par de pontos de dados):

ppm Pb^{2+}

(a) 20,1

(b) 19,5

(c) 20,3

(d) 19,7

(e) 20,0

(f) 19,4

(g) 19,6

(h) 19,9

Método

1. Organize os dados numericamente.
2. Para chegar à mediana, calcule a média dos dois valores que se encontram no meio do conjunto de dados.

1ª Etapa

Organize os dados numericamente.

ppm Pb^{2+}

(a) 19,4

(b) 19,5

(c) 19,6

(d) *19,7*

(e) *19,9*

(f) 20,0

(g) 20,1

(h) 20,3

2ª Etapa

Calcule a média dos dois pontos de dados situados no meio do conjunto de dados. Os dois pontos de dados em itálico encontram-se numericamente no meio dos dados e devem então ser somados e divididos por 2 para dar a média e, portanto, a mediana do conjunto de dados:

$$\bar{x} \text{ para } 19,7 \text{ e } 19,9 = \frac{19,7 + 19,9}{2} \text{ ppm}$$

Mediana = 19,8 ppm Pb^{2+}

2.5 Quantificando erros experimentais

Precisão e *acurácia* são dois termos que geralmente se confundem. A *precisão* descreve a reprodutibilidade dos resultados — em outras palavras, quão próximas as medidas replicadas se encontram umas das outras. A reprodutibilidade e, portanto, a *precisão* do conjunto de dados podem ser vistas na *dispersão* das leituras.

A precisão de um conjunto de dados pode ser avaliada pelas seguintes medidas:

1. *desvio-padrão*
2. *desvio-padrão relativo* (às vezes chamado de coeficiente de variação) ou
3. *variância*

Cada um desses termos é uma função da dispersão dos dados e será considerado separadamente ao longo deste capítulo.

A *acurácia* dos dados, por outro lado, descreve a proximidade dos dados em relação ao valor *verdadeiro* ou *aceito* para a medida. A acurácia do valor de um dado talvez, é claro, nunca seja determinada com exatidão, já que isso seria supor que o verdadeiro valor já era conhecido com certeza absoluta.

A acurácia dos dados pode ser descrita em termos do erro na leitura.

2.5.1 O erro absoluto

O erro absoluto de um sistema é igual à diferença entre a leitura efetiva, x_i, e o valor verdadeiro, x_t, (ou aceito):

$$E_A = x_i - x_t \qquad (2.2)$$

É preciso lembrar que talvez seja muito difícil determinar, ou mesmo chegar a um consenso, sobre o verdadeiro valor de x_t, o que, por sua vez, dificulta o uso do erro absoluto.

2.5.2 O erro relativo

O *erro relativo*, E_r, descreve o erro em relação à magnitude do valor verdadeiro, e pode, portanto, ser mais útil do que considerar o erro absoluto isoladamente.

O erro relativo normalmente é descrito em termos de porcentagem do valor verdadeiro, ou em termos de partes por mil do valor verdadeiro.

Se o erro relativo for descrito em termos de porcentagem, então E_r poderá ser calculado de acordo com a Equação (2.3):

$$E_r = \frac{x_i - x_t}{x_t} \times 100\% \qquad (2.3)$$

Do mesmo modo, se o erro relativo for expresso em termos de partes por mil (*ppt*, *parts per thousand*) do valor verdadeiro, então poderá ser calculado de acordo com a Equação (2.4):

$$E_r = \frac{x_i - x_t}{x_t} \times 1\,000 \text{ ppt} \qquad (2.4)$$

EXEMPLO 2.6

Calcule o erro relativo em termos de porcentagem para uma análise de ferro que dá um valor de 115 ppm de conteúdo em Fe, quando o valor verdadeiro é, de fato, 110 ppm.

Método

Atribua o valor verdadeiro x_t, e x_i, e depois calcule o erro percentual no resultado.

1ª Etapa: $x_t = 110$ ppm Fe, $x_i = 115$ ppm Fe.

2ª Etapa: O erro relativo E_r em termos de porcentagem será igual a:

$$E_r = \frac{115 - 110}{110} \times 100\%$$

$$E_r = \frac{5}{110} \times 100\%$$

$$E_r = 4,5\%$$

Observe que E_r pode ser negativo se o valor medido for menor do que o valor verdadeiro. O sinal negativo serve para indicar que a leitura é baixa. Um valor positivo para E_r indica uma leitura maior do que o valor verdadeiro.

EXEMPLO 2.7

Usando os mesmos dados do Exemplo 2.6, calcule o erro relativo em termos de partes por mil para uma análise cujo resultado é 115 ppm Fe e o valor verdadeiro é, de fato, 110 ppm de conteúdo em Fe.

Método

Atribua o valor x_t e o valor medido x_i; depois calcule o erro no resultado em partes por mil do valor verdadeiro.

1ª Etapa: $x_t = 110$ ppm Fe, $x_i = 115$ ppm Fe.

2ª Etapa: O erro relativo E_r será então igual a:

$$E_r = \frac{115 - 110}{110} \times 1000 \text{ ppt}$$

$$= \frac{5}{110} \times 1000 \text{ ppt}$$

$$= 45 \text{ ppt}$$

Pode-se comparar acurácia e precisão visualisando-se um alvo utilizado por diferentes atiradores. Se um atirador habilidoso tiver um bom desempenho, espera-se que acerte repetidas vezes o centro do alvo (Figura 2.1(a)). Essa situação é análoga a *um procedimento analítico de alta acurácia e precisão*.

Da mesma maneira, se considerarmos o desempenho de um atirador amador, sua inexperiência poderá resultar em um considerável espalhamento dos tiros em torno do centro do alvo (Figura 2.1(b)). Esse cenário é análogo a *uma baixa precisão analítica*.

O atirador habilidoso poderá, no entanto, não ser capaz de acertar o centro do alvo se a mira estiver mal ajustada. Sua habilidade (precisão) garantirá que todos os tiros sejam próximos uns dos outros; todos estarão, porém, deslocados do centro. Essa situação é, portanto, análoga a *um procedimento analítico que exibe uma alta precisão, mas uma baixa acurácia* (Figura 2.1 (c)).

2.6 Erros determinados, indeterminados e crassos

Qualquer leitura conterá alguns erros, por mais cuidadosas que sejam as medidas. Quanto à origem, os erros podem ser classificados como *indeterminados* ou *determinados*.

Erros indeterminados são aqueles que causam uma distribuição aleatória dos dados em torno de um ponto médio. Às vezes também são chamados de *erros aleatórios*. Erros desse tipo normalmente estão associados ao

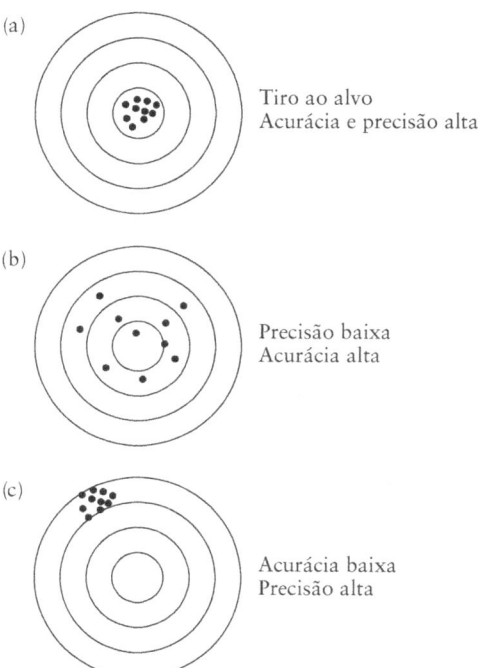

Figura 2.1 Alvos para demonstrar o significado de precisão e acurácia.

efeito líquido de flutuações pequenas e imprevisíveis que podem não ser prontamente identificadas ou eliminadas. Esses erros levam a uma baixa precisão.

Erros determinados (ou sistemáticos), porém, deslocam todos os dados em uma única direção. Os resultados estão, portanto, tipicamente deslocados para valores muito baixos ou muito altos. Erros desse tipo resultam em baixa acurácia.

Um terceiro tipo de erro, conhecido como erro *crasso*, também pode ocorrer. Esse tipo de erro normalmente é grande e basicamente surge quando se comete um erro significativo no próprio procedimento analítico, tornando a leitura inválida. Erros crassos levam a *resultados discrepantes* que, sob certas circunstâncias, podem ser rejeitados de modo que o conjunto de dados não sofra distorção.

A influência dos erros indeterminados, determinados e crassos pode ser ilustrada pela Figura 2.2. A Figura 2.2(a) mostra que os erros indeterminados simplesmente causam uma dispersão dos dados em torno de um ponto médio que geralmente está próximo do valor verdadeiro. Tomar o valor médio de certo número de medidas replicadas geralmente minimiza o efeito de erros dessa natureza. A magnitude dos erros indeterminados freqüentemente é uma função da magnitude da leitura, mas esse não é necessariamente o caso.

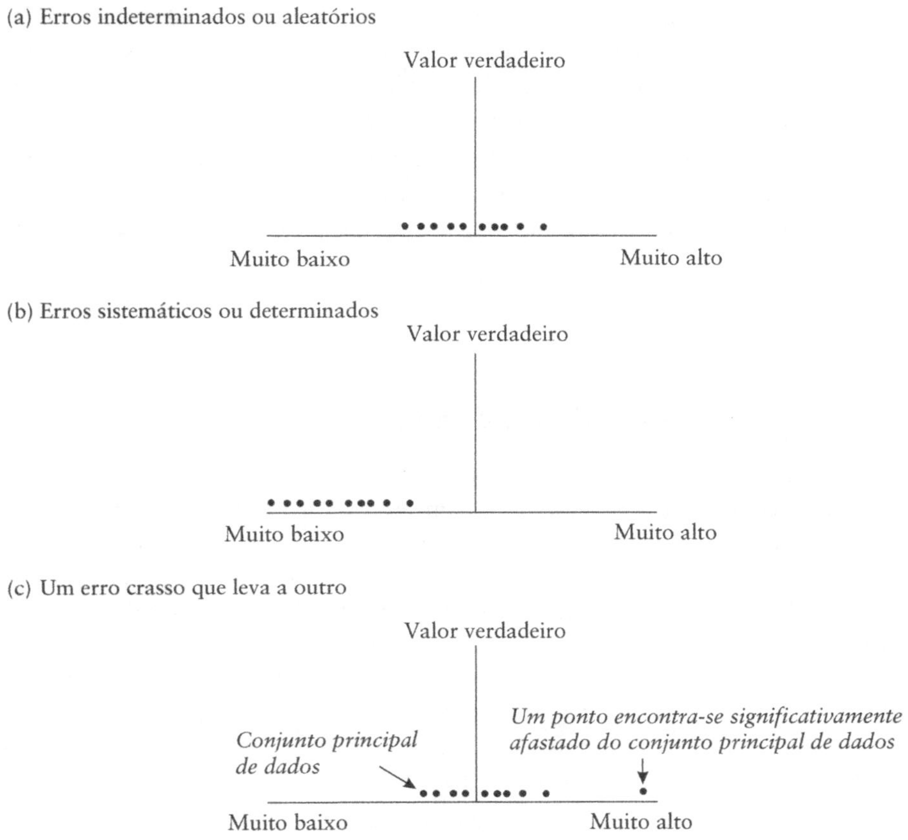

(a) Erros indeterminados ou aleatórios

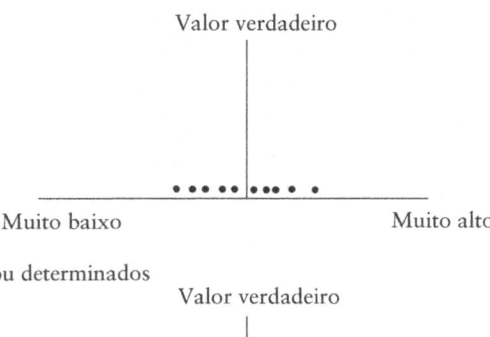

(b) Erros sistemáticos ou determinados

(c) Um erro crasso que leva a outro

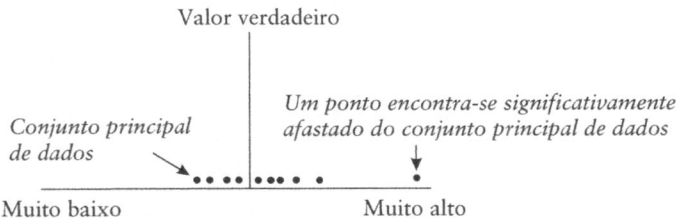

Figuras 2.2 Efeitos dos erros indeterminados e determinados.

Erros determinados (Figura 2.2(b)), por outro lado, deslocam todos os dados numa única direção, e todos na mesma quantidade. Erros determinados são, portanto, muito significativos quando se trata de valores menores, já que o erro percentual para os dados aumenta proporcionalmente.

O erro crasso geralmente faz um determinado ponto de dados cair longe do restante, sendo assim prontamente identificado (Figura 2.2(c)).

2.7 Fontes de erro indeterminado

Erros indeterminados ou aleatórios surgem de pequenas variações imprevisíveis. A fonte de erro pode ser: erro humano, flutuações na temperatura ou pequenas diferenças na quantidade de reagentes utilizada. Já que há várias fontes diferentes de erro que às vezes podem aleatoriamente tornar a leitura mais baixa ou mais alta, os dados se distribuem em torno do valor verdadeiro. Em alguns casos, dois ou mais erros aleatórios podem se somar para aumentar o valor dos dados. Em outras circunstâncias, os dados podem causar uma diminuição efetiva nos pontos de dados medidos. Em outros casos, o efeito final pode ser desprezível em virtude de diferentes fatores que em boa parte se cancelam mutuamente.

Já que a natureza e a magnitude dos erros indeterminados são aleatórias em sua origem, o efeito final desses erros é causar uma distribuição gaussiana de dados. (Distribuições gaussianas serão discutidas com mais detalhes na Seção 2.9.)

2.8 Fontes de erro determinado

Erros determinados ou sistemáticos deslocam os dados em uma única direção. Os erros geralmente são de magnitude muito semelhante. Esse comportamento é causado pelo mesmo tipo de erro que continua ocorrendo toda vez que se faz uma medida. É fácil ver como um erro desse tipo pode ocorrer. Imagine uma balança analítica de prato superior que foi zerada ou *tarada* antes da primeira medida, e que dá uma leitura de, por exemplo, 0,5 g quando nada é colocado sobre o prato. Toda massa posteriormente pesada será, de fato, 0,5 g *menor* que o valor registrado na balança. Também fica claro que o erro se torna mais significativo quando se pesam quantidades pequenas de reagentes.

Existem três fontes principais de erro, que são:

1. erro do instrumento;
2. erros de metodologia;
3. erros do operador.

2.8.1 Erros instrumentais

Erros deste tipo costumam ocorrer como resultado, por exemplo, de manutenção inadequada dos instrumentos ou falta de calibração com padrões conhecidos.

2.8.2 Erros de metodologia

Erros podem ocorrer porque o método utilizado é equivocado ou está sendo executado incorretamente. Um exemplo poderia ser o uso de uma pipeta de vidro cuja ponta estivesse trincada e, portanto, não permitisse a retenção do pequeno volume residual do titulante. A pipeta é calibrada para levar esse volume em consideração e, se esse volume não for retido, todos os pontos de equivalência da titulação serão deslocados pelo mesmo valor. Do mesmo modo, um aluno poderá sacudir a pipeta, fazendo cair a última gota, quando a boa prática diz que ela deve ser retida. Mais uma vez o ponto de equivalência da titulação será distorcido.

2.8.3 Erros do operador

Erros do operador, como o próprio nome sugere, normalmente estão associados a erros de julgamento do operador. Muitas análises envolvem julgamento, como, por exemplo, o registro de um ponto de equivalência na titulação ou a estimativa da posição de uma leitura em uma escala. Algumas pessoas sistematicamente passarão além do ponto final da titulação se forem daltônicas, enquanto outras sempre tendem a arredondar para baixo ou para cima o valor correspondente à marca divisória mais próxima. Erros desse tipo são difíceis de eliminar, já que todos nós temos vieses interiorizados, por mais objetivos que tentemos ser. Também é muito fácil ter uma idéia preconcebida do resultado que "deve ser obtido" antes que um experimento seja executado. É muito importante precaver-se de erros dessa natureza.

2.9 Desvio-padrão

Erros indeterminados ou aleatórios normalmente podem ser tratados por estatística simples. A maioria das técnicas mostradas nas próximas seções supõe uma distribuição **normal** ou *gaussiana* para as variáveis indeterminadas que afetam os dados. Análises estatísticas dos dados podem ser utilizadas para dar alguma indicação da precisão ou reprodutibilidade das medidas replicadas.

O *desvio-padrão de uma amostra* deve ser calculado para conjuntos de dados com menos de 10 pontos; o *desvio-padrão populacional* deve ser calculado para conjuntos de dados com mais de 10 pontos.

O desvio-padrão tem a mesma unidade das medidas originais; se a leitura da análise original é em partes por milhão (ppm) Pb, então o desvio-padrão também será expresso em ppm Pb. O conceito de desvio-padrão *supõe* uma distribuição de dados em torno da média ou do valor verdadeiro; um desvio-padrão elevado corresponde, portanto, a uma grande dispersão de dados.

Se os dados seguem uma distribuição gaussiana, 68,3% dos dados estarão dentro de 1 desvio-padrão; 95,5% estarão dentro de 2 desvios-padrão; e 99,7% dentro de 3 desvios-padrão.

> Uma distribuição normal de dados é aquela em torno de um valor médio que segue um padrão característico. Para uma distribuição gaussiana, 68,3% dos dados encontram-se dentro de limites de ± 1 desvio-padrão em torno da média. Do mesmo modo, 95,5% dos dados encontram-se dentro de limites de ± 2 desvios-padrão, e 99,7% estão dentro de ± 3 desvios-padrão. A Figura 2.3 (p. 34) mostra uma típica distribuição gaussiana.

2.9.1 Desvio-padrão de uma amostra

O *desvio-padrão de uma amostra*, s, descreve a dispersão dos dados em torno do ponto médio de dados para um conjunto de medidas replicadas.

O desvio-padrão de uma amostra para um conjunto de dados é dado pela Equação (2.5) e é usado para calcular o desvio-padrão de conjuntos de dados com 10 ou menos valores:

$$s = \sqrt{\frac{\sum_{i=1}^{N}(x_i - \bar{x})^2}{N-1}} \quad (2.5)$$

Um rearranjo da Equação (2.5) pode levar a uma expressão do desvio-padrão que facilita muito os cálculos, a Equação (2.6):

$$s = \sqrt{\frac{\sum_{i=1}^{N} x_i^2 - (\sum_{i=1}^{N} x_i)^2/N}{N-1}} \quad (2.6)$$

EXEMPLO 2.8

Medidas replicadas do conteúdo de chumbo em amostra de água tirada de um rio resultaram nos dados fornecidos abaixo. Calcule o desvio-padrão dos dados.

Conteúdo de Pb em ppm

(a) 19,4

(b) 20,6

(c) 18,7

(d) 19,2

(e) 21,6

(f) 18,9

(g) 19,9

Método

Calcule cada termo separadamente e depois calcule o desvio-padrão.

1ª Etapa: Calcule $\sum_{i=1}^{N} x_i^2$

$$\sum_{i=1}^{N} x_i^2 = (19,4)^2 + (20,6)^2 + (18,7)^2 + (19,2)^2 + (21,6)^2 + (18,9)^2 + (19,9)^2$$

$$= 376,36 + 424,36 + 349,69 + 368,64 + 466,56 + 357,21 + 396,01$$

$$= 2\,738,83$$

	x_i	x_i^2
	19,4	376,36
	20,6	424,36
	18,7	349,69
	19,2	368,64
	21,6	466,56
	18,9	357,21
	19,9	396,01
Totais $\sum$:	138,3	2 738,83

2ª Etapa: Calcule $(\sum_{i=1}^{N} x_i)^2$

$$(\sum_{i=1}^{N} x_i)^2 = (19,4 + 20,6 + 18,7 + 19,2 + 21,6 + 18,9 + 19,9)^2$$

$$= (138,3)^2$$

$$= 19\,126,89$$

$N = 7$, uma vez que são sete pontos de dados, portanto

$$s = \sqrt{\frac{2\,738,83 - 19\,126,89/7}{7-1}}$$

$$= \sqrt{\frac{2\,738,83 - 2\,732,41}{6}}$$

$$= 1,03 \text{ ppm Pb}$$

Nota: s está nas unidades da análise original.

2.9.2 Desvio-padrão populacional

Quando um conjunto de dados contém um número maior de pontos de dados (geralmente >10), a expressão utilizada para calcular o desvio-padrão é ligeiramente alterada (Equação (2.7)).

$$\sigma = \sqrt{\frac{\sum_{i=1}^{N} x_i^2 - (\sum_{i=1}^{N} x_i^2)/N}{N}} \qquad (2.7)$$

σ agora é usado para indicar o desvio-padrão de um conjunto maior de dados e é chamado de ***desvio-padrão populacional***.

Observe que o denominador das Equações (2.5) e (2.6) ($N-1$) agora é substituído por N (Equação (2.7)), e se diz que a expressão recebe um ***grau extra de liberdade***. É preciso enfatizar que as duas expressões basicamente descrevem a mesma qualidade, isto é, dão uma medida da variação das medidas replicadas. Na prática, embora seja recomendado o uso do desvio-padrão populacional para conjuntos grandes de dados, é relativamente raro repetir uma medida 10 vezes e, portanto, a Equação (2.6) é muito mais usada para a estimativa do desvio-padrão, σ.

2.10 Desvio-padrão relativo

Da mesma maneira que esses erros podem ser expressos em termos relativos, isto é, como erro relativo, o desvio-padrão pode ser expresso como *desvio-padrão relativo* ou ***DPR***.

O DPR é calculado dividindo-se o desvio-padrão, s ou σ, pela média $\bar{x}$ dos dados (Equação (2.8)):

$$\mathrm{DPR} = (s/\bar{x}) \tag{2.8}$$

Se o DPR for expresso em termos de porcentagem, $(s/\bar{x})$ é multiplicado por 100, ou seja,

$$\mathrm{DPR} = (s/\bar{x}) \times 100 \tag{2.9}$$

Quando expresso em termos percentuais, o desvio-padrão às vezes é conhecido como *coeficiente de variação*, ou CV.

Do mesmo modo, se o DPR for expresso em termos de partes por mil, então $(s/\bar{x})$ é multiplicado por 1 000 (Equação (2.10)):

$$\mathrm{DPR} = (s/\bar{x}) \times 1\,000 \text{ ppt} \tag{2.10}$$

EXEMPLO 2.9

Calcule o desvio-padrão relativo para o conteúdo de chumbo para a mesma análise de água utilizada no Exemplo 2.8. Expresse sua resposta em porcentagem e em partes por mil (ppt):

(a) 19,4

(b) 20,6

(c) 18,7

(d) 19,2

(e) 21,6

(f) 18,9

(g) 19,9

Método

1. calcule o desvio-padrão, *s*, para o conjunto de dados;
2. calcule a média, $\bar{x}$, para o conjunto de dados;
3. calcule o desvio-padrão relativo em termos de porcentagem e de partes por mil (ppt).

1ª Etapa: s = 1,03 ppm Pb (do Exemplo 2.8).
2ª Etapa: A média $\bar{x}$ = (19,4 + 20,6 + 18,7 + 19,2 + 21,6 + 18,9 + 19,9)/7
= 19,8 ppm Pb

Isto é,
$$\frac{1,03}{19,8} \times 100$$

Portanto,
DPR = 5,2%
ou o DPR em partes por mil = (1,03 / 19,8) × 1 000 ppt em partes por mil.
Portanto,
DPR = 52 ppt

2.11 Variância

A *Variância* é o quadrado do desvio-padrão:

$$\text{A variância} = s^2 \text{ (para conjuntos de dados <10 valores)} \quad (2.11)$$

ou

$$\text{A variância} = \sigma^2 \text{ (para conjuntos de dados >10 valores)} \quad (2.12)$$

A variância é uma medida alternativa às vezes também utilizada como medida da reprodutibilidade ou precisão de uma técnica. Observe que enquanto o desvio-padrão, *s*, tem as mesmas unidades da medida original, a variância terá as unidades dos dados elevadas ao quadrado.

EXEMPLO 2.10

Calcule a variância para o conteúdo de chumbo nas amostras de água do Exemplo 2.8.

Método

Eleve ao quadrado o desvio-padrão, *s*.
$$s = 1,03 \text{ ppm}$$

Portanto,
$$\text{variância} = 1,06 \text{ ppm}^2$$

2.12 Valores discrepantes e limites de confiança

Se um conjunto de dados contém um valor significativamente diferente de todos os outros dados, há uma grande possibilidade de que seja errôneo e tenha surgido como resultado de um erro crasso. É preciso escolher entre manter ou rejeitar esse valor. Se um valor espúrio for mantido, a média dos dados, bem como o desvio-padrão, sofrerá distorção. Por outro lado, há, é claro, uma chance de que o valor suspeito seja, de fato, válido e simplesmente inesperado; nesse caso, a precisão do procedimento analítico poderá ser menor do que o esperado. *É preciso ter muito cuidado, pois se um ponto de dados válido for rejeitado, será introduzido um viés nos dados.*

Infelizmente, não há nenhum método seguro para a rejeição ou conservação de pontos individuais de dados. Existem, porém, vários testes estatísticos para a rejeição de valores suspeitos, que permitem calcular limites de confiança para a rejeição de valores. Cada método leva em consideração a dispersão de todo o conjunto de dados. Os testes mais comuns são o **teste-Q** (Seção 2.13) e o **teste-T** (Seção 2.14).

2.13 O teste-Q

Se há suspeita de um valor discrepante, o teste-Q permite calcular um quociente "Q_{exp}" e compará-lo a uma tabela para decidir se o valor deve ser rejeitado ou mantido. O teste não dará uma resposta definitiva, mas dará uma idéia da confiabilidade associada à rejeição de um ponto de dados. Q_{exp} pode ser calculado da Equação (2.13):

$$Q_{exp} = \frac{d}{w} = \frac{x_q - x_n}{x_h - x_l} \qquad (2.13)$$

em que x_q representa o ponto de dados suspeito, x_n é o valor mais próximo, x_h é o ponto de dados com o valor mais alto, e x_l é o ponto de dados com o valor mais baixo. $(x_q - x_n)$ representa a diferença entre o ponto de dados e seu vizinho mais próximo e $(x_h - x_l)$ ou w representa a *dispersão* dos valores.

O valor de Q_{exp} poderá então ser comparado com uma tabela-padrão para teste-Q, como a Tabela 2.1.

Tendo calculado o valor de Q_{exp}, devemos compará-lo com os valores da tabela aplicáveis ao número de pontos de dados medidos mais de uma vez. Se Q_{exp} for menor que qualquer um dos valores da tabela, então os dados não podem ser rejeitados com a certeza expressa na tabela. Se Q_{exp} for maior que um valor Q da tabela, o ponto de dados poderá ser rejeitado (pelo menos) com a certeza associada ao quociente-Q, conforme aparece na tabela. Um valor para Q_{exp} freqüentemente se encontra entre dois valores,

Nº de medidas replicadas	Rejeitar com 90% de confiança	Rejeitar com 95% de confiança	Rejeitar com 99% de confiança
3	0,941	0,970	0,994
4	0,765	0,829	0,926
5	0,642	0,710	0,821
6	0,560	0,625	0,740
7	0,507	0,568	0,680
8	0,468	0,526	0,634
9	0,437	0,493	0,598
10	0,412	0,466	0,568

Tabela 2.1 Uma tabela de teste-Q.

EXEMPLO 2.11

Uma série de medidas replicadas do conteúdo de água em uma amostra de etanol, feitas pelo método Karl-Fischer, forneceu os seguintes dados:

(a) 0,71%

(b) 0,65%

(c) 0,68%

(d) 0,72%

(e) 0,91%

Qual a confiabilidade para rejeitar o ponto de dados (e), se for usado o teste-Q?

Método

Calcule Q_{exp} e compare com a Tabela 2.1.

1ª Etapa:

$x_q = 0,91\%$ — como o valor suspeito

$x_n = 0,72\%$ — como o valor mais próximo

$x_h = 0,91\%$ — como o valor mais alto

$x_l = 0,65\%$ — como o valor mais baixo

2ª Etapa: Compare Q_{exp} com a tabela do teste-Q para os valores apropriados correspondentes a cinco pontos de dados:

$$Q_{exp} = 0,73$$

Os valores-Q para cinco pontos de dados são 0,642, se os dados forem rejeitados com 90% de confiabilidade; 0,710, para a rejeição de dados com 95% de confiabilidade; e 0,821, para 99% de confiabilidade na rejeição de 1 ponto de dados:

$$Q_{exp} = 0,73 > 0,710, \text{ mas } < 0,821$$

Pode-se, portanto, concluir que esse valor discrepante pode ser rejeitado com uma confiança de mais de 95%, porém menos de 99%.

e nesse caso os pontos de dados podem ser rejeitados com uma certeza localizada entre os dois valores citados.

2.14 O teste-*T*

Outro teste para avaliar se um valor discrepante deve ou não ser rejeitado é o teste T_n, da American Society for Testing Materials (ASTM), geralmente conhecido como teste-*T*.

Novamente se calcula um parâmetro (neste caso indicado como T_n) (Equação (2.14)),

$$T_n(x_q - \bar{x}_n)/s \qquad (2.14)$$

onde x_q é o ponto de dados suspeito e $\bar{x}_n$ é o valor mais próximo.

O valor para T_n é mais uma vez comparado com uma tabela-padrão de teste-*T* para o número apropriado de medidas replicadas (Tabela 2.2).

> Observe que o teste-*T* não deve ser confundido com a atribuição de limites de confiança em que se usam tabelas de distribuição *t* (Seção 2.15). São ferramentas estatísticas diferentes.

EXEMPLO 2.12

Utilizaremos os dados do Exemplo 2.11 para medidas replicadas do conteúdo de água em um solvente orgânico. Qual a confiabilidade de rejeitar o valor (e)?

(a) 0,71%

(b) 0,65%

(c) 0,68%

(d) 0,72%

(e) 0,91%

Método

1. Primeiro calcule o desvio-padrão, *s*, para os dados;
2. Calcule a média;
3. Calcule o valor-*T* e compare com a tabela de teste T_n.

1ª Etapa: $s = 0,10\%$ H_2O

2ª Etapa: $\bar{x} = 0,73\%$ H_2O

3ª Etapa: $T_n = (0,91 - 0,73)/0,1$
= 1,8 para cinco pontos de dados

1,8 é maior que qualquer valor citado na tabela de valores *T* para cinco pontos de dados e, portanto, esse dado pode ser rejeitado com mais de 99% de confiabilidade de que seja um valor discrepante.

Nº de medidas replicadas	Rejeitar com 95% de confiabilidade	Rejeitar com 97,7% de confiabilidade	Rejeitar com 99% de confiabilidade
3	1,15	1,16	1,17
4	1,46	1,48	1,49
5	1,67	1,71	1,75
6	1,82	1,89	1,94
7	1,94	2,02	2,10
8	2,03	2,13	2,22
9	2,11	2,21	2,52
10	2,18	2,29	2,41

Tabela 2.2 Uma tabela de teste-T.

Observe que os dois métodos dão diferentes resultados — o teste T_n sugere que o ponto (e) pode ser rejeitado com mais de 99% de confiabilidade, enquanto o teste-Q sugere que esse valor pode ser rejeitado com certeza apenas em um intervalo entre 95% e 99% de confiabilidade. Essa discrepância ressalta que os testes estatísticos não oferecem respostas definitivas e somente apontam na direção de decisões que podem ser tomadas com base no bom-senso. Já deve ter ficado claro que é preciso muito cuidado para rejeitar quaisquer dados, mesmo utilizando um teste-Q ou teste-T, ou outra análise estatística.

2.15 Limites de confiança

Os limites de confiança definem uma amplitude de valores em ambos os lados da média calculada que descreve a probabilidade de encontrar a média verdadeira. Várias pressuposições são feitas, e as mais importantes são: os dados seguem uma distribuição gaussiana normal em torno de um valor médio, e o desvio-padrão populacional e o desvio-padrão da amostra têm o mesmo valor.

O limite de confiança para um conjunto de dados é descrito pela Equação (2.15):

$$\mathrm{CL} = \bar{x} \pm \frac{ts}{\sqrt{N}} \qquad (2.15)$$

onde $\bar{x}$ é a média, s o desvio-padrão da amostra, N o tamanho da amostra e t é a "distribuição t" e pode ser encontrada na Tabela 2.3.

A Figura 2.3 mostra como a população dos dados se distribui em torno de um valor médio e a probabilidade de encontrar a média verdadeira situa-se dentro de um conjunto de limites de confiança em torno dos valores calculados.

Observe que o uso de tabelas de distribuição t não deve ser confundido com o teste-T (Seção 2.14).

Tabela 2.3 Tabela de distribuição "t".

Nº de medidas replicadas	Probabilidade	
	90%	95%
2	6,314	12,706
3	2,920	4,303
4	2,235	3,182
5	2,132	2,776
6	2,015	2,571
7	1,943	2,447
8	1,895	2,365
9	1,860	2,306
10	1,833	2,262

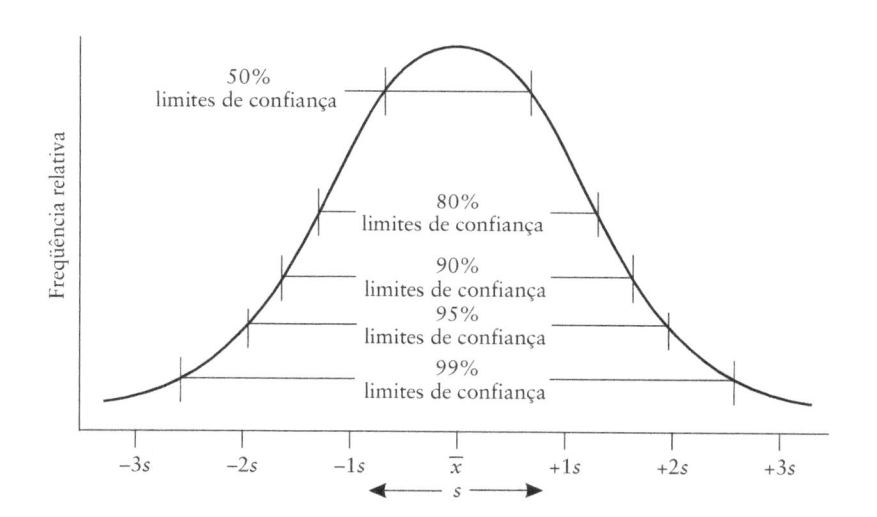

Figura 2.3 Distribuição percentual de limites de confiança em torno de uma média.

EXEMPLO 2.13

Calcule os limites de 95% e 90% para o valor médio da concentração de Pb no Exemplo 2.9.

Método

Calcule os limites de confiança de acordo com a Equação (2.15).

$$\text{CL } 95\% = 19,8 \pm \frac{2,447 \times 1,1}{\sqrt{7}} = 19,8 \pm 1,0 \, \text{ppm Pb}$$

$$\text{CL } 90\% = 19,8 \pm \frac{1,943 \times 1,1}{\sqrt{7}} = 19,8 \pm 0,8 \, \text{ppm Pb}$$

2.16 Método de ajuste dos mínimos quadrados para curvas de calibração

Para muitos procedimentos analíticos, esperamos que o valor de um parâmetro medido aumente com o valor de alguma quantidade fundamental (por exemplo, a concentração). Se o sinal medido e a variável de interesse aumentarem conjuntamente de forma linear, é possível construir uma curva de calibração para dois ou mais pontos de dados determinados experimentalmente. Muitas curvas de calibração seguem um perfil linear para determinada faixa de concentração de um analito. Uma linha reta pode ser definida como uma expressão $y = mx + c$, em que y descreve a ordenada, x a abscissa, m a inclinação ou gradiente, e c, a intersecção com a ordenada ou eixo do y (Figura 2.4).

O perfil indicado por $y = mx + c$ de uma linha reta pode ser usado para calcular a melhor linha reta por meio de vários pontos experimentais, para os quais a coordenada (x) já é conhecida e a coordenada (y) é dada experimentalmente. Os valores de (x) podem, por exemplo, ser valores de concentração, enquanto os valores de (y) serão leituras experimentais.

Uma vez que qualquer linha reta pode ser descrita por $y = mx + c$, então:

$$\bar{y} = m\bar{x} + c \qquad (2.16)$$

Para quaisquer conjuntos de dados, todos os valores de x e todos os valores de y serão conhecidos. A média dos valores de y, $\bar{y}$, e a média dos valores de x, $\bar{x}$, poderão, portanto, ser prontamente calculadas. Se houvesse algum modo de calcular o gradiente, m, poderíamos prever cada valor para a Equação (2.16), exceto para a intersecção, c, que poderia ser encontrada por simples substituição. Felizmente, há, sem dúvida, uma maneira simples de encontrar a linha de melhor ajuste entre os dados, e portanto seu gradiente. Esse método é conhecido como **Método de Ajuste dos Mínimos Quadrados** para derivar uma curva de calibração.

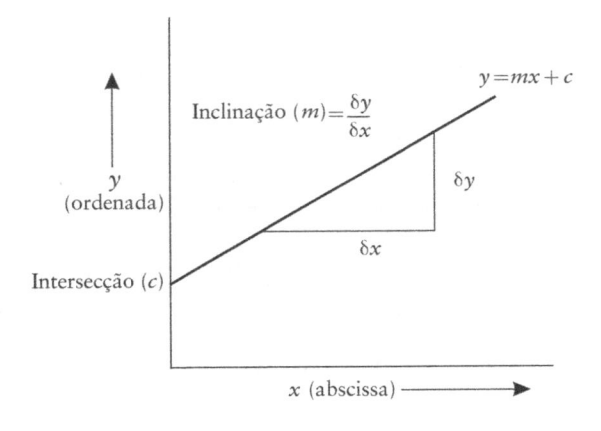

Figura 2.4 Calibração da reta $y = mx + c$.

O primeiro passo é calcular o gradiente da reta, m, que pode ser determinado pela Equação (2.17):

$$m = S_{xy}/S_{xx} \qquad (2.17)$$

onde

$$S_{xy} = \sum x_i y_i - \frac{\sum x_i \sum y_i}{N} \quad \text{e} \quad S_{xx} = \sum x_i^2 - \frac{(\sum x_i)^2}{N}$$

EXEMPLO 2.14

Determine a melhor curva de calibração para os dados abaixo, que correspondem à determinação cromatográfica de um pesticida orgânico:

	Concentração do pesticida ($\times 10^6$ M) (x)	Área do pico cromatográfico (unidades arbitrárias) (y)
(a)	6,0	12,4
(b)	9,0	18,9
(c)	12,0	26,0
(d)	15,0	31,2
(e)	18,0	37,1

Método

1. Encontre o melhor gradiente para a curva de calibração calculando cada termo e substituindo cada um deles na Equação (2.17).
2. Calcule os valores da média para x e y e substitua na Equação (2.16); depois substitua para encontrar a intersecção c.
3. Faça a curva de calibração de melhor ajuste.

1ª Etapa:

Primeiro, calcule S_{xy}.

Atribua dados aos pontos x e y: $N = 5$ para cinco pontos:

x	y	$x_i y_i$
6,0	12,4	74,4
9,0	18,9	170,1
12,0	26,0	312,0
15,0	31,2	468,0
18,0	37,1	667,8
		$\sum x_i y_i = 1\,692,3$

Em seguida, calcule $[\sum x_i \sum y_i / N]$

$$\sum x_i = 6,0 + 9,0 + 12,0 + 15,0 + 18,0 = 60,0$$
$$\sum y_i = 12,4 + 18,9 + 26,0 + 31,2 + 37,1 = 125,6$$
$$[\sum x_i \sum y_i / N] = 1\,507,2$$

Em seguida, calcule Σx_i^2
$$\Sigma x_i^2 = (6,0)^2 + (9,0)^2 + (12,0)^2 + (15,0)^2 + (18,0)^2$$
$$= 36,0 + 81,0 + 144,0 + 225,0 + 324,0$$
$$= 810,0$$

Em seguida, calcule $[(\Sigma x_i)^2/N]$
$$\Sigma x_i = 6,0 + 9,0 + 12,0 + 15,0 + 18,0 = 60,0$$
$$(\Sigma x_i)^2/N = (60)^2/5 = 720$$

Agora substitua cada valor na Equação (2.17)

$$S_{xy} = 1692,3 - \frac{(60 \times 125,6)}{5}$$
$$= 185,1$$

e

$$S_{xx} = 810,0 - \frac{3600}{5}$$
$$= 90$$

$$m = \frac{185}{90} = 2,06$$

Portanto, $m = 2,06$ unidades arbitrárias por concentração micromolar de pesticida.

2ª Etapa: Calcule os valores médios para x e y:

$$\bar{x} = (6,0 + 9,0 + 12,0 + 15,0 + 18,0)/5 = 12,0$$
$$\bar{y} = (12,4 + 18,9 + 26,0 + 31,2 + 37,1)/5 = 25,12$$

Portanto,
$$c = 25,12 - (2,06 \times 12,0)$$
$$= 25,12 - 24,72$$
$$= 0,4 \text{ (unidade arbitrária na ordenada)}$$

Se temos agora o melhor gradiente e a intersecção, c, no eixo do y, é possível construir a curva de calibração de melhor ajuste (Figura 2.5).

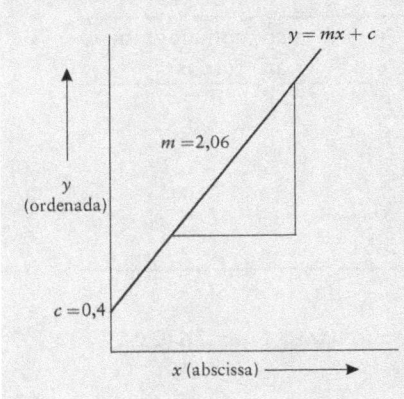

Figura 2.5 Curva de calibração para o Exemplo 2.14.

Nota: É preciso ter cuidado e ser rigoroso com as unidades apropriadas para o cálculo do gradiente, m. Ele corresponde à razão entre dois conjuntos de unidades e, portanto, deve também ser expresso com as unidades corretas.

2.17 Coeficientes de correlação

Já vimos que a precisão ou a reprodutibilidade das medidas replicadas podem ser avaliadas calculando-se os valores de desvio-padrão. De modo semelhante, dados que devem corresponder a uma curva de calibração em linha reta podem ser avaliados em termos de *coeficiente de correlação*, que descreve quanto o conjunto de dados se aproxima de uma linha reta perfeita. O coeficiente de correlação mais usado é o *coeficiente de correlação de Pearson, r*, cujo intervalo de valores vai de 0 a 1.

O valor 1 corresponde a todo ponto de dados que se encontra em uma linha reta perfeita; o valor 0 significa que não há nenhuma correlação entre os pontos de dados.

O coeficiente de correlação de Pearson, r, pode ser calculado a partir da expressão da Equação (2.18):

$$r = \frac{\Sigma x_i y_i - (\Sigma x_i)(\Sigma y_i)/N}{\sqrt{[\Sigma x_i^2 - (\Sigma x_i)^2/N][\Sigma y_i^2 - (\Sigma y_i)^2/N]}} \quad (2.18)$$

Na prática, muitos dados determinados experimentalmente retornam valores para $r > 0,9$ e, portanto, é muito comum expressar r^2. Quanto mais próximo r estiver de 1, mais próximo estará r^2 de 1. Por outro lado, à medida que r se afasta de 1, r^2 diminuirá com o quadrado de r. O valor r^2 é um teste notável para ajuste de dados.

EXEMPLO 2.15

Usaremos os dados do Exemplo 2.14. Calcule o coeficiente de correlação de Pearson (e r^2) para a calibração da linha reta.

	Concentração do pesticida ($\times 10^6$ M) (x)	Área de pico cromatográfico (unidades arbitrárias) (y)
(a)	6,0	12,4
(b)	9,0	18,9
(c)	12,0	26,0
(d)	15,0	31,2
(e)	18,0	37,1

Método

1. Atribua valores a x e a y e calcule cada termo para a Equação (2.18).
2. Substitua os valores e calcule r e r^2.

1ª Etapa: $N = 5$ para cinco pontos de dados.

Calcule $\Sigma x_i y_i$:

x	y	$x_i y_i$
6,0	12,4	74,4
9,0	18,9	170,1
12,0	26,0	312,0
15,0	31,2	468,0
18,0	37,1	667,8
		$\Sigma x_i y_i = 1\,692,3$

Calcule Σx_i e Σy_i:

$$\Sigma x_i = 6,0 + 9,0 + 12,0 + 15,0 + 18,0$$
$$= 60,0$$
$$\Sigma y_i = 12,4 + 18,9 + 26,0 + 31,2 + 37,1$$
$$= 125,6$$
$$\Sigma x_i \Sigma y_i = 60 \times 125,6$$
$$= 7\,536$$

Calcule $[(\Sigma x_i^2) - (\Sigma x_i)^2/N]$:

$$\Sigma x_i^2 = (6,0)^2 + (9,0)^2 + (12,0)^2 + (15,0)^2 + (18,0)^2$$
$$= 36 + 81 + 144 + 225 + 324$$
$$= 810$$
$$(\Sigma x_i)^2 = 60^2$$
$$= 3\,600$$
$$(\Sigma x_i)^2/N = 3\,600/5$$
$$= 720$$
$$[(\Sigma x_i^2) - (\Sigma x_i)^2/N] = 810 - 720 = 90$$

Calcule $[(\Sigma y_i^2) - (\Sigma y_i)^2/N]$:

$$\Sigma y_i^2 = (12,4)^2 + (18,9)^2 + (26,0)^2 + (31,2)^2 + (37,1)^2$$
$$= 153,76 + 357,21 + 676,0 + 973,44 + 1\,376,41$$
$$= 3\,536,82$$
$$(\Sigma y_i)^2 = (12,4 + 18,9 + 26,0 + 31,2 + 37,1)^2$$
$$= (125,6)^2$$
$$= 15\,775,36$$
$$(\Sigma y_i)^2/N = 15\,775,36/5$$
$$= 3\,155,07$$
$$[(\Sigma y_i^2) - (\Sigma y_i)^2/N] = 3\,536,82 - 3\,155,07 = 381,75$$

2ª Etapa: $r = \dfrac{1\,692,3 - (60,0 \times 125,6)/5}{\sqrt{[90][3\,536,82 - (15\,775,36/5)]}}$

$= \dfrac{1\,692,3 - 1\,507,6}{\sqrt{(90)(3\,536,82 - 3\,155,07)}}$

$$= \frac{185{,}1}{\sqrt{90 \times 381{,}75}}$$

$$= 0{,}999$$

Portanto,
$$r^2 = 0{,}997$$

Nota: r^2 é uma quantidade sem unidade. Nesse caso, r^2 está muito próximo de 1, indicando um excelente coeficiente de correlação e, portanto, um ajuste bastante próximo para uma linha reta perfeita.

2.18 Controle de qualidade e sistemas de garantia

É muito comum confundir os termos *Controle de qualidade* e *Garantia de qualidade*, e portanto, na prática, seu uso costuma ser indiferente, o que é incorreto.

Controle de qualidade significa simplesmente *a monitoração da qualidade e o mecanismo utilizado para obtê-la*. Esse pode ser a rejeição de certas análises (por exemplo, via testes-Q e -T_n) e o uso de medidas replicadas.

Garantia de qualidade, porém, abriga um conceito diferente. Um sistema de garantia de qualidade envolve um conjunto de procedimentos que visa garantir que as atividades de controle de qualidade sejam executadas. Um sistema de garantia de qualidade deve permitir a atribuição de certo nível de confiabilidade aos resultados obtidos em um procedimento analítico. Todo um laboratório analítico pode ser alvo de um sistema de garantia de qualidade. Esse sistema normalmente envolve reconhecimento por parte de uma organização externa independente.

Em muitos países, numerosos procedimentos analíticos podem agora ser reconhecidos, por exemplo, pelo **National Measurement Accreditation Service** (**NAMAS**), nos Estados Unidos, ou o LGC Ltd (antes *Laboratory of the Government Chemist*), na Grã-Bretanha, além de organizações internacionais como a *International Standards Organization (ISO)*.

Dois procedimentos fundamentais em um sistema de garantia de qualidade devem envolver (a) teste de proficiência do laboratório e (b) o uso de materiais de referência com certificação.

2.19 Materiais de referência certificados

São amostras especialmente preparadas e que contêm um analito em uma concentração predeterminada por terceiros e com alto grau de acurácia e precisão. Essas amostras são fornecidas com um *certificado* que apresenta detalhes sobre o analito, e podem ser usadas como referência para se julgar o desempenho analítico de outro laboratório.

O uso de *materiais de referência certificados* deve ter um papel fundamental nos procedimentos de controle de qualidade de quase todo laboratório analítico. De fato, é quase certo que seu uso será exigido para reconhecimento da garantia de qualidade por parte de terceiros.

Organizações como o LGC, na Grã-Bretanha, e o National Institute of Standards and Technology, nos Estados Unidos, produzem vários materiais de referência com certificação, cujas quantidades de determinados analitos são exatamente conhecidas. As amostras geralmente são preparadas de modo que sejam tão semelhantes quanto possível às amostras reais analisadas no laboratório. Um material de referência com certificação para espectroscopia de absorção atômica pode, portanto, conter concentrações conhecidas (dentro de limites bem estreitos) de, por exemplo, chumbo.

Materiais de referência desse tipo, com certificação, são usados para garantir a acurácia dos resultados, de modo que os resultados de diferentes laboratórios possam coincidir. Esses materiais também podem ser usados para identificar, e assim eliminar, erros sistemáticos que não serão detectados por outros meios, tais como a verificação de que os dados se encontram em limites aceitáveis de desvio-padrão. (*Lembre-se de que um desvio-padrão inaceitável somente indica a baixa precisão da análise.*)

Materiais de referência certificados também podem comumente apresentar concentrações fixas do analito em questão, mas composições *variáveis* do restante da mistura. Amostras desse tipo são extremamente úteis para identificar, por exemplo, possíveis problemas com interferentes.

Materiais de referência certificados costumam trazer informação que descreve sua composição. Para fins de reconhecimento, no entanto, às vezes eles são fornecidos como "amostras cegas"; o laboratório que busca reconhecimento deve analisar a amostra ou as amostras e esses resultados serão comparados aos de um terceiro que avaliará a composição dos materiais de referência da organização que os preparou.

Amostras desse tipo podem ser especialmente úteis se uma nova técnica está sendo desenvolvida e precisa de reconhecimento para ser aceita pela comunidade analítica.

2.20 Gráficos de controle de qualidade

Um procedimento de controle de qualidade deve envolver a monitoração dos dados em um certo período. Um gerente de controle de qualidade que regula determinado processo de produção vai querer, por exemplo, monitorar vários parâmetros para garantir que estejam dentro de limites predefinidos. Se algum processo começa a dar errado, o gerente precisa ter conhecimento disso o mais rápido possível para que possa, na primeira oportunidade, tomar medidas corretivas.

Uma representação gráfica geralmente destaca com muita eficácia o comportamento anormal e serve como registro do comportamento de um processo ao longo de um período. Os *gráficos de controle de qualidade* costumam ser usados como parte do processo de controle de qualidade para manter e registrar o desempenho de um sistema em um certo intervalo de tempo. Se o processo permanecer dentro de limites predefinidos, então se diz que ele está *sob controle*. Por outro lado, se o processo ultrapassar os limites impostos sobre o sistema, diz-se que está *fora de controle*.

Os dois principais tipos de Gráficos de Controle de Qualidade são aqueles conhecidos como *Shewhart* e *CUSUM*.

2.20.1 Gráficos Shewhart

Os *Gráficos Shewhart* (o nome foi dado na década de 1930 em homenagem a W. A. Shewhart) são elaborados para representar um processo e, assim, determinar se ele permanece ou não sob controle, e também para ajudar a tomar medidas corretivas que tragam o processo de volta ao controle, se necessário. Isso requer que alguma variável apropriada seja registrada periodicamente. Se uma observação estiver fora dos limites externos, isso indica que o processo está fora de controle e é preciso fazer alguma coisa. Se duas ou mais leituras consecutivas estiverem situadas entre os limites de alerta e os limites externos, também será preciso tomar alguma medida.

O conjunto de limites de controle interno ou de alerta é estabelecido para representar $\pm 2\sigma$ ou $\pm 2s$. O conjunto de controles de limite externo é estabelecido para representar $\pm 3\sigma$ ou s (veja a Figura 2.6).

2.20.2 Gráficos CUSUM

Uma forma alternativa de gráfico de controle de qualidade é o *Cumulative sum* ou gráfico *CUSUM*. Uma seqüência de análises de amostras é feita em

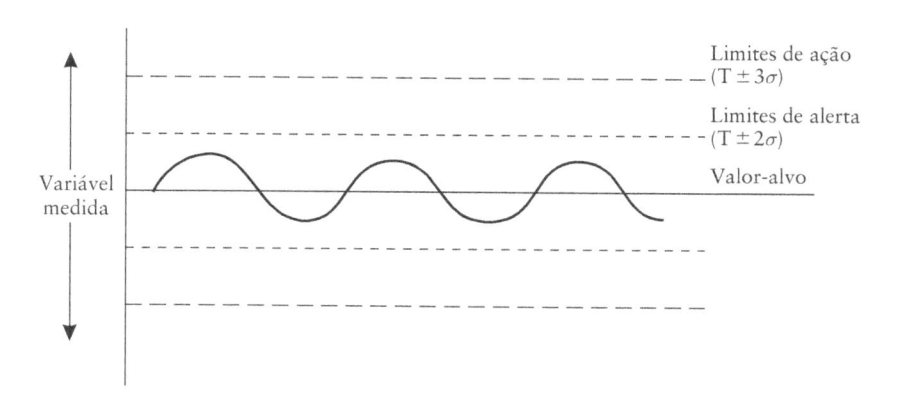

Figura 2.6 Gráfico Shewhart.

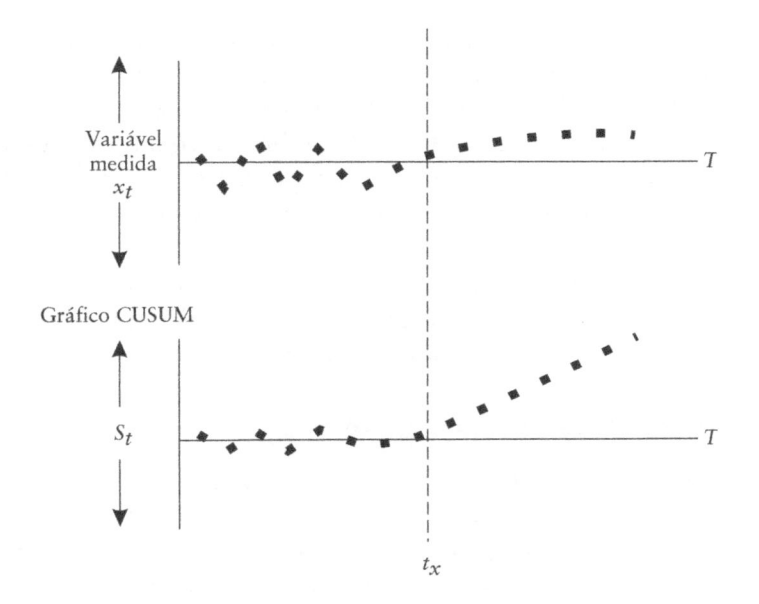

Figura 2.7 Comparação entre gráficos Shewhart (acima) e CUSUM (abaixo) para um processo em que todos os valores de dados medidos tendem para um valor maior que T.

intervalos regulares. Os valores são comparados com o valor-alvo para aquele parâmetro e os desvios agregados para fornecer uma soma cumulativa que é plotada em relação ao tempo (Figura 2.7).

Se indicarmos uma variável medida, x_t, em um tempo p e valor-alvo T, e depois em um tempo t, a soma cumulativa do desvio em torno do alvo T é dada por $S_t = \Sigma_{ts}(x_p - T)$. Para construir um gráfico CUSUM, a soma cumulativa é plotada em relação ao tempo, como aparece na Figura 2.7. Para um processo bem controlado, haverá pequenas ondulações de desvio que permanecerão próximas de zero. Se o processo começa a fugir do controle, o CUSUM começará a desviar acentuadamente da linha do zero.

Gráficos CUSUM oferecem simplicidade, já que podem ser imediatamente construídos com muito pouco cálculo à medida que se determina cada ponto de dados. Se os dados estiverem aleatoriamente distribuídos em torno de T, e se há pouco desvio no valor da soma cumulativa das variáveis medidas que tendem a um valor maior ou menor, o gráfico CUSUM mostrará um desvio. Um gráfico Shewhart e um gráfico CUSUM são comparados na Figura 2.7 para ilustrar esse ponto. O gráfico CUSUM da Figura 2.7 indica um processo que começa a mostrar sinais de desvio dos parâmetros-alvo (depois de t_x).

2.21 Métodos de calibração

Para que uma medida analítica confiável possa ser feita, o sistema de medidas deverá ser calibrado. Isso pode envolver a calibração da vidraria, mas freqüentemente envolve calibração de algum instrumento. Para um sistema ideal, a resposta do sistema será diretamente proporcional à concentração do analito de interesse. Nessa situação, obteremos como perfil de calibração uma linha reta que pode ser descrita por uma equação $y = mx + c$, como aparece na Seção 2.16. Perfis de calibração com resposta linear raramente são observados, exceto, talvez, para uma faixa limitada de concentração. Nesse caso, deve-se adotar um procedimento de calibração *passo a passo*.

Outra forma de calibração muito utilizada é a adição de quantidade conhecida de um analito a uma amostra a ser analisada. Essa técnica é chamada de *calibração com adição de padrão*.

2.21.1 Calibrações passo a passo

A calibração passo a passo geralmente é o método mais confiável para calibrar um sistema analítico. A calibração é feita analisando-se seqüencialmente várias amostras preparadas ao longo da faixa de concentração desejada. Dessa maneira, pode-se construir um perfil de calibração. As duas principais desvantagens são que (i) o processo poderá consumir muito tempo, e (ii) as amostras preparadas não representam as amostras "reais" e, portanto, podem não apresentar interferências que distorcem o sinal.

Em alguns casos pode-se poupar tempo com o uso de calibração de dois pontos e o procedimento da linha de melhor ajuste, se resultados anteriores determinaram que o sistema sempre se comporta de modo linear (pelo menos na faixa de concentração desejada).

Se, no entanto, for preciso indicar o efeito de interferências, então deve-se usar a ***técnica de calibração com adição de padrão***.

2.22 Técnica de adição de padrão

A *técnica de adição de padrão* envolve a adição de várias alíquotas padronizadas a uma amostra real *para elevar sua concentração até uma quantidade conhecida*. O princípio básico envolve medir a mudança no sinal em resposta à mudança na concentração do analito.

O sinal observado antes da adição do padrão deve-se, portanto, a:

1. o próprio analito;
2. qualquer interferência;
3. quaisquer fatores que contribuam para uma resposta na linha-base.

Os efeitos de interferências químicas na análise podem, portanto, ser avaliados (pelo menos até certo ponto), uma vez que agora a calibração é executada para a amostra real, e não para uma amostra idealizada de laboratório (provavelmente não realista).

Costuma-se usar várias adições de padrão de pequeno volume e alta concentração, de modo que o volume total permaneça basicamente constante ao longo de toda a calibração. Sendo assim, qualquer erro de interferente, volume, concentração ou relacionado ao interferente poderá ser minimizado.

A técnica de adição de padrão é mais útil quando se pode assumir que o sistema se comporta basicamente de modo linear, já que assim é possível supor que uma adição incremental causará mudança incremental na resposta. Se o sistema não responde de modo linear, então várias adições de padrão terão de ser feitas para que o sistema possa ser monitorado em uma faixa definida de concentração.

Se uma curva de calibração (resposta *versus* concentração) for preparada via método de adição de padrão, esperaremos obter um perfil de calibração que não passa pela origem.

Na ausência de interferentes, a intersecção do eixo de x corresponde à concentração do analito na amostra original, e esse valor pode ser distorcido se houver interferentes.

EXEMPLO 2.16

Um fotômetro de chama é usado para determinar a concentração de Ca^{2+} em uma amostra de água. O instrumento foi calibrado via método de adição de padrão, e as respostas obtidas aparecem listadas abaixo. Supondo que não haja a presença de interferentes, determine a concentração de Ca^{2+} na amostra original.

Adição de padrão Concentração (mg dm^{-3})	Leitura do instrumento (unidades arbitrárias)
0 (amostra original)	12
3	16
5	27
10	37
15	49
20	61

Método

1. Determine, via método de ajuste dos mínimos quadrados, a linha de melhor ajuste para os dados.
2. Construa o gráfico de calibração e determine a intersecção em x, que corresponde à concentração de Ca^{2+} na amostra original. (Uma alternativa é determinar matematicamente a intersecção em x da equação $y = mx + c$, tendo determinado a linha de melhor ajuste.)

1ª Etapa:

Segundo o procedimento do ajuste dos mínimos quadrados, o gradiente calculado é de 2,49 unidades por mg dm^{-3} Ca^+.

2ª Etapa:

$\bar{x} = (0 + 3 + 5 + 10 + 15 + 20)/6 = 8{,}83$

$\bar{y} = (12 + 16 + 27 + 37 + 49 + 61)/6 = 33{,}67$

Se $y = mx + c$, então $\bar{y} = 33{,}67$ e $\bar{x} = 8{,}83$.

Agora, c (intersecção do eixo do y) pode ser calculado, pois:

$$33{,}67 = (2{,}49 \times 8{,}83) + c$$

portanto

$$\begin{aligned} c &= 33{,}67 - (2{,}49 \times 8{,}83) \\ &= 33{,}67 - 21{,}99 \\ &= 11{,}68 \text{ unidades arbitrárias} \end{aligned}$$

Se substituirmos novamente na equação

$y = mx + c$, então
intersecção de $x = (0 - 11{,}68/2{,}49)$
$= -4{,}69$ mg dm^{-3}

Se a curva de calibração for construída e a linha de melhor ajuste for estimada visualmente, chegaremos a uma intersecção de x semelhante, o que confirma o valor obtido para a concentração de Ca^{2+} na amostra original (veja a Figura 2.8).

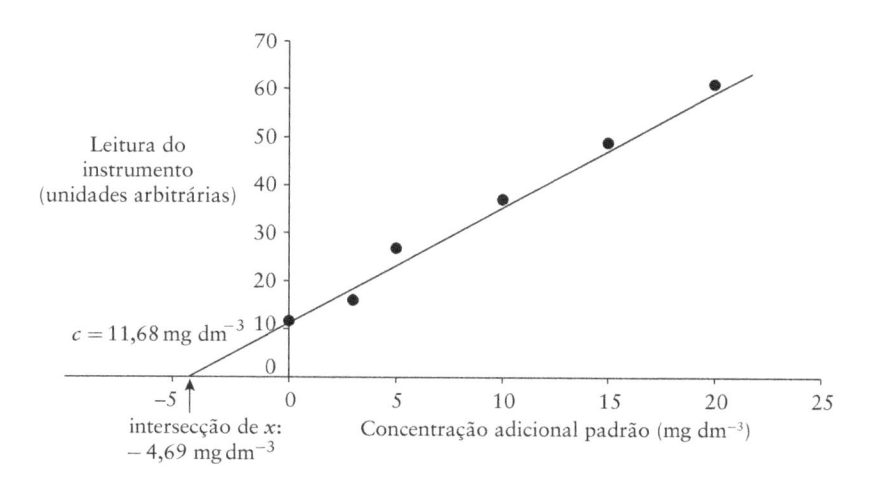

Figura 2.8 Curva de calibração para o Exemplo 2.16.

Exercícios e problemas

2.1. Explique o significado de erro indeterminado e erro determinado. Dê exemplos.

2.2. Quantos algarismos significativos possuem cada um dos seguintes valores: (a) $7,9 \times 10^5$, (b) $300,45$ e (c) $5,043 \times 10^{-4}$?

2.3. Medidas replicadas para determinar o conteúdo de ferro em uma liga deram como resultado 94,67, 94,54, 94,62 e 94,93% Fe. Calcule o desvio-padrão e o desvio-padrão relativo dessas análises.

2.4. Utilizando os dados do Problema 2.3, calcule os limites de confiança de 90% e 95% para a média desses dados.

2.5. Cinco amostras de cromato de potássio foram pesadas e apresentaram os seguintes resultados: (a) 123,3 g, (b) 124,2 g, (c) 121,5 g, (d) 123,6 g e (e) 124,1 g. Calcule a mediana, a média e a amplitude dos dados.

2.6. Duas amostras de cloreto de potássio foram pesadas em uma balança analítica e os valores registrados foram, respectivamente, 34,5645 g e 35,5664 g. Expresse esses algarismos até a quarta casa decimal.

2.7. Uma bureta possui divisões calibradas de 0,1 cm^3; na execução de uma análise volumétrica, os resultados da titulação são registrados entre 10,5 cm^3 e 10,7 cm^3. Quantos algarismos significativos devem ser registrados para os valores da titulação? Explique o seu raciocínio.

2.8. Cinco amostras de solo foram pesadas antes da análise. As massas registradas são as seguintes:

(a) 23,67 g

(b) 34,53 g

(c) 31,56 g

(d) 26,34 g

(e) 42,19 g

Calcule a média e a mediana para a massa dessas cinco amostras.

2.9. Uma amostra de água foi extraída de um lago para a análise do conteúdo de cádmio. Seis medidas replicadas do conteúdo de cádmio foram assim registradas:

(a) 20,2 ppm

(b) 18,5 ppm

(c) 21,4 ppm

(d) 19,2 ppm

(e) 21,8 ppm

(f) 18,8 ppm

Calcule a dispersão dos dados.

2.10. Calcule o desvio-padrão relativo dos dados do Problema 2.9.

2.11. Calcule o erro relativo em porcentagem para a análise de uma amostra de água extraída de um rio, cujo valor registrado é de 15,7 ppm Cu, quando o verdadeiro valor é, de fato, 18,0 ppm Cu.

2.12. Uma titulação ácido-base dá a concentração de uma solução de HCl como 0,104 M. De fato, a verdadeira concentração era 0,110 M. Expresse o erro relativo dessa análise em partes por mil.

2.13. Calcule o coeficiente de variação para as seguintes medidas replicadas do conteúdo de ferro em uma amostra de água:

(a) 34,6 ppm

(b) 29,5 ppm

(c) 32,2 ppm

(d) 33,7 ppm

(e) 34,6 ppm

(f) 32,4 ppm

(g) 35,1 ppm

2.14. Calcule a variância para os dados do Problema 2.13.

2.15. Uma série de medidas replicadas do conteúdo de água em uma amostra de etanol, feitas com o método Karl-Fischer, resultou nos seguintes dados:

(a) 0,77%

(b) 0,67%

(c) 0,71%

(d) 0,90%

(e) 0,78%

Utilizando o teste-Q, qual a confiabilidade para rejeitar o ponto (d)?

2.16. Cinco medidas replicadas da concentração do ácido H_2SO_4 são assim registradas:

(a) 0,152 M
(b) 0,153 M
(c) 0,149 M
(d) 0,148 M
(e) 0,151 M

Calcule os limites de confiança de 95% e 99% para a média dos valores. Utilize também o teste-Q e o teste-T.

2.17. Calcule o desvio-padrão relativo em porcentagem para os dados do Problema 2.15.

2.18. Medidas replicadas do conteúdo de cloreto em uma amostra de água deram os seguintes resultados: (i) 0,81 mM, (ii) 0,83 mM, (iii) 0,82 mM e (iv) 0,91 mM. Qual a confiabilidade para rejeitar o ponto de dados (iv) como um valor discrepante de acordo com (a) o teste-Q ou (b) o teste-T?

2.19. Uma determinação com UV/visível de permanganato de potássio deu os seguintes resultados:

Concentração (ppm)	Absorbância
1	0,03
2	0,07
5	0,15
7	0,22
8,5	0,24
10	0,31

(a) Distribua os dados na forma de uma curva de calibração.
(b) Utilizando o método de ajuste dos mínimos quadrados, determine a linha de melhor ajuste para a curva de calibração.
(c) Calcule o coeficiente de correlação de Pearson para esse conjunto de dados.

2.20. Um fotômetro de chama é utilizado para determinar a concentração de Mg^{2+} em uma amostra de água. O instrumento foi calibrado pelo método da adição de padrão; as adições estão listadas abaixo. Supondo a ausência de interferência, determine o conteúdo de Mg^{2+}.

Adição de padrão Concentração (mg dm^{-3})	Leitura do instrumento (unidades arbitrárias)
0 (em branco)	15,6
2,5	22,1
5	35,1
10	48,1
15	63,7
20	79,3

2.21. Calcule o coeficiente de correlação de Pearson para os dados do Problema 2.20.

Resumo

1. É importante que os dados sejam expressos com o número correto de algarismos significativos.

2. A dispersão ou amplitude dos dados é a diferença aritmética entre o maior e o menor ponto de dados para um conjunto de medidas.

3. A média, $\bar{x}$, para um conjunto de dados é igual à soma de todos os pontos de dados, $\sum_{i=1}^{N} x_i$, para um conjunto de dados, dividida pelo número de pontos de dados, isto é, $\sum_{i=1}^{N} x_i / N$.

4. A mediana é o valor que se encontra no meio do conjunto de dados quando organizados em ordem aritmética.

5. A precisão de um conjunto de dados pode ser avaliada pelo desvio-padrão, a variância ou o coeficiente de variação.

6. O erro absoluto de um sistema é igual à diferença entre a leitura efetiva x_i e o x_t verdadeiro (ou valor aceito), isto é, $E_A = x_i - x_t$.

7. O erro relativo, E_r, descreve o erro em relação à magnitude do valor verdadeiro e é igual a:

$$E_r = (x_i - x_t)/x_t \times 100\%.$$

8. Erros indeterminados são aqueles que geram uma distribuição aleatória de dados em torno de um ponto de valor médio.

9. Erros determinados (ou sistemáticos) fazem todos os dados se deslocar em uma única direção (para valores mais altos ou mais baixos).

10. Erros crassos resultam em pontos de dados discrepantes.

11. O desvio-padrão da amostra, s, descreve a dispersão de dados em torno do valor médio dos dados para um conjunto de medidas replicadas e pode ser calculado segundo a equação:

$$s = \sqrt{\frac{\sum_{i=1}^{N} x_i^2 - (\sum_{i=1}^{N} x_i)^2/N}{N-1}}$$

12. O desvio-padrão populacional, σ (para conjuntos de dados com valores > 10), é calculado segundo a equação:

$$\sigma = \sqrt{\frac{\sum_{i=1}^{N} x_i^2 - (\sum_{i=1}^{N} x_i^2)/N}{N}}$$

13. O desvio-padrão relativo (DPR) é calculado em porcentagem ou em partes por mil. Se o DPR for expresso em porcentagem, $(s/\bar{x})$ é multiplicado por 100:

$$\text{DPR} = (s/\bar{x}) \times 100$$

Se o DPR for expresso em partes por mil, $(s/\bar{x})$ é multiplicado por 1 000:

$$\text{DPR} = (s/\bar{x}) \times 1\,000$$

14. A variância é o quadrado do desvio-padrão, portanto a variância é igual a s^2 ou σ^2.

15. Os testes-Q ou -T e suas tabelas podem ser usados, com confiabilidade calculada, para rejeitar pontos discrepantes suspeitos.

16. Os limites de confiança definem uma amplitude de valores em ambos os lados da média, que descrevem a probabilidade de encontrar a média verdadeira. O limite de confiança, $CL = \bar{x} \pm (ts/\sqrt{N})$, em que $\bar{x}$ é a média, s é o desvio-padrão da amostra, N é o tamanho da amostra e t é a "estatística t".

17. As linhas de melhor ajuste podem ser ajustadas à linha reta $y = mx + c$ por meio do método de ajuste dos mínimos quadrados, que envolve o cálculo do gradiente da reta, por $m = S_{xy}/S_{xx}$, em que $S_{xy} = \Sigma x_i y_i - (\Sigma x_i \Sigma y_i/N)$ e $S_{xx} = \Sigma x_i^2 - ((\Sigma x_i)^2/N)$.

18. O coeficiente de correlação de Pearson, r, descreve quão próximo de uma linha reta está o conjunto de dados. Seu valor varia de 0 a 1.

19. Materiais de referência certificados são amostras especialmente preparadas que contêm um analito em uma concentração predeterminada e que podem ser usadas como parte de um processo de controle de qualidade.

20. Gráficos de controle de qualidade (por exemplo, Shewhart ou CUSUM) podem ser usados para monitorar um processo e mantê-lo dentro de limites predefinidos.

21. Os processos de calibração podem ser executados por vários métodos, entre eles a calibração passo a passo e a calibração com adição de padrão.

Outras leituras

ANDERSON, R. *Statistics for analytical chemists*. Nova York: Van Nostrand Reinhold, 1984.

MEIER, P. C.; ZÜND, R. E. *Statistical methods in analytical chemistry*. Chemical Analysis Series. John Wiley, 2000.

MILLER, J. C.; MILLER, J. N. *Statistics for analytical chemistry*. Ellis Horwood Series in Analytical Chemistry. Nova York: Ellis Horwood, 1993.

Parte II

Análise química: princípios e processos fundamentais

Técnicas-padrão de química por via úmida e à base de reagentes 3

Aptidões e conceitos

Este capítulo vai ajudá-lo a entender:

- O que é constante de dissociação de um ácido ou de uma base e como calculá-la.
- O conceito de produto iônico da água e como usá-lo em cálculos de pH.
- Como uma solução-tampão resiste às mudanças de pH e como se pode preparar um tampão.
- Como ácidos fortes e fracos interagem entre si e como construir curvas de pH à medida que ácidos e bases são adicionados uns aos outros.
- Como determinar a alcalinidade de amostras de água por titulação das amostras com HCl.
- Como utilizar análises volumétricas para determinar as concentrações de Ca^{2+} e Mg^{2+} em soluções aquosas.
- Como usar um método de titulação com nitrato de prata para determinar o conteúdo de cloreto em amostras de água.
- Como usar o tiossulfato de sódio para determinação volumétrica de, por exemplo, oxigênio em soluções aquosas.
- O conceito de retrotitulação, ou titulação de retorno, e como calcular a concentração de um analito em uma solução aquosa utilizando essa técnica.
- Como o conteúdo de água em uma amostra orgânica pode ser determinado por meio de titulação de Karl–Fischer.

3.1 Introdução às técnicas químicas por via úmida

Técnicas químicas por via úmida e à base de reagentes ainda formam o esteio de boa parte da química analítica moderna. Embora as técnicas instrumentais e computacionais sejam mais atrativas, técnicas mais simples, como as análises volumétrica e gravimétrica, ainda são amplamente utilizadas.

Em geral, nosso primeiro contato com a química analítica envolve análises por via úmida, que compreendem testes de pH ou com papel de tornassol, análises volumétricas e outros testes semelhantes. Essas técnicas ainda são extremamente importantes, mesmo que muitas análises, em alguma etapa, exijam o uso de técnicas mais sofisticadas.

As técnicas por via úmida geralmente são os procedimentos mais simples, mesmo que exijam mais trabalho em laboratório e quase sempre maior habilidade por parte do analista, pois não requerem equipamentos complexos e caros. No entanto, costumam ser mais difíceis para manuseio em campo, fora do laboratório, do que os sistemas de monitoração instrumental. Para a análise volumétrica de uma amostra extraída de um rio, por exemplo, normalmente é necessário enviar a amostra coletada para algum laboratório onde se possa executar esse tipo de análise.

As técnicas por via úmida são, porém, essenciais para a química analítica moderna, e sem dúvida muitas delas agora já estão automatizadas, em parte ou totalmente, para minimizar o trabalho pesado e enfadonho de efetuar um grande número de análises semelhantes.

3.2 Equilíbrios ácido/base para água e ácidos e bases simples

3.2.1 A dissociação da água

Muitas técnicas por via úmida baseiam-se em reações ácido/base, portanto vamos considerar resumidamente a natureza das interações e do equilíbrio ácido/base.

A água, em sua forma líquida, consiste em grande parte de moléculas não dissociadas (H_2O); uma pequena parcela de moléculas de água se dissocia, no entanto, para formar íons H^+ e OH^- (Equação (3.1)):

$$H_2O \rightleftharpoons H^+ + OH^- \qquad (3.1)$$

A *constante de dissociação* K_c da água a 25 °C geralmente é dada pela Equação (3.2):

$$K_c = \frac{[H^+][OH^-]}{[H_2O_{(l)}]} \qquad (3.2)$$

Já que é muito pequena a parcela da água líquida que se dissocia, podemos considerar a concentração da água não dissociada constante. A massa molecular relativa da água é 18,015, o que corresponde à concentração molar de ~55,55 M.

A concentração de íons hidrogênio [H$^+$] em água pura é igual à concentração de íons hidroxila [OH$^-$], uma vez que uma molécula de água se dissocia gerando um próton e um íon hidroxila. Pode-se demonstrar empiricamente que as concentrações de [H$^+$] e de [OH$^-$] em água pura são iguais a 10^{-7} M, o que dá um valor para K_c igual a 1,8 × 10^{-16} M.

É mais comum, porém, expressar a dissociação da água em termos do **produto iônico** da água, K_w, onde $K_w = K_c$ [H$_2$O]. Se rearranjarmos a Equação (3.2) em termos de K_w, chegaremos então à Equação (3.3):

$$K_w = [H^+][OH^-] \quad (3.3)$$

A 25 °C, K_w é igual a ~10^{-14} mol^2 dm^{-6}.

É preciso notar também que o K_w da água aumenta com a temperatura, uma vez que a dissociação da água é um processo endotérmico com um $\Delta H = \sim +58$ kJ mol^{-1}.

3.2.2 A escala de pH e o pH de soluções aquosas

O valor de pH de uma solução aquosa é definido como igual ao negativo de log$_{10}$ da concentração de íons hidrogênio, ou seja,

$$pH = -\log_{10}[H^+] \quad (3.4)$$

O "p" de "pH" vem da palavra alemã *potentz* — força. Se [H$^+$] da água pura a 25 °C é igual a 10^{-7} M, então o pH da água pura a 25 °C deve ser igual a 7,0.

Os íons H$^+$ e OH$^-$ podem surgir, no entanto, de outras fontes e desde que o equilíbrio de dissociação seja mantido:

$$H_2O_{(l)} \rightleftharpoons H^+_{(aq)} + OH^-_{(aq)} \quad (3.5)$$

O K_w, em qualquer temperatura, também deverá permanecer constante.

Se íons H$^+$ forem acrescentados pela adição de um ácido, então, de acordo com a Equação (3.5), a concentração de OH$^-$ deverá diminuir. Da mesma maneira, se íons OH$^-$ forem acrescentados pela adição de uma base, então o número de íons H$^+$ na solução diminuirá. Como o K_w da água a 25 °C é igual a 1 × 10^{-14} mol^2 dm^{-6}, se a concentração de [H$^+$] cair para 10^{-14} M, a de [OH$^-$] deverá ser igual a 1 M. Igualmente, se a concentração de H$^+$ subir para 1 M, a de [OH$^-$] deverá cair para 1 × 10^{-14} M. Esses valores correspondem a valores de pH na faixa de 0 e 14, respectivamente, que é considerado o intervalo normal de pH. As concentrações de íons H$^+$ e OH$^-$ estão na Figura 3.1.

Observe que a mudança de uma unidade de pH corresponde a uma mudança 10 vezes maior na concentração de H$^+$.

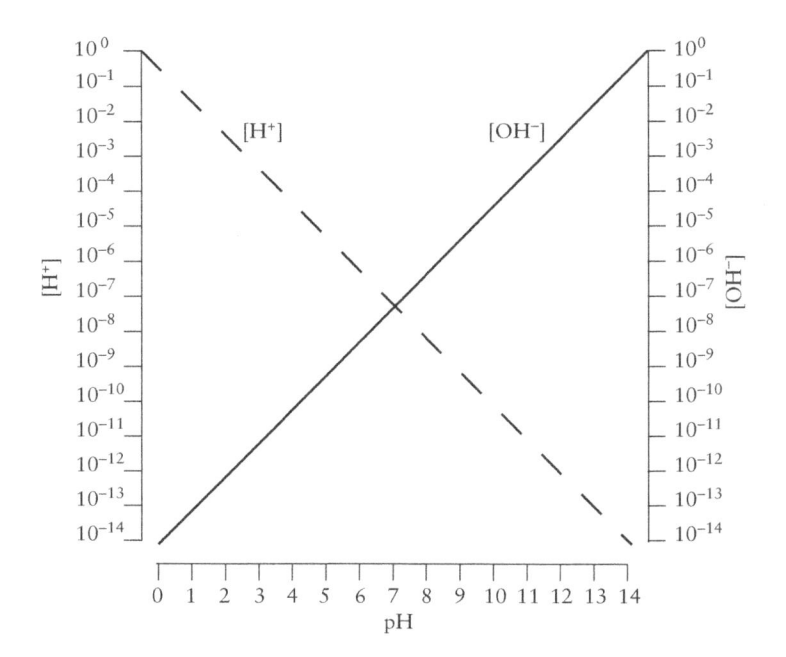

Figura 3.1 Concentrações de H^+ e OH^- em função da variação em valores de pH.

3.2.3 Cálculo dos valores de pH

Ácidos fortes

O pH de uma solução depende: (a) da concentração do ácido ou da base; e (b) do grau de dissociação destes.

Primeiro consideremos o pH de um ácido forte como o HCl, que podemos supor estar totalmente dissociado (Equação (3.6)):

$$HCl_{(aq)} \rightleftharpoons H^+_{(aq)} + Cl^-_{(aq)} \quad (3.6)$$

Se o ácido se dissociar totalmente, podemos supor que a concentração de H^+ é igual à concentração molar da solução de HCl.

EXEMPLO 3.1 Calcule o pH de uma solução aquosa de HCl 0,1 M.

Método

1. Calcule a concentração do íon H^+.
2. Encontre o valor de $-\log_{10}$ da concentração de H^+.

1ª Etapa: Supondo que todo o HCl se dissocie, uma solução de HCl 0,1 M conterá:

$$0,1 \text{ M } H^+$$

2ª Etapa: pH da solução = $-\log_{10} 10^{-1} = 1$

$$\log_{10} 0,1 = -1,0$$

portanto, pH de uma solução de HCl 0,1 M = 1,0.

EXEMPLO 3.2 Calcule o pH de uma solução de ácido sulfúrico (H_2SO_4) 0,1 M

Método

1. Novamente, calcule o [H^+].
2. Calcule $-\log_{10}$ do [H^+].

1ª Etapa: O H_2SO_4 é um ácido forte, podendo ser considerado totalmente dissociado. Observe, porém, que se trata de um ácido diprótico — e portanto libera dois íons H^+ para cada H_2SO_4 que se dissocia:

$$H_2SO_4 \rightleftharpoons 2H^+_{(aq)} + SO^{2-}_{4(aq)}$$

O H_2SO_4 0,1 M libera, portanto, $(0,1 \times 2) = 0,2$ M [H^+].

2ª Etapa: $-\log_{10} 0,2 = \sim 0,7$

portanto, pH de uma solução 0,1 M de H_2SO_4 = 0,7.

Bases fortes

O cálculo de pH para ácidos fortes é simples, mas como proceder para calcular o pH de uma solução fortemente básica? O método é um pouco mais complicado e envolve o produto iônico da água.

Uma base forte também se dissocia totalmente, mas libera íons hidroxila.

Um bom exemplo de monobase forte é o hidróxido de sódio, NaOH, que se dissolve em água de acordo com a Equação (3.7):

$$NaOH_{(s)} \rightleftharpoons Na^+_{(aq)} + OH^-_{(aq)} \qquad (3.7)$$

Conhecendo [OH^-] e o produto iônico da água, K_w, é possível calcular [H^+] e, portanto, o pH.

EXEMPLO 3.3 Calcule o pH de uma solução aquosa de NaOH 0,1 M.

Método

1. Calcule a concentração dos íons OH^-.
2. Calcule a concentração de íons H^+, considerando o produto iônico da água.
3. Calcule o pH da solução.

1ª Etapa: Pode-se supor que uma solução de NaOH 0,1 M tenha [OH^-] igual a 0,1 M.

2ª Etapa: $K_w = 1 \times 10^{-14} = [H^+][OH^-]$
Agora, se [OH^-] = 0,1, então:
$1 \times 10^{-14} = [H^+] \times 0,1$

portanto $$[H^+] = \frac{1 \times 10^{-14}}{0,1} = 1 \times 10^{-13} M$$

3ª Etapa: Calcule o pH

$$[H^+] = 1 \times 10^{-13} M$$
$$pH = -\log_{10}(1 \times 10^{-13})$$

portanto, pH = 13.

Ácidos e bases fracos

Nem todos os ácidos (ou mesmo as bases) se dissociam totalmente em solução aquosa. Algumas moléculas do ácido se ionizam, enquanto outras permanecem como moléculas neutras na solução.

O princípio de Le Chatelier estabelece que todo sistema químico tentará resistir à mudança imposta sobre ele. A imposição de um excesso, seja de íons H^+ (no caso de um ácido), seja de íons OH^- (no caso de uma base), age claramente como uma mudança externa — e uma vez que sabemos que o produto iônico da água permanece constante, isso terá um efeito na concentração dos outros íons em solução. Alguns ácidos não são tão fortes como o HCl ou o NaOH — isto é, não se dissociam totalmente ao se dissolverem em água. Nessa situação, apenas certa porcentagem do ácido ou da base se ioniza. O restante do ácido ou da base permanecerá como soluto neutro não ionizado.

A constante de dissociação K_a de um ácido fraco ou K_b de uma base fraca nos permite calcular a concentração de íons H^+ ou de íons OH^- em solução, e assim podemos prever também o pH da solução.

Um ácido fraco vai dissociar-se de acordo com a Equação (3.8):

$$HA \rightleftharpoons H^+_{(aq)} + A^-_{(aq)} \qquad (3.8)$$

A constante de dissociação K_a é definida de acordo com a Equação (3.9):

$$K_a = \frac{[H^+][OH^-]}{[HA]} \qquad (3.9)$$

Da mesma maneira, a base fraca poderá dissociar-se de acordo com a Equação (3.10):

$$B + H_2O \rightleftharpoons BH^+_{(aq)} + OH^-_{(aq)} \qquad (3.10)$$

Nesse caso, a constante de dissociação K_b é definida de acordo com a Equação (3.11):

$$K_b = \frac{[OH^-][BH^+]}{[B]} \qquad (3.11)$$

Rigorosamente, deveríamos incluir um termo para H_2O na Equação (3.11), mas esse é geralmente omitido, já que sua concentração se mantém aproximadamente constante e em excesso.

As constantes de dissociação para alguns ácidos fracos e bases fracas mais comuns são dadas nas Tabelas 3.1 e 3.2, respectivamente.

Alguns ácidos possuem mais de uma parte que pode se dissociar e produzir íons H^+. Cada parte tem seu próprio K_a. Um exemplo é o ácido carbônico, H_2CO_3. Do mesmo modo, algumas bases têm mais de uma parte que pode se dissociar e liberar íons OH^-. Cada dissociação é descrita por um K_b. Um exemplo é a etilenodiamina.

Tabela 3.1 Valores da constante de dissociação, K_a, para vários ácidos fracos.

Ácido	Fórmula molecular	$K_a(1)$	$K_a(2)$
Ácido acético	CH_3COOH	$1{,}75 \times 10^{-5}$	
Ácido benzóico	C_6H_5COOH	$6{,}14 \times 10^{-5}$	
Ácido carbônico	H_2CO_3	$4{,}45 \times 10^{-7}$	$4{,}69 \times 10^{-11}$
Ácido cítrico	$(HOOCCH_2)C(CH_2COOH)$	$7{,}45 \times 10^{-4}$	
Ácido fórmico	$HCOOH$	$1{,}77 \times 10^{-4}$	
Ácido láctico	$CH_3CHOHCOOH$	$1{,}37 \times 10^{-4}$	
Ácido nitroso	HNO_2	$7{,}1 \times 10^{-4}$	
Ácido oxálico	$HOOCCOOH$	$5{,}36 \times 10^{-2}$	
Fenol	C_6H_5OH	$1{,}00 \times 10^{-10}$	

Tabela 3.2 Valores da constante de dissociação, K_b, para várias bases fracas.

Base	Fórmula molecular	$K_b(1)$	$K_b(2)$
Amônia	NH_3	$1{,}76 \times 10^{-5}$	
Anilina	$C_6H_5NH_2$	$3{,}94 \times 10^{-10}$	
Dimetilamina	$(CH_3)_2NH$	$5{,}9 \times 10^{-4}$	
Etanolamina	$HOC_2H_4NH_2$	$3{,}18 \times 10^{-5}$	
Etilamina	$CH_3CH_2NH_2$	$4{,}28 \times 10^{-4}$	
Etilenodiamina	$NH_2C_2H_4NH_2$	$8{,}6 \times 10^{-5}$	$7{,}1 \times 10^{-8}$
Hidrazina	H_2NNH_2	$1{,}3 \times 10^{-6}$	
Hidroxilamina	$HONH_2$	$1{,}07 \times 10^{-8}$	
Piridina	C_5H_5N	$1{,}7 \times 10^{-9}$	
Trimetilamina	$(CH_3)_3N$	$6{,}25 \times 10^{-5}$	

EXEMPLO 3.4 A constante de dissociação, K_a, para o ácido acético é $1{,}75 \times 10^{-5}$. Calcule o pH de uma solução de CH_3COOH 0,1 M.

Método
1. Calcule a concentração de [H$^+$] utilizando a constante de dissociação.
2. Calcule o pH da solução.

1ª Etapa: O ácido acético se dissocia de acordo com a seguinte estequiometria:

$$CH_3COOH_{(aq)} \rightleftharpoons CH_3COO^-_{(aq)} + H^+_{(aq)}$$

Se x = número de mols de CH_3COO^- (ou H$^+$)

Por estequiometria, também temos x mols de H$^+$

Se α é o número de mols de CH_3COOH, então para esse ácido fraco temos:

$$(\alpha - x) \rightleftharpoons x + x$$

Agora:
$$K_a = \frac{[CH_3COO^-][H^+]}{[CH_3COOH]}$$

Portanto
$$K_a = \frac{x \times x}{\alpha - x}$$

$K_a = 1{,}75 \times 10^{-5}$ e $\alpha = 0{,}1$ M.

Substituindo os valores para K_a e x, temos:

$$1{,}75 \times 10^{-5} = \frac{[x][x]}{0{,}1 - x}$$

Rearranjando:

$$1{,}75 \times 10^{-5}\,(0{,}1 - x) = x^2$$
$$1{,}75 \times 10^{-6} - 1{,}75 \times 10^{-5}x = x^2$$
$$0 = x^2 + 1{,}75 \times 10^{-5}x - 1{,}75 \times 10^{-6}$$

Essa equação requer a resolução de uma equação de segundo grau, e, portanto, se:

$$x = \frac{-b \pm \sqrt{b^2 - 4ac}}{2a}$$

pode-se atribuir a, b e c da seguinte maneira:

$$0 = a(x^2) + b(x) + c$$
$$0 = x^2 + 1{,}75 \times 10^{-5}x - 1{,}75 \times 10^{-6}$$
$$a = 1,\ b = 1{,}75 \times 10^{-5}\ \text{e}\ c = -1{,}75 \times 10^{-6}$$

$$x = \frac{-1{,}75 \times 10^{-5} \pm \sqrt{(1{,}75 \times 10^{-5})^2 - 4(1 \times -1{,}75 \times 10^{-6})}}{2}$$

Dessa forma:

ou $x = 1{,}31 \times 10^{-3}$ ou $x = 1{,}33 \times 10^{-3}$

mas x deve ser positivo, já que se trata de representar uma concentração de íons, e daí segue-se que:

$$x = 1{,}31 \times 10^{-3}$$
$$x \equiv [H^+]$$
$$[H^+] \sim 1{,}31 \times 10^{-3}\ M$$

2ª Etapa: Considere o $-\log_{10}[H^+]$ para calcular o pH do CH_3COOH 0,1 M.

$$-\log_{10} 1{,}31 \times 10^{-3}\ M = 2{,}88$$

pH do CH_3COOH 0,1 M = 2,88

EXEMPLO 3.5 Calcule o pH de uma solução aquosa de NH_3 0,1 M.

Método

1. Calcule a concentração de OH^- para a solução de NH_3 utilizando a constante de dissociação, K_b, e uma resolução quadrática para a expressão de dissociação.
2. Calcule a concentração de H^+ utilizando o produto iônico da água.
3. Calcule o pH da solução de NH_3.

1ª Etapa: Determine a estequiometria da dissociação da amônia:

$$NH_3 + H_2O \rightleftharpoons NH_4^+{}_{(aq)} + OH^-{}_{(aq)}$$

portanto
$$(\alpha - x) + x \rightleftharpoons x + x$$
Agora

$$K_b = 1,76 \times 10^{-5} = \frac{[NH_4^+][OH^-]}{[NH_3]}$$

Substituindo, temos:

$$K_b = 1,76 \times 10^{-5} = \frac{x \times x}{(\alpha - x)}$$

portanto

$$K_b = 1,76 \times 10^{-5} = \frac{x^2}{(0,1 - x)}$$

Rearranjando na forma de uma quadrática, temos:

$$1,76 \times 10^{-6} - 1,76 \times 10^{-5}x = x^2$$

portanto

$$0 = x^2 + 1,76 \times 10^{-5}x - 1,76 \times 10^{-6}$$

A expressão agora precisa ser resolvida como uma equação de segundo grau:

$$x = \frac{-b \pm \sqrt{b^2 - 4ac}}{2a}$$

e com as atribuições de a, b e c:
$a = 1$, $b = 1,76 \times 10^{-5}$ e $c = -1,76 \times 10^{-6}$.
Substituindo na expressão quadrática:

$$x = \frac{-1,76 \times 10^{-6} \pm \sqrt{(1,76 \times 10^{-5})^2 - 4(1 \times (-1,76 \times 10^{-6}))}}{2 \times 1}$$

$$= \pm 1,33 \times 10^{-3}$$

x corresponde à concentração de íons OH^- e portanto deve ser positivo.

$$[OH^-] = 1,33 \times 10^{-3} \text{ M}$$

2ª Etapa: Cálculo de $[H^+]$ do produto iônico da água:

$$K_w = 1 \times 10^{-14} = [H^+] \times [OH^-]$$

Uma vez que
$$[OH^-] = 1,33 \times 10^{-3} \text{ M}$$

então:

$$[H^+] = \frac{1 \times 10^{-14}}{1,33 \times 10^{-3}} = 7,52 \times 10^{-12} \text{ M}$$

3ª Etapa: Considere $-\log_{10}[H^+]$ para encontrar o valor de pH

$$-\log_{10} 7,52 \times 10^{-12} = 11,1$$

Uma solução aquosa de NH_3 0,1 M tem, portanto, pH 11,1.

3.3 Tampões

A adição de um ácido ou de uma base geralmente causa alteração no pH. Um tampão é uma solução especial que resiste a mudanças de pH quando se adiciona um ácido ou uma base.

Soluções-tampão têm grande importância biológica; por exemplo, uma mudança de apenas 0,5 no pH do sangue geralmente causará a morte. Da mesma maneira, o pH de muitos processos industriais usualmente deve ser mantido dentro de limites bem reduzidos.

Um tampão geralmente é preparado da seguinte maneira:

1. uma solução de ácido fraco com um de seus sais, tal como ácido etanóico (acético) e acetato de sódio, ou
2. uma solução de base fraca com um de seus sais (por exemplo, amônia aquosa e cloreto de amônio).

Vejamos agora como funciona uma solução-tampão. Imaginemos um ácido fraco H-A em equilíbrio com um de seus sais M-A. O ácido H-A estará pouco dissociado, enquanto M-A estará totalmente dissociado (Equações (3.12) e (3.13)):

$$\text{H-A} \rightleftharpoons \text{H}^+ + \text{A}^- \tag{3.12}$$

$$\text{M-A} \rightarrow \text{M}^+ + \text{A}^- \tag{3.13}$$

A solução contém uma concentração relativamente alta de H-A, que é um ácido, e de A^-, que pode ser considerada uma base.

Agora, se um ácido for adicionado à solução, o excesso de íons H^+ reagirá com A^- para minimizar o efeito sobre o pH. Contanto que haja um estoque suficientemente grande de A^-, o pH será pouco alterado. Os íons H^+ reagirão com íons hidroxila. Mais HA agora se dissociará para restabelecer a $[H^+]$ e, portanto, o pH. O tampão será capaz de resistir às mudanças de pH com a adição de mais ácido, desde que haja um estoque suficientemente grande de H-A.

A $[H^+]$, e portanto o pH do tampão, é controlada principalmente pela dissociação de H-A, Equação (3.14), que controla a constante de equilíbrio, K_a.

$$K_a = \frac{[\text{H}^+][\text{A}^-]}{[\text{H} - \text{A}]} \tag{3.14}$$

Deve-se observar que, se o tampão for diluído, então mais H-A se dissociará para manter as concentrações relativas de H^+ e A^-, e isso tem por conseqüência também ajudar a manter o pH de um tampão sob diluição.

Um raciocínio muito semelhante pode ser usado para descrever a ação de um tampão sobre uma solução de base fraca, B-OH, na presença de um de seus sais, B-X.

A base fraca, B-OH, se dissocia apenas parcialmente na solução (Equação (3.15)). Por outro lado, seu sal B-X estará quase totalmente dissociado na solução (Equação (3.16)).

$$B + H_2O \rightleftharpoons BH^+_{(aq)} + OH^-_{(aq)} \qquad (3.15)$$

$$B\text{-}X_{(aq)} \to B^+_{(aq)} + X^-_{(aq)} \qquad (3.16)$$

A [H$^+$], e portanto o pH, é controlada pelo produto iônico da água, e o mesmo acontece com [OH$^-$]. Com a adição de um ácido, os íons H$^+$ reagem com os íons OH$^-$ da solução-tampão; B-OH se dissociará mais ainda e o pH da solução será estabilizado. Se for adicionada uma base, os íons B$^+$ do sal reagirão com os íons OH$^-$ da base, e novamente o pH da solução será estabilizado. Mais uma vez, o tampão será capaz de resistir às mudanças de pH, contanto que haja quantidades suficientemente grandes de B-OH e B-X.

EXEMPLO 3.6 Prepara-se uma solução-tampão que contém acetato de sódio, CH$_3$COONa, 0,05 M, e ácido acético, CH$_3$COOH, 0,01 M. Calcule o pH do tampão. A K_a para o CH$_3$COOH = 1,7 × 10^{-5}.

Método
1. Calcule a concentração do ácido não dissociado.
2. Calcule a concentração dos íons acetato.
3. Calcule [H$^+$] pela constante de dissociação do CH$_3$COOH e depois o pH.

1ª Etapa: Sendo o ácido fraco, a concentração do ácido não dissociado pode ser considerada aproximadamente igual à do ácido total, que nesse caso é 0,01 M.

2ª Etapa: Ao contrário, pode-se considerar o sal totalmente dissociado na solução — nesse caso, pode-se atribuir a [CH$_3$COO$^-$] o valor aproximado de 0,05 M.

3ª Etapa: A K_a para o ácido é dada por:

$$K_a = \frac{[H^+][CH_3COO^-]}{[CH_3COOH]}$$

Rearranjando:

$$[H^+] = \frac{K_a[CH_3COOH]}{[CH_3COO^-]}$$

Feitas as substituições com os valores numéricos de K_a, [CH$_3$COOH] e [CH$_3$COO$^-$], então:

$$[H^+] = \frac{1,7 \times 10^{-5} \times 0,01}{0,05}$$

$$= 3,4 \times 10^{-6} \text{ M}$$

portanto, pH = $-\log_{10} 3,4 \times 10^{-6}$
pH do tampão = 5,47

Agora podemos ver quanto uma solução-tampão pode resistir à mudança de pH mesmo com a adição de um ácido forte ou de uma base forte. Vejamos o que acontece quando 10 cm³ de NaOH 0,1 M são adicionados a 1 dm³ da solução-tampão utilizada no Exemplo 3.6.

EXEMPLO 3.7 Dez centímetros cúbicos de uma solução aquosa de NaOH 0,1 M são adicionados a 1 dm³ de uma solução-tampão de acetato de sódio (0,05 M)/ ácido acético (0,01 M) de pH 5,47. Calcule o novo pH.

Método

1. Interprete como o NaOH reage com o tampão e escreva a reação estequiométrica.
2. Calcule a nova concentração do ácido CH_3COOH.
3. Calcule a nova concentração do íon [CH_3COO^-] do acetato de sódio.
4. Calcule [H^+] e depois o pH por meio da expressão de dissociação do ácido.

1ª Etapa: NaOH reagirá com CH_3COOH para formar CH_3COONa, ou seja:

$$CH_3COOH + NaOH \rightarrow CH_3COO^- + Na^+ + H_2O$$

A concentração de CH_3COOH, portanto, diminui, enquanto a de CH_3COO^- aumenta.

2ª Etapa: 10 cm³ de NaOH 0,1 M ≡ 0,001 mol de OH^-.

Deve-se lembrar de que o volume total do tampão aumentou de 1 000 para 1 010 cm³.

Originalmente havia 0,01 mol de CH_3COOH na solução-tampão. Em 1 010 cm³ haverá agora 0,01 − 0,001 mol de CH_3COOH. Em 1 010 cm³ haverá, portanto, 9×10^{-3} mols de CH_3COOH.

A [CH_3COOH], portanto, será

$$\frac{9 \times 10^{-3}}{1010} \times 1000 \text{ M}$$

$$[CH_3COOH] = 8{,}91 \times 10^{-3} \text{ M}$$

3ª Etapa: Calcule [CH_3COO^-]:

Havia, originalmente, 0,05 mol de CH_3COO^- em 1 000 cm³. Com a adição de NaOH, agora haverá mais 0,001 mol de CH_3COO^-. O volume do tampão também passou de 1 000 para 1 010 cm³. A nova concentração de [CH_3COO^-] pode ser, portanto, calculada como:

$$[CH_3COO^-] = \frac{0{,}05 + 0{,}001}{1010} \times 1000 \text{ M}$$

$$= 0{,}0505 \text{ M}$$

4ª Etapa: Calcule [H$^+$] e, portanto, o pH.

$$K_a = \frac{[H^+][CH_3COO^-]}{[CH_3COOH]}$$

Segue-se, logo, que:

$$[H^+] = \frac{[K_a][CH_3COOH]}{[CH_3COO^-]}$$

$$= \frac{1,7 \times 10^{-5} \times 8,91 \times 10^{-3}}{0,0505}$$

$$= 2,99 \times 10^{-6}$$

Assim, pH = 5,52

O novo pH é igual a 5,52. O pH do tampão antes da adição era 5,47, o que representa uma diferença de apenas 0,05 unidade de pH.

Por outro lado, a mesma adição de base à água neutra (pH 7) fará o pH subir para aproximadamente 3 — o que claramente representa uma mudança muito maior no valor do pH.

O Exemplo 3.7 ilustra a ação de um tampão ácido/sal. Veremos agora um caso semelhante para uma base e seu sal no Exemplo 3.8.

EXEMPLO 3.8 10 cm^3 de uma solução aquosa de HCl 0,2 M são adicionados a 1 dm^3 de uma solução-tampão de NH$_4$OH(0,05 M)/NH$_4$Cl (0,05 M). Calcule o pH do tampão: (i) antes e (ii) depois da adição de HCl. O K_b do NH$_4$OH é 1,76 × 10^{-5}.

Método

1. Calcule [NH$_4$Cl].
2. Calcule [OH$^-$].
3. Calcule [H$^+$] usando o produto iônico da água.
4. Após a adição de HCl, descreva a estequiometria da reação do HCl com o NH$_4$OH e determine a nova concentração de OH$^-$ na solução.
5. Calcule a nova [H$^+$] e determine o pH usando o produto iônico da água.

1ª Etapa: NH$_4$Cl é um sal e pode ser considerado totalmente dissociado. Sendo assim, [NH$_4$Cl] pode ser estimado em ~0,05 M.

2ª Etapa: NH$_4$OH$_{(aq)}$ ⇌ NH$_4^+$$_{(aq)}$ + OH$^-$$_{(aq)}$

$$pK_b \text{ de } NH_4OH \equiv K_b = \frac{[NH_4^+][OH^-]}{[NH_4OH]}$$

Uma vez que $[OH^-] = [NH_4^+]$, então:

$$[OH^-] = K_b \times \frac{[NH_4OH]}{[NH_4^+]}$$

$$\therefore [OH^-] = 1,76 \times 10^{-5} \times \frac{0,05}{0,05}$$

$$= 1,76 \times 10^{-5} \text{ M}$$

3ª Etapa: $K_w = 1 \times 10^{-14} \text{ mol}^2 \text{ dm}^{-6} = 1,76 \times 10^{-5} \times [H^+]$

$$[H^+] = \frac{1 \times 10^{-14}}{1,76 \times 10^{-5}} = 5,68 \times 10^{-10} \text{ M}$$

$$pH = -\log_{10} 5,68 \times 10^{-10} \text{ M}$$

ou

$$pH = 9,25$$

4ª Etapa: $HCl_{(aq)} + NH_4OH_{(aq)} \rightleftharpoons NH_4Cl_{(aq)} + H_2O_{(l)}$

Se forem adicionados 10 cm³ de HCl 0,2 M, isso equivale a:

$$\frac{10}{1000} \times 0,2 \text{ mol HCl} = 2 \times 10^{-3} \text{ mols de HCl}$$

A estequiometria da reação ácido/base é de 1:1
Inicialmente, havia 0,05 mol de NH_4OH.
Restarão agora $0,05 - 2 \times 10^{-3}$ mol de NH_4OH = **0,048 mol de NH_4OH**
O volume agora aumentou de 1 000 para 1 010 cm³, portanto

$$[NH_4OH] = \frac{0,048}{1\,010} \times 1\,000 \text{ M}$$

$$= 4,75 \times 10^{-2} \text{ M}$$

$$[OH^-] = K_b \times \frac{[NH^4OH]}{[NH_4^+]}$$

$$[OH^-] = 1,76 \times 10^{-5} \times \frac{4,75 \times 10^{-2}}{0,05} \text{ M}$$

$$\therefore [OH^-] = 1,67 \times 10^{-5} \text{ M}$$

5ª Etapa: $K_w = 1 \times 10^{-14}$ mol² dm⁻⁶

Portanto

$$1 \times 10^{-14} = [H^+] \times 1,67 \times 10^{-5}$$

$$[H^+] = \frac{1 \times 10^{-14}}{1,67 \times 10^{-5}} = 5,99 \times 10^{-10} \text{ M}$$

ou

$$pH = -\log_{10} 1,67 \times 10^{-5}$$

portanto

$$pH = 9,22$$

O pH da solução alterou-se em apenas 0,03 unidade de pH.

3.4 Interações entre ácido e base

Muitas análises químicas dependem do pH — e este, por sua vez, freqüentemente é determinado pelo modo como ácidos ou bases interagem entre si. Geralmente, pode-se considerar um ácido como forte ou fraco — e uma base também pode ser forte ou fraca. Portanto:

1. um ácido forte pode interagir com uma base forte;
2. um ácido forte pode interagir com uma base fraca;
3. uma base forte pode interagir com um ácido fraco;
4. um ácido fraco pode interagir com uma base fraca.

O pH de uma mistura é determinado pela concentração do componente ácido ou básico *ionizado*.

O perfil pH/concentração pode tornar-se complicado quando um ácido é adicionado a uma base ou vice-versa. Veremos cada um dos quatro exemplos.

3.4.1 Ácido forte interagindo com base forte

Nesta situação, tanto o ácido quanto a base podem ser considerados totalmente dissociados na solução. O ácido e a base reagirão para formar um sal e água. Se o ácido e a base forem adicionados em quantidades molares *exatamente* iguais e ambos contiverem o mesmo número de grupos ácidos ou básicos, eles se neutralizarão e a solução terá um pH 7, portanto neutro. Em todas as outras situações haverá um excesso de ácido ou de base, e isso determinará o pH da solução final.

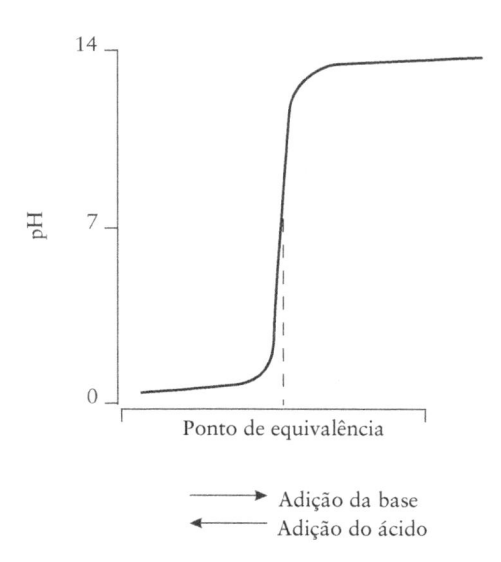

Figura 3.2 Interação entre ácido forte e base forte.

→ Adição da base
← Adição do ácido

Se houver um excesso de ácido forte, o pH se estabilizará em um intervalo entre 2,5 e 1,0; porém, se houver um excesso de base forte, então o pH se estabilizará em um intervalo entre 12,0 e 13,0. A Figura 3.2 mostra como o pH varia à medida que um ácido forte é lentamente adicionado a uma base forte — ou, obviamente, o inverso, se uma base forte for adicionada a um ácido forte. Lembre-se de que o pH é determinado pela espécie que permanecer em excesso após a reação. No início, o pH quase não varia, até chegar a um ponto próximo da neutralização; depois disso, à medida que o ácido, ou a base, vai sendo adicionado em excesso, o pH passa a variar muito rapidamente. O ponto em que o ácido e a base apresentam quantidades molares iguais é conhecido como *ponto de equivalência* (neutralização). A rápida mudança de pH em torno dessa região é o fundamento das titulações ácido/base, amplamente utilizadas. Essas titulações serão vistas na Seção 3.6.

3.4.2 Ácido forte interagindo com base fraca

Novamente o pH será determinado pela espécie que estiver em excesso. Mais uma vez, o ácido forte gerará valores de pH entre 1,0 e 1,5 aproximadamente. A base fraca, porém, fará o pH da solução ficar entre 8,0 e 9,0, aproximadamente. O ponto de equivalência também poderá ser identificado por uma rápida variação no valor de pH (Figura 3.3).

3.4.3 Base forte interagindo com ácido fraco

Nesta situação, a base forte fará o pH subir para valores entre 12 e 13, enquanto a base fraca resultará em mudanças de pH entre 4 e 5, quando

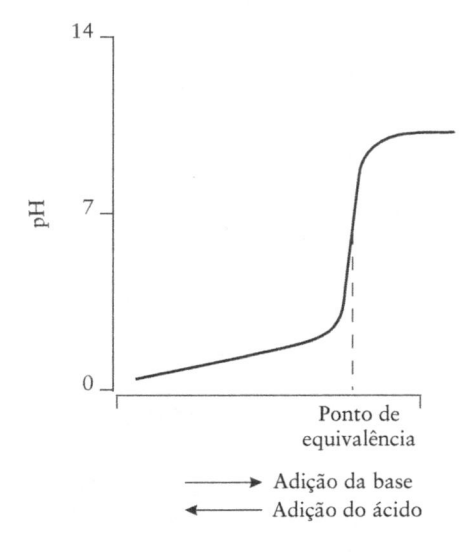

Figura 3.3 Interação entre ácido forte e base fraca.

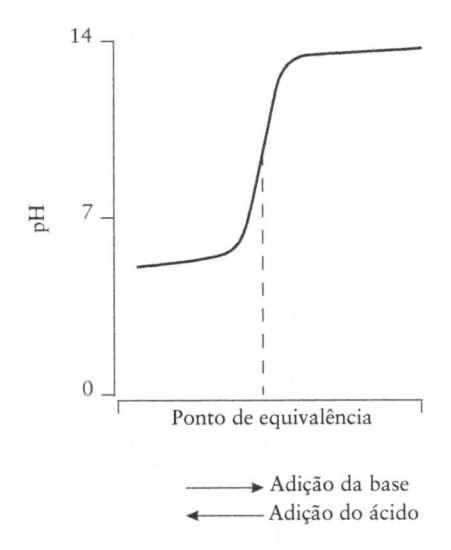

Figura 3.4 Interação entre base forte e ácido fraco.

nenhuma das duas espécies estiver em excesso. O ponto de equivalência mais uma vez é caracterizado por uma rápida variação no valor de pH (Figura 3.4).

3.4.4 Ácido fraco interagindo com base fraca

A variação de pH não chega a ser tão drástica nesta situação, já que o ácido fraco pode baixar o pH da solução apenas a valores entre 4 e 5, enquanto a base pode fazer o pH subir para valores somente entre 8 e 9 (Figura 3.5). O ponto de equivalência, mesmo quando caracterizado por uma mudança de menor amplitude no valor do pH, ainda é identificado por uma *rápida variação* do pH.

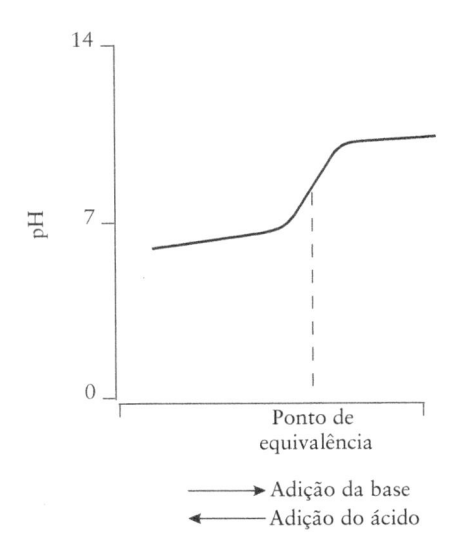

Figura 3.5 Interação entre ácido fraco e base fraca.

3.5 A estequiometria das titulações

Todas as titulações baseiam-se no conhecimento de como diferentes quantidades molares de reagentes vão reagir. Reagentes geralmente reagem entre si em quantidades molares ou proporções fixas, e isso é conhecido como *estequiometria* da reação.

O ácido clorídrico, $HCl_{(aq)}$ (ácido monoprótico), reage com hidróxido de sódio NaOH (uma monobase), de acordo com uma estequiometria 1:1, para formar NaCl e H_2O (Equação (3.17)):

$$HCl_{(aq)} + NaOH_{(aq)} \rightarrow NaCl_{(aq)} + H_2O_{(l)} \qquad (3.17)$$

Por outro lado, H_2SO_4 (ácido diprótico) reage com NaOH de acordo com uma estequiometria 1 : 2 (Equação (3.18)):

$$H_2SO_{4(aq)} + 2NaOH_{(aq)} \rightarrow Na_2SO_{4(aq)} + 2H_2O_{(l)} \qquad (3.18)$$

Caso sejam conhecidos a estequiometria da reação entre dois reagentes e o método para determinar ou acompanhar a concentração molar de qualquer um dos reagentes ou produtos, o que se tem é o fundamento para uma *análise volumétrica*.

Análises volumétricas são extremamente úteis — e podem ser efetuadas de várias maneiras. O método mais comum envolve ainda o uso de um indicador (isto é, uma substância química adicionada à solução) para acompanhar a variação de pH associada a muitos pontos de equivalência — especialmente quando a titulação se baseia em reação ácido/base (veja a Seção 3.4). Outros métodos para acompanhar titulações são os métodos eletroquímicos ou fotométricos.

3.6 Titulações ácido-base e indicadores

As titulações ácido-base estão entre as formas mais utilizadas de titulação e podem ser aplicadas em muitas áreas. Como exemplo, descreveremos primeiro uma titulação simples para determinar a alcalinidade (HCO_3^-) de amostras de água do ambiente (por exemplo, rios ou esgotos).

Antes de fazê-lo, é importante considerar como os indicadores são usados para determinar pontos de equivalência. É preciso lembrar que embora existam outros métodos disponíveis para isso, os indicadores ainda são amplamente utilizados na maioria dos casos em razão da simplicidade da técnica. O indicador deve ser intensamente colorido (isto é, possuir uma grande absortividade molar, ε, na região do visível), de modo que apenas uma gota, ou duas, seja suficiente para dar uma coloração intensa à reação.

A maioria dos indicadores é uma molécula orgânica com um ou mais grupos funcionais ionizáveis agindo como cromóforos. Um bom exemplo é o alaranjado de metila (Figura 3.6).

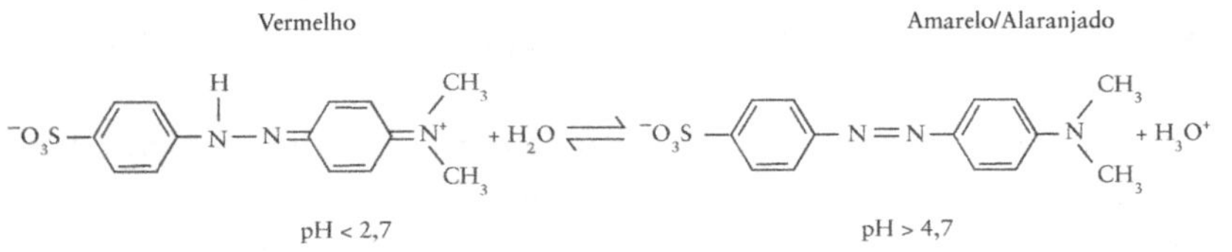

Figura 3.6 Mudança de coloração do alaranjado de metila em função do pH.

O indicador ideal é aquele que apresenta mudança de coloração em um intervalo bem estreito de resposta ao pH. Isso é bastante viável, uma vez que muitos indicadores sensíveis ao pH sofrem reações de adição/perda de próton, e o pH influencia diretamente a ocorrência ou não da protonação ou desprotonação. Idealmente, um indicador também deveria responder de modo reversível. Como a protonação ou a desprotonação é característica de cada indicador, diferentes indicadores sofrem mudanças de cor em regiões diferentes da escala de pH. Isso é extremamente útil, pois como já vimos anteriormente (Seção 3.4), diferentes pontos de equivalência abrangem diferentes intervalos de pH. O indicador a ser escolhido é aquele que sofre mudança de coloração no intervalo de pH que abrange o ponto de equivalência. Na prática, geralmente há dois ou três indicadores que podem ser usados, pois a mudança de pH em muitos casos abrange várias unidades de pH.

3.6.1 Determinação da alcalinidade (HCO_3^-) de amostras de água do ambiente

O conteúdo de HCO_3^- de amostras de água do ambiente pode ser determinado com facilidade por meio de uma simples titulação ácido-base. Trata-se de um bom exemplo ilustrativo de titulações ácido-base práticas.

O dióxido de carbono é naturalmente formado a partir do crescimento e da decomposição de biomassa, e também pela queima de combustíveis. A contribuição deste último está causando aumento da quantidade de CO_2 na atmosfera. As gotas de água nas nuvens e a chuva trazem de volta para o solo o dióxido de carbono dissolvido na forma de soluções de ácido fraco com pH em torno de 5,4 (Equação (3.19)):

$$CO_{2(g)} + H_2O_{(l)} \rightleftharpoons [CO_2 \cdot H_2O]_{(aq)} \rightleftharpoons H^+ + HCO_{3\,(aq)}^- \quad (3.19)$$

O ácido carbônico é um ácido fraco (e, em áreas que contêm calcário, vai facilitar a dissolução do carbonato de cálcio) (Equação (3.20)):

$$H^+ + HCO_{3\,(aq)}^- + CaCO_{3(s)} \rightleftharpoons Ca^{2+}_{(aq)} + 2HCO_{3\,(aq)}^- \quad (3.20)$$

O HCO_3^- age como uma base e confere alcalinidade (dureza temporária) à água, podendo ser titulado com um ácido forte como o HCl (Equação (3.21)):

$$H^+ + HCO_3^- \rightarrow H_2CO_3 \quad (3.21)$$

Duas ou três gotas do indicador alaranjado de metila devem permitir a identificação dos pontos de equivalência; a mistura a ser analisada deve mudar de verde, passando por uma coloração cinza, para magenta (vermelho-arroxeado), em um pH entre 3 e 4,5.

É muito comum, no setor de industrialização de água, registrar a alcalinidade em mg dm^{-3} de $CaCO_3$, em que devemos considerar a estequiometria 1:2 da Equação (3.20), isto é, que 2 mols de HCO_3^- são produzidos para cada mol de $CaCO_3$.

3.7 Determinação da dureza da água de torneira — dois exemplos de titulações complexométricas

A "dureza da água" é causada pela presença de cátions metálicos que formam sais insolúveis com carboxilatos de cadeias alifáticas longas (sabões); outros efeitos incluem a formação de crostas em canos e chaleiras quando a água é aquecida. Os principais cátions que contribuem para a dureza da água são o Ca^{2+} e o Mg^{2+}. A contribuição para a dureza da água geralmente é subdividida em "temporária" (devido ao Ca^{2+}) ou "permanente" (devido ao Mg^{2+}), e por essa razão costuma ser útil identificar o conteúdo iônico de determinada fonte de água. A dureza temporária, por exemplo, pode ser removida por fervura, mas leva à formação de uma crosta de $CaCO_3$ na chaleira. Sais de magnésio, por outro lado (dureza permanente), podem não ser precipitados por fervura. Complexos de cálcio e magnésio também apresentam diferentes estabilidades no que diz respeito ao pH, e isso pode ser explorado na análise volumétrica com ácido etilenodiaminotetracético (EDTA) para determinar o conteúdo de Ca^{2+} e Mg^{2+} em amostras de água.

3.7.1 Dureza total (Ca^{2+} e Mg^{2+})

Uma titulação para determinar a dureza global fornece o conteúdo total de Ca^{2+} e Mg^{2+} em uma amostra. Em um pH de ~10 (tamponado com amônia/cloreto de amônio), os íons Ca^{2+} e Mg^{2+} formarão complexos fortes com EDTA — ambos com estequiometria 1 : 1. Com a adição de EDTA, Ca^{2+} ou Mg^{2+} somente permanecerão livres em solução se o EDTA for insuficiente para uma complexação completa. De maneira semelhante, os íons somente formarão complexo com um ligante mais fraco que o EDTA quando uma quantidade insuficiente desse for adicionada à solução. Um indicador como o negro de ericromo age como um ligante fraco e sofre mudança de coloração, passando de uma coloração vinho para azul ao perder um íon complexante.

Se um pouco de negro de ericromo for colocado em uma solução aquosa que contém íons Ca^{2+} e/ou Mg^{2+}, o complexo assumirá uma coloração vinho. Na titulação com EDTA, o Ca^{2+} e o Mg^{2+} formarão complexos metal-EDTA. Uma vez consumidos todos os íons metálicos livres, o Ca^{2+} e o Mg^{2+} complexados como Ca^{2+} ou Mg^{2+}/negro de ericromo se dissociarão e se recomplexarão com o EDTA — e esse ponto, no qual o indicador muda de cor, de vermelho para azul, corresponde ao ponto de equivalência da titulação.

3.7.2 Dureza temporária (Ca^{2+})

Para determinar a dureza temporária (Ca^{2+}) da água, o pH da amostra deverá ser ajustado a um valor de ~12 ou maior (por exemplo, com a adição de alguns cm^3 de NaOH diluído). A amostra pode então ser titulada do mesmo modo que antes, mas com um indicador como o HSN. (HSN é uma abreviação de HHSNNA, que é usado para indicar o ácido 2-hidroxi-1-(2-hidroxi-4-sulfo-1-naftazo)-3-naftóico.) O ponto de equivalência nesse caso corresponde ao surgimento de uma nítida coloração azul.

3.7.3 Conteúdo de magnésio

O conteúdo de íon Mg^{2+} pode ser calculado com a determinação da dureza total e do conteúdo de Ca^{2+}, para amostras específicas de água. Uma vez que a dureza total representa a soma do conteúdo de Ca^{2+} e Mg^{2+}, o conteúdo de Mg^{2+} pode ser calculado subtraindo-se o valor da concentração da dureza temporária (Ca^{2+}) do valor da dureza total ($Ca^{2+} + Mg^{2+}$).

Um simples gráfico de barra ajuda a visualizar e explicar esse raciocínio (Figura 3.7). O uso de dois ou mais dados analíticos para inferir um valor ainda desconhecido é uma prática muito comum. Nas próximas seções veremos mais alguns exemplos para ilustrar essa questão.

```
                    Titulação com EDTA
         ┌─────────────────────────────────────────┐
    (A)  │      Dureza total ([Ca²⁺] + [Mg²⁺])     │
         └─────────────────────────────────────────┘

         ┌──────────────────────────┬──────────────┐
    (B)  │  Dureza temporária [Ca²⁺]│Dureza permanente│ (C)
         │                          │    [Mg²⁺]    │
         └──────────────────────────┴──────────────┘
              Titulação com HSN        ◄─────────►
                                    Calculado por subtração
                                         (C = A − B)
```

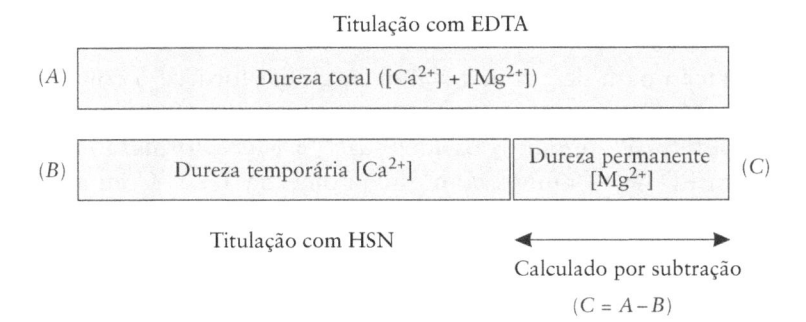

Figura 3.7 Determinação de $Ca^{2+} + Mg^{2+}$ por titulação.

3.8 Determinação de cloreto em amostras de água do ambiente: um exemplo de titulação com nitrato de prata

O conteúdo de cloreto (salinidade) das águas de um rio é de grande importância para a vida dos animais selvagens. As concentrações de cloreto têm importantes implicações para a corrosão, bem como para o sabor da água potável. As águas dos rios podem se contaminar com excesso de cloreto devido à combustão de carvão, que contém alto teor de cloreto. A queima desses combustíveis libera cloreto de hidrogênio na atmosfera, e este volta para a terra como HCl (ácido clorídrico) na chuva, que finalmente segue para os rios. Tratamentos de esgoto, efluentes industriais e agrícolas também contêm sais de cloreto. Durante o inverno, esses sais são usados em muitos países para descongelar estradas, sendo depois lavados pela chuva, que por fim chega aos rios e lagos.

Felizmente, uma simples titulação com $AgNO_3$ pode ser usada para determinar os níveis de cloreto em amostras de água.

Íons de prata reagirão com o cloreto para formar cloreto de prata (Equação (3.22)):

$$Ag^+_{(aq)} + Cl^-_{(aq)} \to AgCl_{(s)} \quad (3.22)$$

O cromato de prata pode ser usado como indicador, já que os íons de prata também reagirão, embora mais lentamente, com o cromato (CrO_4^{2-}), para formar cromato de prata, que é vermelho (Equação (3.23)):

$$2Ag^+_{(aq)} + CrO_4^{2-}_{(aq)} \to Ag_2CrO_{4(s)} \quad (3.23)$$

Os íons de prata, na verdade, reagirão com o cromato somente depois que todos os íons cloreto da solução tiverem sido consumidos. Esse fato é conveniente, pois o cromato de potássio pode ser usado como indicador, uma vez consumidos todos os íons cloreto. Dessa forma, a concentração original de cloreto poderá então ser calculada. Esse método permite determinações de cloreto até concentrações em partes por milhão.

3.9 Determinação de oxigênio dissolvido: um exemplo de titulação com tiossulfato de sódio

Para esta finalidade, são amplamente utilizados os métodos iodeto/iodato–tiossulfato. Descreveremos aqui um exemplo de titulação originalmente desenvolvido por Winkler para determinar oxigênio (O_2) dissolvido em água. Essa análise é bem simples de ser executada e ainda é muito utilizada atualmente. Trata-se de um teste valioso, pois o conteúdo de oxigênio na água pode ser facilmente perturbado pela poluição ambiental, e isso é obviamente crucial para a flora e a fauna que vivem em nossos rios e lagos.

3.9.1 Preparação da amostra

O oxigênio molecular dissolvido em água encontra-se em equilíbrio dinâmico com o ar. Por essa razão, é muito importante que as amostras sejam preparadas *in loco* antes de serem enviadas para análise no laboratório. A preparação envolve a "fixação" do conteúdo de oxigênio, de modo que permita uma determinação simples em laboratório.

Frascos de volume conhecido (por exemplo, 100 cm³) devem ser completamente preenchidos até a borda. Com o uso de luvas, micropipeta-se, abaixo da superfície, 1 cm³ do reagente azida alcalina sódica. Em seguida, adiciona-se, de modo similar, 1 cm³ de solução de $MnSO_4$. Por fim, deve-se selar, de modo seguro, as tampas dos frascos e misturar os seus conteúdos cuidadosamente.

A azida sódica e o $MnSO_4$ formam um precipitado de hidróxido de manganês (II) (Equação (3.24)):

$$Mn^{2+}_{(aq)} + 2OH^-_{(aq)} \rightarrow Mn(OH)_{2(s)} \quad (3.24)$$

O oxigênio molecular dissolvido então reage com o hidróxido de manganês para formar o oxo-hidróxido de manganês (III) (Equação (3.25)):

$$4Mn(OH)_2 + O_2 \rightarrow 4MnO(OH) + 2H_2O \quad (3.25)$$

3.9.2 Análise volumétrica

As amostras podem agora ser transferidas com segurança para um erlenmeyer, onde serão tituladas. Adiciona-se um excesso de iodeto de potássio e mais alguns cm³ de ácido fosfórico para produzir íons I_3^- (Equações (3.26) e (3.27), respectivamente):

$$4MnO(OH)_{(s)} + 12H^+_{(aq)} \rightarrow 4Mn^{3+}_{(aq)} + 8H_2O \quad (3.26)$$

$$4Mn^{3+}_{(aq)} + 6I^-_{(aq)} \rightarrow 4Mn^{2+}_{(aq)} + 2I_3^-{}_{(aq)} \quad (3.27)$$

O iodo produzido (I_3^- na presença de excesso de iodeto) pode então ser titulado com uma solução diluída (0,01 M) de tiossulfato de sódio (Equação (3.28)), utilizando-se algumas gotas de suspensão de amido como indicador.

A presença do iodo é indicada pelo surgimento de uma coloração azul intensa, que desaparece tão logo todo o iodo é consumido, sendo essa a indicação do ponto final da titulação. A solução final deverá assumir uma coloração levemente amarelada. Determinando-se a concentração de I_3^-, pode-se então calcular a concentração de O_2.

$$I_3^- + 2S_2O_3^{2-} \rightarrow 3I^- + S_4O_6^{2-} \tag{3.28}$$

3.10 Titulação de misturas com bases fortes e fracas (OH^- e HCO_3^-)

As análises volumétricas são usadas rotineiramente com vários objetivos teóricos e experimentais. Podem ocorrer problemas, no entanto, quando não é possível executar um método analítico simples devido à presença de um ou mais reagentes adicionais, que competem ou interferem com a química da reação.

Um bom exemplo, nesse contexto, poderia ser uma solução com íons hidroxila e íons carbonato. Como já vimos na Seção 3.7, o carbonato geralmente está presente em reservatórios naturais de água em virtude da dissolução do dióxido de carbono atmosférico. Se a água estiver contaminada com uma base forte, então as análises das amostras tornam-se mais complicadas e a titulação com base forte não será satisfatória. Inicialmente, o pH alto da solução significa que apenas os íons OH^- serão protonados para formar água. Entretanto, uma vez que o pK_a do bicarbonato é de aproximadamente 10,3, quantidades significativas de carbonato são protonadas antes que o último íon hidróxido possa ser consumido. Para agravar o problema, o bicarbonato poderá depois ser protonado a ácido carbônico, que tem um pK_a por volta de 6,3, o que torna inúteis os indicadores mais convencionais, pois a mudança de coloração nesses compostos ocorre no intervalo de algumas unidades de pH.

Podemos, no entanto, contornar esses problemas misturando dois indicadores cuidadosamente escolhidos para produzir uma mudança de coloração em uma faixa bem mais estreita de pH. A mistura deverá conter indicadores com valores de pK bem próximos e mudanças de coloração que se complementem. Assim, uma terceira mudança de cor corresponderá estritamente a mudanças de pH intermediárias entre os dois valores de pK.

A mistura de indicadores mais usada para facilitar as análises volumétricas de soluções que contenham tanto o hidróxido quanto o carbonato é composta de: *seis partes de azul de timol para uma parte de vermelho de cresol*. O azul de timol tem um pK_a de ~8,9, enquanto o pK_a do vermelho de cresol é de ~8,2. A mistura de indicadores é de cor violeta em pH 8,4, azul em pH 8,3 e de coloração rosada em pH 8,2. É, portanto, ideal para identificar o ponto final de uma protonação de carbonato com ácido que ocorre em um pH em torno de 8,3. Em outras palavras, a mistura de indicadores

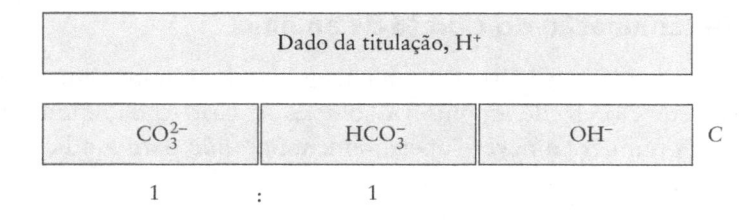

Figura 3.8 Determinação de CO_3^{2-}, HCO_3^- e OH^- por titulação.

apresenta uma coloração vermelho-rosada imediatamente após atingir o ponto de equivalência do carbonato — *mas* antes que o bicarbonato seja protonado uma segunda vez.

Se compararmos as titulações que fazem uso de mistura de indicadores com aquelas obtidas com o uso do alaranjado de metila, que tem um pK de ~3,7, a concentração do bicarbonato poderá então ser calculada considerando-se as Equações (3.29) a (3.31).

As reações envolvidas são as seguintes:

$$OH^- + H_3O^+ \rightarrow 2H_2O \tag{3.29}$$

$$CO_3^{2-} + H_3O^+ \rightarrow HCO_3^- + H_2O \quad \text{(ponto de equivalência apresentado pela mistura de indicadores)} \tag{3.30}$$

$$HCO_3^- + H_3O^+ \rightarrow H_2CO_3 + H_2O \quad \text{(ponto de equivalência apresentado pelo alaranjado de metila)} \tag{3.31}$$

A titulação com alaranjado de metila como indicador permite o cálculo do número total de mols da base (isto é, OH^-, CO_3^{2-} e, depois, HCO_3^-). Devemos lembrar que o HCO_3^- é formado pela protonação do CO_3^{2-} e, portanto, será exatamente equivalente em quantidades molares. A titulação com a mistura de indicadores dará o equivalente molar do carbonato e do bicarbonato juntos; a quantidade molar do carbonato corresponderá à metade desse valor. Nesse caso, a concentração de OH^- corresponderá à concentração total da base menos o conteúdo de CO_3^{2-} e HCO_3^- (veja o diagrama na Figura 3.8).

3.11 Titulação de retorno

Algumas titulações não podem ser executadas diretamente. Há várias razões para isso, entre elas, a falta de um indicador adequado ou, por exemplo, a formação de um precipitado. Em alguns casos, o problema pode ser resolvido com a adição de excesso de reagente, *analisando-se* depois a quantidade de reagente que permaneceu sem reagir. Esse é o princípio da **titulação de retorno**, já que a concentração do analito é calculada voltando-se para trás — ou seja, determinando a quantidade molar de um dos reagentes iniciais, e não diretamente do próprio analito.

3.11.1 Determinação do cloreto de amônio

Em primeiro lugar, consideremos um exemplo que permite a quantificação de soluções de cloreto de amônio. A solução de cloreto de amônio deverá ser colocada num erlenmeyer suficientemente grande para a adição de outros reagentes (que serão então aquecidos até a ebulição) antes da titulação. Uma quantidade molar conhecida com acurácia deverá então ser adicionada em excesso para reagir com o cloreto de amônio (Equação (3.32)):

$$NH_4Cl_{(aq)} + NaOH_{(aq)} \rightarrow NH_{3(g)} + H_2O_{(l)} + NaCl_{(aq)} \quad (3.32)$$

A solução deverá então ser *cuidadosamente* aquecida até a ebulição (com pedrinhas de ebulição) dentro de uma capela, para garantir que a reação seja completa. Também será preciso adicionar periodicamente um pouco de água desionizada para manter o nível de volume da solução. À medida que a amônia recém-formada evapora durante o aquecimento, o gás NH_3 é liberado. Pode-se ver que a reação chegou ao fim quando o papel de tornassol continua vermelho ao ser mantido acima do erlenmeyer. Depois de esfriado o suficiente para permitir o manuseio, o frasco está pronto para a análise volumétrica.

Duas ou três gotas de alaranjado de metila podem então ser adicionadas para permitir a quantificação do NaOH em excesso e que não reagiu com HCl padronizado (Equação (3.33)):

$$NaOH_{(aq)} + HCl_{(aq)} \rightarrow NaCl_{(aq)} + H_2O_{(l)} \quad (3.33)$$

Uma vez que a quantidade molar exata de NaOH originalmente adicionada é conhecida, e a quantidade molar após a reação acabou de ser determinada, podemos facilmente calcular a quantidade molar que deve ter reagido com o NH_4Cl. Como essa reação apresenta uma estequiometria simples 1 : 1, a quantidade, e portanto a concentração molar da solução de NH_4Cl, pode ser determinada conforme mostra o diagrama da Figura 3.9.

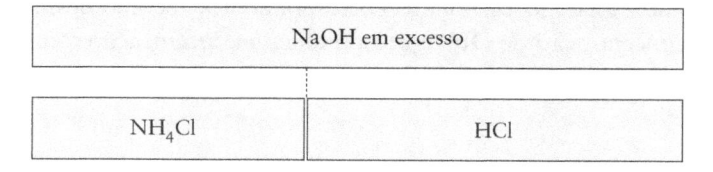

Figura 3.9 Determinação de NH_4Cl por titulação.

NaOH em excesso	
NH_4Cl	HCl

EXEMPLO 3.9 Uma solução desconhecida de cloreto de amônio precisa ser padronizada. Sabe-se que a solução não pode conter uma concentração de NH_4Cl maior que ~ 0,15 M. 50 cm³ de NaOH 0,101 M são adicionados para neutralizar 25 cm³ da solução desconhecida de NH_4Cl. Após a reação, a solução de NaOH restante que não reagiu foi titulada com uma solução padronizada de HCl 0,104 M. Várias titulações resultaram em um volume de titulação médio igual a 20,42 cm³.

Determine a concentração da solução de NH_4Cl.

Consulte a Figura 3.9, pois isso ajudará a entender o cálculo.

Método

1. Determine o número de mols de HCl utilizados na titulação.
2. Determine o número de mols de NaOH que deve ter reagido com o HCl.
3. Determine o número de mols de NaOH que deve ser adicionado para neutralizar o NH_4Cl.
4. Dos itens 2 e 3, determine quantos mols de NH_4Cl estavam presentes originalmente.
5. Calcule a concentração molar da solução de NaOH.

1ª Etapa: 20,42 cm³ de HCl 0,104 M foram utilizados como meio titulante.

Calcule o número de mols de HCl utilizados $\equiv \dfrac{20,42}{1\,000} \times 0,104$ mol HCl.

Número de mols de HCl utilizados = **2,124 × 10⁻³**

(Nota — É perfeitamente aceitável haver algarismos adicionais em seu cálculo, contanto que a resposta final seja expressa com o número correto de algarismos significativos.)

2ª Etapa: Determine o número de mols de NaOH utilizados na reação. O NaOH e o HCl reagem de acordo com a estequiometria abaixo:

$$NaOH_{(aq)} + HCl_{(aq)} \rightarrow NaCl_{(aq)} + H_2O_{(l)}$$

isto é,

$$1 + 1 \rightarrow 1 + 1$$

Se foram utilizados $2,124 \times 10^{-3}$ mols de HCl, então $2,124 \times 10^{-3}$ mols de NaOH também foram consumidos na reação.

3ª Etapa: Inicialmente havia 50 cm³ de NaOH 0,101 M adicionados no erlenmeyer para neutralizar o NH_4Cl.

Calcule o número de mols de NaOH nessa alíquota.

Havia $(50/1\,000) \times 0,101$ mol de NaOH na alíquota original, ou seja, havia $5,05 \times 10^{-3}$ mols de NaOH adicionados para neutralizar o NH_4Cl.

4ª Etapa: Calcule o número de mols de NH_4Cl na amostra original. Se originalmente havia $5,05 \times 10^{-3}$ mols de NH_4Cl adicionados, e após a reação restavam $2,124 \times 10^{-3}$ mols de NH_4Cl com o NaOH, então devia haver:

$$5,05 \times 10^{-3} - 2,124 \times 10^{-3} \text{ mols de } NH_4Cl \text{ na amostra original.}$$

Isto é, havia **2,926 × 10⁻³ mols de NH_4Cl na amostra original.**

5ª Etapa: A amostra original de NH₄Cl formava um volume de 25 cm³. Portanto, devia haver 2,926 × 10⁻³ mols de NH₄Cl em 25 cm³.

2,926 mols de NH₄Cl em 25 cm³ é equivalente a:

$$\frac{2,93 \times 10^{-3}}{25} \times 1\,000 \text{ M} = 0,1172 \text{ M}$$

ou 0,117 M para quatro algarismos significativos.

3.11.2 Titulação iodométrica para determinar o conteúdo de vitamina C (ácido ascórbico) em suco de fruta

O iodato de potássio (V), KIO_3, pode ser usado como padrão primário para gerar uma quantidade conhecida de iodo molecular, I_2, para oxidar ácido ascórbico em uma amostra de suco de fruta ou de bebida à base de fruta. O iodo não utilizado poderá então ser titulado com uma solução padronizada de tiossulfato de sódio. Como indicador usa-se amido. Essa titulação iodométrica representa, portanto, outra forma muito útil e muito usada de titulação de retorno.

O primeiro passo é produzir uma quantidade molar conhecida de iodo molecular. Isso é feito tomando-se, com acurácia, uma quantidade molar conhecida de iodato de potássio (V) em solução, que deverá reagir com um excesso de iodeto de potássio (KI) em condições ácidas (Equação (3.34)):

$$IO_3^- + 5I^- + 6H^+ \rightarrow 3I_2 + 3H_2O \qquad (3.34)$$

Observe que a reação química mostra que um íon IO_3^- produz três moléculas de I_2 — o que dá uma estequiometria de 3 : 1.

Na prática, as seguintes quantidades deverão produzir uma solução de trabalho que permita determinações de vitamina C na maioria das bebidas à base de fruta: 1–1,2 g de KIO_3 deve ser pesado com acurácia e dissolvido em um balão volumétrico de 200 cm³ ou 250 cm³. O KIO_3 não é muito solúvel em água fria, portanto, às vezes é mais fácil primeiro dissolver o material sólido em um pouco de água morna, em um béquer. As lavagens podem ser diluídas mais ainda e depois cuidadosamente transferidas para o balão volumétrico até atingir a marca. Lembre-se de que esses balões volumétricos não devem ser aquecidos, pois isso alteraria, e arruinaria, irreparavelmente a calibração de seus volumes. Essa solução poderá então ser adicionada (pipetada) em quantidades conhecidas a cada amostra de suco de fruta contida em erlenmeyer para a titulação.

O iodeto de potássio, KI (cerca de 0,5 g é suficiente), é adicionado em excesso a cada erlenmeyer; a quantidade exata não é importante, já que o reagente está sendo adicionado em excesso. Nesse caso, um ácido adequado pode ser o usual H_2SO_4 diluído (~1 M). Aproximadamente 20–5 cm³ do ácido deverão mais uma vez ser adicionados diretamente ao erlenmeyer da titulação. É perfeitamente aceitável adicionar o ácido por meio de uma proveta,

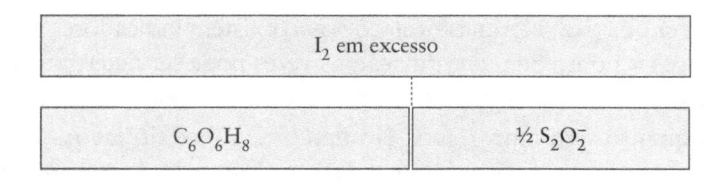

Figura 3.10 Determinação do teor de vitamina C por titulação com iodo e tiossulfato de sódio.

pois novamente não é preciso saber a quantidade exata; o objetivo do ácido é simplesmente fornecer um excesso de prótons para a reação da Equação (3.34). O erlenmeyer da titulação deve ser deixado em repouso por uns 10 minutos.

A vitamina C atua como agente redutor e é oxidada pelo iodo (Equação (3.35)):

$$C_6O_6H_8 + I_2 \rightarrow C_6O_6H_6 + 2H^+ + 2I^- \qquad (3.35)$$

Nesse caso, a vitamina C e o iodo molecular reagem com uma estequiometria de 1:1, e assim cada molécula de vitamina C remove uma molécula de iodo da mistura titulométrica. Uma vez que inicialmente o iodo foi adicionado em excesso, fica fácil determinar a quantidade molar de iodo molecular que resta na solução.

O iodo molecular reage com o tiossulfato de sódio com uma estequiometria de 1:2 (Equação (3.36)):

$$I_2 + 2S_2O_3^{2-} \rightarrow 2I^- + S_4O_6^{2-} \qquad (3.36)$$

A quantidade consumida pela vitamina C poderá então ser determinada se algumas gotas de indicador de amido forem acrescentadas para mostrar quando todo o iodo livre foi consumido. Nesse ponto, a solução passará de um azul intenso para uma coloração levemente amarelada. Se soubermos o quanto de iodo estava presente no frasco e quanto restou na solução após a reação com a vitamina C, podemos deduzir a quantidade de vitamina C presente nas amostras de suco de fruta. Esse método é mostrado no diagrama da Figura 3.10.

É preciso ter muito cuidado com cálculos desse tipo, pois diferentes estequiometrias são levadas em consideração. Os cálculos de cada etapa são muito simples — e, no entanto, é muito fácil cometer erros simples.

3.12 Titulações fotométricas e eletroquímicas

Até agora descrevemos titulações baseadas na mudança de cor de um indicador. A mudança de cor é avaliada pela visão — e registra-se um ponto de equivalência. Geralmente, esse procedimento é suficiente; no entanto, há casos em que pode ser preferível a determinação instrumental do ponto de equivalência ou do ponto final, por exemplo, para ajudar a evitar erros humanos — nos casos de daltonismo. Muitos laboratórios analíticos estão equipados com tituladores automáticos para acelerar a análise das amostras. Também não devemos esquecer que para algumas titulações não existem indicadores adequados, e nesses casos o ponto final da titulação às vezes pode ser determinado instrumentalmente, seja por determinação fotométrica, seja por eletroquímica.

Por enquanto não entraremos em detalhes sobre titulações desse tipo, pois há um capítulo que trata do uso da luz (Capítulo 5) e outro da eletroquímica (Capítulo 10) para fins analíticos. A seguir, porém, consideraremos apenas os princípios básicos e as aplicações mais simples.

3.12.1 Titulações fotométricas

As titulações fotométricas baseiam-se em variações de absorbância no espectro UV ou visível que podem ser acompanhadas pela espectrofotometria UV-visível.

Titulações baseadas em indicadores, conforme descritas nas Seções 3.6 a 3.11, geralmente podem ser acompanhadas fotometricamente para facilitar a automação.

As determinações fotométricas também podem monitorar o consumo de um reagente que absorve no UV e no visível, ou a geração de um produto que absorve nessa região do espectro, ou, simultaneamente, o consumo e a produção de um reagente e de um produto que absorvem, ambos, na região do UV e do visível.

Toda a região do UV-visível poderá ser usada, já que agora não dependemos das limitações da visão humana, embora para o UV seja preciso usar quartzo em vez de vidro comum (veja o Capítulo 4).

Uma curva de titulação fotométrica é um gráfico de absorbância em função do volume de titulante. Esse gráfico deve ser corrigido para as variações de volume, já que haverá alteração de volume à medida que se adiciona o titulante. A curva consiste em duas regiões lineares (linha reta) com diferentes inclinações. Toma-se o ponto final da reação como a intersecção se as duas porções lineares do gráfico forem extrapoladas. O gráfico mais simples, Figura 3.11, corresponde ao início de mudança de cor (absorbância) à medida que o titulante é adicionado. A absorbância aumenta até atingir um máximo. Um gráfico desse tipo pode corresponder à formação de um complexo colorido que absorve à medida que se adiciona o titulante e a absorção aumenta até que todo o analito tenha sido complexado. A Figura 3.12 corresponde ao

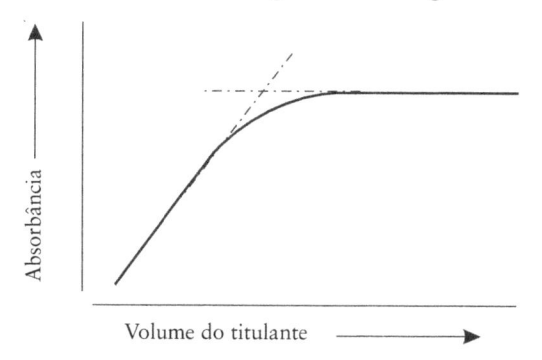

Figura 3.11 Surgimento da cor à medida que se adiciona o titulante.

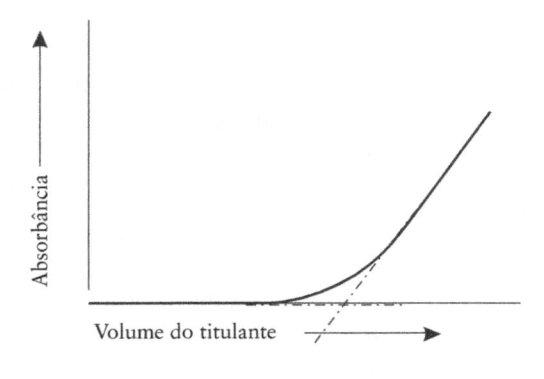

Figura 3.12 Formação do produto que absorve.

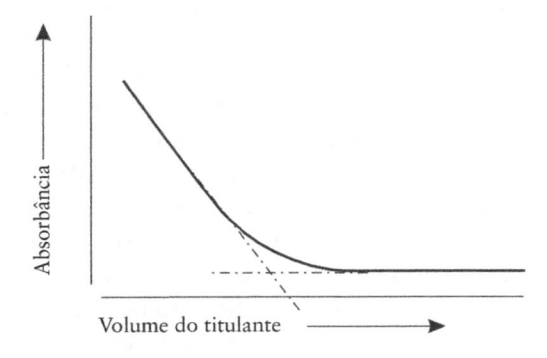

Figura 3.13 A absorção diminui à medida que se adiciona o titulante.

início da absorção, com a formação de um produto que absorve, uma vez atingido o ponto de equivalência (aqui um exemplo pode incluir a formação de cromato de prata em uma titulação com nitrato de prata — Seção 3.5). A Figura 3.13, por outro lado, mostra uma curva de titulação de absorção que chega ao mínimo à medida que se adiciona o titulante. Nesse caso, por exemplo, um complexo colorido poderá mudar de cor (ou tornar-se incolor) à medida que o titulante é adicionado e reage.

As titulações fotométricas geralmente são executadas em fotômetros ou espectrofotômetros construídos de modo que o recipiente da titulação possa ser colocado no trajeto da luz. Geralmente não é preciso medir a absorbância *absoluta*, já que os valores relativos são suficientes para acompanhar a titulação e identificar o ponto de equivalência. A espécie a ser monitorada deverá, porém, obedecer à lei de Beer–Lambert (Capítulo 5), de modo que a absorbância medida seja proporcional à concentração.

As determinações fotométricas têm sido aplicadas a muitos tipos de titulação. A maioria das titulações ácido-base que utilizam indicadores pode ser monitorada fotometricamente. Essas determinações também se mostraram extremamente úteis para titulações complexométricas com EDTA e outras, em que as mudanças de cor geralmente estão associadas à formação ou dissociação de complexos com íons de metais de transição.

As determinações fotométricas sempre exigem que a lei de Beer–Lambert seja obedecida para o sistema indicador utilizado.

3.12.2 Titulações eletroquímicas

Em alguns casos, as titulações podem ser acompanhadas por meios amperométricos ou eletroquímico-potenciométricos. Para mais detalhes sobre esses métodos, veja o Capítulo 10.

Titulações amperométricas

As titulações amperométricas envolvem a monitoração da resposta de um eletrodo de trabalho, em função do volume do titulante adicionado, na presença de um eletrodo de referência e de um eletrodo auxiliar para completar o circuito. Geralmente são utilizados microeletrodos como eletrodos de trabalho para titulações amperométricas, pois suas respostas são independentes de flutuações em transporte convecional de massa (agitação). Em alguns arranjos, dois microeletrodos polarizáveis são utilizados sem a presença de um eletrodo de referência separado, e nesses casos a corrente que flui entre eles é simplesmente mensurada à medida que se adiciona o titulante. A amperometria envolve a contínua remoção oxidativa ou redutora de um dos reagentes ou produtos. A resposta da corrente depende, além do mais, da taxa de transporte de massa dos solutos que vão para — e partem do — eletrodo seletivo (de trabalho). Além disso, os microeletrodos estão inerentemente associados a taxas menores de consumo de analito ou produto.

As titulações amperométricas em geral são mais acuradas e confiáveis do que as titulações volumétricas, pois ajudam a minimizar o erro humano e as imperfeições de julgamento.

Titulações potenciométricas

As titulações potenciométricas baseiam-se na monitoração de potencial com um eletrodo seletivo (com respeito a um eletrodo de referência) em função do volume de um titulante. O eletrodo seletivo é um eletrodo sensível ou seletivo em relação a determinado íon (ESI) (veja o Capítulo 10). O eletrodo de pH é a forma mais comum de ESI, sendo extremamente útil para acompanhar qualquer titulação padrão ácido-base. O uso de ESIs acarreta algumas desvantagens, especialmente em termos de manutenção desses sistemas de eletrodos, embora a instrumentação automática do ESI possa resolver alguns dos problemas. Os resultados do ESI geralmente são expressos como diferenças de potencial em relação a um eletrodo de referência padrão Ag/AgCl ou de calomelano. Os eletrodos de pH (eletrodos seletivos em relação ao íon H^+) em geral têm instrumentação que fornece uma leitura direta em termos de unidades de pH.

A maioria das curvas de titulação potenciométrica é construída ou na forma de variações em milivolts (em relação ao eletrodo de referência) *versus* volume adicionado do titulante, ou na forma de pH *versus* volume do titulante.

Para mais informações sobre eletrodos e células eletroquímicas, veja o Capítulo 10.

Titulações potenciométricas fornecem dados que geralmente são mais confiáveis do que aqueles obtidos de titulações convencionais determinados visualmente por meio de indicadores. A técnica minimiza algumas variações experimentais, tais como quantidade de indicador ou estimativa de variações de cor. As titulações potenciométricas geralmente oferecem vantagens adicionais em relação aos métodos amperométricos, visto que a técnica não é destrutiva; em outras palavras, nenhum dos reagentes ou produtos é consumido. É preciso registrar um equilíbrio de estado estacionário, e às vezes leva algum tempo para que os reagentes possam reagir e seja obtido um potencial estacionário. Isso, porém, pode ser minimizado com agitação automática (adequada) do frasco de titulação.

3.13 Determinação da água por meio de titulação de Karl–Fischer

Vários solventes orgânicos absorvem água durante um certo tempo. *A titulação de Karl–Fischer* permite a determinação da água pelo uso de uma mistura especial de reagentes conhecida como *reagente de Karl–Fischer*. Esse reagente contém iodo, dióxido de enxofre, piridina e metanol como solvente. A mistura reage com água de acordo com as Equações (3.37) e (3.38):

$$C_5H_5N \cdot I_2 + C_5H_5N \cdot SO_2 + C_5H_5N + H_2O$$
$$\rightarrow 2C_5H_5N \cdot HI + C_5H_5N \cdot SO_3 \qquad (3.37)$$

$$C_5H_5N \cdot SO_3 + CH_3OH \rightarrow C_5H_5N(H)SO_4CH_3 \qquad (3.38)$$

A Equação (3.37) descreve a oxidação do dióxido de enxofre pelo iodo na presença de água e piridina para produzir trióxido de enxofre e iodeto de hidrogênio. I_2, SO_2, HI e SO_3, todos existem como complexos na presença de excesso de piridina. É preciso observar que *apenas* a Equação (3.37) envolve o consumo de água, o que não acontece na Equação (3.38). O metanol é adicionado à mistura em reação para remover o $C_5H_5N \cdot SO_3$ formado na reação da Equação (3.37), já que essa espécie consome água, o que pode afetar o último ponto final da reação da Equação (3.39):

$$C_5H_5N \cdot SO_3 + H_2O \rightarrow C_5H_5N \cdot SO_4H \qquad (3.39)$$

A reação poderá, no entanto, ser completamente interrompida com a adição de excesso de metanol, conforme mostra a Equação (3.38).

A estequiometria envolve 1 mol de iodo, 1 mol de enxofre e 3 mols de piridina para o consumo de 1 mol de água. Na prática, um duplo excesso de dióxido de enxofre e excessos triplos ou quádruplos de piridina são fornecidos na mistura de reagentes. A mistura se decompõe parcialmente com o tempo, e isso significa que a potência do reagente de Karl–Fischer pode variar (e de fato varia) com o tempo. Por essa razão, antes de analisar uma amostra desconhecida, o reagente deve ser padronizado, por calibração, com uma massa conhecida de água. É uma prática usual pesar uma microsseringa com alguns miligramas de água (equivalente a alguns microlitros) e colocar a água dentro do frasco de titulação. A seringa vazia pode ser pesada novamente para determinar a massa exata da água transferida. Executa-se então uma titulação simulada para calibrar o sistema.

O ponto final é observado pelo aparecimento do primeiro excesso do complexo piridina/iodo, que apresenta uma coloração marrom-escuro. A mistura deve permanecer incolor antes do ponto final.

Muitos aparelhos comerciais agora disponíveis são totalmente automatizados e contam com uma determinação amperométrica do ponto final, o que é feito pelo método de microeletrodo duplo, conforme descrito na Seção 3.12.

O método de Karl–Fischer ainda é muito utilizado para determinar o conteúdo de água em solventes orgânicos, mesmo a técnica tendo alguns problemas inerentes que devem ser levados em conta. O ideal é a amostra ser preparada por dissolução em metanol. Embora seja possível analisar amostras apenas parcialmente, ou mesmo totalmente, insolúveis em metanol, isso poderá resultar em recuperação apenas parcial do conteúdo de água. O reagente de Karl–Fischer não deve estar exposto à umidade, e é preciso tomar cuidado com o manuseio da piridina, por causa de sua toxicidade. Também pode haver problemas em virtude de interferências químicas presentes em alguns reagentes orgânicos e inorgânicos. Compostos que contêm carbonila, por exemplo, são capazes de reagir com metanol para produzir água (Equação (3.40)), o que obviamente poderia causar distorção nas análises:

$$RCHO + 2CH_3OH \rightarrow RCHOCH_3OCH_3 + H_2O \quad (3.40)$$

De modo semelhante, muitos óxidos metálicos são capazes de reagir com iodeto de hidrogênio para formar água (Equação (3.41)):

$$MO + 2HI \rightarrow MI_2 + H_2O \quad (3.41)$$

onde M = metal.

Reações como aquelas que aparecem nas Equações (3.40) e (3.41) geralmente dão pontos finais pouco visíveis. Agentes oxidantes ou redutores também podem interferir com as titulações de Karl–Fischer, reoxidando o iodeto produzido ou reduzindo o iodo da mistura. Existem agora vários reagentes de Karl–Fischer comerciais com composições químicas ligeiramente alteradas para aumentar a estabilidade da preparação, bem como para superar alguns problemas potenciais associados a possíveis interferentes. A natureza exata das composições químicas dessas preparações é ciosamente protegida pelas companhias envolvidas.

3.14 Titulações — a melhor prática

A qualidade dos dados obtidos de uma titulação está diretamente relacionada aos cuidados e ao tempo investido em sua execução.

- Se você for destro, segure e agite o frasco de titulação (erlenmeyer) com a mão direita e manuseie a torneira da bureta segurando-a com a mão em torno do corpo da bureta (Figura 3.14). Se você for canhoto, segure o erlenmeyer com a mão esquerda e manuseie a torneira com a mão direita.
- Use um suporte com base branca para facilitar a observação da mudança de cor e, portanto, do ponto de equivalência da titulação; como alternativa, coloque um azulejo branco na base do suporte. Se você ficar em dúvida quanto ao começo de uma mudança de coloração, segure o erlenmeyer contra a luz (Figura 3.15).
- Adicione a quantidade suficiente de indicador para produzir uma coloração que possa ser facilmente identificada. A adição de mais indicador poderá, na verdade, ocultar mudanças sutis de coloração.

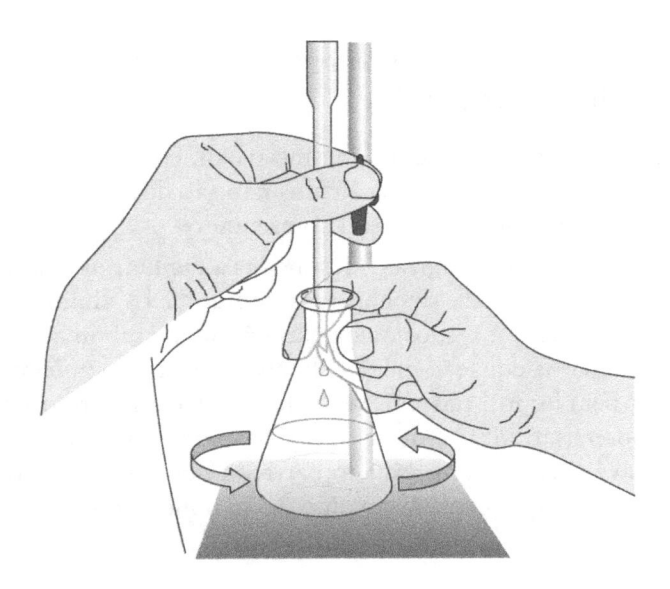

Figura 3.14 Maneira correta de manusear a bureta.

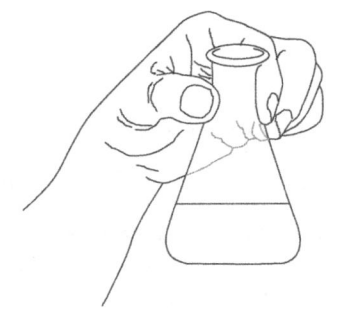

Figura 3.15 Segurando o frasco contra a luz para avaliar a cor.

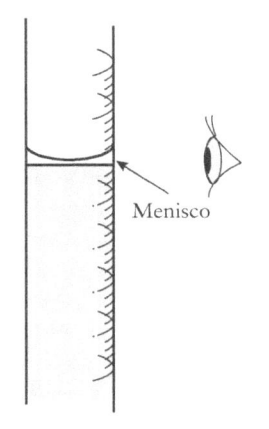

Figura 3.16 Fazendo a leitura na bureta.

- O titulante deve sempre ser adicionado *gota a gota e lentamente* para permitir uma mistura suficiente dos reagentes. É muitíssimo comum passar do ponto final ao se adicionarem os reagentes com muita rapidez.
- Sempre execute as titulações até que se tenha, pelo menos, três resultados concordantes. É perfeitamente aceitável fazer uma titulação inicial para determinar aproximadamente onde se encontra o ponto de equivalência.
- É uma boa prática conservar o primeiro frasco de titulação para compará-lo com a cor dos frascos subseqüentes, especialmente quando as mudanças de cor são sutis.
- *Leia o valor da titulação na bureta olhando diretamente para o nível da bureta onde se encontra a parte inferior do menisco (Figura 3.16).* É possível fazer uma estimativa da posição do fundo do menisco entre as graduações da bureta. Muitas buretas, por exemplo, têm graduações a cada 0,1 cm³. É possível, e de fato boa prática, fazer uma leitura até 0,01 cm³.

3.15 Cálculos de titulação

Alguns alunos têm dificuldade, ou mesmo pavor, com relação aos cálculos de titulação. É uma pena, pois os cálculos não são difíceis, apenas parecem ser na maneira como geralmente são apresentados.

Há muitas "equações mágicas" destinadas a facilitar os cálculos de titulação, o que, de fato, serve apenas para confundir os alunos; pior ainda, quando o aluno chega à resposta correta, não tem a mínima idéia de onde ela veio, a não ser da equação mágica. Essas equações costumam ser usadas em situações bem impróprias, tais como nas titulações de retorno, devido à falta de compreensão sobre o que elas representam. A abordagem mais fácil e mais confiável é enfrentar o cálculo partindo dos primeiros princípios. A experiência mostra que invariavelmente esse é o método mais simples.

Exercícios e problemas

3.1. Explique o que é um ácido forte e uma base forte.

3.2. Calcule o pH de uma solução aquosa de HCl 0,15 M.

3.3. Calcule o pH de uma solução de H_2SO_4 0,2 M.

3.4. Explique o que é um ácido fraco e uma base fraca.

3.5. Calcule o pH de uma solução de NaOH 0,15 M.

3.6. 20 cm³ de uma solução de HCl 0,153 M são titulados com uma solução de NaOH 0,125 M. Calcule o ponto de equivalência esperado.

3.7. A K_a do ácido acético é $1,7 \times 10^{-5}$. Calcule o pH de uma solução de CH_3COOH 0,2 M.

3.8. A K_b do NH_3 é $1,75 \times 10^{-5}$. Calcule o pH de uma solução de NH_3 0,15 M.

3.9. Explique o que é uma solução-tampão.

3.10. Calcule o pH de uma solução-tampão de acetato de sódio, CH_3COONa, 0,07 M e ácido acético, CH_3COOH 0,02 M. O K_a do CH_3COOH é $1,7 \times 10^{-5}$.

3.11. 15 cm³ de uma solução de HCl 0,2 M são adicionados a 100 cm³ de uma solução-tampão de NH_4OH 0,01 M e NH_4Cl 0,05 M. Calcule o pH do tampão antes e depois da adição do HCl (considere a K_b do NH_4OH como $1,88 \times 10^{-5}$).

3.12. O pH de uma solução que contém cálcio é ajustado pela adição de algumas gotas de KOH 2 M e titulado com EDTA 0,01 M. Se uma alíquota de 10 cm³ da solução que contém o Ca^{2+} requer 15,4 cm³ de EDTA para atingir o ponto de equivalência, qual a concentração de Ca^{2+} na amostra desconhecida?

3.13. Um total de 10,5 cm³ de uma solução de $AgNO_3$ 0,0012 M é necessário para a titulação de uma alíquota de 20 cm³ de uma amostra de água que contém Cl^-. Calcule a concentração do cloreto nessa amostra.

3.14. Um volume de 100 cm³ de uma amostra de água com oxigênio é primeiro tratado com um excesso de azida alcalina sódica e $MnSO_4$. Um excesso de KI é então adicionado com mais alguns cm³ de uma solução de ácido fosfórico, liberando I_3^-. Este é tratado com uma solução de tiossulfato de sódio 0,01 M e requer 5,23 cm³ para atingir o ponto de equivalência. Calcule a concentração de O_2 na amostra de água.

3.15. Sabe-se que uma solução básica contém OH^- e HCO_3^-. Essa solução é titulada com uma solução de HCl 0,01 M e chega-se a dois pontos de equivalência, utilizando-se: (i) uma mistura de indicadores azul de timol e vermelho de cresol; e (ii) alaranjado de metila. Quando uma alíquota de 20 cm³ é titulada com a solução de HCl 0,01 M, chega-se a um ponto de equivalência de 11,20 cm³ utilizando-se a mistura de indicadores. Um total de 22,32 cm³ é necessário para a equivalência quando se usa alaranjado de metila. Determine a concentração de OH^- e CO_3^{2-} na solução.

3.16. É preciso determinar a concentração de uma solução de cloreto de amônio. São adicionados a 20 cm³ de NaOH 0,2 M uma alíquota de 10 cm³ da solução de cloreto de amônio. Depois da reação e da liberação de NH_3, a solução é titulada com HCl 0,1 M. Um total de 5,2 cm³ de solução de HCl é necessário para a equivalência. Calcule a concentração da solução de cloreto de amônio na solução desconhecida.

3.17. É preciso analisar o conteúdo de vitamina C em um suco de fruta concentrado. Um total de 1,2 g de KIO_3 é adicionado a um frasco de 250 cm³. Adiciona-se KI em excesso e a solução é acidificada com ácido diluído. Alíquotas de 20 cm³ de vitamina C requerem 25,3 cm³ de uma solução de tiossulfato de sódio 0,05 M para a equivalência. Calcule a concentração de vitamina C no suco.

3.18. Reações com nitrato de prata para determinar concentrações de cloreto podem ser acompanhadas fotometricamente, já que o íon da prata reage com cromato para formar cromato de prata (vermelho). Os íons de prata, porém, somente reagirão com o cromato depois que todo o cloreto tiver sido consumido. A formação do cromato de prata pode então ser utilizada como indicador. Os dados para a titulação fotométrica do nitrato de prata são apresentados abaixo. Faça um gráfico dos dados de absorbância para essa titulação e também uma estimativa do ponto de equivalência.

Volume do nitrato de prata (cm⁻³)	Absorbância
0	0,12
1	0,13
2	0,13
3	0,13
4	1,16
5	0,19
6	0,24
7	0,52
8	1,35
9	1,46
10	1,57
11	1,68
12	1,79
13	1,89
14	1,91

3.19. Se a concentração do nitrato de prata usado no Problema 3.18 for 0,12 M e estiver sendo calibrada uma alíquota de 20 cm⁻³ da solução desconhecida de cloreto, calcule a concentração do cloreto.

Resumo

1. O pH de uma solução é $= -\log_{10}[H^+]$.

2. Quando se calculam valores de pH, pode-se supor que ácidos fortes se dissociam por completo.

3. Quando se calculam valores de pH, pode-se supor que bases fortes se dissociam por completo.

4. A dissociação da água é dada por

$$K_c = \frac{[H^+][OH^-]}{[H_2O]}$$

O produto iônico da água é dado por

$$K_w = [H^+][OH^-]$$

e a 25 °C, $K_w = 10^{-14}$ mol^2 dm^{-6}.

5. A constante de dissociação K_a para um ácido é

$$K_a = \frac{[H^+][OH^-]}{[HA]}$$

6. A constante de dissociação K_b para uma base é

$$K_b = \frac{[OH^-][BH^+]}{[B]}$$

7. Tampões resistem a mudanças de pH. Essas soluções são preparadas juntando-se solução de um ácido fraco com um de seus sais, ou solução de uma base fraca com um de seus sais.

8. O ponto de equivalência nas titulações de ácidos e bases pode ser determinado acompanhando-se as mudanças de pH à medida que um ácido é adicionado a uma base — o que pode ser feito com uma cuidadosa escolha de indicadores. São as interações de ácidos fortes e bases fortes que produzem as maiores alterações no pH.

9. As titulações complexométricas que envolvem ligantes como o EDTA podem ser utilizadas para determinar as concentrações de íons metálicos como Ca^{2+} ou Mg^{2+} (por exemplo, para determinar a dureza da água).

10. As titulações de retorno envolvem a adição de um excesso de reagente e a análise da quantidade que permanece sem reagir com o analito. Dois exemplos de titulação de retorno são: (i) determinação do cloreto de amônio utilizando excesso de hidróxido de sódio e titulando com ácido clorídrico; e (ii) determinação de concentrações de vitamina C pelo uso de KIO_3 de potássio (V) como padrão primário para gerar excesso de I_2, que reagirá com a vitamina C. O I_2 restante poderá então ser determinado por titulação com tiossulfato de sódio, e isso, por sua vez, é relacionado à concentração de vitamina C.

11. Algumas titulações podem ser acompanhadas por métodos fotométricos ou eletroquímicos.

12. Concentrações de cloreto podem ser determinadas por titulação com nitrato de prata, utilizando-se cromato de potássio como indicador. A titulação pode ser acompanhada por colorimetria e será formado cromato de prata (que poderá ser quantificado colorimetricamente).

13. Concentrações de O_2 dissolvido podem ser determinadas por tratamento com reagente de manganês seguido de titulação com tiossulfato de sódio.

14. Misturas de bases fortes e fracas (por exemplo, OH^- e HCO_3^-) podem, às vezes, ser determinadas por titulação, utilizando-se dois ou mais indicadores para determinar pontos de equivalência distintos.

15. O conteúdo de água em alguns solventes orgânicos pode ser determinado por titulações do tipo Karl–Fischer com iodo e piridina.

Outras leituras

ALCOCK, J. W.; GILETTE, M. L. *Monitoring acid-base titrations with a pH meter:* modular laboratory program in chemistry. Chemical Education Resources, 1997.

DE LEVIE, R. *Aqueous acid-based equilibria and titrations*. Oxford Chemistry Primers. Oxford University Press, 1999.

HULANICKI, A. *Reactions of acids and bases in analytical chemistry*. Ellis Horwood Series in Analytical Chemistry. Chichester: Ellis Horwood, 1987.

OXLADE, C. *Chemicals in action:* acids and bases. Heinemann Library, 2002.

Análises baseadas em efeitos de solubilidade, precipitação e determinação de massa

Aptidões e conceitos

Este capítulo vai ajudá-lo a entender:

- Como utilizar as reações de precipitação para análises gravimétricas.
- O que significam os termos: carga potencial de superfície, camada de adsorção primária, camada de contra-íon e potencial zeta.
- Como coletar e secar precipitados.
- Como usar o método gravimétrico da dimetilglioxima (DMG) para calcular o conteúdo de níquel em amostras aquosas.
- O que é produto de solubilidade e como pode ser usado para prever a formação de um precipitado.
- O que é supersaturação relativa de uma solução e como calculá-la.
- O que é agente quelante e como ele é usado em análises gravimétricas para formar compostos de coordenação.
- O conceito de análise termogravimétrica e como a inclinação das retas no termograma de massa/temperatura pode ser usado para construir o termograma da primeira derivada.

4.1 Introdução à análise gravimétrica

As análises *gravimétricas* (ou com base na massa) consistem em pesar produtos e/ou reagentes antes e depois de alguma reação química. Em muitos casos, um produto de composição conhecida é precipitado como produto insolúvel de uma mistura reacional. Esse precipitado é então isolado a partir da filtração da solução, depois secado e pesado. Se a composição do precipitado for conhecida, teremos a base para uma análise química, já que a pesagem nos permite determinar a massa do produto.

> **EXEMPLO 4.1** Calcule a porcentagem de cobre no sulfato de cobre anidro ($CuSO_4$).
>
> **Método**
>
> Massa molecular relativa do $CuSO_4 = 63{,}55 + 32{,}07 + (4 \times 16) = 159{,}62$
>
> A massa atômica relativa do Cu é 63,55
>
> Portanto, %Cu $= (63{,}55/159{,}62) \times 100 = 39{,}81\%$

4.2 Complexação e precipitação

A maioria das análises gravimétricas baseadas em precipitação é executada com os reagentes em solução aquosa. O produto, para ser recuperado por completo, deverá ser quase totalmente insolúvel — e isso é essencial para uma análise quantitativa.

A solubilidade de um composto, e portanto sua dissolução e precipitação, é determinada principalmente pela entalpia e entropia associadas ao composto, levando em conta sua vizinhança, quando ele se dissolve.

Os fatores mais importantes que governam a entalpia de dissolução são as energias de ligação na fase sólida e a entalpia de solvatação dos íons que entram na solução. A entalpia aumentará devido a uma perda de estrutura cristalina à medida que os íons entram na solução. A entropia também aumentará em virtude das interações íon-solvente na solvatação do sólido.

O balanço desses efeitos implica um resultado global. Em geral, o efeito mais importante, que determina se um composto é solúvel ou não, é o sinal da variação da energia livre de Gibbs, e isso pode mudar para compostos semelhantes. Cloreto de prata e sulfato de bário, por exemplo, não são solúveis em água, enquanto o cloreto de sódio e o cloreto de bário são solúveis. Como regra, contudo, compostos que são ionizáveis em água, ou pelo menos altamente polares, serão solúveis, ao passo que compostos não polares e neutros não serão solúveis em água. Assim, se um composto não polar e não ionizável é formado por reagentes solúveis em água, ele precipitará, e esse princípio forma a base de muitas determinações gravimétricas. Em muitos casos, uma quantidade desconhecida de um analito aquoso reage com excesso de um segundo reagente. O precipitado então formado é separado por filtração, secado e pesado. Se a composição do precipitado (produto) que se formou for conhecida, a quantidade molar do analito poderá ser determinada.

A química da reação de precipitação deve, em todos os casos, ser altamente seletiva e prosseguir até se completar. É fundamental que não haja reações concorrentes que possam formar produtos indesejados, e isso se aplica à possibilidade de o analito formar produtos solúveis, ou mesmo de haver consumo de reagentes adicionais em reações colaterais indesejadas. O aspecto quantitativo da análise supõe que todo o analito reage para formar os mesmos produtos, que podem ser coletados com quase 100% de rendimento.

É claro que se o produto deve ser coletado com eficiência quase total, deverá ser quase totalmente insolúvel. A solubilidade do produto é expressa pelo *produto de solubilidade*, que, nesse caso, deve ser o mais baixo possível.

Se considerarmos a equação que descreve a dissolução ou precipitação de um complexo A–B (Equação (4.1)):

$$xA - yB \rightarrow xA_{(aq)} + yB_{(aq)} \qquad (4.1)$$

o produto de solubilidade K_{ps} poderá ser definido como:

$$K_{ps} = [A]^x [B]^y \qquad (4.2)$$

Consideremos a complexação do níquel com dimetilglioxima (DMG) como exemplo de reação que gera um produto quase totalmente insolúvel, e que pode ser utilizado para determinação gravimétrica. O produto de solubilidade do níquel-dimetilglioxima é 10^{-17}, e, na prática, a DMG é quase totalmente insolúvel. Isso significa que quase todo o produto precipita, permitindo sua coleta com rendimento de praticamente 100%, se forem tomados os devidos cuidados experimentais. Mais detalhes sobre esse método gravimétrico constam na Seção 4.4.2.

A química das reações de precipitação pode depender de fatores tais como pH e temperatura. A estabilidade do precipitado é outro fator que não deve ser esquecido. Em geral, é fundamental que o precipitado possa suportar o aquecimento necessário para remover a água residual.

EXEMPLO 4.2 O K_{ps} do cloreto de prata (AgCl) a 25 °C é $1,0 \times 10^{-10}$. Calcule a [Ag$^+$] em uma solução saturada de AgCl.

Método

Calcule a concentração molar de Ag$^+$ usando a expressão do K_{ps}.

$$K_{ps} \text{ AgCl} = 1,0 \times 10^{-10} = [Ag^+][Cl^-]$$

Observe que as concentrações de Ag$^+$ e Cl$^-$ devem ser iguais, portanto:

$$[Ag^+] = \sqrt{1,0 \times 10^{-10}} \text{ M}$$

$$= 1 \times 10^{-5} \text{ M}.$$

EXEMPLO 4.3 Se o K_{ps} do AgCl a 25 °C é $1,0 \times 10^{-10}$, calcule a solubilidade molar do AgCl.

Método

Calcule a concentração de AgCl por meio da expressão do K_{ps}.
Solubilidade do AgCl = $[Ag^+_{(aq)}] = [Cl^-_{(aq)}]$
Do Exemplo 4.2, $[Ag^+] = 1 \times 10^{-5}$ M
Portanto,
solubilidade do AgCl = 1×10^{-5} M.

EXEMPLO 4.4 Calcule a concentração de Ag^+ que precisa ser adicionada à precipitação inicial de AgCl em uma solução de NaCl 1×10^{-4} M.

Método

Calcule a concentração de $[Ag^+]$ pela expressão do K_{ps}.

$$[Ag^+] \times (1 \times 10^{-4} \text{ M}) = 1 \times 10^{-10} \text{ M Ag}^+$$

$$[Ag^+] \text{ requerida para iniciar a precipitação} = \frac{1 \times 10^{-10}}{1 \times 10^{-4}} \text{ M}$$

$$= 1 \times 10^{-6} \text{ M}$$

4.3 Formação do precipitado e coleta por filtração

4.3.1 Precipitados e suspensões coloidais

A precipitação do produto geralmente ocorre após a adição do(s) reagente(s) ao analito. É mais fácil coletar por filtração precipitados de partículas maiores que adicionalmente contêm menos contaminantes do que precipitados de partículas mais finas.

O tamanho da partícula não depende somente da natureza química do precipitado, mas também das condições de precipitação. A variação no tamanho da partícula poderá não ser coerente; partículas coloidais, por exemplo, variam de 10^{-6} a 10^{-4} mm de diâmetro e não apresentam nenhuma tendência a se separar do solvente e precipitar. Por essa razão, não podem ser coletadas por filtração. No outro extremo, a verdadeira precipitação ocorre quando se formam partículas cujo tamanho é da ordem de frações de milímetro. Uma mistura que contém partículas coloidais em um solvente é conhecida como *suspensão coloidal*. Nesse caso, as partículas são mantidas em suspensão por movimento browniano. Partículas de tamanho maior, quando agitadas no solvente, formam suspensões de cristais que precipitam espontaneamente e podem ser facilmente coletadas por filtração.

O tamanho das partículas precipitadas pode ser influenciado pela temperatura, concentração dos reagentes e a velocidade com que os reagentes são misturados. As variáveis podem ser identificadas supondo-se que o tamanho da partícula está relacionado a um único parâmetro cumulativo conhecido como *supersaturação relativa*, que é definida pela Equação (4.3):

$$\text{Supersaturação relativa} = \frac{Q - s}{s} \qquad (4.3)$$

em que Q é a concentração do soluto em um momento qualquer e s é a solubilidade do precipitado no equilíbrio.

Assim, durante a precipitação, o sistema é momentaneamente supersaturado, e essa situação é atenuada pela precipitação do produto sólido. Se a supersaturação relativa for pequena, é mais provável que se formem precipitados com partículas maiores.

4.3.2 Mecanismos de precipitação e controle experimental do tamanho da partícula

Partículas sólidas cristalizam e deixam de ser solvatadas por meio da nucleação e dos mecanismos de crescimento de partícula. O tamanho da partícula é determinado pela extensão em que predomina um ou outro desses processos. O mecanismo poderá, por sua vez, estar relacionado à, e ser explicado em função da, supersaturação relativa na solução à medida que o precipitado se forma.

A precipitação em geral é iniciada pela *nucleação*. A primeira etapa da nucleação envolve a associação espontânea de alguns íons, átomos ou moléculas para formar uma segunda fase estável. Isso costuma acontecer em alguma superfície de formato irregular, como uma partícula de poeira em suspensão no solvente. A precipitação agora poderá avançar ainda mais por meio de reações de nucleação espontânea ou pelo crescimento dos núcleos existentes. Esse último processo chama-se *crescimento de partícula*. Se predominar a nucleação, então, conseqüentemente, o tamanho médio das partículas será pequeno. Ao contrário, se predominar o crescimento de partícula, o tamanho médio da partícula provavelmente será maior. Acredita-se que níveis mais altos de supersaturação aumentam a velocidade de nucleação, sendo assim a causa da formação de partículas menores. Segundo o mesmo argumento, níveis mais baixos de supersaturação tendem a favorecer a precipitação por meio do crescimento de partícula, e isso, por sua vez, leva à formação de precipitados de partículas maiores.

Podemos (pelo menos em algumas situações) influenciar o tamanho da partícula precipitada. Temperaturas mais altas ajudam a aumentar a solubilidade, *s*, favorecendo assim as sedimentações cristalinas. Soluções diluídas e a adição do reagente precipitante minimizam a concentração do soluto, *Q*, favorecendo, portanto, a formação de partículas maiores. O pH também pode ser usado para controlar a velocidade de precipitação e, assim, o tamanho dos cristais formados. Se, por exemplo, o oxalato de cálcio for precipitado em condições levemente ácidas, serão obtidos cristais grandes, de fácil filtração. A razão é que o oxalato de cálcio é parcialmente solúvel em ambientes de baixo pH. Para uma análise quantitativa, a precipitação deve ser levada até o fim, o que pode ser feito ajustando-se lentamente o pH no sentido de meio básico, até extrair todo o oxalato de cálcio da solução.

Até agora supomos que todos os precipitados são finalmente formados como sólidos cristalinos. Se a solubilidade desse produto for, no entanto, muito pequena, a supersaturação relativa sempre será grande durante o processo de precipitação, e provavelmente o sólido será formado como uma suspensão coloidal não cristalina. Embora colóides não formem sedimentos, e não possam ser filtrados, felizmente, muitas vezes, é possível coagular ou aglomerar o sólido em uma massa cristalina, que poderá então ser separada por filtração.

Partículas coloidais são mantidas em constante estado de mobilidade como efeito de movimentos brownianos. As partículas não se associam entre si, e, portanto, não se separam da solução, devido à associação de carga em dupla camada em torno da partícula e de como ela interage com as moléculas polares do solvente H_2O. A partícula conterá cargas negativas e positivas em virtude dos diferentes íons que formam sua estrutura. Por causa das diferentes associações de carga que podem ocorrer, a partícula é capaz de atrair tanto ânions quanto cátions. Preferencialmente, os íons serão adsorvidos pelas partículas coloidais se forem iguais àqueles encontrados dentro das partículas. Se a solução contiver um excesso dos ânions que contribuem para a formação das partículas, estas possuirão um excesso de ânions adsorvidos em sua superfície, apresentando assim uma carga efetiva negativa. O potencial existente na superfície da partícula é conhecido como **carga de potencial de superfície**.

De maneira semelhante, se a partícula estiver em suspensão em uma solução que contém um excesso efetivo dos cátions que formarão a estrutura da partícula, esta vai adsorver um excesso efetivo de cátions, e assim terá uma carga efetiva positiva. Íons diretamente associados à partícula encontram-se na **camada de adsorção primária**, e os íons de polaridade oposta agora tentam contrapor-se a essa associação de carga localizada, formando a assim chamada **camada de contra-íon**. A associação de carga efetiva depende do equilíbrio de ânions e cátions na solução.

Se um campo elétrico for aplicado à solução, as moléculas de água nas camadas de adsorção primária e de contra-íon tornar-se-ão orientadas e se movimentarão com a partícula coloidal. A partícula se movimentará sob a influência da migração elétrica, seja para um eletrodo, seja para outro. À medida que a partícula e seus íons associados se movimentam através da solução, surge um potencial, conhecido como *potencial zeta*, entre ela e o resto da solução. Se o *potencial zeta* tiver a mesma polaridade que o potencial de superfície e for suficientemente grande, os efeitos de repulsão impedirão a associação e, portanto, a coagulação das partículas coloidais.

De modo geral, pode-se provocar a coagulação com a redução do potencial zeta das partículas, o que se faz aumentando a concentração do eletrólito na solução ou aquecendo temporariamente a solução mediante agitação.

A adição de um composto iônico adequado para aumentar a concentração do eletrólito reduz efetivamente o volume em que os íons podem neutralizar o potencial zeta. O efeito é forçar as partículas coloidais a se agregarem, o que, por sua vez, favorece a coagulação e a precipitação.

Se a suspensão coloidal for aquecida, então o número de íons adsorvidos à superfície diminui, o mesmo acontecendo com o potencial zeta. A repulsão entre as partículas diminui e isso, por sua vez, faz diminuir o espaçamento entre elas, o que novamente favorece a precipitação.

4.3.3 Coleta do precipitado

Uma vez formado, o precipitado é coletado com auxílio de um *kitassato* e de um *filtro* (Figura 4.1). A solução da qual foi precipitado o sólido (e que agora é conhecida como *solução-mãe*) é lentamente despejada sobre o filtro para coletar o material sólido ou *filtrado*.

Primeiro, é preciso preparar o filtro, aquecendo-o em uma estufa a uma temperatura de 100 °C para remover toda a água que possa estar ali adsorvida. Em seguida, o filtro e o precipitado são colocados em um dessecador para esfriar à temperatura ambiente. Determina-se então a massa em uma balança de quatro dígitos. *É muito importante que o filtro tenha de fato atingido a temperatura ambiente, pois as correntes de convecção térmica que se deslocam sobre o filtro quente causarão flutuações na massa observada.*

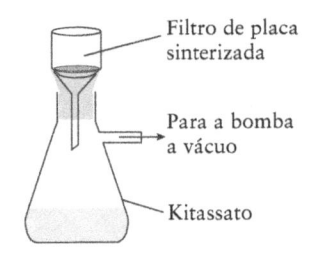

Figura 4.1 Coleta do precipitado.

Filtros de placa sinterizada geralmente apresentam três porosidades — fina, média e grossa. A saída lateral do kitassato é acoplada a uma linha de vácuo, que pode estar conectada a uma bomba de vácuo central ou então a uma trompa d'água local ligada a uma torneira do laboratório. A solução-mãe não deve ser descartada, e sim conservada. Na maioria dos casos, é praticamente impossível coletar todo o filtrado com uma só filtração, pois um pouco do material sólido quase sempre fica aderido às paredes do béquer ou do frasco onde ocorreu a precipitação. *Lembre-se de que é absolutamente necessário coletar o máximo possível de produto sólido para que se possa tentar fazer uma análise quantitativa, ainda que aproximada.*

A solução-mãe poderá então ser usada para lavar o frasco onde ocorreu a precipitação e depois filtrada novamente. É preferível usar essa solução-mãe em vez de água destilada, por duas razões.

A primeira é que a solução-mãe ainda pode conter um pouco de material sólido de partículas menores que escaparam ao primeiro processo de filtração. O filtro de placa sinterizada agora ficará parcialmente obstruído pelo filtrado já capturado — e uma segunda filtração geralmente serve para coletar uma quantidade bem pequena do material sólido que restou.

A segunda razão é que o precipitado sólido de fato terá uma solubilidade finita, por menor que possa ser. A solução-mãe deve estar saturada, e seu uso impede a ressolubilização de qualquer precipitado, seja no frasco de precipitação, seja no filtro de placa de vidro sinterizada.

Como já foi mencionado, às vezes é muito difícil remover todo o material sólido que adere às paredes do frasco. Um bastão de vidro com borracha em uma das pontas poderá ser usado para retirar o material, o qual, mantido sob agitação, poderá ser despejado no filtro. Um bastão de vidro desse tipo às vezes é chamado de *policial* devido à sua semelhança com um cassetete. O policial poderá finalmente ser lavado com a solução-mãe para assim transferir o último material preso ao bastão. Esse processo talvez precise ser repetido quatro ou mesmo cinco vezes a fim de transferir o que restou do material sólido. A qualidade do resultado dependerá do tempo que se levou na execução da análise.

O filtro é feito de um material cerâmico capaz de suportar altas temperaturas em uma estufa. Normalmente ele é colocado em uma estufa aquecida a uma temperatura entre 90 °C e 95 °C para eliminar a água. Temperaturas mais altas podem ser usadas se o filtrado for termicamente estável. Se o material se decompõe abaixo dessa temperatura, obviamente deve-se usar uma temperatura mais baixa — caso em que o filtro deve ser aquecido por mais tempo. Em seguida, o filtro é removido e colocado em um dessecador para esfriar à temperatura ambiente, e ao mesmo tempo impedir a absorção de água da atmosfera. O filtro poderá ser pesado novamente em uma balança de quatro dígitos, tomando-se o devido cuidado para que primeiro ele esfrie *completamente* à temperatura ambiente. Se a massa do filtro diminuir, o processo precisará ser repetido até que sejam obtidos resultados concordantes consecutivos. Quando sucessivas pesagens atingirem um valor concordante, a massa do precipitado poderá então ser calculada.

Para se obter uma média do conteúdo do analito na amostra, a análise deve ser repetida pelo menos quatro vezes. Já que é quase impossível (e de fato desnecessário) começar com três amostras de massa exatamente igual, não devemos esperar obter pesagens concordantes para diferentes filtros após a precipitação e a filtração. Os próprios filtros terão diferentes massas antes da análise e, por essa razão, é impossível avaliar se os resultados parecem ser concordantes ou não entre si até que sejam feitos os cálculos. Isso é diferente, por exemplo, de muitas análises volumétricas em que as discrepâncias entre diferentes titulações costumam ser imediatamente óbvias com a observação de cada valor.

4.4 Algumas análises gravimétricas práticas

4.4.1 Determinação gravimétrica do íon cloreto em uma amostra aquosa

O cloreto contido em um sal solúvel pode ser precipitado como cloreto de prata, AgCl, por reação com nitrato de prata, $AgNO_3$ (Equação (4.4)):

$$Ag^+_{(aq)} + Cl^-_{(aq)} \rightarrow AgCl_{(s)} \quad (4.4)$$

O precipitado pode ser coletado em um filtro de placa de vidro sinterizada e sua massa determinada após secagem até tornar-se constante a uma temperatura de aproximadamente 100 °C. A mistura deve ser mantida ácida com a adição de uma pequena quantidade de ácido nítrico para impedir a formação de sais com ácidos orgânicos fracos, como o CO_3^{2-}.

O cloreto de prata inicialmente se forma como um colóide, mas pode ser coagulado por aquecimento (veja a Seção 4.3). Traços de ácido nítrico no precipitado decompõem-se, para formar produtos voláteis, ao serem aquecidos até secar, e são eliminados para a atmosfera por evaporação ou sublimação.

O precipitado poderá adquirir uma leve coloração violeta devido à formação de prata elementar, que ocorre depois da fotodecomposição natural do cloreto de prata (Equação (4.5)). Esse processo pode levar a uma subavaliação do conteúdo da prata em uma solução aquosa.

$$2AgCl_{(s)} \rightarrow 2Ag_{(s)} + Cl_{2(g)} \quad (4.5)$$

Se a fotodecomposição do AgCl ocorrer antes da filtração e da coleta do sólido, a presença de cloro livre na solução poderá causar a formação de mais AgCl (Equação (4.6)), o que, por sua vez, poderá elevar erroneamente o valor dos resultados obtidos.

$$3Cl_{2(aq)} + 3H_2O_{(l)} + 5Ag^+_{(aq)} \rightarrow 5AgCl_{(s)} + ClO_3^-{}_{(aq)} + 6H^+_{(aq)} \quad (4.6)$$

Por essa razão, aconselha-se minimizar tanto quanto possível a exposição da mistura reacional à luz do dia, já que essas espécies podem precipitar juntamente com o AgCl após a reação com $AgNO_3$. No mesmo contexto, estanho (Sn) e antimônio (Sb) também podem levar à formação de precipitados de oxicloreto.

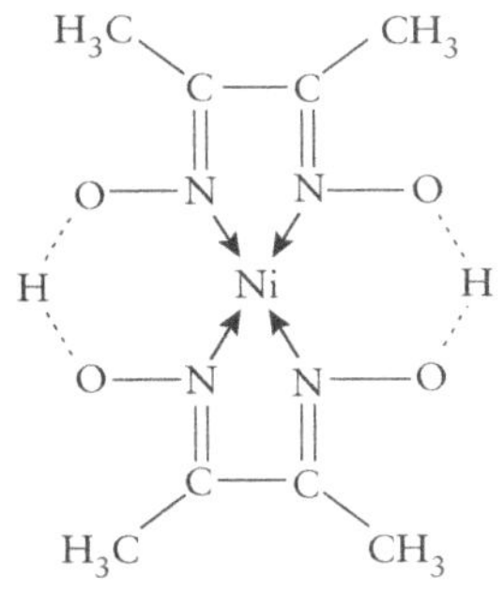

Figura 4.2 Estrutura do níquel-dimetilglioxima.

4.4.2 Determinação de níquel com o método gravimétrico DMG

Em soluções aquosas levemente básicas, o composto orgânico DMG formará um precipitado com o níquel com especificidade quase total. O conteúdo de níquel, mesmo de amostras muito complexas, pode ser determinado com facilidade. O níquel-dimetilglioxima tem cor vermelho-vivo e sua estrutura aparece na Figura 4.2.

A DMG é um exemplo de agente precipitante orgânico ou *agente quelante* e forma um precipitado não iônico conhecido como *composto de coordenação*. Agentes quelantes como a DMG ou 8-hidroxiquinolina possuem pelo menos dois grupos funcionais capazes de formar ligações covalentes por doação de um par de elétrons a um cátion.

O precipitado que se forma com o níquel é bastante volumoso, e isso facilita muito a coleta. A forte intensidade da cor também ajuda a identificar a presença de qualquer sólido restante aderido às paredes do frasco de precipitação. Além do mais, o sólido é termicamente estável e pode ser secado em uma estufa entre 100 °C e 110 °C, sem qualquer risco de decomposição.

Metodologia

O termo *Quelato* vem do grego χηλή (pronuncia-se "quelei"), que significa "pata de caranguejo".

Uma amostra com uma quantidade desconhecida de um sal de níquel é analisada da seguinte maneira. Adiciona-se um pouco de ácido clorídrico diluído (~1 M) para garantir que todo o sal seja dissolvido antes da análise. A amostra deverá então ser aquecida em uma capela a uma temperatura de aproximadamente 75 °C (em banho-maria), e depois adiciona-se uma solução aquosa de DMG em excesso. Imediatamente, deve-se acrescentar amônia (~0,5 M) aquosa diluída para elevar o pH até um valor próximo de 9. O pH poderá ser monitorado com uma tira umedecida de papel de pH à medida que a amônia é adicionada. A solução deve ser constantemente agitada enquanto se adicionam a amônia e a DMG para assegurar uma total mistura durante todo o processo. É difícil dizer quanto de DMG deve ser adicionado se a concentração do níquel for completamente desconhecida desde o início. O precipitado, porém, naturalmente coagula com facilidade e deverá logo se acumular no fundo do frasco. A adição de mais DMG, portanto, ou causará imediatamente a formação de mais precipitado ou, por outro lado, não terá nenhum efeito se todo o níquel já tiver sido precipitado na forma de níquel-dimetilglioxima. A massa molecular relativa do $Ni(C_4H_7O_2N_2)_2$ é 288,9344, enquanto a do Ni é 58,71. Assim, 20,319% da massa do precipitado deve-se ao níquel presente na amostra seca.

Pode-se analisar o conteúdo de níquel em vários e diferentes tipos de amostras. Por exemplo, o conteúdo de níquel em uma amostra de aço pode ser determinado pela dissolução do metal em HCl quente de concentração em torno de 6 M. Nesse caso, uma pequena quantidade de ácido nítrico deve também ser adicionada para remover quaisquer óxidos de nitrogênio que possam ter sido introduzidos na amostra do analito. Primeiro neutraliza-se a amostra e ajusta-se o pH para aproximadamente 9 com a adição de NH_3 diluído, como antes. Agora, a DMG deve ser introduzida para precipitar o níquel presente na amostra.

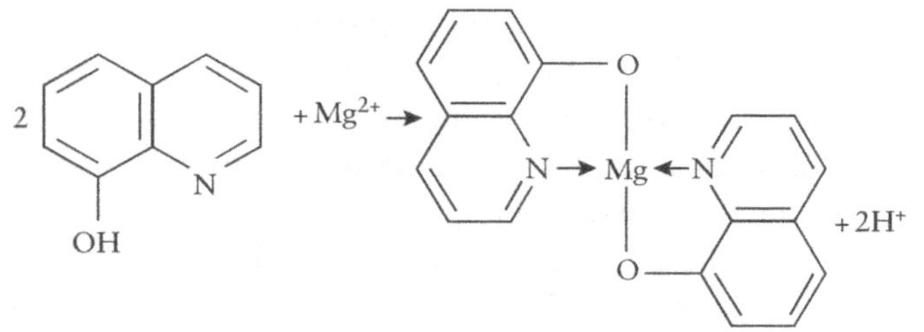

Figura 4.3 Quelação da 8-hidroxiquinolina (oxina) com Mg^{2+}.

4.4.3 Análises gravimétricas que utilizam 8-hidroxiquinolina como agente precipitante

A determinação gravimétrica do Ni por precipitação com DMG apresenta uma especificidade incomparável para análises gravimétricas. Muitos agentes precipitantes são capazes de precipitar vários analitos diferentes, se estes forem *similares*. O uso da *8-hidroxiquinolina*, também conhecida como *oxina* (Figura 4.3), pode oferecer, contudo, uma rota para a precipitação específica de vários íons metálicos diferentes.

A princípio, essa afirmação poderia parecer uma contradição em termos: embora seja verdade que a oxina possa causar a precipitação de algumas dezenas de cátions para formar oxinatos metálicos, suas solubilidades são altamente variáveis e dependem do pH da solução. A dependência do pH no caso dos oxinatos metálicos deve-se à desprotonação da 8-hidroxiquinolina como resultado do processo de quelação.

4.4.4 Determinações gravimétricas com tetrafenilborato de sódio como agente precipitante

O tetrafenilborato de sódio $(C_6H_5)_4B^-Na^+$ pode ser usado para a determinação gravimétrica de potássio e amônio presentes em amostras. O composto apresenta uma boa especificidade em relação a esses dois íons e forma precipitados semelhantes a sais, que podem ser prontamente coletados por filtração e aquecimento a 100 °C–110 °C, sem qualquer risco de decomposição. Íons de mercúrio(II), césio e rubídio podem causar alguma interferência parcial e devem ser removidos antes das análises de amônio e potássio.

4.5 A questão do tempo — sensibilidade e especificidade associadas às análises gravimétricas

A sensibilidade de uma análise gravimétrica dificilmente poderá ser superada mesmo pelos métodos instrumentais mais sofisticados. É perfeitamente possível determinar massas da ordem de alguns microgramas e, para massa suficientemente grande, isso poderá corresponder a algumas partes por milhão da massa do precipitado coletado. Sensibilidades dessa magnitude geralmente são encontradas apenas em técnicas como a espectroscopia de absorção atômica. A sensibilidade e acurácia das análises gravimétricas poderão ser limitadas pelas perdas físicas na massa do precipitado à medida que ele resfria. Interferências químicas podem causar precipitação de material não desejado ou perda de solubilidade associada a produtos que possuem uma solubilidade não tão desprezível. Esses erros costumam ser minimizados forçando-se a reação de precipitação até o final, com cuidadosos métodos experimentais para a coleta do filtrado e com uma escolha prudente do agente precipitante (Seção 4.3).

As análises gravimétricas geralmente são consideradas muito longas e trabalhosas. É preciso observar, no entanto, que boa parte desse tempo está associado à secagem e subseqüente resfriamento da amostra. Esse tempo não exige atenção do operador e, com um planejamento cuidadoso, outras tarefas podem ser executadas ao mesmo tempo. Sendo assim, do ponto de vista do analista, as análises gravimétricas não requerem um trabalho intensivo. Um aluno que estiver trabalhando com várias tarefas práticas em química analítica poderá facilmente executar outro experimento (por exemplo, uma análise volumétrica) enquanto os filtros secam na estufa e/ou esfriam em um dessecador.

4.6 Degradações térmicas e análises termogravimétricas

Já vimos como o calor pode ser usado para secar um precipitado em uma análise gravimétrica. Nessa situação, é muito importante que a amostra seja pesada em equilíbrio térmico com o ambiente. Diferentemente, a *análise termogravimétrica* (TG) utiliza a temperatura como variável experimental. Estudos termogravimétricos são muito úteis para a determinação da temperatura ideal para secar amostras nas análises gravimétricas convencionais.

As análises termogravimétricas envolvem a monitoração da massa de uma amostra à medida que a temperatura aumenta (geralmente de modo linear) com o tempo. Os gráficos resultantes de massa-temperatura são chamados de *termogramas*. A balança e a amostra ficam dentro de um pequeno forno fechado para: (i) garantir que temperaturas acuradas, estáveis e uniformes possam ser atingidas; e (ii) impedir que correntes de condução térmica afetem a balança. Variações de massa da ordem de microgramas podem ser facilmente acompanhadas. A balança deve ser calibrada toda vez que é utilizada com uma massa conhecida. Essa deflexão geralmente é registrada em uma curva termogravométrica.

Consideremos como exemplo um termograma típico do cromato de prata, $AgCrO_4$ (Figura 4.4). A diminuição inicial na massa corresponde à eva-

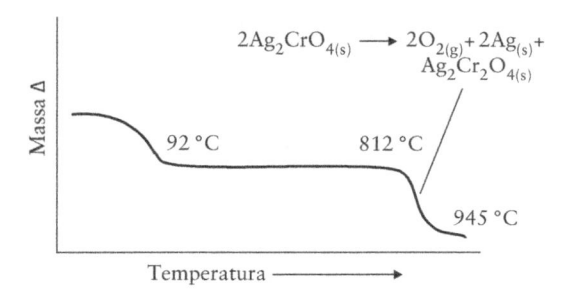

Figura 4.4 Termograma do cromato de prata, AgCrO$_4$.

poração da água. O composto atingirá uma massa estável quando toda a água tiver sido removida da amostra. O composto permanece termicamente estável enquanto é aquecido até atingir uma temperatura de, aproximadamente, 812 °C. O cromato de prata começa a se decompor termicamente acima dessa temperatura com a perda de oxigênio, produzindo oxigênio molecular, prata metálica e cromato de prata (Equação (4.7)):

$$2AgCrO_{4(s)} \rightarrow 2O_{2(g)} + 2Ag_{(s)} + Ag_2Cr_2O_{4(s)} \quad (4.7)$$

Dois aspectos importantes precisam ser observados: primeiro, o termograma mostra que o sólido pode ser secado a qualquer temperatura entre 100 °C e 800 °C sem nenhum risco de degradação térmica. O segundo aspecto está relacionado à temperatura em que o cromato de prata começa a se decompor, ou seja, acima de, aproximadamente, 812 °C. O termograma e a temperatura em que são observadas as perdas de massa podem ser tratados como "impressões digitais" que ajudam a identificar a presença de um composto na amostra. Enquanto isso, a perda de massa pode ser usada para determinar a quantidade molar de determinado analito em uma amostra de composição variável.

O termograma do cromato mercuroso, Hg_2CrO_4 (Figura 4.5), mostra um comportamento em muitos aspectos semelhante ao do cromato de prata. O cromato mercuroso apresenta uma perda de massa à medida que a água evapora da amostra. Entre 100 °C e, aproximadamente, 250 °C, o cromato mercuroso permanece termicamente estável. Acima de 256 °C, o cloreto mercuroso começa a se decompor termicamente, produzindo óxido mercuroso e trióxido de crômio (Equação (4.8)):

$$Hg_2CrO_{4(s)} \rightarrow Hg_2O_{(g)} + CrO_{3(s)} \quad (4.8)$$

O óxido mercuroso é liberado por sublimação do trióxido de crômio sólido acima de temperaturas em torno de 670 °C.

Outro exemplo poderia incluir uma comparação das análises gravimétricas dos nitratos de cobre e de prata (Figura 4.6).

O nitrato de prata, $AgNO_3$ (Figura 4.6(a)), é termicamente estável e não apresenta nenhuma perda de massa até atingir uma temperatura em torno

Sempre se deve ter muito cuidado com análises termogravimétricas que envolvem compostos de mercúrio, devido a sua toxicidade.

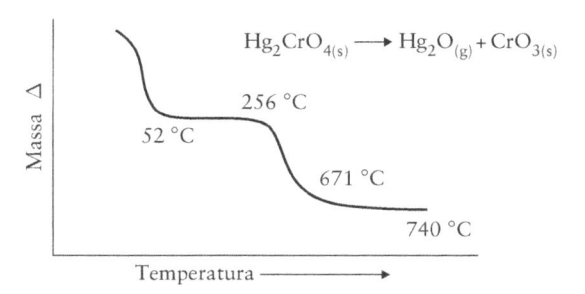

Figura 4.5 Termograma do cromato mercuroso, Hg_2CrO_4.

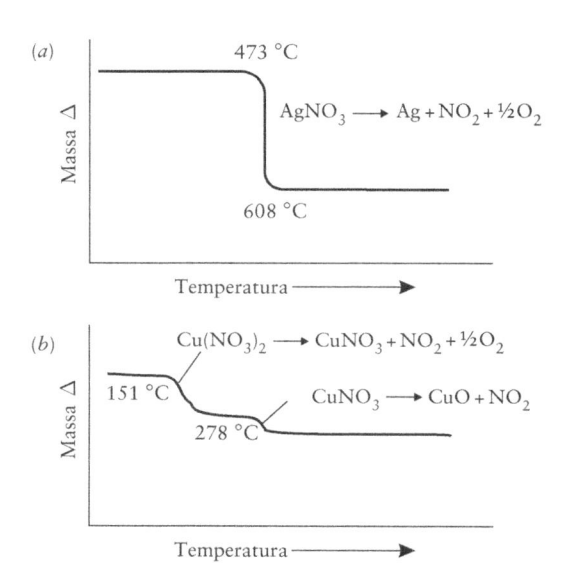

Figura 4.6 Termograma do: (a) nitrato de prata, $AgNO_3$; e (b) nitrato cúprico, $Cu(NO_3)_2$.

de 470 °C, quando começa a se decompor produzindo NO_2, O_2 e prata metálica (Equação (4.9)).

$$2AgNO_{3(s)} \rightarrow 2NO_{2(g)} + O_{2(g)} + 2Ag_{(s)} \qquad (4.9)$$

O nitrato cúprico, $Cu(NO_3)_2$, por outro lado, decompõe-se termicamente em duas etapas (Figura 4.6(b)).

Deve-se perceber que, à medida que se variam as temperaturas, é provável que o sistema raramente alcance o *equilíbrio quando sofre uma perda de massa, pois a temperatura está sendo variada* a uma taxa constante. Assim, *a inclinação da reta de perda de massa depende (na maioria dos casos) da velocidade de variação da temperatura*. O formato dos termogramas variará de um equipamento para outro, ou mesmo se a variação de temperatura for alterada no mesmo instrumento.

EXEMPLO 4.5 Uma amostra de água de 50 cm³ é analisada para determinar seu conteúdo de cálcio. Após a precipitação de oxalato de cálcio (CaC_2O_4), esse composto é coletado. O precipitado de CaC_2O_4 é lentamente aquecido até 900 °C. Com o aquecimento, o oxalato inicialmente perde água e forma oxalato de cálcio anidro. À medida que a temperatura continua subindo, o oxalato de cálcio se decompõe e forma carbonato de cálcio ($CaCO_3$) e monóxido de carbono (CO). Conforme a temperatura vai subindo ainda mais, o carbonato de cálcio se decompõe e finalmente libera óxido de cálcio (CaO) e dióxido de carbono (CO_2). (Um mol de CaC_2O_4 produz um mol de CaO.)

Considerando que a massa do filtro antes da coleta do precipitado era de 25,7932 g, e depois da precipitação, aquecimento e resfriamento, 25,8216 g, calcule a massa de Ca na amostra aquosa e a massa em 1 dm⁻³.

Método

1. Calcule a massa de CaO.
2. Calcule o número de mols de CaO.
3. Calcule a massa de Ca nos 50 cm³ da amostra aquosa.
4. Calcule a massa de Ca em 1 dm⁻³.

1ª Etapa: Calcule a massa do CaO.

Massa do CaO = 25,8216 − 25,7932 g = 0,0284 g

2ª Etapa: Calcule o número de mols do CaO.

Massa molecular do CaO = 40,08 + 16,00 = 56,08

3ª Etapa: Calcule a massa de Ca nos 50 cm³ da amostra aquosa.

$5,064 \times 10^{-4}$ mols de Ca é equivalente a $5,064 \times 10^{-4} \times 40,08$ g
= 0,0203 g Ca

4ª Etapa: Calcule a massa de Ca em 1 dm⁻³.

$$\text{Massa de Ca em 1 dm}^{-3} = \frac{0,0203}{50} \times 1000 \text{ g} = 0,4059 \text{ g Ca dm}^{-3}$$

4.6.1 Análises termogravimétricas derivadas

O procedimento experimental para executar *análises termogravimétricas derivadas* é exatamente igual ao das determinações de TG normais. A diferença está no tratamento adicional dos dados. Perdas de massa resultam em termogramas que apresentam degraus, os quais, apesar de fáceis de entender em termos conceituais, talvez sejam um pouco difíceis de interpretar. Isso é verdade especialmente se as perdas de massa forem pequenas devido ao volume limitado da amostra, ou se a amostra contiver diferentes compostos que se decompõem em temperaturas semelhantes ou sobrepostas. Um gráfico da primeira derivada do perfil massa–temperatura poderá ser muito útil nesses casos. O novo termograma é conhecido como *termograma da pri-*

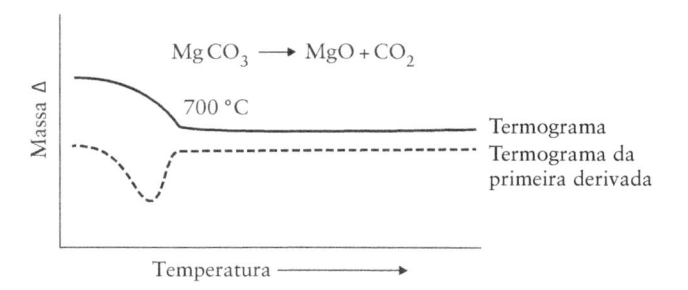

Figura 4.7 Comparação entre o termograma-padrão e o termograma da primeira derivada para o carbonato de magnésio, MgCO$_3$.

meira derivada, e na Figura 4.7 podemos ver um exemplo abaixo do termograma-padrão do qual ele deriva. As perdas de massa aparecem agora como uma série de picos em vez de vários degraus. Uma simples consideração da inclinação da reta do termograma-padrão mostra por que isso acontece.

Se não for observada nenhuma perda de massa, o termograma terá uma inclinação zero (isto é, será uma linha horizontal). A primeira derivada dessa região do gráfico também é zero. Se a *amostra começa a perder massa*, então a inclinação da reta do termograma (isto é, a primeira derivada) também será negativa (começa a formar um pico). À medida que a amostra perde material, diminui a velocidade de perda de massa. A inclinação da reta (primeira derivada) do termograma agora atinge um mínimo e começa a aumentar à medida que a massa da amostra começa a se estabilizar mais uma vez. Se a amostra parar de perder massa, o pico do termograma da primeira derivada volta a ser uma linha-base. A identificação de um pico fica muito mais fácil nos casos em que ocorrem dois ou mais processos de degradação térmica em intervalos sobrepostos de temperatura.

Exercícios e problemas

4.1. Calcule a porcentagem de cloro no agente clorante de uma piscina. Esse agente contém 95,3% de $C_3Cl_3N_3$.

4.2. Calcule a porcentagem de ferro no $FeSO_4$.

4.3. Calcule a porcentagem de silício no SiO_2.

4.4. O K_{ps} do $PbSO_4$ a 25 °C é $1,6 \times 10^{-8}$. Calcule a concentração de Pb^+ e SO_4^- em uma solução saturada de $PbSO_4$.

4.5. Se o K_{ps} do $PbSO_4$ a 25 °C é $1,6 \times 10^{-8}$, calcule a solubilidade molar do $PbSO_4$.

4.6. O K_{ps} do $Fe(OH)_3$ é 4×10^{-38}. Calcule a [OH$^-$] em uma solução saturada de $Fe(OH)_3$.

4.7. Calcule a concentração de Ag^+ que deve ser adicionada para iniciar a precipitação de AgCl em uma solução de NaCl 1×10^{-6} M.

4.8. Um total de 284,45 g de um precipitado termicamente estável é coletado e deixado para secar de um dia para o outro em uma estufa a 95 °C. Pela manhã, massas constantes de 222,45 g são registradas em três intervalos sucessivos de 1 hora. Calcule a porcentagem de água na amostra.

4.9. Uma determinação de níquel para uma liga de aço que contém esse elemento é executada por análise gravimétrica DMG. Um total de 121,45 g de $Ni(HC_4H_6O_2N_2)_2$ é coletado depois de cuidadosa secagem do precipitado. A amostra original da liga pesava 125,15 g. Calcule a porcentagem de níquel presente no ferro.

4.10. Um sal de sódio, $Na(NH_4)HPO_4 \cdot 4H_2O$, perde quatro moléculas de água durante o aquecimento. Quando a temperatura é elevada ainda mais, outra molécula de água é liberada, e se continuar subindo, é perdida uma molécula NH_3 com produção final de $NaPO_3$. Escreva as etapas da degradação térmica e faça o desenho do termograma esperado com temperatura em elevação.

4.11. Construa o termograma esperado para a primeira derivada do termograma do Problema 4.10.

4.12. Uma amostra de água de 50 cm^3 é analisada para determinar o conteúdo de cálcio mediante a precipitação e coleta de oxalato de cálcio (CaC_2O_4). O precipitado de CaC_2O_4 é aquecido lentamente até 900 °C. Com o aquecimento, inicialmente o oxalato perde água e forma oxalato de cálcio anidro. À medida que a temperatura continua sendo elevada, o oxalato de cálcio se decompõe e forma carbonato de cálcio ($CaCO_3$) e monóxido de carbono (CO). Quando a temperatura é elevada mais ainda, o carbonato de cálcio se decompõe e, por fim, são liberados óxido de cálcio (CaO) e dióxido de carbono (CO_2). (Um mol de CaC_2O_4 produz um mol de CaO.)

Se a massa do filtro antes da coleta do precipitado for de 25,7824 g, e após a precipitação, aquecimento e resfriamento, 25,9625 g, calcule a massa do Ca na amostra de água e a massa em dm^{-3}.

Resumo

1. As análises gravimétricas (ou baseadas na massa) consistem em pesar produtos e/ou reagentes antes e depois de alguma reação química.

2. O produto de solubilidade, K_{ps}, de um composto A – B = $[A]^x [B]^y$.

3. A supersaturação relativa é dada por $(Q - s)/s$, onde Q é a concentração do soluto a qualquer momento e s é a solubilidade do precipitado no equilíbrio.

4. Os precipitados podem ser coletados com o uso de funis de Büchner, filtros de placa sinterizada e uma secagem cuidadosa.

5. Entre as determinações gravimétricas muito utilizadas estão: (i) a determinação das concentrações do íon cloreto por meio de precipitação com nitrato de prata; (ii) a determinação do conteúdo de níquel em amostras por meio da formação de precipitados de níquel-dimetilglioxima (DMG).

6. Outras reações gravimétricas incluem a precipitação de vários íons metálicos com o uso da oxina (8-hidroxiquinolina) ou do tetrafenilborato de sódio.

7. A análise termogravimétrica (TG) pode ser usada para acompanhar a decomposição térmica de compostos como $AgNO_3$, $AgCrO_4$ e $HgCrO_4$.

8. As análises termogravimétricas derivadas envolvem o registro da inclinação (primeira derivada) de termogramas. Em alguns casos esse método facilita determinações que de outro modo seriam problemáticas.

Outras leituras

DUVAL, C. *Inorganic thermogravimetric analysis*. Elsevier, 1963.

ERDEY, L. *Gravimetric analysis*. International Series of Monographs in Analytical Chemistry, v. 7. Pergamon Press, 1965.

HAWKINS, M. D. *Calculations in volumetric and gravimetric analysis*. Butterworth, 1970.

RATTENBURY, E. M. *Introduction to titrimetric and gravimetric analysis*. Pergamon Press, 1966.

Uma introdução ao uso da luz visível e da radiação ultravioleta em medidas analíticas

5

Aptidões e conceitos

Este capítulo vai ajudá-lo a entender:

- As propriedades ondulatórias da radiação eletromagnética.
- Os intervalos de comprimento de onda ao longo do espectro eletromagnético (regiões do ultravioleta (UV) e da luz visível).
- A natureza quantizada das radiações UV e visível e como isso causa os efeitos de absorção.
- Como usar a lei de Beer–Lambert para calcular as concentrações do analito em amostras desconhecidas.
- O fundamento da transição eletrônica na fluorescência molecular e como a fluorescência pode ser utilizada para fins analíticos.
- Por que a absorção é uma quantidade sem unidade.
- Por que a medida de absorção é confiável apenas no intervalo de 0 a 2.
- O funcionamento das lâmpadas com filamento de tungstênio, lâmpadas de hidrogênio/deutério e as vantagens que cada uma oferece como fontes de luz para a espectroscopia UV-visível.
- O funcionamento de: fototubo, fotomultiplicador, fotodiodo de silício, e dos detectores à base de célula fotovoltaica, e as vantagens e desvantagens relativas de cada um na espectroscopia UV-visível.
- O funcionamento de espectrofotômetros UV-visível de feixe único e de duplo feixe, suas vantagens e desvantagens.
- Os intervalos de comprimento de onda em que podem ser usadas as cubetas de plástico, vidro e quartzo.
- Como realizar, em análises práticas, várias reações de complexação baseadas em cor.
- O que é um cromóforo orgânico.
- O que são deslocamentos hipsocrômico e batocrômico, e como podem ser usados para facilitar as determinações por UV-visível.

- Como relacionar as intensidades da radiação fluorescente às concentrações do analito fluorescente.
- Como agem os compostos que são agentes supressores da fluorescência.
- O que é atividade óptica e como pode ser medida por polarimetria para determinar a concentração de compostos opticamente ativos.
- Como relacionar a rotação específica de um composto e a rotação óptica medida à concentração de um composto opticamente ativo em uma amostra desconhecida.

5.1 Uma introdução ao uso da luz visível e UV e ao espectro eletromagnético

A interação da luz com diferentes compostos oferece muitas possibilidades para a execução de medidas tanto qualitativas quanto quantitativas. Muitas reações químicas geram cores vivas, as quais, além de serem fascinantes, geralmente oferecem informação suficiente para realizar uma análise. As mudanças de cor, porém, podem ser sutis ou mesmo difíceis de distinguir devido às limitações da nossa visão, e isso é verdade especialmente se os resultados forem comparados de um dia para o outro. Nessas situações, e em muitas outras semelhantes, pode-se usar um instrumento para estudar o modo como a luz interage com a amostra.

A luz visível forma uma parte do espectro eletromagnético (Figura 5.1). Em uma das extremidades do espectro, encontram-se os raios γ, cujos comprimentos de onda são da ordem de, aproximadamente, 10^{-14} m, e na outra estão as ondas de rádio, cujo comprimento de onda é igual ou maior do que 3×10^3 m. Nossos olhos detectam ou "vêem" radiação em um intervalo bem limitado do espectro, que vai, aproximadamente, de 400 nm a 750 nm. A radiação pertencente a essa região do espectro eletromagnético é, portanto, classificada como a parte visível do espectro. Muitos instrumentos projetados para medir e quantificar a interação da radiação visível com a matéria possuem a capacidade de também operar em comprimentos de onda que se estendem até a região do UV, entre 400 nm e 180 nm aproximadamente. Essa região é conhecida como "ultravioleta" porque

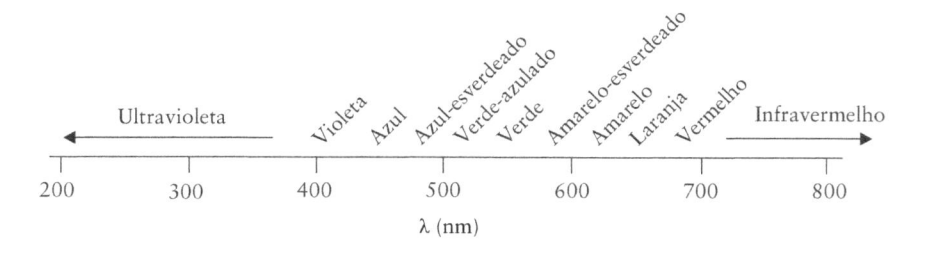

Figura 5.1 As regiões do UV e do visível no espectro eletromagnético.

está além do alcance da nossa visão e se estende a partir da região do violeta, no limite da visão.

A interação da luz com a matéria e a utilização da cor é um evento diário que freqüentemente passa despercebido. *Percebemos* cada parte do espectro eletromagnético visível como uma luz de cor diferente, entre elas, vermelho, laranja, amarelo, verde, azul, índigo e violeta. A interação da luz com a matéria nos dá a percepção de que os objetos são "coloridos". A cor desempenha um papel muito importante em muitos aspectos da vida. Usamos, por exemplo, luzes coloridas para nos orientar no trânsito, vemos televisão em cores, decoramos nossa casa e escolhemos roupas baseados na cor — só para citar alguns casos.

Em geral, usamos a luz no dia-a-dia para determinar a *qualidade* de vários produtos, como, por exemplo, os alimentos. Por experiência própria, esperamos que as ervilhas apresentem uma agradável coloração verde razoavelmente homogênea, que sabemos corresponder a um certo grau de frescor. De acordo com o mesmo argumento, provavelmente evitaremos aquelas que mostram sinais de deterioração, que detectamos ou "vemos" como manchas escuras desagradáveis. Também sabemos que a água potável deve ser incolor contra a luz, e que se houver partículas dissolvidas ou em suspensão, que absorvem e espalham a luz, então não é boa para beber. Ambos os testes são qualitativos.

Também fazemos, a olho, testes rudimentares semiquantitativos. Se adicionarmos leite a uma xícara de chá ou de café, avaliamos a quantidade necessária baseados na cor da mistura; estamos utilizando a cor para fazer uma estimativa de concentração. O uso de instrumentação para fazer estimativas mais acuradas sobre a intensidade da cor de uma amostra constitui a base das **medidas colorimétricas**.

Antes de considerarmos os detalhes de qualquer análise espectroscópica, devemos considerar a razão por que alguns compostos se mostram coloridos. Nossos olhos detectam a luz que incide sobre a retina. Se a luz for verde, o olho percebe a cor verde. Se o olho percebe a cor vermelha, está respondendo à luz vermelha que entra na íris e atinge a retina. A luz pode vir de uma fonte emissora, ser refletida da superfície de algum objeto, ou chegar até o olho depois de transmitida através de um objeto transparente que absorve todos os outros comprimentos de onda, menos aqueles que correspondem à luz vermelha.

Quando a luz incide sobre um material, ela pode ser refletida, absorvida ou simplesmente atravessá-lo sem ser afetada; nesse caso, dizemos que foi *transmitida*. Muitas fontes de luz são "brancas" — isto é, emitem radiação ao longo de toda a região visível do espectro eletromagnético. É muito comum certos comprimentos de onda serem absorvidos por um material, enquanto outros o atravessam sem ser afetados. Nossos olhos detectam e percebem a cor da luz que *não é* absorvida e, portanto, é transmitida. Se a luz é refletida da superfície de um material, vale o mesmo argumento. Uma parte da luz que atinge o material será absorvida. Nossos olhos, porém, detectam, e portanto percebem, a luz que é refletida — isto é, o componente não absorvido.

Se percebemos que um suco de fruta é de cor alaranjada é porque a bebida absorve todo o espectro eletromagnético na região do visível, menos a luz alaranjada (~600 nm a 650 nm), que é transmitida sem alterações através do líquido. Do mesmo modo, se vemos uma bola sólida de cor alaranjada é porque a maior parte da luz visível que incide sobre sua superfície é absorvida, exceto a luz alaranjada, que é refletida. Vale lembrar que uma superfície totalmente reflexiva é um espelho e, ao contrário, uma superfície totalmente absorvente aparece como um preto-fosco.

Concluindo, a absorção, transmissão e/ou reflexão da luz deve-se às interações da radiação com as moléculas que compõem o material. No próximo capítulo veremos mais detalhes.

5.2 A quantização da luz e os níveis eletrônicos de energia

Para entender como a luz interage com a matéria, devemos primeiro considerar a estrutura atômica, e particularmente eletrônica, das moléculas. Cada átomo consiste em um núcleo com carga positiva cercado por elétrons. Esses se movimentam ao redor do núcleo em regiões do espaço conhecidas como orbitais e possuem diferentes energias. A escolha do orbital que será ocupado pelos elétrons depende dos seus estados de energia. Os estados energéticos dos orbitais e, portanto, dos elétrons que o ocupam correspondem a uma série de níveis de energia distintos e bem definidos. Por isso dizemos que são *quantizados*. Assim, a promoção do elétron de um nível para outro deve corresponder a uma variação quantizada de energia.

A promoção de um elétron de valência de um orbital para outro envolve a absorção de radiação, o que geralmente ocorre na região do UV-visível no espectro eletromagnético. Dizemos que os elétrons passam do *estado fundamental* para o *estado excitado*.

Em algumas circunstâncias, pode-se considerar que a luz se comporta fundamentalmente como uma onda, enquanto em outras parece apresentar um *comportamento de partícula*. Em um dos modelos, considera-se que a luz consiste em uma série de "pacotes" discretos de energia ou *fótons*. O estado energético de cada fóton é quantizado e proporcional à freqüência, ν, da radiação. A energia do fóton pode ser quantificada com base no produto da constante de Planck, h, e da freqüência, ν (Equação (5.1)):

$$E = h\nu \tag{5.1}$$

Já que a freqüência da radiação é dada por

$$\nu = \frac{c}{\lambda} \tag{5.2}$$

então a energia de um fóton pode ser dada por

$$E = \frac{hc}{\lambda} \tag{5.3}$$

Para que a luz visível ou UV possa levar um elétron de valência do estado fundamental para um estado excitado, a energia do fóton deve corresponder exatamente à diferença de energia associada à transição eletrônica.

Fótons que não possuem energia suficiente, ou mesmo aqueles muito energéticos, não vão promover transição eletrônica.

5.3 Absorção: quando os fótons doam energia

Fótons de luz UV e visível às vezes cedem sua energia a um material, interagindo com átomos ou moléculas individuais. A energia é cedida a átomos ou moléculas, causando a excitação dos elétrons de valência. Moléculas com estados eletrônicos excitados tornam-se instáveis, mas passarão para uma condição de relaxação, permitindo que seus elétrons voltem ao estado fundamental logo que possível (~10^{-16} s). A energia perdida em uma transição dessa natureza geralmente se dissipa na forma de calor. Sendo assim, objetos irradiados com luz freqüentemente absorvem radiação e ficam aquecidos. Todos sabemos, por exemplo, que objetos colocados sob a luz do sol tornam-se quentes. Há circunstâncias, porém, em que uma parte da energia pode ser dissipada na forma de calor, enquanto outra parte é liberada com a emissão de fótons (luz) de comprimento de onda mais longo. Nessa situação, o material emite luz de um certo comprimento de onda, depois de irradiado por luz de um outro comprimento de onda. Esse efeito, que veremos com mais detalhes na Seção 5.13, é conhecido como *fluorescência*.

5.4 Absorção: quanta radiação é absorvida?

Consideremos uma simples cubeta transparente através da qual passa um feixe de luz de intensidade I_0 (Figura 5.2). Uma parte da luz é absorvida e, portanto, um feixe de luz de intensidade menor, I, emerge da cubeta. A luz é uma forma de energia, e a intensidade de um feixe de luz é uma medida de força (energia por unidade de tempo), cujas unidades são J s^{-1} ou

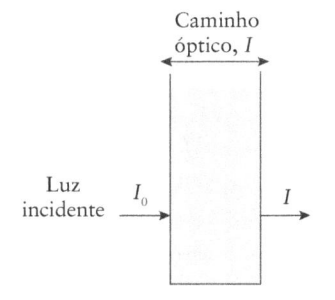

Figura 5.2 Absorção de luz por parte de um analito contido em uma amostra no interior de uma cubeta.

watts (W). A absorbância, A, é definida como o $\log_{10}$ da razão entre os feixes de luz incidente e transmitida (Equação (5.4)):

$$A = \log_{10}\left(\frac{I_0}{I}\right) \quad (5.4)$$

Já que I_0 e I são medidos em unidades de força (W), as unidades se cancelam, e a ***absorção é uma quantidade sem unidade.*** Como veremos mais adiante, vale observar quais são as implicações quando se define absorção por meio de uma expressão logarítmica.

Se I e I_0 forem iguais, então a intensidade do feixe emergente é igual à do feixe incidente, e I_0/I é igual a 1. O $\log_{10}$ de 1 é 0, o que corresponde a uma absorbância zero. Mas uma absorbância 1 significa que I_0/I é igual a 10 (isto é, 10/1) e que 90% da luz está sendo absorvida. Do mesmo modo, uma absorbância 2 significa que I_0/I é igual a 100; nesse caso, 99% da luz incidente é absorvida e apenas 1% é transmitida. Portanto, na maior parte dos instrumentos, normalmente podemos *medir* a absorbância em uma escala de 0 a 2, já que absorbâncias maiores que 2 significam que está sendo transmitida apenas uma fração imensuravelmente pequena da radiação incidente.

A absorbância é medida comparando-se a intensidade da luz incidente e da luz transmitida através de uma amostra. A intensidade dos feixes de luz pode ser detectada por dispositivos como os tubos fotomultiplicadores. A razão entre luz incidente e luz transmitida pode então ser usada para calcular a absorbância da amostra.

EXEMPLO 5.1 Uma solução colorida é colocada dentro de um espectrofotômetro UV-visível. Em 465 nm a amostra apresenta uma absorbância de 0,79. Calcule a porcentagem de luz que está sendo absorvida.

Método

Utilize a relação absorbância = $\log_{10}\frac{I_0}{I}$ para calcular a porcentagem de luz incidente absorvida.

$$A = 0{,}79 = \log_{10}\frac{I_0}{I}$$

Portanto,

$$6{,}166 = \frac{I_0}{I}$$

Se $I_0 = 1$, então $6{,}166 = \frac{1}{I}$

Portanto,

$$I = \frac{1}{6,166} = 0,1622$$

Uma porcentagem de 16,22% da luz incidente está sendo transmitida.

Sendo assim, (100 − 16,22) = 83,78% (porcentagem da luz incidente que está sendo absorvida).

EXEMPLO 5.2 Uma solução colocada dentro de um espectrofotômetro UV-visível apresenta uma absorbância de 0,67 em um comprimento de onda de 560 nm. Qual a porcentagem de radiação que está sendo transmitida?

Método

Da relação de absorbância $(A) = \log_{10} \frac{I_0}{I}$, calcule a porcentagem de luz incidente absorvida.

$$A = 0,67 = \log_{10} \frac{I_0}{I}$$

Portanto, $4,677 = \frac{I_0}{I}$

Se $I_0 = 1$, então $4,677 = \frac{1}{I}$

Portanto,

$$I = \frac{1}{4,677} = 0,2138$$

Uma porcentagem de 21,38% da luz incidente está sendo transmitida.

5.5 A lei de Beer–Lambert (ou lei da absorção)

A colisão de um fóton de energia adequada com a molécula apropriada resulta na absorção de luz. Sendo assim, colocando-se um número maior de moléculas no trajeto do feixe de luz, haverá mais chance de ocorrer colisão e, portanto, absorção. Imagine que você esteja olhando para um copo de groselha. O líquido parece ter uma coloração púrpura. Sabemos que certos comprimentos de onda são absorvidos enquanto outros são transmitidos, e são estes que emprestam à bebida sua cor característica. Agora, se colocarmos outro copo semelhante, contendo a mesma bebida, atrás do primeiro, a cor parecerá duas vezes mais intensa. Sabemos que menos luz atravessará os dois copos com relação a um só. É óbvio que aumentou a probabilidade de uma colisão entre um fóton e uma molécula que absorve luz. Seguindo o mesmo raciocínio, sabemos que, ao diluirmos a bebida com água, a intensidade de sua cor vai diminuir, isso porque diminuímos a concentração das espécies moleculares absorventes. Nessa situação, diminuímos a probabilidade de um fóton colidir com uma molécula que absorve luz.

Imaginemos uma simples célula transparente, ou **cubeta** (Figura 5.2), contendo uma solução que absorve radiação de determinado comprimento de onda.

Da discussão anterior conclui-se que a absorção será proporcional à concentração das espécies moleculares absorventes e também ao comprimento do trajeto percorrido pela luz.

A lei da absorção, ou lei de **Beer–Lambert**, relaciona a absorção da maior parte das espécies moleculares à concentração, c_n, ao comprimento do trajeto, l, e à absortividade molar, ε (Equação (5.5)):

$$A = \varepsilon c_n l \tag{5.5}$$

ε também é conhecido como **coeficiente de extinção**. A lei de Beer–Lambert às vezes é expressa em termos de transmitância, T, onde $T = 1/A$. Infelizmente, há diferentes maneiras de definir as unidades de ε e l. ε costuma ser descrito em termos de $dm^3\, mol^{-1}\, cm^{-1}$, e nesse caso l, o comprimento do trajeto, deve ser expresso em cm. Alguns livros, no entanto, expressam os valores de ε em termos de $dm^3\, mol^{-1}\, m^{-1}$, e nesse caso l, o comprimento do trajeto, deve ser expresso em m. Um trajeto de 1 cm de comprimento é geralmente escolhido para simplificar o cálculo da absorbância ou absortividade molar. A lei de Beer–Lambert é uma das relações mais utilizadas na química analítica, constituindo o âmago da maior parte das análises quantitativas na região UV-visível.

Veja no Quadro da página 136 a descrição de um método prático que aplica a lei de Beer–Lambert.

A lei de Beer–Lambert vale para a maioria dos compostos em uma ampla faixa de condições experimentais. Devemos observar, porém, que a absorção de luz é altamente específica em termos de comprimento de onda. Já vimos que para ocorrer uma excitação eletrônica é preciso uma radiação de comprimento de onda específico. Vale lembrar que isso corresponde à absorção de luz.

As absortividades molares de compostos individuais são, portanto, expressas em comprimento de onda e trajeto específicos.

A maior parte dos compostos absorve radiação em comprimentos de onda específicos e é isso que faz surgir a cor. Se o composto for colorido, então haverá pelo menos um ou mesmo vários comprimentos de onda diferentes que apresentam absorbâncias máximas.

Um gráfico de *absorbância* versus *comprimento de onda* é conhecido como **espectro UV-visível** e pode ser medido por um **espectrofotômetro UV-visível**. A maioria desses espectrofotômetros permite a varredura de um certo intervalo de comprimento de onda. A Figura 5.3 mostra o espectro UV-visível de uma solução de permanganato de potássio ($KMnO_4$). O $KMnO_4$ absorve bastante ao longo de um amplo intervalo de comprimentos de onda, mas apresenta pouca absorção nas regiões do azul e do vermelho no espectro visível. A luz que corresponde a essas cores atravessa a solução com relativa facilidade, sendo assim transmitida. A mistura transmitida de luz azul e vermelha é vista pelos nossos olhos como púrpura. O comprimento de onda de máxima absorção é conhecido como $\lambda_{máx}$ e geralmente é aquele citado nos valores de absortividade molar, ε (Seção 5.4).

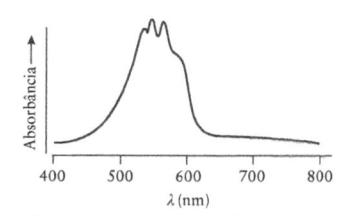

Figura 5.3 Espectro de absorbância para $KMnO_4$ em água.

Já que a absorção de luz é específica em termos de comprimento de onda, para irradiar a amostra em estudo é fundamental que a amplitude utilizada seja bem caracterizada, e também a menor possível.

EXEMPLO 5.3 Uma solução 0,1 M colocada em um caminho óptico de 1 cm, num espectrofotômetro UV-visível, mostra absorbância de 0,95. Calcule a absortividade molar desse composto.

Método

Calcule a absortividade molar da relação $A = \varepsilon c l$

$$A = \varepsilon(0,1 \times 1)$$

Assim, $0,95 = 0,1\varepsilon$

Portanto, $\varepsilon = 10 \times 0,95 = 9,5 \text{ dm}^3\text{mol}^{-1}\text{cm}^{-1}$

EXEMPLO 5.4 Um composto com absortividade molar de $3\,578 \text{ dm}^3\,\text{mol}^{-1}\,\text{cm}^{-1}$ (em 650 nm) apresenta uma absorbância de 0,78 quando colocado em uma cubeta com caminho óptico de 1 cm num espectrofotômetro UV-visível. Calcule a concentração do composto.

Método

Calcule a concentração de $A = \varepsilon c l$

$$0,78 = 3\,578(c \times 1)$$

Portanto,

$$c = \frac{0,78}{3\,578}\text{M}$$

A concentração do composto = $2,18 \times 10^{-4}$ M

5.6 A natureza e o uso das absorções no UV e no visível — os cromóforos

O espectro UV-visível de um composto geralmente pode ser usado para identificar sua presença na amostra. Muitos compostos, e especialmente aqueles que são bastante coloridos, absorvem radiação em intervalos de comprimento de onda característicos e que costumam ser comparativamente pequenos. Diferentes grupamentos moleculares absorvem luz em comprimentos de onda característicos, sendo conhecidos como *cromóforos*. Os cromóforos são grupos moleculares funcionais responsáveis pelas cores do composto — isto é, absorvem radiação em determinados comprimentos de onda.

Cromóforos são grupos que possuem elétrons capazes de ser promovidos para outro nível de energia quando absorvem luz UV ou visível. Muitos compostos altamente coloridos contêm ou um *íon de metal de transição* ou várias ligações *insaturadas* carbono-carbono. Variações muito pequenas na estrutura podem, com freqüência, gerar fenômenos de absorção extremamente diferentes. São alterações desse tipo que geralmente formam a base de muitos indicadores sensíveis às variações de pH, como a fenolftaleína (Figura 5.4). Em ambientes de pH 8,1, a fenolftaleína é uma estrutura desprotonada que absorve luz ao longo de uma ampla faixa do espectro visível; nesse estado o indicador é de coloração rosada. Se o pH cair abaixo de ~8,1, a estrutura torna-se protonada e incolor. Os grupos hidroxila retiram mais elétrons do anel aromático do que o grupo C–O$^-$. A mudança sutil na estrutura dos cromóforos faz a banda de absorção deslocar-se para comprimentos de onda menores.

Grupamentos são grupos funcionais que conferem certas propriedades às moléculas — no caso dos cromóforos, causam a absorção na região do UV-visível, conferindo cor.

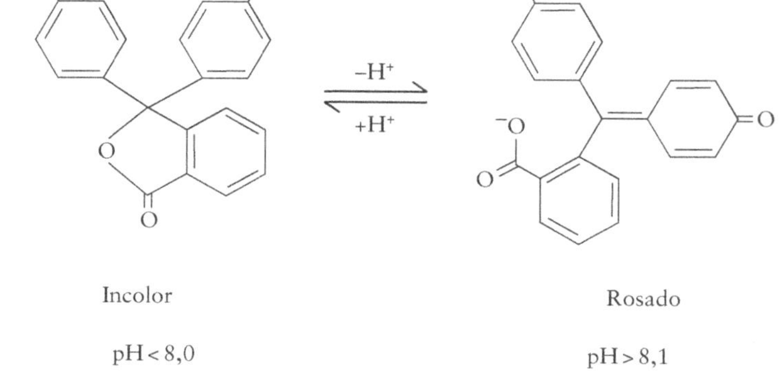

Figura 5.4 Variação das propriedades estruturais e mudança de cor da fenolftaleína de acordo com o pH.

Incolor
pH < 8,0

Rosado
pH > 8,1

5.7 Fontes de luz e monocromadores

5.7.1 Fontes de luz

A irradiação de uma amostra por espectroscopia UV ou visível requer uma fonte de luz com intensidade constante. A fonte também deve ser suficientemente intensa de modo que permita que a radiação transmitida possa ser detectada quando a absorção chegar a uma faixa entre 0–2. A amostra deve ser irradiada com uma fonte de irradiação a mais *monocromática* possível (isto é, com o menor intervalo de comprimento de onda possível). O monocromador é o dispositivo mais comum para selecionar um comprimento de onda para irradiação.

A força radiante de muitas fontes de luz aumenta exponencialmente com a voltagem aplicada e, conseqüentemente, mesmo flutuações muito pequenas na voltagem elétrica poderão causar variações significativas na intensidade da radiação incidente. Por essa razão, é prática comum a utilização de reguladores de voltagem para a fonte de luz.

Lâmpadas com filamento de tungstênio

A maioria dos espectrofotômetros UV-visível utiliza lâmpadas com filamento de tungstênio (Figura 5.5(a)) para fornecer radiação em um intervalo de comprimento de onda entre 320 nm e 2 500 nm, que cobre a maior parte da região visível do espectro. As características da saída de energia em relação ao comprimento de onda são mostradas na Figura 5.5(b). Pode-se ver que a intensidade da saída dessas lâmpadas aumenta drasticamente à medida que se aproxima da região do UV. A temperatura

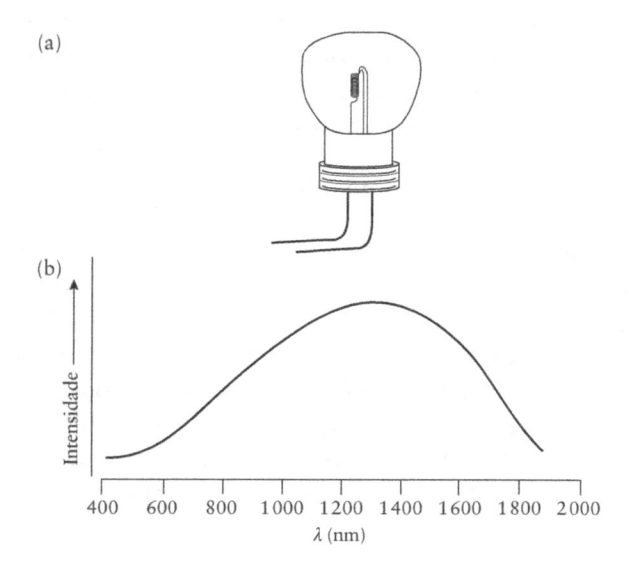

Figura 5.5 (a) Lâmpada com filamento de tungstênio e (b) sua emissão no espectro.

normal de funcionamento de lâmpadas com filamento de tungstênio pode estar em uma faixa de ~2 900 K a 3 000 K.

Lâmpadas de tungstênio-halogênio contêm pequenas quantidades de iodo, e a lâmpada fica encerrada em invólucros de quartzo (e não de vidro). O gás halogênio permite que a temperatura da lâmpada seja elevada até cerca de 3 500 K, o que possibilita o aumento da intensidade da radiação — além de estender a saída em ~190 nm, chegando até a região do UV. O envoltório de quartzo, por sua vez, permite a transmissão da radiação UV (o vidro, diferentemente, absorveria e, portanto, bloquearia a luz UV). Apesar de operar em temperaturas mais altas, as lâmpadas de tungstênio-halogênio duram o dobro das lâmpadas padrão com filamento de tungstênio. A limitação do tempo de vida desses dois tipos de lâmpada deve-se à sublimação do tungstênio, W, do filamento. Se uma pequena quantidade de iodo for introduzida, as moléculas sublimadas de tungstênio reagirão com o iodo produzindo WI_2, que, por difusão, retorna ao filamento quente, onde se decompõe, depositando novamente o tungstênio metálico. As lâmpadas de tungstênio-halogênio são mais caras, embora sua maior longevidade e melhor desempenho em geral mais do que justificam o custo.

É extremamente importante o uso de luvas para manusear lâmpadas com filamentos de tungstênio ou de tungstênio-halogênio, já que quaisquer traços de gordura da pele podem causar pequenas fraturas no envoltório de vidro ou quartzo nas altas temperaturas em que elas operam, e isso diminui o tempo de vida da lâmpada.

Lâmpadas de hidrogênio e deutério

Muitos instrumentos utilizam uma lâmpada com filamento de tungstênio para as regiões do visível e regiões limítrofes UV-visível associada a uma lâmpada de hidrogênio ou deutério para produzir radiação UV de alta intensidade.

A excitação elétrica do hidrogênio ou do deutério em baixa pressão produz um espectro contínuo de radiação UV. O gás hidrogênio (ou deutério) pode ser excitado por energia elétrica para produzir dois átomos de hidrogênio com liberação de um fóton de energia (Equação (5.6)):

$$H_2 + E_e \rightarrow H_2^* \rightarrow H + H + h\nu \tag{5.6}$$

A energia de excitação total, E_e, deve ser distribuída entre os dois átomos de hidrogênio e o fóton. A distribuição de energia entre os dois átomos é aleatória. Se forem produzidos dois átomos de hidrogênio de baixa energia, conseqüentemente o fóton será altamente energético. Ao contrário, se os átomos de hidrogênio (ou deutério) forem altamente energéticos, o fóton de luz emitido terá um valor energético mais baixo. O resultado é que as lâmpadas de deutério ou de hidrogênio proporcionam uma intensidade de radiação incomparavelmente uniforme em um intervalo de comprimento de onda de 160 nm a 375 nm.

Em comprimentos de onda maiores, as lâmpadas podem produzir linhas de emissão que se sobrepõem na saída, o que normalmente não ocorreria. Muitos espectrofotômetros utilizam uma lâmpada de tungstênio ou de tungstênio-halogênio para fornecer radiação de comprimentos de onda maiores que 360 nm e uma lâmpada de hidrogênio ou de deutério para comprimentos de onda abaixo desse valor.

5.7.2 Monocromadores

Todas as fontes de luz utilizadas em espectrofotômetros de UV-visível produzem simultaneamente um espectro de radiação ao longo de amplo intervalo de comprimentos de onda. Tubos fotomultiplicadores e outros detectores de radiação não distinguem radiações de diferentes comprimentos de onda. Sendo assim, para irradiar uma amostra e medir um espectro é preciso utilizar algum método que selecione o menor intervalo de comprimento de onda possível. É importante observar que é impossível selecionar um único comprimento de onda, e por isso dizemos que selecionaremos o menor intervalo possível. O comprimento de onda da fonte de radiação tenderá a seguir uma distribuição gaussiana em torno de um valor médio de comprimento de onda conhecido como *comprimento de onda nominal*. A *largura de banda efetiva* é definida como o intervalo de comprimento de onda que corresponde à largura na meia-altura da banda do perfil de distribuição de comprimentos de ondas (Figura 5.6).

Há muitos tipos de monocromadores: instrumentos de baixa especificação às vezes utilizam *filtros ópticos* para selecionar comprimentos de onda com largura de banda em torno de 30 nm. É muito mais comum, porém, usar um *monocromador* para a seleção do comprimento de onda.

Monocromadores usam uma série de lentes, espelhos, fendas e janelas, além de prismas e/ou grades de difração, para isolar uma faixa estreita de comprimentos de onda. Há muitos modelos de monocromadores. No entanto, veremos em detalhes apenas dois dos modelos mais utilizados, que usam *prismas de refração* e *grades de difração*.

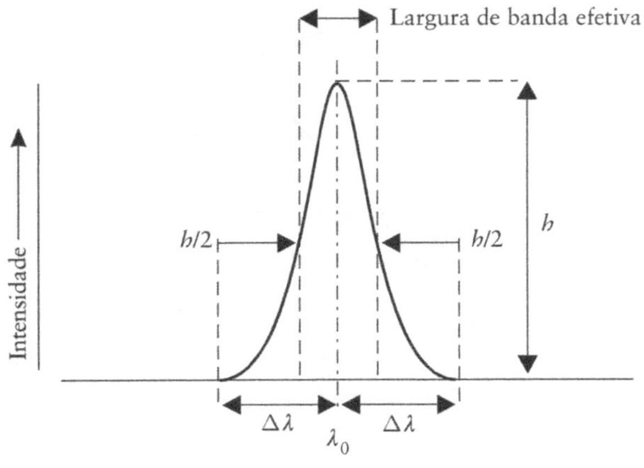

Colimador é um dispositivo que produz um feixe de radiação paralelo.

Figura 5.6 Comprimento de onda nominal λ_0 e largura de banda efetiva.

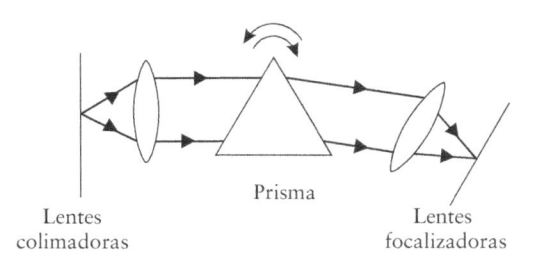

Figura 5.7 Esquema simplificado de um prisma monocromador.

Monocromadores com prisma de refração

Os monocromadores costumam estar encerrados em envoltórios discretos no interior do espectrofotômetro para evitar a entrada de poeira e outros contaminantes. Nos monocromadores com prisma refrator, a luz "branca" entra no monocromador pela **fenda de entrada** antes de ser colimada por **lentes colimadoras** (Figura 5.7). A luz então atravessa um **prisma de refração** e se dispersa nos comprimentos de onda que a compõem. A luz é depois focalizada por outra lente na direção de uma fenda de saída situada no plano focal. O prisma é rotado por meio de uma plataforma e de um motor de passo para selecionar a radiação com diferentes freqüências que atravessa a fenda de saída.

Monocromadores com grade de difração

Embora a trajetória da luz que atravessa um monocromador com prisma de refração possa inicialmente parecer um pouco diferente daquela da grade de difração, o princípio é razoavelmente semelhante.

A luz branca atravessa uma fenda de entrada e é focalizada na direção de uma grade de difração por um espelho côncavo (Figura 5.8). A grade de difração dispersa a luz em seus comprimentos de onda, refletindo-a em um segundo espelho côncavo. A grade é montada em uma plataforma que pode

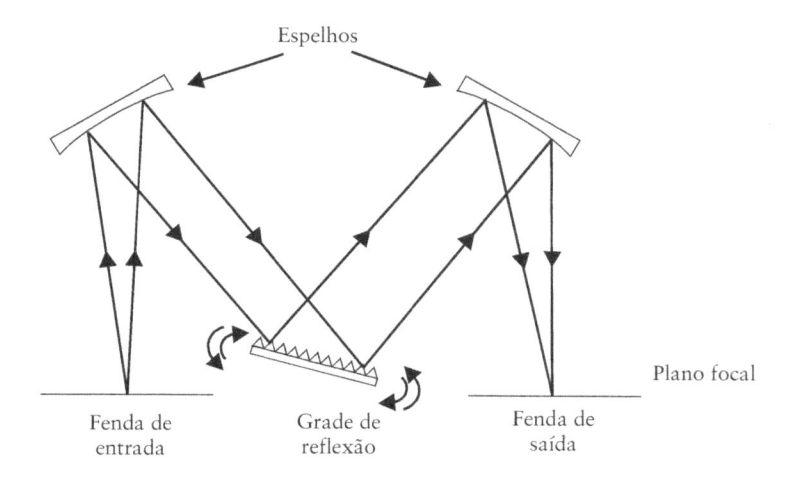

Figura 5.8 Esquema simplificado de um monocromador com grade.

ser rotada por um motor de passo. A luz pode então ser refletida e focalizada por esse espelho côncavo na direção da fenda de saída. À medida que a grade gira, diferentes comprimentos de onda podem ser selecionados.

5.8 A detecção da luz — detectores de fótons

Para determinar a absorção de um analito, a intensidade da luz transmitida deve ser monitorada, e isso pode ser feito de diversas maneiras.

A intensidade da radiação eletromagnética pode ser medida: (a) por fotoemissão de elétrons; (b) pela excitação eletrônica dos elétrons de valência após a absorção da radiação eletromagnética; ou (c) pela mensuração do calor cedido a um material como resultado da absorção de radiação eletromagnética.

Na região do UV-visível, os métodos mais comuns baseiam-se nos princípios de fotoemissão e/ou transição eletrônica. Ambas as técnicas basicamente fazem contagem de elétrons, monitorando assim a intensidade da luz. Quatro tipos de detectores que se baseiam nesses métodos costumam ser utilizados em instrumentação UV-visível, a saber: fototubos, tubos fotomultiplicadores, fotodiodos de silício e células fotovoltaicas, cada um deles descritos nos próximos segmentos.

5.8.1 Fototubos

Um fototubo consiste em um tubo sob vácuo com janela de quartzo, atrás do qual é colocado um grande cátodo (Figura 5.9). O cátodo é recoberto com uma camada de material fotoemissor, tal como um óxido metálico ou um metal alcalino. Um ânodo menor em formato de fio é colocado na frente do cátodo e aplica-se entre eles um potencial polarizador de 90 V ou mais. Os fótons entram no tubo pela janela de quartzo e incidem sobre o cátodo. Isso gera fotoemissão dos elétrons que seguem em direção ao ânodo.

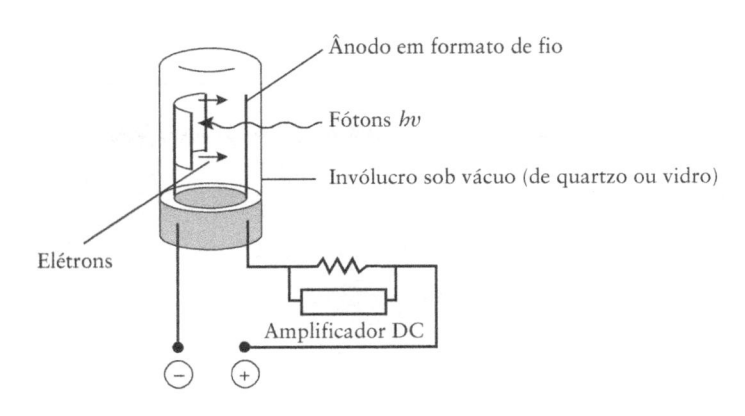

Figura 5.9 Fototubo e circuito de monitoração.

A fotocorrente que passa entre os elétrons pode ser medida e, portanto, relacionada à intensidade da luz que entra.

5.8.2 Tubos fotomultiplicadores

Tubos fotomultiplicadores operam basicamente do mesmo modo que os fototubos, mas produzem uma grande quantidade de elétrons de fotoemissão por meio de uma série de eletrodos aceleradores e emissores de elétrons. Os fótons novamente entram em um tubo sob vácuo através de uma janela de quartzo (Figura 5.10). Eles incidem sobre o cátodo, que mais uma vez gera a emissão de elétrons, que nesse caso são acelerados na direção do primeiro de uma série de *dinodos* polarizados a +90 V em relação ao cátodo. Os elétrons incidem sobre o dínodo, causando a emissão de uma série de outros elétrons, que são então acelerados na direção de outro dinodo polarizado a +90 V em relação ao primeiro dinodo. O processo continua até que toda essa cascata de elétrons é finalmente coletada no eletrodo coletor. Nesse processo, conhecido como *efeito cascata*, de 10^6 a 10^7 elétrons são coletados para cada fóton que entra no tubo.

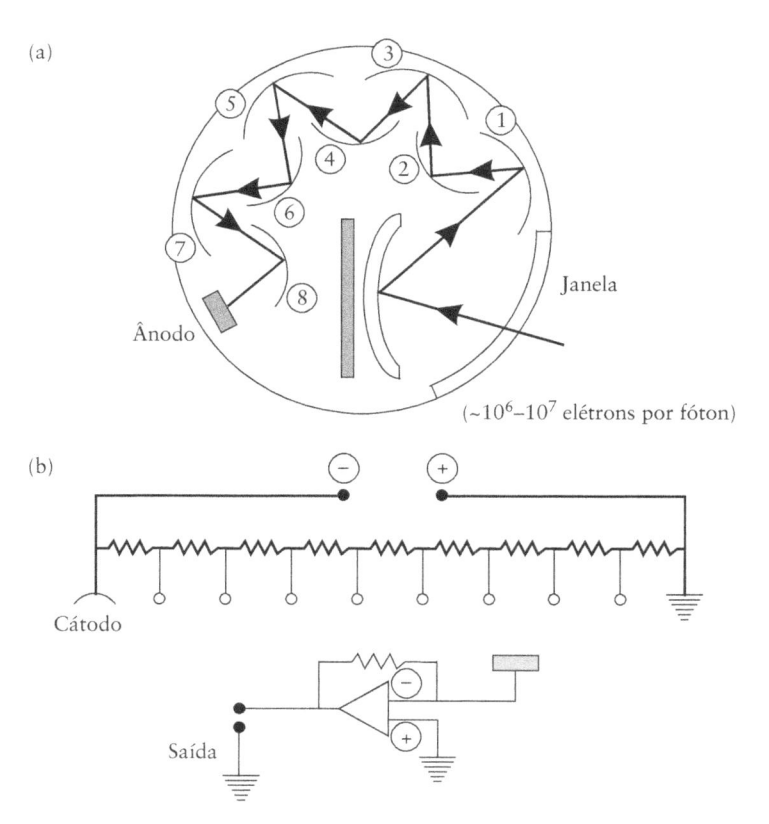

Figura 5.10
(a) Fotomultiplicador e
(b) circuito associado.

5.8.3 Fotodiodos de silício

Fotodiodos são feitos de silício especialmente construído, cuja condutividade pode ser modulada por luz UV ou visível. O silício, um elemento do Grupo 14, é um semicondutor, e como tal sua condutividade é menor que a de um metal, porém maior que a de um isolante. Cada átomo de silício forma ligações covalentes com quatro outros átomos adjacentes no interior de uma superestrutura reticular. A agitação térmica na temperatura ambiente permite que ocasionalmente um elétron deixe um átomo de silício e se movimente no interior do retículo. A posição não ocupada é conhecida como *lacuna (ou buraco)*, que efetivamente representa uma carga positiva. A condução ocorre pelo movimento de elétrons e lacuna em direções opostas. A condutividade pode ser consideravelmente aumentada pela adição de pequenas quantidades de elementos do Grupo 13 ou do Grupo 15. A adição de elementos do Grupo 13 produz semicondutores do tipo p, que apresentam uma grande quantidade de lacunas. A adição de elementos do Grupo 15 produz semicondutores do tipo n, ricos em elétrons.

Quando se junta um pedaço de silício do tipo n com um pedaço de silício do tipo p, forma-se um diodo de *junção* **p–n**. Essas junções p–n conduzem eletricidade se forem polarizadas em uma única direção (*polarização direta*), mas bloqueiam a passagem de corrente se forem *polarizadas reversamente*. A polarização direta de uma junção p–n envolve a polarização negativa da região *n* e a polarização positiva da região p. Um excesso de elétrons é disponibilizado pelo semicondutor do tipo n. De modo semelhante, os elétrons são arrancados do semicondutor do tipo p, criando mais lacunas nessa região. Lacunas e elétrons se neutralizam nas imediações da junção p–n e a condução é permitida à medida que mais elétrons e lacunas são efetivamente disponibilizados. Diferentemente, se o diodo da junção p–n apresenta uma polarização reversa, então tanto lacunas quanto elétrons se afastam da região da junção p–n para formar a assim chamada *região de depleção*, que agora torna-se não condutora. Nesse arranjo, o diodo p–n impede a passagem da corrente.

Fotodiodos de silício são diodos de junção p–n especialmente adaptados com janelas opticamente transparentes para permitir a iluminação da região da junção p–n por luz UV ou visível. Fótons que atravessam a janela e são absorvidos nas imediações da junção p–n podem, se tiverem energia suficiente, causar a excitação de elétrons, formando lacunas e elétrons livres (Figura 5.11). A geração de elétrons e lacunas na região de depleção causa um significativo aumento na condutividade do diodo, que é usado para medir a intensidade da radiação incidente.

5.8.4 Células fotovoltaicas

Célula fotovoltaica é o tipo mais simples e menos sensível de célula usada para a detecção de luz visível. São insensíveis à radiação UV, e portanto não podem ser utilizadas para a detecção de luz UV. Células fotovoltaicas tam-

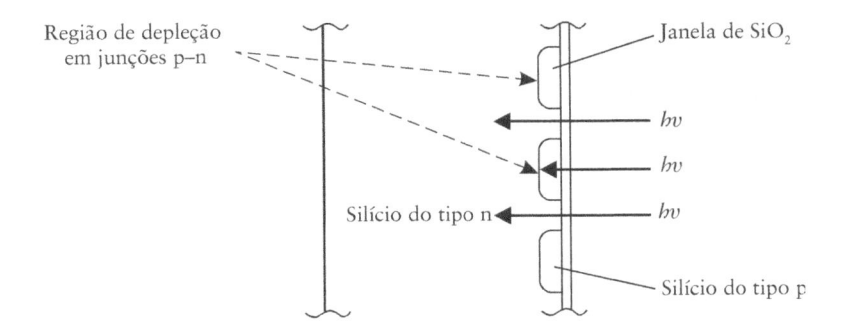

Figura 5.11 Esquema de um fotodiodo de silício.

bém sofrem de fadiga, isto é, sua resposta diminui com iluminação constante. Apesar dessas desvantagens, essas células são utilizadas em instrumentos mais simples por causa de sua simplicidade e por não necessitar de fonte externa de energia.

A maioria das células fotovoltaicas consiste em um eletrodo de cobre ou ferro coberto com um material semicondutor, como óxido de cobre (I) ou selênio, que, por sua vez, é recoberto com um filme de ouro, prata ou chumbo suficientemente fino para ser opticamente transparente. O filme metálico é polarizado com relação ao eletrodo de cobre ou de ferro e atua como janela óptica e também como um segundo eletrodo. A luz que chega ao semicondutor causa a formação de elétrons e lacunas que se afastam entre si na direção dos dois eletrodos. Se os eletrodos estiverem conectados a um circuito de baixa resistência, a corrente que flui pode estar relacionada à intensidade da luz incidente.

5.9 Espectrômetros, espectrofotômetros e células UV-visível

Geralmente há alguma confusão quanto à diferença entre espectrômetro e espectrofotômetro.

Espectrômetro é um monocromador equipado com uma fenda fixa no plano focal. O espectrômetro equipado com um fototransdutor é chamado de *espectrofotômetro*. Já um espectrofotômetro capaz de medir a absorbância ao longo de um intervalo de comprimentos de onda, variando de forma linear o comprimento de onda incidente, é conhecido como *espectrofotômetro de varredura*.

5.9.1 Espectrofotômetros de feixe único

Como o próprio nome sugere, os *espectrofotômetros de feixe único* utilizam um único feixe de luz para irradiar a cubeta mostrada no esquema da Figura 5.12. A luz incide sobre a amostra e um fototransdutor monitora a

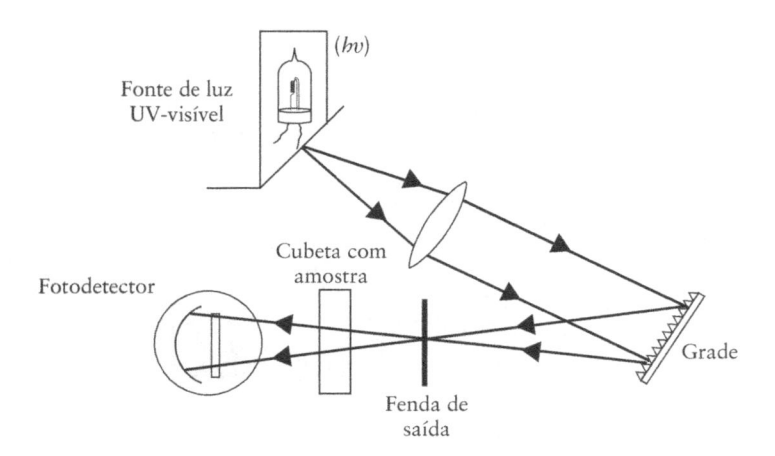

Figura 5.12 Esquema de um espectrofotômetro de feixe único.

radiação transmitida quando ela emerge da amostra. Há um problema com esse arranjo simples porém, que deve ser considerado. A cubeta e o solvente onde a amostra é dissolvida absorvem, ambos, radiação em cada comprimento de onda em extensão finita. O que desejamos registrar é o espectro de absorbância do analito e não o espectro superposto ao fundo. Para instrumentos desse tipo é preciso fazer a medida de um *espectro de linha-base*. Geralmente, o espectro da linha-base é registrado colocando-se uma cubeta com o solvente apropriado (sem o analito) no espectrofotômetro. O espectro da linha-base é então subtraído de todos os espectros subseqüentes para amostras que contêm o analito. O espectro agora produzido corresponde à absorção unicamente do analito, sendo às vezes conhecido como *espectro normalizado*. A maioria dos espectrofotômetros modernos, no entanto, armazena linhas-base na memória de um computador e executa essa função eletronicamente.

5.9.2 Espectrofotômetros de duplo feixe

Os espectrofotômetros de duplo feixe, conforme mostra o esquema da Figura 5.13, utilizam dois feixes de luz de igual intensidade e mais dois fotomultiplicadores para registrar e subtrair as linhas-base dos espectros. Um dos feixes de luz irradia a cubeta que contém o analito; o outro irradia uma cubeta que contém apenas o solvente apropriado. Na verdade, dois espectros são registrados simultaneamente à medida que o comprimento de onda da luz é varrido no intervalo desejado. O espectro da linha-base é então subtraído do espectro que corresponde à amostra do analito, e assim é obtido um espectro UV-visível normalizado.

Várias pressuposições devem ser feitas quando adotamos esse método. Primeiro, os dois feixes de luz devem ser exatamente da mesma intensidade. Segundo, as duas cubetas devem possuir exatamente a mesma absortividade e, por essa razão, precisam ser da mesma fabricação e mesmo tipo. Terceiro, o solvente deve ser exatamente o mesmo nas duas cubetas.

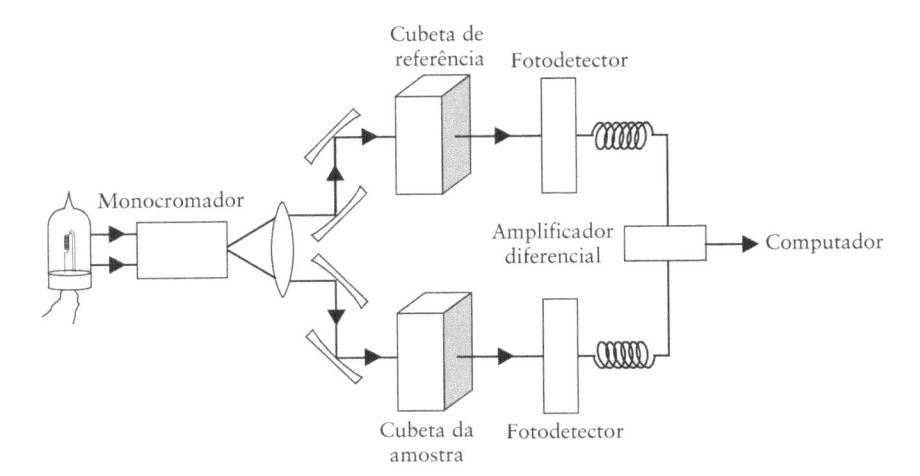

Figura 5.13 Esquema de um espectrofotômetro de duplo feixe.

Finalmente, é preciso supor que os fototransdutores tenham exatamente a mesma sensibilidade.

5.9.3 O uso de cubetas para UV-visível

Amostras com o analito são colocadas em uma cubeta óptica transparente, cujo volume é de alguns poucos centímetros cúbicos. A cubeta geralmente apresenta uma área interna de 1 cm × 1 cm, o que dá um caminho óptico de 1 cm, embora seja possível adquirir cubetas de diferentes dimensões para aplicações específicas. A altura é de vários centímetros, permitindo fácil inserção e remoção do espectrofotômetro.

A cubeta costuma apresentar dois lados opticamente transparentes e dois lados opticamente opacos. As faces opacas permitem o manuseio sem precisar tocar nas faces transparentes que são atravessadas pelo feixe óptico.

Impressões digitais, gordura ou qualquer outro contaminante podem causar grande interferência no espectro obtido, portanto é imprescindível manter bem limpas as faces opticamente transparentes da cubeta. Por essa razão, as cubetas devem sempre ser polidas com um pedaço de papel para limpar lentes toda vez que forem manuseadas.

Por razões semelhantes, é muito importante, em um espectro obtido em espectrofotômetro de duplo feixe, utilizar cubetas ópticas iguais. As propriedades ópticas dessas cubetas podem ser verificadas registrando-se um espectro da linha-base para as duas cubetas colocadas nos caminhos de cada um dos feixes. Se as cubetas forem iguais e contiverem apenas solvente, o que se tem é um espectro do branco, ou seja, de absorbância constante $A = 0$.

As cubetas costumam ser feitas de um destes três materiais:

1. plásticos opticamente transparentes;
2. vidro de grau óptico;
3. sílica fundida e quartzo.

Plásticos opticamente transparentes

Para muitos objetivos, uma cubeta de plástico opticamente transparente é suficiente para medir um espectro visível no intervalo de comprimento de onda entre ~480 nm e 900 nm. Além desses limites, a cubeta poderá absorver radiação em um nível significativo, e portanto não deve ser usada. As propriedades ópticas precisas da cubeta podem variar de um fabricante para outro, embora a informação sobre os limites deva ser fornecida com a cubeta. Das cubetas que podem ser usadas para determinações na região do visível, as de plástico são as menos dispendiosas, apesar do cuidado que deve ser tomado, já que elas podem ser facilmente riscadas, o que as torna inadequadas para o uso.

Cubetas de vidro opticamente transparente

Muitos vidros possuem uma amplitude de comprimentos de onda opticamente transparentes pouco maior que a dos plásticos ópticos, entre ~400 nm e 900 nm. E o vidro tem a vantagem adicional de ser bem mais resistente a riscamentos.

Cubetas de sílica fundida e de quartzo

Essas cubetas oferecem as melhores propriedades ópticas disponíveis e permitem a obtenção de espectros no UV e no visível ao longo de toda a amplitude permitida pelos instrumentos modernos (aproximadamente 190 nm a 750 nm). Infelizmente, cubetas de sílica fundida e de quartzo são bem mais caras que as de vidro, e seu uso é reservado principalmente a situações em que a região UV do espectro precisa ser registrada (isto é, 190 nm a 400 nm).

5.10 Medidas qualitativas de UV-visível

5.10.1 Aplicações qualitativas da espectroscopia UV-visível

A comparação dos espectros UV-visível das duas estruturas da fenolftaleína facilmente nos permitiria deduzir se a molécula está na forma protonada ou desprotonada. Fica claro, portanto, que a espectroscopia UV-visível pode servir tanto para *identificar a presença* de determinada espécie molecular quanto como uma técnica de "impressão digital" analítica.

Amostras com analitos, no entanto, raramente contêm uma única espécie absorvente. O espectro UV-visível de amostras reais geralmente é a soma de vários espectros de absorção molecular, e a absorção em um comprimento de onda específico será igual à soma das absorções individuais de cada componente da solução. Para soluções simples, geralmente é possível identificar a presença de solutos individuais nos valores máximos de comprimento de onda de diferentes bandas de absorção, embora se deva observar que a identificação de compostos precisa ser confirmada por espectroscopia no infravermelho (IV), ressonância magnética nuclear (RMN) ou por dados de ponto de fusão.

5.10.2 O efeito de diferentes cromóforos orgânicos

Grupos orgânicos que atuam como cromóforos possuem elétrons que podem ser facilmente excitados e, portanto, promovidos a níveis mais altos de energia por meio de absorção de luz nas regiões do UV ou do visível. Cromóforos orgânicos geralmente contêm uma ou mais duplas ou triplas ligações e/ou um anel aromático. Muitos cromóforos absorvem radiação em um intervalo de comprimento de onda igual ou maior do que 20 nm, o que pode gerar uma sobreposição de uma ou mais bandas de absorção. A região exata em que ocorre a absorção depende das propriedades receptoras/doadoras de elétrons do restante da molécula, portanto é impossível identificar com certeza a presença de um grupo específico, como acontece na espectroscopia IV (veja o Capítulo 12).

Alguns exemplos de cromóforos muito comuns aparecem na Tabela 5.1.

Tabela 5.1 Exemplos de absorção no UV ou no visível para vários grupos funcionais orgânicos que atuam como cromóforos.

Cromóforo	Grupos funcionais	Valores de $\lambda_{máx}$ (nm)
Alceno	–CH=CH–	175-185
Alcino	–C≡C–	175-195 e 220-230
Aminas	–NH$_2$	195-200
Carbonila	–CH=O	186 e 280
Nitro	R–NO$_2$ (nitroalcanos)	280
Nitroso	(nitrosaminas)	300 e 665
Aromático	(Benzeno)	200

5.10.3 Absorção de luz UV e visível por compostos inorgânicos

Muitos compostos inorgânicos absorvem radiação UV e/ou visível e apresentam espectros de absorção com bandas largas e que freqüentemente se sobrepõem.

Compostos das duas primeiras séries de transição estão entre os compostos inorgânicos mais intensamente coloridos. A absorção desses compostos envolve transições eletrônicas entre orbitais d não preenchidos e orbitais d preenchidos, e portanto o comprimento de onda em que ocorre a absorção depende do número atômico, do estado de oxidação do metal e do ligante ao qual ele está ligado. O estudo detalhado da química da cor de compostos inorgânicos está além do objetivo deste livro, embora ao leitor interessado sejam indicadas outras obras.

5.10.4 Processos de transferência de carga em absorção de luz UV e visível

Muitos compostos inorgânicos e orgânicos absorvem radiação UV ou visível devido a processos de transferência de carga, sendo conhecidos como *complexos de transferência de carga*. Os valores de $\varepsilon_{máx}$ encontram-se freqüentemente na ordem de $10\,000 \text{ dm}^3 \text{ mol}^{-1} \text{ cm}^{-1}$ ou mais, o que torna os compostos intensamente coloridos e fáceis de quantificar mesmo em concentrações muito baixas.

Um complexo de transferência de carga contém um grupo doador de elétron junto com um grupo receptor. Quando ocorre a absorção de luz, um elétron é transferido de um orbital associado ao grupo doador para um orbital associado ao grupo receptor. Esse comportamento contrasta com a absorção dos cromóforos orgânicos, nos quais os elétrons estão associados a orbitais moleculares *compartilhados*.

Em muitos exemplos, íons metálicos atuam como receptores de elétrons. Um dos casos mais comuns desse tipo de absorção é o permanganato de potássio, $KMnO_4$, que apresenta uma cor púrpura em solução aquosa.

5.10.5 Os diferentes solventes e seus efeitos

A grande maioria das análises de UV ou visível exige que o analito seja dissolvido em um solvente. É claro que o solvente deve, antes de tudo, solvatar o analito, para que este se distribua de modo homogêneo na trajetória do feixe de radiação incidente. Geralmente, a água é o solvente escolhido; no entanto, muitos compostos orgânicos requerem um solvente aprótico, como a acetronitrila ou a dimetilformamida (DMF).

É preciso lembrar que a luz deve atravessar o próprio solvente (isto é, deve ser transmitida), embora os solventes nunca sejam totalmente transparentes em termos ópticos, e em todos os casos apresentam suas próprias

> Solvente aprótico é aquele que não gera prótons quando suas moléculas se dissociam. Os solventes apróticos são, quase sempre, solventes orgânicos. A dimetilformamida (DMF) é um exemplo.

absorções. Assim, é extremamente importante escolher um solvente que permita uma transmissão ótima da luz ao longo da região do espectro que interessa ao analítico. A água e muitos outros solventes orgânicos parecem ser incolores, no entanto apresentam espectros de absorção significativos na região do UV, à qual, obviamente, nossos olhos são insensíveis. Na prática, é à medida que nos aproximamos da região do UV que muitos dos solventes mais utilizados começam a absorver significativamente. Sendo assim, a escolha do solvente é extremamente importante quando se trabalha com espectros de absorção em torno de 250 nm.

Nas Tabelas 5.2 e 5.3 podemos ver, respectivamente, uma lista dos solventes polares e apolares mais utilizados.

É fundamental o uso de solventes de alta pureza (de preferência grau HPLC — ou seja, para cromatografia líquida de alto desempenho), já que muitos solventes de grau técnico como etanol e hexano contêm contaminantes como, por exemplo, benzeno, que absorvem em comprimentos de onda abaixo de 280 nm.

Por mais adequado que seja o solvente escolhido (e por melhor que seja sua pureza), não se pode esquecer que o solvente sempre apresentará uma absorção finita, que deve ser identificada em todos os casos. Um espectro do branco do solvente deve ser registrado como uma linha-base que pode ser subtraída de todos os espectros subseqüentes; ou então, no caso de um espectrofotômetro de duplo feixe, pode-se usar duas cubetas ao mesmo tempo, uma com o solvente e a outra com o analito (veja a Seção 5.9).

Tabela 5.2 Solventes polares.

Solvente	O menor comprimento de onda, acima do qual não se deve usar o solvente para análise (nm)
Água	200
Etanol	220
Éter dietílico	210
Acetonitrila	185

Tabela 5.3 Solventes apolares.

Solvente	O menor comprimento de onda, acima do qual não se deve usar o solvente para análise (nm)
Hexano	200
Ciclo-hexano	200
Benzeno	280
Tetracloreto de carbono	260
Dioxano	320

5.11 Análises de complexação baseadas na cor

Muitos íons de metais de transição formam complexos intensamente coloridos. A cor pode ser explorada como base para determinações espectrofotométricas simples e altamente específicas. Por exemplo, soluções aquosas de ferro (II) reagem com *orto*-fenantrolina (1,10-fenantrolina) e formam um complexo vermelho-alaranjado de fácil determinação espectrofotométrica quantitativa. O coeficiente de extinção para esse complexo é $\sim 1,08 \times 10^4$ mol dm^{-3} cm^{-1}.

A *orto*-fenantrolina aquosa atua como base fraca e se dissocia na presença de um ácido para formar íons fenantrolino, PhenH$^+$ (Equação (5.7)). Em pH 3,5 ou menos, os íons fenantrolino reagem quantitativamente com o Fe^{2+} para formar o complexo Fe(Phen)$_3^{2+}$.

$$Fe^{2+} + 3PhenH^+ \rightarrow Fe(Phen)_3^{2+} + 3H^+ \quad (5.7)$$

O conteúdo de ferro em soluções aquosas pode ser determinado pela adição de excesso de um agente redutor, tais como hidroquinona ou hidroxilamina. O agente redutor garante que todo o ferro permanecerá no estado de oxidação +2, e portanto estará pronto para se complexar com o íon PhenH$^+$.

O complexo Fe(Phen)$_3^{2+}$ apresenta um máximo de absorção ($\lambda_{máx}$) bem definido em aproximadamente 508 nm. A absorção de uma série de soluções padronizadas de ferro deve então ser determinada em concentrações correspondentes a absorbâncias em torno de 0,1–1. Pode-se então construir uma curva de calibração que permita determinar a concentração de ferro em uma amostra aquosa desconhecida.

> Para uma descrição do método de determinação do conteúdo de ferro em uma amostra desconhecida, veja o Quadro na página 136.

5.12 Deslocamentos batocrômicos e hipsocrômicos

Se o $\lambda_{máx}$ de um analito se sobrepõe aos espectros de absorção de quaisquer dos reagentes e/ou de outras espécies químicas que possam estar presentes em amostras reais, então a determinação espectrofotométrica quantitativa certamente será complicada. Uma forma de resolver o problema seria reagir o complexo com outro reagente para formar um *novo* complexo, com um $\lambda_{máx}$ suficientemente distante das bandas de absorção de quaisquer reagentes e/ou analitos interferentes.

Um deslocamento no $\lambda_{máx}$ para um comprimento de onda maior é conhecido como **deslocamento batocrômico**.

Um deslocamento no $\lambda_{máx}$ para um comprimento de onda menor é conhecido como **deslocamento hipsocrômico**.

Para entender como isso funciona na prática, precisamos levar em consideração alguns exemplos:

Soluções aquosas que contêm estanho podem ser determinadas espectrofotometricamente por meio de deslocamento batocrômico. O estanho

Metodologia prática para determinação do ferro em uma amostra desconhecida

Primeiro, preparam-se soluções padronizadas de Fe^{2+}, hidrocloreto de hidroxilamina, *orto*-fenantrolina e acetato de sódio.

Solução de Fe^{2+}: Pese com acurácia e dissolva aproximadamente 0,07 g de $Fe(NH_4)_2(SO_4)_2 \cdot 6H_2O$ em um balão volumétrico de 1 dm^3. Adicione 2 cm^3 de H_2SO_4 concentrado e dilua até a marca do balão com água desionizada.

Solução de hidrocloreto de hidroxilamina: Dissolva 10 g de $H_2NOH \cdot HCl$ em 100 cm^3 de água desionizada.

Solução de orto-fenantrolina: Dissolva 1,0 g de monohidrato de *orto*-fenantrolina em 1 dm^3 de água; *essa solução deve ser recém-preparada (validade de um dia)*.

Acetato de sódio: Dissolva 166 g de $NaOAc \cdot 3H_2O$ em 1 dm^3 de água desionizada.

Procedimento

É preciso preparar uma série de soluções padronizadas de ferro II (de quatro a cinco serão suficientes aqui) com o estoque disponível de solução de Fe. Pode-se fazê-lo introduzindo 1 cm^3 da hidroxilamina, 10 cm^3 do acetato de sódio e 10 cm^3 da *orto*-fenantrolina em cada um dos balões. Soluções de ferro (5, 10, 15, 20 cm^3, ...) devem ser adicionadas a cada um dos balões e completadas com água até acertar o menisco. Uma solução do branco também deve ser preparada sem o ferro, mas contendo cada um dos reagentes, isto é, acetato de sódio, *orto*-fenantrolina e hidrocloreto de hidroxilamina.

Já dissemos que o comprimento de onda de máxima absorção ($\lambda_{máx}$) ocorre em 508 nm. Um espectro UV-visível deve, porém, ser registrado entre 460 nm e 560 nm (± 50 nm em relação ao $\lambda_{máx}$ esperado) para determinar com a maior acurácia possível o $\lambda_{máx}$ (de acordo com o aparelho que será utilizado para a análise). Assim você estará: (a) assegurando que o procedimento experimental fornecerá resultados que, em grande parte, estarão de acordo com a literatura; e (b) assegurando a maximização da sensibilidade analítica do seu próprio aparato experimental.

As absorções encontradas para cada uma das amostras poderão então ser registradas em gráfico na forma de uma curva de calibração, que deve seguir a lei de Beer–Lambert (isto é, ajustar-se a uma reta). A absorção da amostra desconhecida pode ser lida em função da concentração correspondente. Se a absorção da amostra desconhecida estiver além da região do gráfico de absorção, a amostra deverá ser diluída por um fator conhecido (por exemplo, diluir 2 ou 10 vezes), trazendo assim a absorção da amostra para dentro da região determinada experimentalmente. A concentração da amostra desconhecida é dada simplesmente multiplicando-se pelo fator apropriado a concentração fornecida pela curva de calibração. A diluição de amostras conhecidas até obter valores de absorção que estejam dentro da região de calibração é importante, já que geralmente são observados desvios da lei de Beer–Lambert, conforme veremos no Capítulo 6.

(IV) pode ser complexado com o corante violeta de catecol. O complexo violeta de catecol-estanho apresenta uma forte absorção em $\lambda_{máx}$ 555 nm. Infelizmente, o violeta de catecol também absorve radiação em quantidade significativa nesse comprimento de onda. Uma vez que o violeta de catecol tem que ser adicionado em excesso para garantir a complexação completa do estanho, e o complexo de estanho-violeta de catecol não pode ser facilmente separado do violeta de catecol em excesso, não é possível uma determinação espectrofotométrica quantitativa do complexo.

Contudo, pode-se em seguida fazer uma reação do complexo de estanho-violeta de catecol com outro ligante, o brometo de cetiltrimetilamônio (CTAB). O CTAB não apresenta nenhuma absorção máxima na região de comprimento de onda entre 400 nm e 700 nm. Dessa forma, tem-se então um complexo de estanho-violeta de catecol-CTAB, que desloca a absorção máxima para 662 nm. A adição do ligante CTAB ao complexo também acrescentou um novo máximo de absorção, que agora permite a determina-

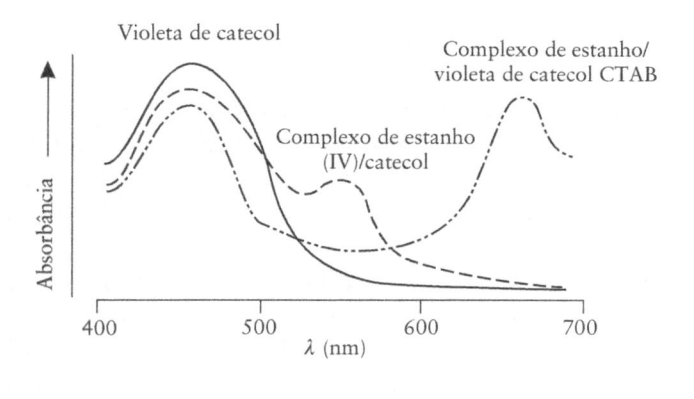

Figura 5.14 Deslocamento batocrômico — mostrando a mudança de absorbância para comprimento de onda maior.

Figura 5.15 Deslocamento hipsocrômico — a absorbância ($\lambda_{máx}$) da anilina se desloca para um comprimento de onda menor à medida que diminui o pH.

ção quantitativa do estanho na presença dos reagentes violeta de catecol e CTAB (Figura 5.14).

Uma solução aquosa de anilina é um bom exemplo de deslocamento hipsocrômico. Em soluções básicas, a anilina permanece na forma neutra e apresenta $\lambda_{máx}$ em 280 nm. À medida que diminui o pH, o $\lambda_{máx}$ é deslocado para 254 nm (Figura 5.15).

5.13 Introdução à fluorescência e às determinações fluorimétricas

Até agora consideramos como as moléculas absorvem radiação UV e visível pela excitação de seus elétrons de valência. Os elétrons em estado excitado são energeticamente menos estáveis do que no estado fundamental, e, em algum momento, deverá ocorrer sua relaxação. Com a relaxação, parte da, ou toda a, energia ganha pela captura de fótons na absorção de luz é liberada, e isso geralmente ocorre com dissipação de calor. Em alguns casos, porém, parte desse excesso de energia é dissipada pela emissão de um fóton, isto é, emissão de luz.

Reações fluorescentes podem ser muito úteis para o químico analítico, já que a emissão de radiação fluorescente é altamente específica para cada composto. A intensidade da radiação fluorescente poderá, além do mais, estar diretamente relacionada à concentração do analito. Na realidade, muito poucos compostos apresentam fluorescência. Várias espécies podem, no entanto, fluorescer quando o composto é associado ou "marcado" com

> A emissão de fótons (luz) como resultado de um processo de relaxação eletrônica é conhecida como fluorescência.

uma molécula que fluoresce. Veremos esse método de "marcação fluorescente" no Capítulo 6.

Vejamos mais detalhadamente como os fótons são emitidos por fluorescência. A energia conferida aos fótons da radiação fluorescente é derivada dos fótons originalmente capturados pela molécula fluorescente. Como já vimos, parte do excesso da energia de excitação liberada por um processo de relaxação eletrônica é dissipada na forma de calor, e a energia restante é liberada pela emissão de um fóton. Sendo assim, a energia dos fótons emitidos será menor que a energia dos fótons absorvidos, e como a energia é proporcional à freqüência, a freqüência da radiação emitida será menor que a da radiação absorvida. Se a freqüência da radiação emitida for menor que a da radiação absorvida, então a radiação fluorescente deve ter comprimento de onda maior que a da radiação originalmente absorvida.

A intensidade ou potência da radiação fluorescente, P_f, será proporcional à quantidade ou intensidade da luz absorvida. A intensidade da radiação absorvida pode ser dada por $(P_0 - P)$, em que P_0 é a potência da radiação incidente e P é a potência da radiação que não foi absorvida — ou, em outras palavras, que é transmitida. Apenas alguns fótons absorvidos gerarão a emissão de fótons fluorescentes, já que muitas relaxações eletrônicas ocorrem unicamente como resultado de colisões moleculares e da dissipação de energia na forma de calor. A *eficiência quântica*, ϕ, é uma constante de proporcionalidade que descreve a proporção de fótons incidentes absorvidos que gera a emissão de fótons fluorescentes.

Para medir a intensidade da fluorescência emitida, é preciso colocar um detector que monitorará os fótons emitidos pela espécie fluorescente. O detector só pode detectar a radiação que entra e, portanto, monitora apenas a luz que é emitida, em uma única direção, da amostra que contém o analito. Fótons, no entanto, são emitidos em todas as direções (isto é, 360°), e, portanto, é necessário incluir um outro fator de proporcionalidade, de modo que possamos fazer uma estimativa quantitativa da fluorescência total de saída. Esse fator, k', é conhecido como *fator geométrico*. Na prática, o detector de fluorescência geralmente é colocado em um ângulo de 90° (Figura 5.16) em relação ao feixe de radiação incidente, ajudando assim a evitar qualquer interferência com as fontes de luz incidente ou transmitida, mesmo que a radiação fluorescente seja de comprimento de onda diferente e seja monitorada por meio de um monocromador associado a um detector.

Podemos agora relacionar a potência da fluorescência de saída, P_f, com esses outros parâmetros (Equação (5.8)):

$$P_f = \phi k' (P_0 - P) \qquad (5.8)$$

A luz incidente absorvida $(P_0 - P)$ está relacionada à concentração das espécies absorventes, e, se isso for levado em conta, poderemos descrever a potência da fluorescência de saída de acordo com

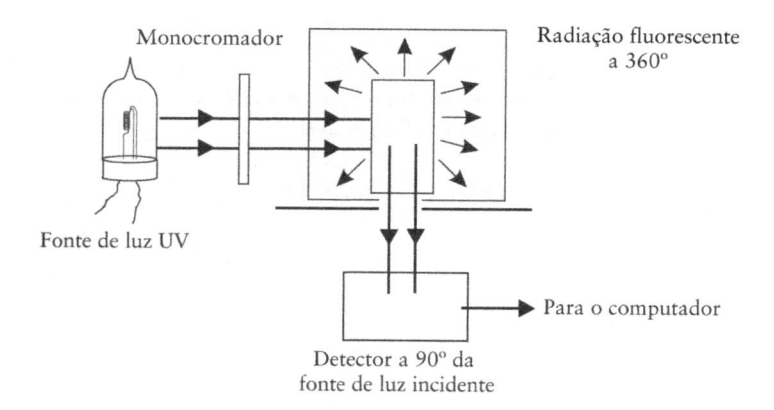

$$P_f = \phi k' P_0 (1 - e^{-\varepsilon cl}) \qquad (5.9)$$

Se expandirmos o termo exponencial para permitir a substituição e expressão de P_f em termos de $\log_{10}$, podemos estimar que

$$P_f = \phi k' \times 2{,}303 \varepsilon cl \qquad (5.10)$$

A Equação (5.10) é uma aproximação, pois supõe que a absorbância é pequena. Na prática, essa equação geralmente é considerada válida contanto que εcl (isto é, a absorbância) seja $<0{,}05$, e nesse caso o erro será $<5\%$.

Exemplo prático 5.1

O quinino é uma molécula naturalmente fluorescente encontrada em refrigerantes como a água tônica. O conteúdo de quinino em uma bebida pode ser determinado como uma simples demonstração de análise fluorimétrica.

Método
Prepare as seguintes soluções:
(a) 2 dm³ de solução de H_2SO_4 0,05 M.
(b) Sulfato de quinino padronizado a 1 ppm. Prepare-o pesando 0,1 g de sulfato de quinino (dentro do intervalo de 0,5 mg), que deverá então ser dissolvido volumetricamente em 1 dm³ de H_2SO_4 0,05 M. Em seguida, transfira 10 cm³ dessa solução para outro balão de 1 dm³ e dilua com H_2SO_4 0,05 M até acertar o menisco. Essa última solução contém agora quinino a 1 ppm. Para não sofrer fotooxidação, deve ser preparada antes de cada mensuração e mantida sob refrigeração, ao abrigo da luz.

O quinino fluoresce com um máximo de emissão em aproximadamente 450 nm; portanto, a emissão do fluorímetro deve ser ajustada para esse comprimento de onda, ou um valor próximo deste. Constrói-se a curva de calibração após a análise de uma série de amostras padronizadas, que são preparadas diluindo-se 10, 8, 6, 4 e 2 cm³ da solução de estoque (1 ppm dm⁻³) a 1 dm³ com H_2SO_4 0,05 M.

A amostra desconhecida poderá então ser analisada após diluição com H_2SO_4 0,05 M, para que a leitura fluorimétrica esteja dentro da região da curva de calibração.

EXEMPLO 5.5 O quinino fluoresce com um máximo de emissão em 450 nm. Uma série de amostras de quinino foram preparadas em concentrações conhecidas e a fluorescência foi registrada na tabela abaixo:

Concentração do quinino (ppm)	Fluorescência (unidades arbitrárias)
0,0	0,10
0,2	0,21
0,4	0,32
0,6	0,40
0,8	0,51
1,0	0,62

Considerando que uma amostra desconhecida apresenta fluorescência de 0,37, faça uma estimativa da concentração do quinino na amostra.

Método

Calcule o gradiente m pelo método dos quadrados mínimos e depois use a equação $y = mx + c$ para calcular a fluorescência.

Pelo método dos quadrados mínimos, a equação para uma reta é

$$m = 0,5114$$
$$\bar{y} = 0,36, \bar{x} = 0,5 \text{ e } c = 0,104$$

portanto, substituindo um valor para uma fluorescência de 0,37 em $y = mx + c$:

$$0,5114x + 0,104 = 0,37$$
$$0,5114x = 0,266$$

Assim, x (desconhecida) $= 0,52$ ppm de quinino

Para fazermos uma determinação fluorimétrica, geralmente devemos calcular: (a) o $\lambda_{máx}$ correspondente às bandas de absorção do composto; e (b) o $\lambda_{máx}$ do espectro de emissão fluorescente. Na prática, localizar o $\lambda_{máx}$ exato da emissão fluorimétrica não é tão fundamental, já que as emissões fluorimétricas ocorrem ao longo de um intervalo maior de comprimento de onda que os espectros de absorção. Isso já é esperado, pois a luz emitida pode ser considerada a energia residual que não é perdida em conseqüência de colisão molecular e subseqüente dissipação térmica. Os elétrons podem passar para um estado de relaxação em várias etapas separadas (mas quantizadas), de modo que as bandas do espectro de emissão fluorescente tendem a abranger algumas dezenas de nanômetros. A maioria dos espectrofotômetros modernos permite uma variação contínua tanto do comprimento de onda da radiação incidente quanto dos comprimentos de onda da detecção fluorimétrica, embora alguns instrumentos mais simples necessitem da troca dos filtros de interferência (que normalmente são fornecidos em incrementos de 10 nm ou 20 nm), no caso de alteração do comprimento de onda da fluorescência.

5.13.1 Supressão da fluorescência

Supressão da fluorescência é o termo usado para descrever o processo que impede a fluorescência molecular. Já vimos que a fluorescência ocorre quando a relaxação de elétrons excitados gera a emissão de fótons (luz) em comprimentos de onda maiores que os da luz incidente. Esse processo é acompanhado de dissipação de calor devido a colisões moleculares. Sendo assim, se mais energia for liberada como resultado de colisões moleculares, menos energia estará disponível para emissão na forma de fótons ou luz. Esse é o processo que está por trás da supressão da fluorescência. Quanto mais colisões moleculares ocorrem na mistura fluorescente, menos fluorescência haverá. Qualquer processo que aumenta a freqüência em que ocorrem as colisões moleculares vai, portanto, suprimir a fluorescência.

A maioria das reações fluorescentes ocorre em solução, caso em que as colisões moleculares entre a molécula fluorescente e: (a) outras moléculas fluorescentes; (b) as moléculas do solvente; e/ou (c) quaisquer outros solutos, servirão todas para suprimir a fluorescência até certo ponto.

O movimento browniano sempre estará presente e, novamente, qualquer fator que aumenta esse movimento e/ou a difusão das moléculas do solvente/soluto aumentará a freqüência das colisões moleculares e, assim, aumentar a supressão da reação de fluorescência.

Íons e/ou outros solutos podem ser adicionados à mistura para atuar como agentes supressores; moléculas maiores estarão envolvidas com um número maior de colisões moleculares do que solutos menores. Sendo assim, por exemplo, K^+ agirá como um agente supressor mais eficaz que Na^+.

5.14 Polarimetria e rotações ópticas

Muitos compostos inorgânicos e orgânicos possuem a capacidade de *fazer girar o plano* de uma fonte de radiação polarizada. Materiais que apresentam esse comportamento são chamados de **opticamente ativos**. Entre os mais conhecidos estão, por exemplo, o quartzo, bem como açúcares mono e dissacarídeos como a glicose. Se um observador olhar na direção da fonte de luz e a luz for girada para a direita (no sentido horário), então se diz que a direção da rotação é *dextro-* ou (+) **rotatória**. Inversamente, se a direção da rotação for para a esquerda (sentido anti-horário), então se diz que a direção da rotação é *levo-* ou (−) **rotatória**.

A extensão da rotação depende do *número* de átomos ou moléculas na trajetória da fonte de luz e, portanto, da concentração de uma solução (c) e da trajetória (l). O grau de rotação também depende do comprimento de onda da radiação (λ) e da temperatura (t).

A **rotação específica**, $[\alpha]^t$, é definida como a extensão da rotação em graus de um plano de luz polarizada, α, em um comprimento de onda espe-

Nota: Por razões históricas, o caminho da cubeta é dado em dm, e não em m, e a concentração em g cm^{-3}, e não em mol dm^{-3}.

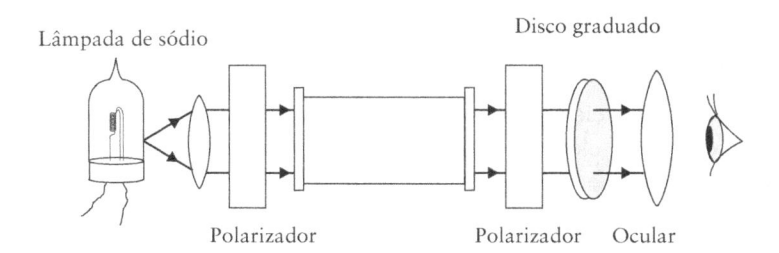

Figura 5.17 Esquema de um polarímetro simples.

cífico através de uma trajetória de 1 dm (10 cm) em uma solução de concentração c (expressa em g cm^{-3}), em uma temperatura t (Equação (5.11)):

$$[\alpha]^t = \frac{\alpha}{lc} \qquad (5.11)$$

Uma lâmpada de vapor de sódio geralmente é escolhida como fonte de radiação, com uma emissão de 589,3 nm, correspondendo à linha D da emissão do sódio.

Para mais informações sobre linhas de emissão atômica, veja o Capítulo 7.

Na maioria das vezes, a rotação óptica é medida por um *polarímetro automático*, cujo esquema simplificado aparece na Figura 5.17. A luz deve ser: (a) monocromática; (b) polarizada; e (c) focalizada, de modo que toda ela siga na mesma direção. A luz tem origem em uma fonte de luz branca ou, o que é mais comum, pode ser gerada de uma fonte monocromática, como, por exemplo, uma lâmpada de sódio. A luz então passa por um colimador e, em seguida, por um prisma de calcita para produzir o feixe de luz focalizado e polarizado. Às vezes usa-se um prisma de calcita auxiliar para interceptar ou dividir a fonte de radiação incidente em dois feixes de igual intensidade — *mas* orientados com diferença de alguns graus de rotação um em relação ao outro.

Os dois feixes de luz atravessam um tubo de vidro de comprimento conhecido (normalmente 10 cm), e um "analisador" é colocado na extremidade oposta do tubo que contém a amostra, junto com uma ocular. O objetivo é determinar o ângulo em que um feixe de luz polarizado é girado pela amostra. Há várias maneiras de conseguir isso. Um filtro polarizador *vai impedir a transmissão de luz* se for colocado em um ângulo de 90° em relação ao plano de um feixe de luz polarizada. O detector na outra extremidade da amostra também pode ser girado; assim, a intensidade da luz que emerge da amostra pode ser monitorada *em qualquer ângulo*. O ângulo de rotação do detector, que corresponde a um total bloqueamento da luz transmitida, corresponderá, portanto, ao ângulo no qual a luz polarizada foi girada. Esse processo é adequado a métodos automáticos de determinação da rotação óptica de amostras, já que os detectores imediatamente detectam sinais mínimos ou máximos, que nesse caso correspondem à saída de um tubo fotomultiplicador ou de outro detector óptico.

Muitos polarímetros baseiam-se na determinação manual do ângulo de rotação óptica e, se usados corretamente, fornecem resultados comparáveis a muitos instrumentos automáticos e, portanto, razoavelmente caros. Polarímetros manuais também utilizam dois feixes de luz. Nesse arranjo, um filtro polarizador, ou prisma, é colocado diretamente na frente e no caminho da amostra em um ângulo de 90° em relação ao plano da fonte de luz incidente. Esse prisma divide o feixe de luz em dois feixes separados, com alguns graus de rotação nos sentidos horário e anti-horário, respectivamente, em relação à luz incidente. Os dois feixes de luz atravessam então a amostra, e a luz transmitida de ambos os feixes passa por um filtro polarizador, que pode ser girado. *Assim, haverá um ângulo em que a intensidade da radiação dos dois feixes de luz será muito pequena, mas de igual intensidade.* O filtro polarizador é girado até que a intensidade dos dois feixes seja igual. Esse ângulo corresponde ao **ângulo de rotação óptica**. Nesse ângulo, os feixes de luz possuem ângulos de rotação eqüidistantes de ambos os lados do detector; o ponto médio entre esses dois ângulos corresponde ao ângulo que a amostra fez girar o feixe de luz incidente. Dois feixes de luz são utilizados para comparar intensidade, uma vez que nossos olhos têm mais facilidade em igualar as intensidades de luz do que em determinar o ângulo correspondente à extinção absoluta da luz à medida que emerge da amostra.

5.14.1 Determinações práticas em polarimetria

Muitos compostos orgânicos contêm arranjos assimétricos de átomos dentro de um grupo, o que permite a existência de imagens especulares da mesma molécula; dizemos que esses compostos possuem *quiralidade*. Compostos quirais, e portanto opticamente ativos, são extremamente importantes para muitos sistemas biológicos. Substratos biológicos geralmente apresentam centros quirais, e são alvos de enzimas que apenas reconhecem as formas dextrógira ou levógira. As formas dextro- e levo- são conhecidas como rotâmeros. Muitas amostras biológicas contêm somente um rotâmero de um dado composto, e por essa razão muitos bioanalitos podem ser quantificados por polarimetria.

Determinações polarimétricas da sacarose

A aplicação mais comum da polarimetria é na indústria açucareira, para a determinação da sacarose, em vista de sua enorme importância comercial. Embora a Equação (5.11) nos permita fazer determinações quantitativas de soluções de sacarose na ausência de outros materiais opticamente ativos, a análise torna-se mais difícil se outros açúcares estiverem presentes. Determinações práticas geralmente são feitas para soluções de açúcar derivadas de plantas (beterraba e cana) que contêm vários outros açúcares além da sacarose.

Felizmente, a sacarose (um dissacarídeo) pode ser hidrolisada na presença de um ácido diluído, produzindo glicose e frutose (Equação (5.12)).

Essa divisão hidrolítica do sacarídeo é conhecida como reação de *inversão*, e a mistura resultante dos dois sacarídeos, glicose e frutose, como *açúcar invertido*.

$$C_{12}H_{22}O_{11} + H_2O \rightarrow C_6H_{12}O_6 + C_6H_{12}O_6$$
(Sacarose)　　　　　(Glicose)　(Frutose)
$[\alpha]_D^{20} = +66,5°$　　　　$+52,7°$　$-92,4°$ 　　　(5.12)

Glicose e frutose, porém, apresentam rotações específicas muito diferentes da sacarose (Equação (5.12)). À medida que prossegue a hidrólise (isto é, a reação de inversão), a *rotação específica* para uma solução que contém inicialmente apenas sacarose mudará de +66,5° para −19,8°. O ângulo de rotação medido dependerá, é claro, da concentração da sacarose e se estão presentes ou não quaisquer outros compostos opticamente ativos. A *mudança* no ângulo de rotação dependerá, porém, da concentração da sacarose na amostra. Sendo assim, se observarmos o deslocamento do ângulo de rotação, poderemos calcular a concentração da sacarose.

São adicionados 10 cm³ de HCl concentrado para cada 100 cm³ da amostra de sacarose. A solução é deixada em repouso por, pelo menos, 24 horas na temperatura ambiente. A reação de hidrólise (ou de "inversão") pode, no entanto, ser acelerada aquecendo-se a mistura a 70 °C. Isso permitirá que a reação se complete em aproximadamente 15 minutos.

Determinações polarimétricas de penicilina–penicilinase

O antibiótico *penicilina* é outro exemplo de composto biológico opticamente ativo que pode ser determinado por polarimetria. A forma dextrorotâmera da molécula é aquela biologicamente ativa e pode ser metabolizada pela enzima *penicilinase*. Uma solução de penicilina e penicilinase vai apresentar, portanto, um decréscimo no ângulo de rotação à medida que a penicilina é metabolizada pela enzima. A enzima tem uma taxa de *turnover* muito baixa e se torna efetivamente saturada, salvo em soluções muito diluídas. Desse modo, até que quase toda a penicilina seja consumida, a taxa de consumo do substrato dependerá da concentração da enzima, não da penicilina, e portanto a reação prosseguirá em velocidade quase constante até que toda a penicilina seja consumida; o tempo que a reação leva para se completar pode, no entanto, ser usado para determinar a concentração da penicilina na amostra.

Ao contrário, o mesmo tipo de reação química pode ser usado para determinar a concentração de uma solução antibiótica de penicilinase. Nessa situação, o tempo gasto para o consumo de uma quantidade molar conhecida de penicilina pode ser monitorado polarimetricamente, e, assim, será possível calcular a concentração de penicilinase presente em uma amostra desconhecida.

EXEMPLO 5.6 Uma solução de sacarose provoca uma rotação dextrógira de 32,05° no plano da luz polarizada em um polarímetro. Considere que $[\alpha]^t$ ($dm^3\,g^{-1}\,dm^{-1}$) a 20 °C = 66,5°. Calcule a concentração de sacarose na solução.

Método

Da expressão $[\alpha]^t = \dfrac{\alpha}{lc}$, calcule α:

$$[\alpha]^t = 66,5 = \alpha/(1 \times c)$$

Rearranje e substitua nos valores: $c = \dfrac{\alpha}{66,5} = \dfrac{32,05}{66,5}$

Portanto, a concentração da sacarose = **0,482 g cm^{-3}**. Uma vez que a RMM da sacarose = 342, isso equivale a $\dfrac{0,482}{342} \times 1\,000$ mol dm^{-3} = **1,4 mol dm^{-3}**.

Nota: em polarimetria, é normal expressar a concentração em g cm^{-3}. Se a concentração for expressa em termos de molaridade, é preciso fazer uma correção. Observe também que a trajetória é expressa em dm. Um decímetro é igual a 10 centímetros.

Exercícios e problemas

5.1. Quais os elétrons de uma molécula que normalmente estão envolvidos na absorção de radiação UV e visível?

5.2. Um aluno faz uma série de determinações UV-visível em um conjunto de amostras desconhecidas para um analito, a, com um $\lambda_{máx}$ conhecido. Todos os resultados obtidos pelo aluno dão absorbâncias entre 2 e 3. Por que esses resultados não podem ser usados para a determinação quantitativa de a? O que o aluno deve fazer em seguida?

5.3. Explique por que a absorbância é uma quantidade sem unidade.

5.4. Por que muitos espectrofotômetros UV-visível possuem mais de uma lâmpada?

5.5. Cloreto de sódio e cloreto de potássio atuam como agentes supressores na determinação fluorimétrica do quinino. Explique: (a) por que isso acontece; e (b) qual é o sal que agirá de forma mais eficaz como agente supressor.

5.6. Uma cubeta com caminho óptico de 1 cm e uma solução com 8,96 mg dm^{-3} de um corante com RMM de 107,4 apresenta uma absorbância de 0,8. Calcule a absortividade molar do corante.

5.7. Um composto de massa molecular 245 apresenta uma absortividade de 298 dm^3 g^{-1} cm^{-1}. Calcule sua absortividade molar, ε.

5.8. Três soluções padronizadas de $Fe^{2+}_{(aq)}$ apresentam os seguintes valores de absorbância:

Conc. de Fe^{2+} (mol dm^{-3})	Absorbância
0,010	0,21
0,025	0,53
0,052	1,00

(a) Mostre se as absorbâncias registradas para essas soluções obedecem ou não à lei de Beer–Lambert.

(b) Uma solução de sal de ferro apresenta uma absorção de 0,2 em 510 nm após a adição de 1,10-fenantrolina (e mais excesso de hidroxilamina), formando um complexo colorido. A absortividade molar, ε, para o complexo ferro-fenantrolina é $1,08 \times 10^4$ dm^3 mol^{-1} cm^{-1}. Determine a concentração do ferro na solução.

5.9. Uma solução da droga tolbutamina apresenta uma absorbância de 0,85 em uma cubeta com caminho óptico de 1 cm. A massa molecular da tolbutamina é 270 e a absortividade molar em 262 nm é 703 $dm^3\ mol^{-1}\ cm^{-1}$. Qual é a concentração molar da tolbutamina?

5.10. Uma cubeta com caminho óptico de 1 cm, colocada em um espectrofotômetro UV-visível, contém uma solução 0,15 M que apresenta absorbância de 0,62. Calcule a absortividade molar desse composto.

5.11. Um composto com absortividade molar de 32 667 $dm^3\ mol^{-1}\ cm^{-1}$ (em 740 nm) apresenta uma concentração de 0,81 quando colocado em uma cubeta de caminho óptico de 1 cm em um espectrofotômetro UV-visível. Calcule a concentração do composto.

5.12. Um composto apresenta $\lambda_{máx}$ em 215 nm e 244 nm, e você quer determinar o valor de ε em uma série de solventes. Ele é solúvel em acetona, acetonitrila, benzeno, tetracloreto de carbono, dioxano, metanol, tolueno e água. Quais desses solventes você pode usar em seu experimento?

5.13. Você tem três soluções diluídas de pentano, 1,3-pentadieno e 1,4-pentadieno, todas com a mesma molaridade. Como distingui-las utilizando a espectrometria UV?

5.14. Defina deslocamento hipsocrômico e deslocamento batocrômico.

5.15. Uma solução que absorve radiação com um $\lambda_{máx}$ em 475 nm é colocada em um espectrofotômetro UV-visível. A absorbância registrada é de 0,82. Calcule a porcentagem da luz incidente que está sendo absorvida.

5.16. Uma solução colocada em um espectrofotômetro UV-visível apresenta uma absorbância de 0,72 em um comprimento de onda de 489 nm. Calcule a porcentagem de radiação transmitida.

5.17. A co-enzima nicotinamida adenosina dinucleotídeo (NADH) fluoresce quando irradiada com radiação de comprimento de onda de 340 nm. Uma emissão de fluorescência máxima é observada em 465 nm. Um químico analítico mediu as intensidades relativas da radiação fluorescente em 465 nm para várias concentrações de NADH e obteve os seguintes resultados:

Conc. NADH ($\mu mol\ dm^{-3}$)	Intensidade relativa
0,2	8,92
0,4	18,00
0,6	27,43
0,8	35,85

Faça a curva de calibração de melhor ajustamento utilizando o método dos quadrados mínimos. Calcule a concentração para uma amostra desconhecida de NADH que apresenta uma fluorescência com intensidade relativa igual a 20.

5.18. O quinino fluoresce com um máximo de emissão em 450 nm. Preparou-se uma série de amostras de quinino em concentrações conhecidas e foram registradas as seguintes fluorescências:

Concentração de quinino (ppm)	Fluorescência (unidades arbitrárias)
0,0	0,123
0,2	0,258
0,4	0,394
0,6	0,492
0,8	0,627
1,0	0,763

Se uma amostra desconhecida apresenta fluorescência de 0,63, calcule a concentração do quinino na amostra.

5.19. Uma solução de sacarose causa uma rotação *dextrógira* de 42,07° no plano da luz polarizada em um polarímetro. Considere $[\alpha^r]$ ($dm^3\ g^{-1}\ dm^{-1}$) a 20 °C = 66,5°. Calcule a concentração de sacarose na solução.

5.20. Uma solução de frutose de concentração desconhecida provoca uma rotação *levógira* no plano da luz polarizada de 62,76°. Qual a concentração da frutose? Considere $[\alpha^r]$ ($dm^3\ g^{-1}\ dm^{-1}$) a 20 °C = −92,4°.

5.21. Uma solução 0,24 M de glicose é analisada em um polarímetro. Se o α^r da glicose a 20 °C é 66,5°, calcule o ângulo esperado de rotação para essa amostra.

Resumo

1. A luz visível faz parte do espectro eletromagnético, e sua faixa de comprimento de onda se estende, aproximadamente, de 400 nm a 750 nm.

2. A radiação ultravioleta (UV) (cujos comprimentos de onda podem ser explorados para fins analíticos) se estende, aproximadamente, de 180 nm a 400 nm.

3. Os estados energéticos dos orbitais e de seus elétrons são quantizados.

4. A promoção de um elétron de valência de um orbital para outro envolve absorção de radiação normalmente na região do UV-visível.

5. A energia da radiação eletromagnética $= h\nu = hc/\lambda$.

6. A lei de Beer–Lambert descreve a absorção de radiação por compostos com absortividade molar ε e concentração c ao longo de uma trajetória l e afirma que $A = \varepsilon c l$.

7. Absorbância é uma quantidade sem unidade. $A = \log_{10}(I_0/I)$, em que I_0 é a intensidade da radiação incidente e I a intensidade da radiação transmitida.

8. Várias fontes de luz podem ser usadas na espectroscopia UV-visível, tais como lâmpadas com filamento de tungstênio, lâmpadas de hidrogênio e de deutério.

9. Monocromadores são utilizados para selecionar comprimentos de onda e têm como base prismas de refração ou grades de difração.

10. Vários detectores de fótons são usados em espectrômetros UV-visível, entre os quais tubos fotomultiplicadores, fotodiodos de silício e células voltaicas.

11. A energia dos fótons absorvidos geralmente é dispersa na forma de calor quando os elétrons entram em relaxação e voltam para o estado fundamental.

12. A fluorescência gera a emissão de um fóton; a radiação fluorescente terá comprimento de onda maior que o da radiação incidente.

13. Supressão da fluorescência é o termo usado para descrever o processo que impede a fluorescência molecular.

14. Os espectrômetros UV-visível ou são de feixe único ou de duplo feixe. Em espectrômetros de feixe único é preciso registrar separadamente as linhas-base com amostras de branco. Diferentemente, espectrômetros de duplo feixe permitem usar as duas cubetas — uma com o branco, para estabelecer a linha-base, e a outra com a amostra.

15. Cubetas podem ser de quartzo, vidro ou plástico, dependendo da região do espectro a ser analisada. Cubetas de quartzo devem sempre ser usadas para comprimentos de onda <300 nm.

16. Deslocamento batocrômico é um deslocamento de $\lambda_{máx}$ para um comprimento de onda maior.

17. Deslocamento hipsocrômico é um deslocamento de $\lambda_{máx}$ para um comprimento de onda menor.

18. Compostos capazes de fazer girar o plano da radiação polarizada são chamados de opticamente ativos. *Dextro-rotatórios* são aqueles compostos que fazem a luz girar no sentido horário $(+)$, e *levo-rotatórios* são compostos que fazem a radiação girar no sentido anti-horário $(-)$.

19. A rotação específica, $[\alpha]^t$, é definida como a extensão da rotação em graus apresentada por uma solução de concentração 1 g cm^{-3} em uma cubeta de 1 dm (10 cm). Pode ser calculada por:

$$[\alpha]^t = \frac{\alpha}{lc}$$

20. O estudo da rotação óptica é conhecido como polarimetria e pode ser usado para quantificar soluções de, por exemplo, açúcares, como a sacarose, ou antibióticos, como a penicilina.

Outras leituras

DUCKETT, S.; GILBERT, B. *Foundations of spectroscopy*. Oxford Chemistry Primers, Oxford University Press, 2000.

LAKOWICZ, J. R. *Principles of fluorescence spectroscopy*. Kluwer Academic, 1999.

THOMAS, M. J. K. *Ultraviolet and visible spectroscopy*. Analytical Chemistry — Open Learning Series. John Wiley, 1996.

VALEUR, B. *Molecular fluorescence an introduction — principles and applications*. John Wiley, 2002.

Parte III

As principais técnicas analíticas

Outras aplicações da absorção UV-visível e do fenômeno da fluorescência, incluindo fluorescência de raios X, Raman, Mössbauer e técnicas de espectroscopia fotoeletrônica

Aptidões e conceitos

Este capítulo vai ajudá-lo a entender:

- O que é o princípio da incerteza.
- O que são os números quânticos principal e secundário e como as camadas eletrônicas são ocupadas à medida que aumenta o número atômico.
- Como interpretar um diagrama de Grotrian.
- Como surgem os desvios da lei de Beer–Lambert.
- O que são, e como diferenciar, os efeitos de fluorescência, fosforescência e incandescência.
- A aplicação analítica da marcação fluorescente.
- O que é quimiofluorescência e como pode ser aplicada.
- O que é efeito Raman e como e por que transições Stokes e anti-Stokes provocam deslocamentos Raman.
- Como identificar moléculas propensas a apresentar comportamento Raman e por quê.
- As aplicações analíticas da espectroscopia Raman.
- O que é número quântico rotacional e constante rotacional.

- As origens dos efeitos de fluorescência de raios X e as aplicações analíticas da espectroscopia de fluorescência de raios X.
- As aplicações analíticas da espectroscopia fotoeletrônica UV-visível e de raios X.

6.1 Introdução

No Capítulo 5 vimos como a luz UV e visível pode ser usada para identificar e, em alguns casos, quantificar uma grande diversidade de analitos. Neste capítulo, veremos com um pouco mais de detalhes as bases teóricas que fundamentam a absorção UV e visível e, em seguida, iremos considerar várias outras regiões do espectro eletromagnético que podem ser usadas com finalidade analítica. Também examinaremos várias questões práticas, incluindo amostras de analito que não obedecem à lei de Beer–Lambert e misturas que contêm várias espécies capazes de absorver radiação em regiões de comprimentos de onda próximos.

6.2 Transições eletrônicas permitidas e proibidas

No Capítulo 5 vimos que as transições eletrônicas da banda de valência constituem o cerne teórico das espectroscopias de absorção e de fluorescência. Embora tenhamos discutido como os níveis de energia, e portanto as transições entre eles, são quantizados, não mencionamos o fato de que *apenas certas transições são permitidas*. As transições entre diferentes níveis de energia são controladas por regras de seleção. Agora vamos considerar essas regras e os fatores que contribuem para sua existência.

Primeiro faremos uma breve recapitulação sobre a estrutura eletrônica de átomos e moléculas. De acordo com o **princípio da incerteza**, não podemos definir exatamente e ao mesmo tempo a posição e o momento de um elétron em um determinado instante. A **aproximação orbital**, porém, nos permite mapear áreas específicas em torno do núcleo onde os elétrons passam a maior parte do tempo; essas regiões são conhecidas como **orbitais**. Há diferentes tipos de orbitais que podem ser organizados nos níveis quantizados de energia dos elétrons que os ocupam, o que possibilita uma previsão da **configuração eletrônica** — em outras palavras, podemos prever em quais orbitais estarão os elétrons.

O número de elétrons em um átomo neutro será igual ao número de prótons que estão dentro do núcleo. Normalmente (a não ser que sejam excitados), os elétrons preencherão em seqüência os orbitais disponíveis dos níveis de energias mais baixas. Os níveis de energia dos elétrons são indicados pelo **número quântico principal**, **n**, cujos valores são $n = 1, 2, 3$ etc. Cada nível quântico principal de energia pode conter um número máximo de orbitais, e cada um destes, certo número de elétrons.

Os orbitais e elétrons que compreendem um nível quântico principal de energia são conhecidos como *camadas*. Diferentes camadas, que correspondem a $n = 1$ ou 2, por exemplo, contêm diferentes números de orbitais e de elétrons.

As camadas às vezes também são indicadas por letras: $n = 1 \equiv$ camada k; $n = 2 \equiv$ camada l; $n = 3 \equiv$ camada m; e $n = 4 \equiv$ camada n.

Os orbitais dentro das camadas estão organizados em *subcamadas*, e estas são rotuladas pelo **número quântico secundário**. Cada tipo de subcamada possui orbitais com formatos característicos indicados pelas letras s, p, d ou f.

Assim, as subcamadas de um átomo podem ser indicadas pelos **números quânticos principal e secundário**, como 1s ou 2p etc. Subcamadas s podem conter apenas um orbital, e portanto dois elétrons. Subcamadas p contêm três orbitais, e portanto até seis elétrons. As subcamadas d contêm cinco orbitais e até 10 elétrons; e, finalmente, as subcamadas f contêm sete orbitais e um máximo de 14 elétrons quando completamente preenchidas.

O *princípio de exclusão de Pauli* afirma que um orbital só pode conter dois elétrons, e um orbital que contém dois elétrons está, portanto, preenchido. Os elétrons apresentam uma direção de spin, e isso é indicado por (↑) ou (↓). Um par de elétrons em um orbital sempre terá seus *spins emparelhados* (isto é, seus spins estarão em direções opostas). Isso significa que um orbital preenchido terá um momento angular efetivo igual a zero; elétrons com spins emparelhados dentro de um orbital preenchido são indicados por ↑↓.

Quando queremos indicar quantos elétrons ocupam uma subcamada, usamos um sobrescrito após o número quântico secundário; se uma camada 1s estiver preenchida por dois elétrons, podemos escrever isso como $1s^2$.

A primeira camada, $n = 1$, contém somente um orbital; a segunda camada, $n = 2$, contém um orbital s e um orbital p; a terceira camada contém um orbital s, um orbital p e um orbital d, e a quarta camada, igualmente, um orbital s, um orbital p, um orbital d e um orbital f. Todas as camadas com números quânticos mais altos contêm orbitais s, p, d e f.

6.2.1 O princípio de Aufbau e a regra de Hund

O *princípio de Aufbau* (da palavra alemã *Aufbau* – que significa crescimento) afirma que os elétrons preenchem seqüencialmente os orbitais vazios dos níveis de energia mais baixos disponíveis, o que resulta em uma ordem específica e previsível.

A ordem por energia e, portanto, a ordem em que os elétrons preenchem os orbitais é a seguinte:

1s, 2s, 2p, 3s, 3p, 4s, 3d, 4p, 5s, 4d, 5p, 6s, 5d, 4f, 6p,...

De acordo com a **regra de Hund**, o átomo no estado fundamental adotará a configuração eletrônica com o maior número de elétrons desemparelhados, preenchendo a subcamada eletrônica mais externa que estiver parcialmente ocupada. Isso significa que os elétrons somente vão se emparelhar na subcamada depois que todos os orbitais já tiverem um elétron. Há razões no âmbito da mecânica quântica que explicam por que isso ocorre; no entanto, podemos considerar essa regra uma conseqüência da repulsão dos elétrons entre si. Ocupando diferentes orbitais sempre que possível, o espaço entre os elétrons é maximizado.

Para o nitrogênio, cujo número atômico é 7, escrevemos a configuração eletrônica como $1s^2, 2s^2, 2p^3$. Podemos, no entanto, ser mais específicos, pois existem três orbitais p distintos, conhecidos como orbitais $2p_x$, $2p_y$ e $2p_z$. Segundo a regra de Hund, para o nitrogênio, os três elétrons 2p ocuparão cada um dos três orbitais p. Podemos, assim, escrever a configuração eletrônica mais detalhadamente como $1s^2, 2s^2, 2p^3$: $(2p_x^1, 2p_y^1, 2p_z^1)$.

EXEMPLO 6.1 Escreva a configuração eletrônica do flúor.

Método

1. Determine o número de elétrons do flúor.
2. Escreva a configuração eletrônica segundo o princípio de Aufbau.

1ª Etapa: O número atômico do flúor é 9, portanto o flúor tem nove elétrons.

2ª Etapa: A configuração eletrônica do flúor é $1s^2, 2s^2, 2p^5$.

Os elétrons da camada mais externa são conhecidos como **elétrons de valência**. *Valência* literalmente significa "reatividade" ou capacidade de reagir. Os elétrons de valência recebem esse nome porque são os elétrons dessa camada que se envolvem na formação de ligações tanto iônicas quanto covalentes. Sendo assim, a valência de um elemento geralmente é igual ao número de elétrons exigidos para esvaziar ou preencher a camada eletrônica de valência.

Uma linha de emissão característica de um dado elemento será observada se um ou mais elétrons internos do átomo for excitado e depois retornar, por relaxação, ao estado fundamental emitindo um fóton. Se, na relaxação, o elétron voltar para o primeiro estado eletrônico da camada mais externa, diz-se que as emissões pertencem à série de **Lyman**. Os elétrons que voltam para a posição do segundo, terceiro e quarto estados eletrônicos fundamentais da camada de valência geram, respectivamente, as *emissões de Paschen, Brackett e Pfund*.

Uma transição eletrônica será permitida ou proibida, dependendo do *spin* dos elétrons envolvidos no processo. O spin dos elétrons de um átomo é descrito pelo *número quântico do spin*, s, e sempre possui um valor de ½ para cada elétron. O spin dos elétrons pode ser considerado análogo ao momento angular. A direção do spin é indicada pelo número quântico, m_s, que pode ser no sentido horário (+) ou anti-horário (−). Para cada elétron, o spin, portanto, é sempre +½ ou −½. Um elétron com spin de +½ é conhecido como **elétron α** e geralmente é escrito ou indicado com o símbolo ↑, enquanto um elétron com spin −½ é chamado de **elétron β** e seu símbolo é ↓. O spin do elétron descreve seu comportamento como se ele estivesse rodopiando como um ímã minúsculo. É esse comportamento que dá origem à interação do elétron com a radiação eletromagnética.

Outras partículas subatômicas fundamentais também possuem spin. Diferentemente do momento da mecânica clássica, o spin do momento angular na mecânica quântica é quantizado em unidades de ±½ ou 1, e não depende da massa da partícula. Tanto prótons quanto elétrons possuem spins −½ e, portanto, têm número quântico do spin $s = -½$. É preciso lembrar que a radiação eletromagnética apresenta uma dualidade onda-partícula, e se considerarmos a natureza particulada da radiação luminosa, veremos que os fótons possuem um spin de $s = -1$. Essa é uma consideração importante, já que o momento angular dos fótons é o dobro do momento angular dos elétrons. Essa discrepância explica por que os elétrons e a radiação eletromagnética podem interagir em alguns casos e em outros, não. Quando ocorre promoção de um elétron de um nível quântico para outro, podemos imaginar que o fóton incidente interage com o campo eletromagnético circundante e cede energia a ele para promover a excitação. A mudança repentina na distribuição espacial do elétron, enquanto ele se move de um orbital para outro, está relacionada a uma grande perturbação do campo eletromagnético associado aos orbitais atômicos ou moleculares, à medida que a energia do fóton é absorvida. Igualmente, podemos imaginar a emissão de um fóton, após relaxação de um elétron de um orbital de maior energia para outro de menor energia, como resultado de súbita perturbação no campo eletromagnético, à medida que o elétron se move de um orbital para outro.

Quando um fóton é absorvido ou gerado, o momento angular total no processo global deve ser conservado. Isso dá origem às *regras de seleção* para determinados orbitais e estabelece quais são as transições eletrônicas permitidas. Dessa forma, um elétron de um orbital d com $l = 2$ não pode efetuar uma transição a um orbital s com $l = 0$ porque não terá momento angular suficiente. Outra transição proibida seria a transição de um elétron s para outro orbital s, já que neste caso não haveria mudança no momento angular para acompanhar a absorção ou a emissão de um fóton.

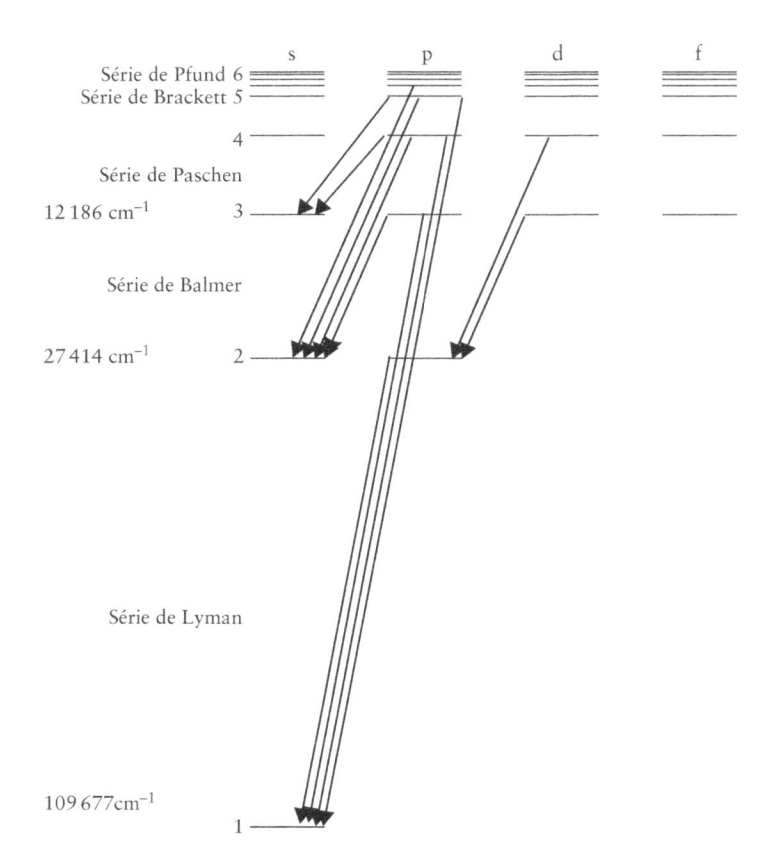

Figura 6.1 Diagrama de Grotrian simplificado do espectro atômico do hidrogênio, que mostra as transições eletrônicas permitidas.

As transições possíveis entre os orbitais de um átomo ou molécula podem ser resumidas em um ***diagrama de Grotrian***, cujo exemplo para o hidrogênio é mostrado na Figura 6.1. Em razão da estrutura eletrônica simples desse átomo, as transições eletrônicas permitidas geram apenas emissões de Lyman, Balmer e Paschen. Podemos até mesmo calcular as intensidades relativas dos espectros por meio da mecânica quântica, embora isso esteja além dos objetivos deste livro.

6.3 Os espectros de absorção UV-visível e os desvios da lei de Beer–Lambert

Já vimos no Capítulo 5 (Seção 5.5) que muitas amostras seguem a lei de Beer–Lambert (ou lei da absorção), isto é, a absorção da amostra aumenta de modo linear com a concentração do analito. Se a amostra não segue a lei de Beer–Lambert (ou parece não seguir), torna-se um pouco mais difícil quantificar o analito.

Desvios na lei de Beer–Lambert geralmente são observados quando as curvas de calibração não apresentam um aumento linear com a concentração. Estudos mais detalhados freqüentemente revelam que o perfil dos espectros de absorção mudam de maneira significativa com a variação da concentração. As causas mais comuns desse comportamento estão relacionadas às interações entre moléculas do soluto e do solvente, ou simplesmente às limitações da instrumentação.

A mudança de cor, de alaranjado para amarelo, observada ao diluir-se uma solução de cromato de potássio, $K_2Cr_2O_7$, é um bom exemplo de efeito do solvente e de como isso afeta o espectro UV-visível. O soluto pode apresentar-se de duas formas: $Cr_2O_7^{2-}$ (alaranjado) e $2CrO_4^{2-}$ (amarelo), cujas concentrações relativas são determinadas pelo pH (Equação (6.1)):

$$Cr_2O_7^{2-} + H_2O \rightarrow 2H^+ + 2CrO_4^{2-} \qquad (6.1)$$
(Alaranjado)   (Amarelo)

Os espectros de absorção do $Cr_2O_7^{2-}$ e do $2CrO_4^{2-}$ apresentam $\lambda_{máx}$ diferentes: ~370 nm e 350 nm, respectivamente.

Se a radiação não for monocromática, desvios negativos da lei de Beer–Lambert serão sempre observados em certa extensão. Consideremos, por exemplo, uma solução aquosa de $KMnO_4$, com $\lambda_{máx}$ em 520 nm. Se a concentração for zero, a luz de todos os comprimentos de onda atravessará a amostra livremente e será captada pelo detector. À medida que aumenta a concentração do $KMnO_4$, a absorção (em torno de $\lambda_{máx}$ igual a 520 nm) também aumenta. No entanto, a luz de todos os demais comprimentos de onda continuará atravessando a amostra e, embora menos luz seja detectada, o aumento da absorbância não será perfeitamente linear com relação à concentração. Todos os espectrofotômetros são construídos para irradiar a amostra com radiação monocromática; no entanto, a qualidade do monocromador e, particularmente, sua largura de banda devem ser cuidadosamente consideradas, se o que se espera é um persistente desvio negativo da lei de Beer–Lambert. Radiação monocromática da mais alta qualidade pode ser obtida com o uso de um laser, mas como esse método somente permitiria selecionar alguns comprimentos de onda, muito poucos espectrofotômetros UV-visível o adotam.

Efeitos de concentração também podem estar relacionados a limitações da instrumentação. Se a concentração do analito for extremamente baixa, erros percentuais maiores serão introduzidos ao se estimarem os baixos valores das absorbâncias. Ao contrário, se a concentração do analito for suficientemente alta para causar uma absorção quase total da luz no $\lambda_{máx}$, será extremamente difícil acompanhar um incremento ainda maior de concentração, e a curva de calibração da absorção poderá aproximar-se de um platô. Assim, é importante que a concentração das soluções que contêm o

---

Desvios negativos da lei de Beer–Lambert ocorrem quando a absorção observada é menor do que a prevista pela lei para uma dada concentração do analito.

analito seja mantida dentro de uma faixa que produza absorbâncias no intervalo de ~0,1 a 2,0. Se uma solução apresentar absorbância igual ou maior do que 2, deve ser diluída por um fator conhecido até que seu valor fique abaixo de 1,0, em termos ideais. Veremos resumidamente por que é tão importante medir a absorbância no intervalo de 0 a 2 e, de preferência, de 0 a 1. Lembre-se de que a absorbância A é uma quantidade sem unidade, já que é o $\log_{10}$ da razão entre a intensidade da luz incidente e da luz transmitida, isto é, $\log_{10}(I_0/I)$.

Com absorbância 2, teremos:

$$\text{antilog}_{10} 2 = 10^2 = \frac{I_0}{I}$$

e portanto

$$100 = \frac{I_0}{I}$$

uma vez que a I_0 pode ser atribuído um valor de unidade ou 1, então

$$100 = \frac{1}{I}$$

e portanto

$$I = \frac{1}{100}$$

Assim, *uma absorbância 2 significa que somente 1% da luz incidente é transmitida e 99% é absorvida pela amostra.*

Se seguirmos o mesmo argumento (e cálculos similares), uma absorção $A = 1$ corresponde a 10% de transmissão da luz incidente com 90% de absorção, enquanto uma absorbância de 0,1 significa que ~79% da luz incidente é transmitida e ~21% da luz é absorvida pela amostra. Se considerarmos, porém, uma absorbância de valor 0,01, então 97,9% da luz incidente é transmitida e somente 2,3% é absorvida. Sendo assim, a amostra ideal deve ser preparada em concentrações cuja absorbância esteja entre 0,1 e 1, e certamente não maior do que 2.

6.4 Sistemas binários e a análise de sistemas multicomponentes

Já vimos como uma curva de calibração pode ser construída por meio da absorção medida no $\lambda_{\text{máx}}$ para uma faixa de concentrações, enquanto obedecer — ou pelo menos estiver próximo — à lei de Beer–Lambert. Se dois

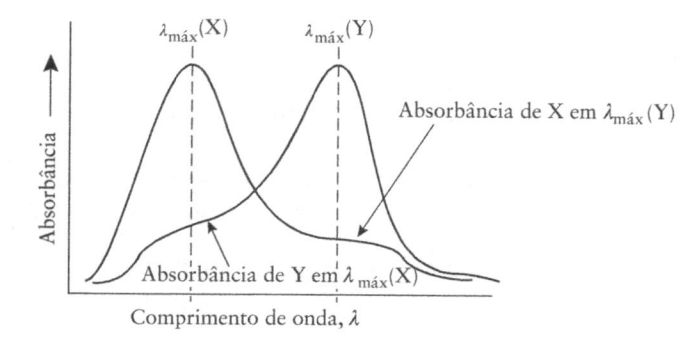

Figura 6.2 Espectros de absorção de dois analitos, X e Y.

solutos com bandas de absorção sobrepostas estiverem presentes na amostra, talvez seja difícil determiná-los quantitativamente em virtude da interferência de um sobre o outro.

Consideremos uma solução que contém dois analitos, X e Y, cujos espectros de absorção se sobrepõem em grande parte (Figura 6.2). Esse comportamento geralmente impede que qualquer dos dois analitos seja determinado por medida da absorbância em seu respectivo $\lambda_{máx}$ sem que haja interferência do outro soluto. Segundo a lei de Beer–Lambert, as absorbâncias se somam, uma vez que solutos diferentes absorvem independentemente da presença ou não de outros solutos. Com base nisso, é possível usar um método que permite determinar ambos os analitos, contanto que eles não reajam entre si.

Primeiro devemos conhecer as absortividades molares de ambos os analitos em seus valores de $\lambda_{máx}$ e determinar a absorção da mistura no $\lambda_{máx}$ de cada analito. Inevitavelmente haverá sobreposição dos espectros de absorção dos dois analitos, ou não se estaria usando este método; no entanto, a única exigência aqui é que não haja coincidência entre os valores de $\lambda_{máx}$.

A absorbância total observada em qualquer comprimento de onda A_T será igual à soma das absorbâncias de X (A_X) e Y (A_Y) (Equação (6.2)):

$$A_T = A_X + A_Y \qquad (6.2)$$

As absorbâncias individuais e a absorbância total variarão com o comprimento de onda. O primeiro passo para determinar as absorbâncias individuais e, portanto, a concentração de cada analito é determinar o $\lambda_{máx}$ para cada um dos analitos X e Y, que indicaremos como $\lambda_{máx}(X)$ e $\lambda_{máx}(Y)$, respectivamente. Uma vez que ambos os analitos podem contribuir para a absorbância total observada nos dois comprimentos de onda, precisaremos, em seguida, determinar as absortividades molares, ε, $\varepsilon(X)$ e $\varepsilon(Y)$ dos analitos X e Y em seus respectivos $\lambda_{máx}$, bem como as absortividades molares $\varepsilon(X)_Y$ e $\varepsilon(Y)_X$ dos analitos nos comprimentos de onda $\lambda_{máx}$ de ambos.

Finalmente, precisaremos medir as absorbâncias totais nesses dois comprimentos de onda, $A_T(X)$ e $A_T(Y)$. O problema para determinar a contribuição

EXEMPLO PRÁTICO 6.2

Determine a concentração de cafeína e de aspirina de um preparado analgésico comercial.

Cafeína e aspirina são encontrados juntos em muitos preparados analgésicos comerciais. Os dois compostos absorvem na região do UV-visível e os espectros se sobrepõem parcialmente, de modo que em qualquer comprimento de onda a absorbância observada será a soma das absorbâncias individuais.

Método

1ª Etapa:

Na primeira etapa, devemos registrar os espectros de absorção da cafeína e da aspirina. Para isso, precisamos preparar soluções padronizadas de ambos os compostos.

Cafeína: (1 mmol dm^{-3}) Dissolva, em um béquer, 38,8 mg de cafeína em 50 cm^3 de metanol, adicione 10 gotas de NaOH 4 M (NaOH de bancada), cubra e aqueça por 15 minutos em banho-maria. Uma vez esfriada a solução, transfira para um balão volumétrico de 200 cm^3 e complete, até a marca, com água destilada ou desionizada.

Aspirina (ácido acetilsalicílico): (5 mmol dm^{-3}) Dissolva, em um béquer, 180 mg de aspirina em 50 cm^3 de metanol, adicione 10 gotas de NaOH de bancada e aqueça em banho-maria por 15 minutos. Uma vez esfriada a solução, transfira para um balão volumétrico de 200 cm^3 e complete, até a marca, com água desionizada ou destilada.

Os espectros dos compostos registrados entre 200 nm e 350 nm (utilizando cubetas de quartzo) serão semelhantes aos mostrados nas Figuras 6.3 e 6.4.

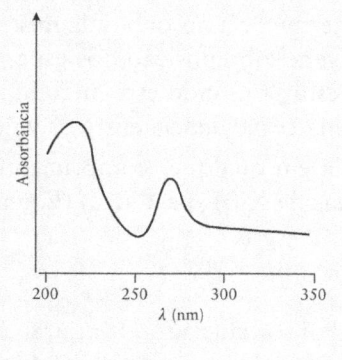

Figura 6.3 Espectro UV-visível da cafeína.

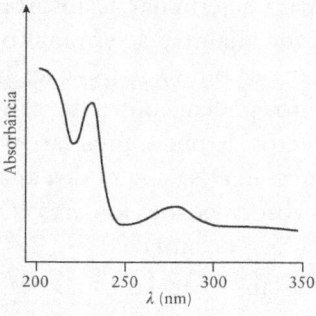

Figura 6.4 Espectro UV-visível da aspirina.

2ª Etapa:

Com base nos espectros de absorção, determine os valores de $\lambda_{máx}$ dos dois compostos, que no caso serão iguais a 210 nm para a cafeína e 230 nm para a aspirina.

3ª Etapa:

Determine as absorbâncias da cafeína e da aspirina nos dois valores de $\lambda_{máx}$ para uma faixa de concentrações e construa as curvas de calibração, como as mostradas nas Figuras 6.5 e 6.6, respectivamente. Usando a lei de Beer–Lambert, determine as absortividades molares da aspirina e da cafeína em ambos os comprimentos de onda.

Já que $A = \varepsilon cl$, então a inclinação da reta de calibração da cafeína será igual a εl. Como nesse caso foi utilizada uma cubeta com caminho óptico de 1 cm:

- A absortividade molar ε da cafeína em 210 nm é $8\,510$ dm^3 mol^{-1} cm^{-1}.
- De maneira semelhante, constatou-se que a absortividade molar da cafeína em 230 nm é de $2\,120$ dm^3 mol^{-1} cm^{-1}.

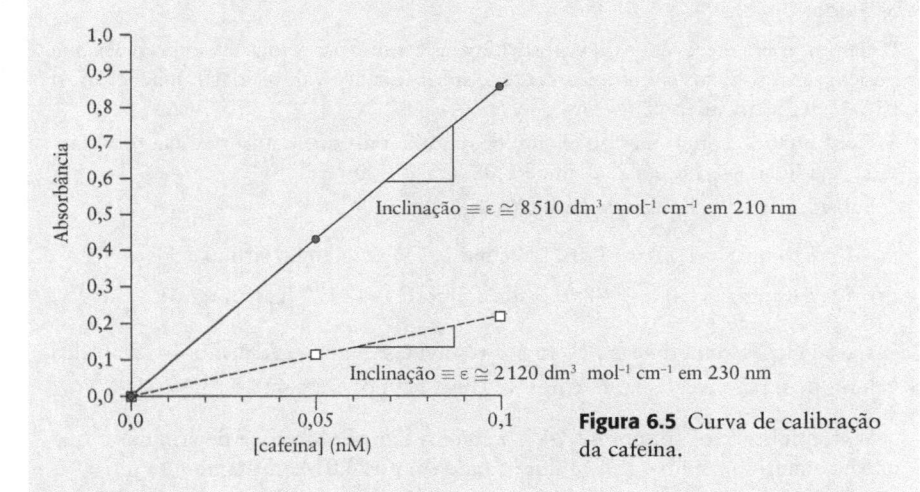

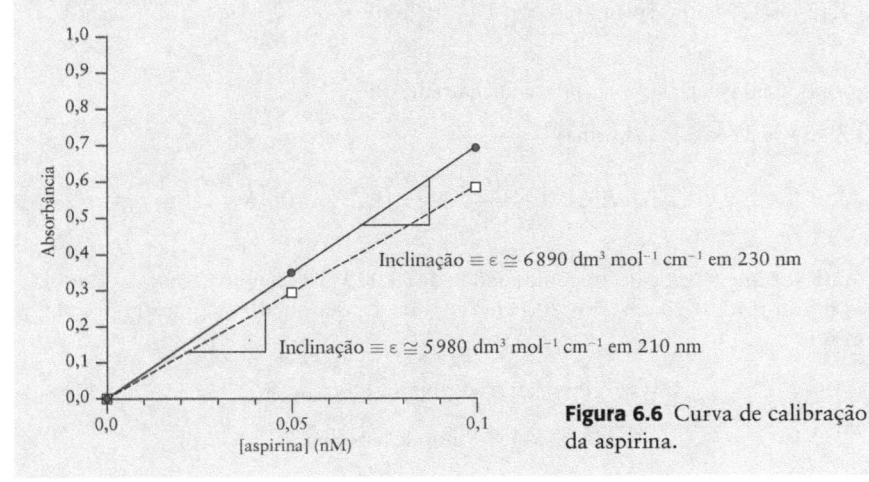

Figura 6.5 Curva de calibração da cafeína.

Figura 6.6 Curva de calibração da aspirina.

- A curva de calibração da aspirina nos dá uma absortividade molar em 230 nm de 6 890 dm³ mol⁻¹ cm⁻¹.
- Constatou-se que a absortividade molar, ε, da aspirina em 210 nm é de 5 980 dm³ mol⁻¹ cm⁻¹.

4ª Etapa:

Prepare, em um béquer, uma solução do analgésico triturando o comprimido e dissolvendo o pó em 50 cm³ de metanol, adicione 10 gotas de NaOH de bancada, cubra e aqueça em banho-maria por 15 minutos. Uma vez esfriada a solução, faça sua transferência para um balão volumétrico de 200 cm³ e complete, até a marca, com água desionizada ou destilada.

Transfira 10 cm³ dessa solução para um balão de 1 000 cm³ diluindo com água destilada até a marca do balão.

Em seguida, registre um espectro UV-visível da solução com cafeína e aspirina entre 200 nm e 230 nm. Determine a absorbância total nos dois comprimentos de onda máximos, $\lambda_{máx}$ (210 nm e 230 nm).

5ª Etapa:

Podemos agora escrever as duas absorbâncias totais observadas em expressões que podem ser resolvidas simultaneamente, e substituir nos valores das Equações (6.3) e (6.4), respectivamente.

Continuando com o mesmo exemplo, suponhamos que a absorbância total medida seja igual a 1,11, em 210 nm, e 1,03, em 230 nm.

Substituindo nas Equações (6.3) e (6.4), temos:

(a) A_T (210 nm) = 1,11 = (8 510 [cafeína] × 1) + (5 980 [aspirina] × 1)

(b) A_T (230 nm) = 1,03 = (6 890 [aspirina] × 1) + (2 120 [cafeína] × 1)

Essas equações simultâneas devem ser resolvidas. Se considerarmos a razão dos valores de ε para a cafeína, teremos 8 510 : 2 120, ou seja, 4,014.

Se multiplicarmos (b) por 4,014, obteremos um método para determinar o que não é conhecido em (a) e (b). Multiplicando (b) por 4,014, chegamos em (c).

(c) 4,134 = (27 656 [aspirina]) + (8 510 [cafeína])

Agora podemos usar (c) − (a) para chegar em (d):

(d) 3,134 = 21 676 × [aspirina]

$$\therefore [aspirina] = \frac{3,024}{21\,676} M = 1,39 \times 10^{-4} M.$$

Uma vez que a solução foi completada para 1 000 cm³, havia $1,34 \times 10^{-4}$ mol, mas foram tirados 10 cm³ dos 200 cm³ em que foi dissolvido o comprimido. Há, portanto

$$[(1,39 \times 10^{-4})/10] \times 200 \text{ mol de aspirina}$$
$$= 2,79 \times 10^{-3} \text{ mol de aspirina}.$$

Massa molecular relativa da aspirina = 180,16.

O comprimido tem $2,78 \times 10^{-3} \times 180{,}16$ g de aspirina

Portanto, o comprimido contém 0,5026 g (~500 mg) de aspirina.

Substituindo a concentração da aspirina em (a), temos:

$$1{,}11 = 8\,510\,[\text{cafeína}] + [1{,}34 \times 10^{-4} \times 5\,980]$$

$$\therefore 8\,510\,[\text{cafeína}] = 1{,}11 - 0{,}83$$

$$= 0{,}31$$

$$[\text{cafeína}] = \frac{0{,}31}{8\,510} = 3{,}64 \times 10^{-5}\,\text{mol dm}^{-3}$$

Uma vez que a solução foi novamente completada até $1\,000$ cm^3, há $3{,}17 \times 10^{-5}$ mol. Mas como 10 cm^3 foram retirados dos 200 cm^3 nos quais foi dissolvido o comprimido, haverá, portanto, $[(3{,}64 \times 10^{-5})/10] \times 200$ mol de cafeína

$= 7{,}28 \times 10^{-4}$ mol de cafeína

A massa molecular relativa da cafeína = 194,19.

Há, portanto, $7{,}28 \times 10^{-4} \times 194{,}19$ g de cafeína no comprimido.

O comprimido contém, portanto, 0,141 g (141 mg) de cafeína.

---

de cada analito para a absorbância é que temos duas espécies desconhecidas. Podemos resolver isso descrevendo as absorbâncias totais observadas para os dois analitos em $\lambda_{\text{máx}}(X)$ e $\lambda_{\text{máx}}(Y)$ na forma de duas equações simultâneas que então serão resolvidas.

Agora, a absorbância de cada analito pode ser descrita pela lei de Beer–Lambert, e a absorbância em qualquer comprimento de onda será igual à absorbância de X + Y.

Sendo assim, no $\lambda_{\text{máx}}(X)$:

$$A_T(X) = \varepsilon(X) \cdot \text{conc } X \cdot l + \varepsilon(Y)_X \cdot \text{conc} Y \cdot l \quad (6.3)$$

e no $\lambda_{\text{máx}}(Y)$:

$$A_T(Y) = \varepsilon(Y) \cdot \text{conc} Y \cdot l + \varepsilon(X)_Y \cdot \text{conc} X \cdot l \quad (6.4)$$

Essas duas expressões podem então ser resolvidas como equações simultâneas para fornecer as concentrações de X e Y.

6.5 Espectroscopia analítica de fluorescência UV-visível

No Capítulo 5 vimos que, em alguns casos, os fótons absorvidos podem gerar emissões de luz devido à relaxação do elétron em um átomo ou em uma molécula. Normalmente, a luz é emitida durante um curto intervalo de tempo. Esse efeito é conhecido como *fluorescência*. Processos similares que geram emissão de luz por períodos mais longos são chamados de efeitos de *fosforescência*. Corpos quentes que geram emissão de luz extensiva e contínua produzem radiação *incandescente*, e o efeito é conhecido como *incandescência*.

Neste capítulo, veremos alguns exemplos de como a fluorescência molecular pode ser utilizada em uma série de análises práticas. Lembre-se de que a radiação emitida (fluorescente) sempre será de comprimento de onda maior (e portanto menos energética), já que parte da energia será dissipada na forma de calor e somente a energia restante estará disponível para a emissão de fóton.

6.5.1 Marcação fluorescente

Uma das maiores limitações da espectroscopia de fluorescência é que poucas moléculas fluorescem naturalmente. Uma das maneiras de ampliar a aplicabilidade da técnica é a *marcação fluorescente* do analito com um composto ou grupo que o torne fluorescente.

Aminoácidos ou proteínas que contêm grupos NH_2 podem, por exemplo, ser marcados com compostos como a fluorescamina para se tornarem fluorescentes. A marcação fluorescente tem encontrado várias aplicações, entre as quais a "impressão digital" de misturas de complexos e a identificação de sua fonte de origem. Assim, vazamentos de óleo podem ser identificados em relação a determinadas refinarias ou petroleiros, já que petróleos de diferentes campos petrolíferos geram — após marcação adequada — espectros de fluorescência altamente característicos.

Várias reações químicas também geram emissão de luz UV ou visível e são conhecidas como reações *quimiofluorescentes*. A luz é emitida por relaxação de um estado químico excitado produzido como resultado da reação química. Reações quimiofluorescentes podem ser exploradas para a determinação quantitativa de vários analitos em concentrações muito baixas. Nesse contexto, determina-se o cobalto em nível de ppm via oxidação catalítica de luminol (*N,N*-3-aminoftaloil-hidrazina) pelo peróxido de hidrogênio.

6.6 Espectroscopia Raman

Na espectroscopia Raman, uma luz visível de alta intensidade é focalizada em uma amostra. Para esse fim, normalmente usa-se um laser. A maior parte da luz que não é absorvida atravessa diretamente a amostra ou é espalhada elasticamente (isto é, espalhada sem mudança no comprimento de onda); esse espalhamento é conhecido como *espalhamento Rayleigh* e não tem qualquer importância analítica. Uma parcela muito pequena de luz vai, no entanto, sofrer *espalhamento inelástico* ($<0,001\%$), o que gera uma mudança de freqüência na radiação, para comprimentos de onda maiores ou menores. Esse comportamento é conhecido como *efeito Raman*. A porcentagem muito pequena de luz que sofre espalhamento inelástico explica por que geralmente os lasers são usados como fonte de luz incidente. O processo de espalhamento inelástico envolve fótons que estão ou ganhando ou perdendo energia, e isso gera linhas *Stokes* ou *anti-Stokes*, respectivamente.

Esse efeito ocorre como resultado de uma interação entre os fótons incidentes e os níveis vibracionais (e possivelmente os rotacionais) das moléculas. A interação não pode ser descrita em termos de um simples processo de absorção, mas como uma transferência de parte da energia do fóton incidente para a molécula — ou parte da energia da molécula para um fóton incidente. *Por essa razão podemos imaginar os fótons que emergem da amostra como sendo os mesmos fótons que compõem a radiação incidente.*

Em alguns aspectos, o *efeito Raman* pode ser visto como um fenômeno que apresenta algumas semelhanças com os efeitos de fluorescência molecular, já que o efeito Raman também envolve a emissão de fótons após excitação por radiação incidente. Nesse caso, porém, parte da energia dos fótons incidentes é liberada por meio da excitação dos elétrons do estado fundamental para estados vibracionais mais elevados. A fluorescência deve envolver a absorção de radiação com a reemissão de fótons em outro comprimento de onda. Diferentemente, a radiação incidente *não deve* ser absorvida com efeito Raman mensurável.

A radiação Raman é medida a 90° da radiação incidente. Há vários tipos de instrumentos. Na Figura 6.7 vemos um esquema simplificado de um aparelho bastante comum. A radiação emitida é detectada por um monocromador e um fotômetro que registram o comprimento de onda correspondente ao comprimento de onda Raman.

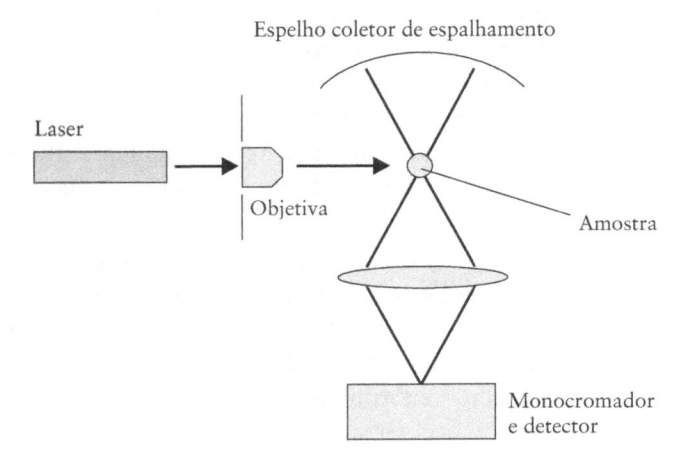

Figura 6.7 Esquema simplificado de instrumentação Raman.

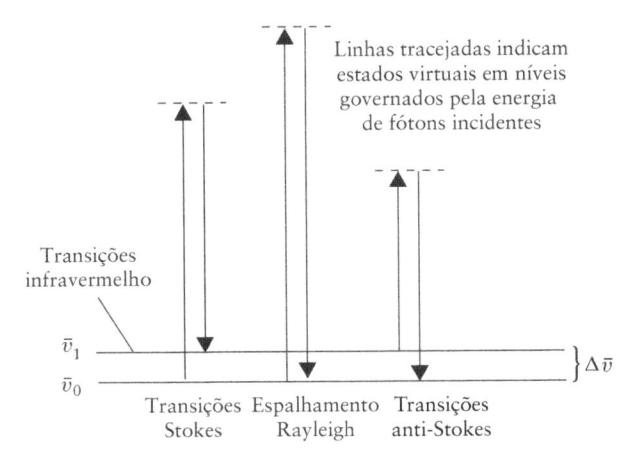

Figura 6.8 Origem das linhas Raman, Stokes e anti-Stokes.

O comprimento de onda (expresso em números de onda, $\bar{v}$) da radiação Raman espalhada $\bar{v}_R$ pode ser relacionado ao comprimento de onda (novamente em números de onda, $\bar{v}$) da radiação incidente $\bar{v}_i$ e ao deslocamento absorvido, $\Delta\bar{v}_i$, na radiação espalhada (Equação (6.5)):

$$\bar{v}_R = \bar{v}_1 \pm \Delta\bar{v} \tag{6.5}$$

em que $\Delta\bar{v}$ é o deslocamento observado no comprimento de onda, expresso em números de onda, e que é chamado **deslocamento Raman**.

Dizemos que as linhas espectrais Raman surgem em decorrência de ***transições Stokes*** ou ***anti-Stokes***. *As linhas Stokes estão associadas a um deslocamento para uma freqüência mais baixa que a da radiação incidente*, isto é, a energia é retirada da amostra para excitar os elétrons para um nível mais energético. *Diferentemente, as linhas anti-Stokes estão associadas à relaxação de elétrons a níveis menos energéticos*; neste caso, a energia é transferida para os fótons à medida que atravessam a amostra. Em ambas as situações, a mudança na freqüência da radiação incidente e transmitida é conhecida como **deslocamento Raman**.

A Figura 6.8 mostra como as transições Stokes e anti-Stokes se relacionam com a freqüência da radiação incidente e com a radiação espalhada Rayleigh, que não sofre nenhum deslocamento de freqüência. O espalhamento Rayleigh é sempre bem mais intenso que o espalhamento provocado pelo efeito Raman. Para uma molécula que apresenta efeitos Raman, as linhas Stokes serão sempre mais intensas do que quaisquer linhas anti-Stokes observadas.

Os efeitos Raman são observados se a molécula for ***polarizável***, isto é, se o formato da molécula puder ser alterado sem a geração de um momento de dipolo. A absorção de radiação IV (Capítulo 12) exige a criação de um momento de dipolo, portanto as moléculas que apresentam absorção na região do IV no espectro eletromagnético quase sempre deixarão de apresentar efeitos Raman e vice-versa.

A espectroscopia Raman só é aplicada na região visível do espectro eletromagnético. A freqüência da radiação incidente não afeta o deslocamento Raman observado e, portanto, podemos utilizar qualquer freqüência que não gere efeitos de absorção e/ou fluorescência que possam interferir nas medidas do efeito Raman. É importante observar que efeitos de fluorescência, quando presentes, provavelmente encobrirão a fraca radiação Raman. Antes do advento dos lasers, era comum utilizar lâmpadas de mercúrio de alta intensidade em conjunto com filtros de bandas para selecionar a linha de emissão em 435,8 nm. Atualmente, porém, os lasers oferecem fontes de luz de maior intensidade e altamente monocromáticas. Além disso, não custam caro e são práticos. Uma das fontes de luz mais utilizada é o laser de hélio-neônio, que dá uma linha intensa em 632,8 nm, correspondente a uma luz vermelha, e cuja fluorescência é improvável. Esse comprimento de onda pode causar alguns problemas, pois as linhas Stokes serão observadas em comprimento de onda maior, e a sensibilidade da maioria dos tubos fotomultiplicadores não vai além de ~650 nm. Lasers de argônio que produzem radiação em 488 nm costumam ser usados, embora seja necessário certa cautela, já que podem gerar fluorescência em algumas amostras.

EXEMPLO 6.3 O tetracloreto de carbono apresenta transições Stokes e anti-Stokes em 218 cm^{-1} quando irradiado com um laser de hélio, cujo comprimento de onda incidente é de 632,8 nm. Em quais números de onda e comprimentos de onda serão observadas as linhas Raman?

Método

1. Calcule os números de onda da radiação incidente.
2. Calcule os comprimentos de onda das transições anti-Stokes e Stokes.

1ª Etapa: A radiação incidente tem um comprimento de onda de 632,8 nm, que equivale a $6,3 \times 10^{-5}$ cm.

Expresso em números de onda, isso equivale a 15 873 cm^{-1}.

2ª Etapa: A transição anti-Stokes é, portanto, observada em:

$$15\,873 + 218 \text{ cm}^{-1} = 16\,091 \text{ cm}^{-1} \quad (1/16\,091 \text{ cm}^{-1} \equiv 621,5 \text{ nm})$$

e a transição Stokes é observada em:

$$15\,873 - 218 \text{ cm}^{-1} = 15\,655 \text{ cm}^{-1} \quad (1/15\,655 \text{ cm}^{-1} \equiv 638,8 \text{ nm})$$

6.6.1 Aplicações da espectroscopia Raman

A espectroscopia Raman deve ser vista principalmente como uma ferramenta analítica qualitativa, e não quantitativa. Particularmente, é útil na identificação estrutural e determinação da "impressão digital" de um analito, de modo semelhante à espectroscopia IV, embora se deva lembrar que compostos ativos no Raman podem não produzir um espectro no IV e vice-versa.

Amostras a serem analisadas por espectroscopia Raman normalmente exigem uma cuidadosa filtração ou centrifugação para remover quaisquer partículas suspensas que aumentariam os efeitos de espalhamento Rayleigh. Também é muito importante assegurar que misturas de amostras não contenham compostos capazes de fluorescer, pois, como mencionamos, qualquer traço de fluorescência, na maioria dos casos, vai encobrir os efeitos Raman.

6.7 Espectroscopia de microondas

A radiação de microondas pode ser adsorvida por várias moléculas com o objetivo de mudar seu **número quântico rotacional, J**. Por essa razão, a *espectroscopia de microondas* é também conhecida como *espectroscopia rotacional*. Para que uma molécula possa interagir com — e portanto absorver — a radiação de microondas, primeiramente é preciso que seja polar. Assim, moléculas apolares, como aquelas que possuem estruturas lineares (por exemplo, CO_2), homo-diatômicas (N_2, O_2 etc.), tetraédricas (CH_4) ou octaédricas (SF_6), *não apresentarão* qualquer espectro na região de microondas. Por outro lado, moléculas diatômicas heteronucleares (tais como o HCl) e outras moléculas poliatômicas polares apresentarão espectros rotacionais. A faixa de freqüência mais utilizada na espectroscopia de microondas vai, aproximadamente, de 8 GHz a 40 GHz.

Não existem absorções características em microondas que sejam próprias de grupos funcionais específicos, mas pode ser demonstrado que os espectros de microondas consistem em uma série de linhas separadas por $2B$, em que B é a **constante rotacional** para determinada molécula. Um espectro de microondas representativo do *p*-clorotolueno é mostrado na Figura 6.9. Se diferentes isótopos de molécula alteram o momento de dipolo de um composto, picos distintos aparecerão para cada um deles. Na Figura 6.9 vemos, por exemplo, uma série de dubletos em virtude da ocorrência natural dos isótopos ^{35}Cl e ^{37}Cl no ambiente. A constante rota-

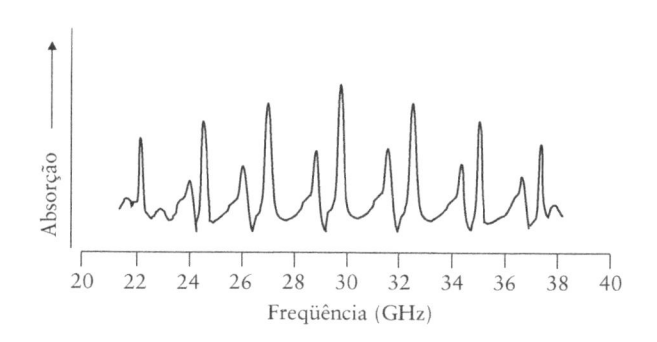

Figura 6.9 Espectro de microondas representativo do *p*-clorotolueno.

cional, *B*, pode, por sua vez, ser usada para calcular o momento de inércia, *I*, para essa molécula (Equação (6.8)):

$$B = \frac{h}{8\pi^2 cI} \qquad (6.8)$$

em que *h* é a constante de Planck, e *c*, a velocidade da luz.

Se pudermos determinar *I*, então poderemos também medir com muita acurácia os comprimentos das ligações de moléculas polares. A espectroscopia de microondas geralmente é utilizada para identificar a impressão digital de moléculas polares por meio da separação das linhas, já que estas foram catalogadas e, como já vimos, estão intrinsecamente relacionadas aos comprimentos das ligações.

6.8 Espectroscopia de fluorescência de raios X

A espectroscopia de fluorescência de raios X é uma das ferramentas mais poderosas para identificar e quantificar elementos pesados, tanto em forma combinada, como compostos, quanto em suas formas elementares. *Normalmente*, porém, não permite distinguir entre diferentes compostos que possam conter o mesmo elemento pesado, embora em casos excepcionais isso seja possível.

Assim como acontece com a espectroscopia UV-visível, a espectroscopia de fluorescência de raios X está associada às transições eletrônicas (Capítulo 6). Os raios X, no entanto, são mais energéticos que a radiação UV ou visível, portanto trata-se de uma espectroscopia associada à excitação e à relação dos elétrons com transições que envolvem energias maiores. A fluorescência de raios X ocorre em conseqüência da absorção de raios X incidentes, e isso pode gerar a promoção de elétrons de camadas mais internas para orbitais atômicos de valência não ocupados do átomo, seguida da relaxação desses elétrons com subseqüente emissão de fótons, de maneira semelhante à que ocorre na espectroscopia de fluorescência UV-visível convencional. A radiação incidente não precisa ter uma freqüência específica, ***mas deve ser suficientemente energética*** para que a excitação dos elétrons mais internos provoque a fluorescência de raios X. Assim, para identificar determinado elemento, a radiação incidente deve ser maior do que o limiar característico de uma freqüência-limite.

A radiação na região dos raios X geralmente é produzida ou por bombardeamento de um alvo metálico com um feixe de elétrons acelerados ou por meio de um nuclídeo radioativo (veja a Seção 13.2). Embora vários tipos diferentes de tubos de raios X costumem ser usados, o de tungstênio e as fontes radioativas de ferro-55 estão entre os mais comuns, pois produzem raios X suficientemente energéticos para a maioria das aplicações.

Os raios X fluorescentes emitidos sempre terão freqüência menor do que a da radiação incidente. Mais uma vez, isso se assemelha aos efeitos da fluorescência UV-visível, já que parte da energia dos fótons incidentes sempre será dissipada na forma de calor com a relaxação dos elétrons excitados — e assim o fóton emitido por fluorescência será menos energético que os fótons da radiação incidente. A espectroscopia de fluorescência de raios X só pode ser usada para *identificar* elementos de número atômico aproximadamente maior que 20, e no caso de determinações *quantitativas*, apenas para elementos de número atômico aproximadamente maior que 40. A razão de os efeitos da fluorescência de raios X serem observados somente para elementos mais pesados é porque apenas esses elementos possuem elétrons suficientes para gerar transições eletrônicas das camadas mais internas para os orbitais eletrônicos de valência mais externos, que correspondam à absorção/emissão da radiação de raios X. Em muitos casos, a relaxação dos elétrons excitados poderá ocorrer mediante uma série de transições eletrônicas graduais que vão gerar a emissão de vários fótons quantizados, vistos como linhas discretas no espectro de fluorescência de raios X característico de determinado elemento.

Os espectros de fluorescência de raios X podem ser medidos por instrumentos que funcionam com base no princípio de (a) dispersão de energia ou (b) não-dispersão de energia. Veremos um de cada vez.

6.8.1 Espectrofotômetros de fluorescência de raios X por dispersão de energia

A Figura 6.10 mostra um diagrama esquemático dos componentes de um espectrofotômetro de fluorescência de raios X por dispersão de energia. Esses espectrofotômetros utilizam fontes de raios X policromáticas que compreendem um nuclídeo radioativo ou um tubo de raios X por impacto de elétrons. Os espectrofotômetros de fluorescência de raios X por dispersão oferecem vantagens óbvias, visto que não possuem partes móveis, pois todas as freqüências que vão compor o espectro de fluorescência são medidas simultaneamente. Em instrumentos desse tipo, os detectores fotomultiplicadores estão acoplados à instrumentação apropriada, permitindo a discriminação de energia e, portanto, do comprimento de onda. Instrumen-

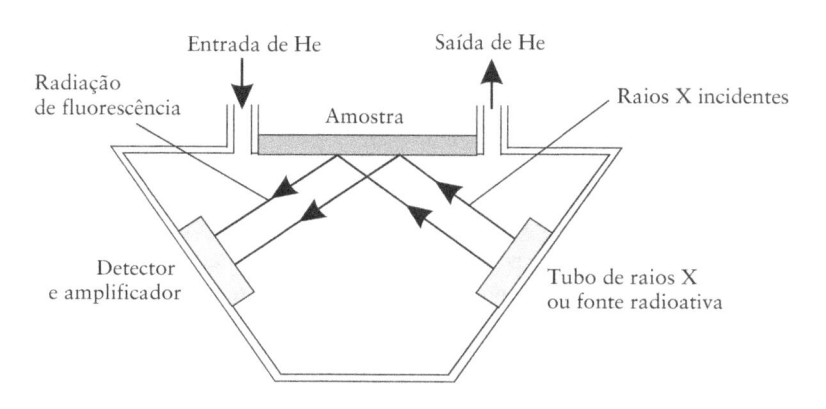

Figura 6.10 Esquema de um espectrofotômetro de fluorescência de raios X por dispersão de energia.

tos para dispersão de energia também oferecem algumas vantagens em relação aos instrumentos sem dispersão, em termos de superioridade na razão sinal/ruído.

A principal desvantagem associada a instrumentos sem dispersão é a ocorrência de certa perda de resolução abaixo de comprimentos de onda aproximadamente maiores que 1 Å. Já que os instrumentos de dispersão de energia medem todos os comprimentos de onda simultaneamente, eles podem fornecer espectros contínuos, cujas linhas individuais correspondem às linhas características de fluorescência de raios X de diferentes elementos, conforme veremos mais adiante.

A área sob cada pico em espectros desse tipo pode ser integrada e relacionada à concentração do elemento a ser quantificada por comparação com os espectros de materiais padronizados de referência, cujas concentrações são conhecidas.

6.8.2 Espectrofotômetros de fluorescência de raios X sem dispersão de energia

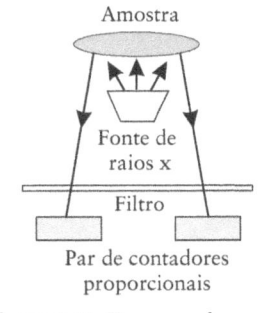

Os principais recursos de um espectrofotômetro de fluorescência de raios X sem dispersão de energia são mostrados na Figura 6.11. A fonte de raios X geralmente é de ^{55}Fe, embora outras fontes sejam eventualmente utilizadas. A radiação de fluorescência passa por um filtro e incide sobre um contador em uma fotomultiplicadora. Em alguns casos é utilizado um par de detectores emparelhados, como na Figura 6.11. Instrumentos desse tipo geralmente são usados para determinação quantitativa de elementos individuais e, portanto, permitem o registro de espectros em uma faixa de comprimentos de onda.

6.8.3 Aplicações, vantagens e limitações da espectroscopia de fluorescência de raios X

A espectroscopia de fluorescência de raios X representa, sem dúvida, uma das técnicas mais poderosas de análise elementar para amostras complicadas. Normalmente, ela é não destrutiva. Isso significa que itens valiosos como jóias, pinturas ou tesouros arqueológicos podem ser analisados com segurança. Objetos muito pequenos ou muito grandes podem ser igualmente examinados. A Figura 6.12 mostra um espectro de fluorescência de raios X para uma amostra de papel com impressão (ou seja, tinta) em sua superfície.

O pouco tempo que se leva para analisar uma amostra, e a não-necessidade de qualquer preparação, facilita o trabalho de rotina e contribui para a versatilidade da técnica. Há muitos exemplos em que se pode usá-la sob condições difíceis e drásticas: a composição elementar de ligas, por exemplo, pode ser determinada ao longo do processo de fusão, permitindo, assim, corrigir a mistura durante a fabricação.

As técnicas de fluorescência de raios X também são muito usadas para a análise de amostras líquidas, sendo aplicadas para a determinação de

Figura 6.11 Esquema de um espectrômetro de fluorescência de raios X sem dispersão de energia.

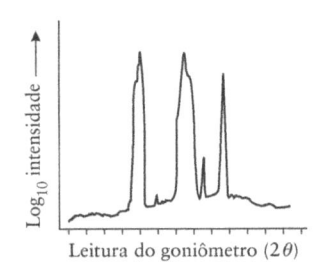

Figura 6.12 Espectro de fluorescência de raios X de uma amostra de papel com tinta.

pigmentos em tintas, bem como de metais pesados (venenosos), como cádmio e bário, no petróleo.

A espectroscopia de fluorescência de raios X tem sido igualmente utilizada na determinação de poluentes atmosféricos. Para análises dessa natureza, o ar é coletado através de filtros, que separam a matéria particulada, a qual então é examinada no espectrofotômetro.

Assim como acontece com outras técnicas, há várias limitações e desvantagens associadas a esse tipo de espectroscopia. Primeiramente, ela não é tão sensível quanto outros métodos ópticos. Seus limites inferiores de detecção encontram-se, na melhor das hipóteses, em níveis de ppm. Em compensação, a acurácia e a precisão da espectroscopia de fluorescência de raios X geralmente são iguais — ou podem até exceder — àquelas oferecidas por outras técnicas concorrentes, tais como a espectroscopia de absorção atômica ou a espectroscopia UV-visível. Além do mais, é comum ter uma faixa de concentração de trabalho entre 1% e 100% para o analito em questão, já que a área sob o pico de fluorescência geralmente permanece proporcional à concentração do analito em quase todas as condições. Infelizmente, a instrumentação é fixada no laboratório e tende a ser relativamente cara. O custo dos instrumentos, porém, varia consideravelmente, e a resolução e o desempenho do aparelho estão diretamente relacionados a quanto se está disposto a pagar.

A espectroscopia de fluorescência de raios X não pode ser usada na determinação dos elementos mais leves; e nos casos em que amostras um pouco mais complexas exigem análise estequiométrica mais completa, ela deve ser acompanhada de outras técnicas analíticas. Os *efeitos de matriz* representam uma das desvantagens potenciais mais sérias quando se utiliza essa técnica, podendo afetar consideravelmente a análise quantitativa de vários elementos. Existem dois tipos principais de efeitos de matriz que precisamos levar em conta. São eles: os *efeitos de absorção* e o assim chamado *efeito de intensificação*.

Efeitos de absorção resultam da absorção de raios X pela amostra como um todo. É óbvio que o feixe de raios X vai penetrar na amostra até certa extensão. Sendo assim, os feixes de raios X incidente e fluorescente vão percorrer alguma distância dentro da amostra. Portanto, é inevitável que tanto os raios X incidentes quanto os fluorescentes sejam atenuados devido à absorção por parte da amostra. Embora o instrumento seja calibrado com materiais de referência padronizados, isso não significa que os espectros de absorção da amostra e do material de referência sejam idênticos. Se a amostra apresentar maior absorção quer de raios X incidentes, quer de raios X fluorescentes, os resultados observados serão menores que o esperado. Ao contrário, se o material de referência apresentar características de absorção maiores, então as intensidades medidas serão falsamente elevadas. É importante que a intensificação do sinal não seja confundida com efeitos de intensificação da matriz, o que será considerado mais adiante.

Efeitos de intensificação ocorrem quando a amostra contém um elemento que, ao ser excitado pelo feixe de raios X incidente, gera uma linha de fluorescência de raios X que, por sua vez, provoca posterior excitação do elemento a ser determinado. A intensidade da linha de fluorescência estará claramente relacionada com a intensidade da radiação incidente, e se essa for elevada veremos um sinal falsamente intensificado (e portanto errôneo).

6.9 Espectroscopia Mössbauer

A *espectroscopia Mössbauer* é uma técnica de fluorescência que utiliza radiação γ. Até agora consideramos: (a) espectroscopia de fluorescência UV-visível, que está associada à excitação e relaxação de elétrons de valência de átomos e moléculas; e (b) espectroscopia de fluorescência de raios X, que envolve a excitação e relaxação dos elétrons mais internos de elementos pesados. A espectroscopia Mössbauer está associada a processos ainda mais energéticos que ocorrem após a excitação e relaxação em níveis de energia *intranucleares*, e não eletrônicos. A Figura 6.13 mostra um esquema simplificado de um espectrofotômetro Mössbauer.

Os espectros Mössbauer produzem linhas muito bem definidas em comparação com aquelas associadas à espectroscopia de fluorescência de raios X. O ferro é o elemento mais estudado, pois os níveis energéticos nucleares de um de seus isótopos, o ^{57}Fe, são prontamente acessíveis por excitação com radiação γ. O ^{57}Co radioativo é usado como fonte de radiação γ para excitar o ^{57}Fe a um nível energético metaestável, com energia de aproximadamente 14,4 keV acima do estado fundamental. Os raios γ emitidos durante a relaxação para o estado fundamental geram os espectros Mössbauer característicos de um determinado nuclídeo. No caso do ferro, o nuclídeo é o ^{57}Fe, e não o ^{55}Fe, que é mais comum. E mesmo a abundância natural de 2,2% do ^{57}Fe já é suficiente

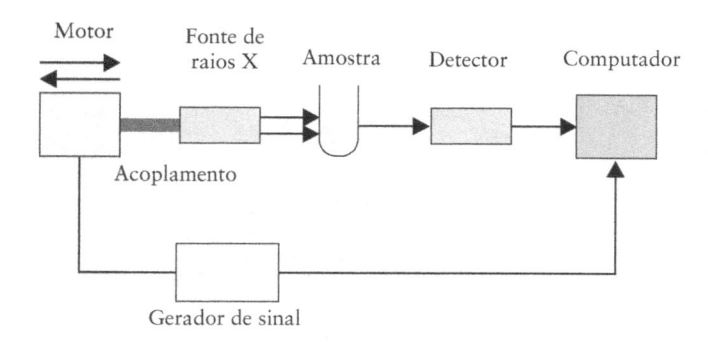

Figura 6.13 Esquema de um espectrofotômetro Mössbauer.

para permitir uma análise. O elemento a ser analisado não precisa estar na forma elementar, mas pode ser um composto. Diferentes estados químicos podem gerar deslocamentos químicos, e esses devem ser identificados para que o espectro seja interpretado corretamente. Deslocamentos químicos ocorrem como conseqüência de alterações mínimas nos níveis energéticos do núcleo após a reação química e a formação de compostos. Como as linhas do espectro Mössbauer são muito estreitas, pequenas alterações nos estados energéticos nucleares podem gerar deslocamentos químicos tanto na absorção característica de raios γ quanto na subseqüente emissão no espectro Mössbauer. Esses problemas podem ser resolvidos com a mudança de posição do emissor da radiação incidente em relação à amostra que contém o analito e com a utilização do efeito Doppler para a excitação da amostra. Tendo em vista o deslocamento de freqüência, a amostra e a fonte de radiação incidente devem ser movimentadas em velocidades da ordem de alguns milímetros por segundo, o que não é difícil. Os espectrofotômetros são, portanto, elaborados para permitir o movimento da fonte de radiação com uma *aceleração constante* em relação à amostra. Assim, várias velocidades podem ser utilizadas para assegurar que sejam registradas tanto a absorção inicial quanto a subseqüente emissão de raios γ.

Os espectros geralmente são expressos como função da velocidade da fonte de radiação em relação à amostra em milímetros por segundo. Observe que os picos são registrados como uma diminuição na transmissão e, por isso, apontam para baixo de acordo com a convenção normalmente adotada. O espectro quase sempre consiste em um ou dois picos devido à diferença dos principais estados energéticos, os quais geralmente apresentam um desdobramento hiperfino provocado pelos campos elétricos e magnéticos que existem no núcleo. O ^{57}Fe, por exemplo, gera seis linhas originadas de dois níveis energéticos principais $I = \frac{1}{2}$ e $I = \frac{3}{2}$, e cada um deles desdobra-se em um tripleto (Figura 6.14).

A espectroscopia Mössbauer pode ser usada para analisar qualquer amostra que contenha o elemento apropriado, e pode fornecer informação adicio-

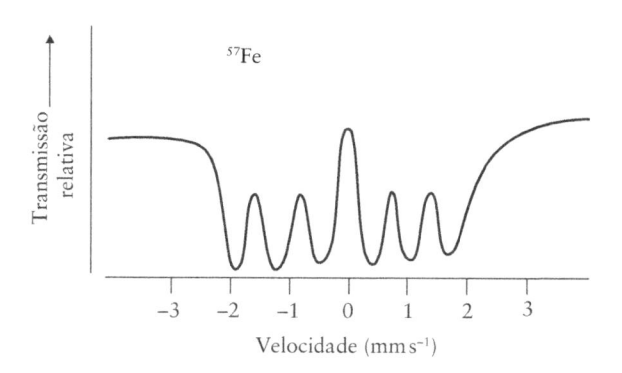

Figura 6.14 Espectro Mössbauer do ^{57}Fe.

nal sobre a estrutura cristalina e os estados de valência dos compostos onde se encontram os elementos. Infelizmente, a espectroscopia Mössbauer só pode ser usada para analisar amostras que contenham um número relativamente pequeno de elementos, e a maior parte das aplicações baseia-se na detecção de ^{57}Fe, ^{61}Ni e ^{119}Sn. Embora existam vários outros elementos que geram o efeito Mössbauer, fica-se na dependência dos isótopos, cuja ocorrência natural é tão pequena que deixa de ser útil para a análise de rotina.

6.10 Espectroscopia fotoeletrônica UV

A *espectroscopia fotoeletrônica UV* (UPS) é uma técnica em que a amostra é irradiada com radiação UV distante (alta freqüência) para iniciar a ionização de átomos da amostra pela promoção e remoção de *elétrons de valência*. O comprimento de onda em que a radiação é absorvida corresponde à energia necessária para causar ionização de determinado elemento, o que pode ser explorado para identificação da impressão digital. Na Figura 6.15, podemos ver um espectro UPS do N_2. As energias de ionização geralmente são expressas como *potenciais de ionização*, em keV. Os níveis de energia dos elétrons de valência podem, é claro, se alterar com a formação de compostos, e nesses casos as energias de ionização UPS serão modificadas em relação àquelas dos estados elementares. Por outro lado, a espectroscopia fotoeletrônica também pode ser usada para fornecer informação sobre a natureza química de um composto.

Uma técnica relacionada e muito mais usada é a *espectroscopia fotoeletrônica de raios X* (XPS), que serve para excitar e remover elétrons das camadas eletrônicas mais internas que estão abaixo da camada de valência. Os raios X são mais energéticos que a radiação UV e, portanto, podem excitar e provocar a liberação de elétrons das camadas mais internas.

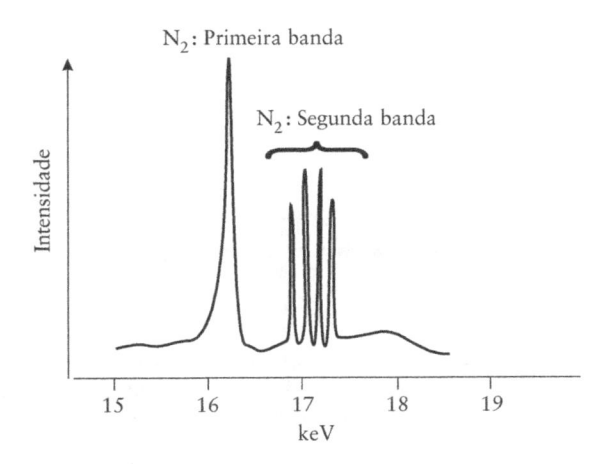

Figura 6.15 Espectro UPS do N_2.

Exercícios e problemas

6.1. Escreva a configuração eletrônica do oxigênio.

6.2. Um elemento apresenta a configuração eletrônica: $1s^2, 2s^2, 2p^6, 3s^2, 3p^6, 4s^1$. Identifique o elemento.

6.3. Descreva o que é marcação fluorescente de compostos.

6.4. Explique por que alguns compostos fluorescem enquanto outros não.

6.5. Explique por que algumas análises não obedecem à lei de Beer–Lambert.

6.6. Explique por que alguns compostos absorvem radiação na região do infravermelho, outros são ativos no Raman, mas esses dois fenômenos não são observados para moléculas simples.

6.7. Explique o que são transições: (a) Stokes; e (b) anti-Stokes.

6.8. O espectro Raman de um composto é obtido após excitação com uma freqüência de 435,8 nm (do mercúrio). As linhas Raman são observadas em 443 nm e 463 nm. Calcule o deslocamento Raman para ambas as linhas.

6.9. As concentrações de manganês em amostras de rochas devem ser determinadas por fluorescência de raios X. A intensidade da fluorescência para diferentes concentrações de padrões são mostradas na tabela abaixo:

%Mn	Contagens s^{-1}
0,05	100
0,1	200
0,2	405
0,3	598
0,4	810
0,5	998

Constatou-se que uma amostra de rocha apresenta uma contagem de $152\ s^{-1}$. Calcule a concentração na amostra de rocha.

6.10. Sabe-se que uma solução contém apenas aspirina e cafeína, mas em concentrações desconhecidas. Sua tarefa como químico analítico é determinar as concentrações de ambos os compostos nessa solução.

O espectro UV-visível da solução é registrado entre 205 nm e 300 nm. Sabe-se que a cafeína apresenta $\lambda_{máx}$ em 210 nm, com uma absortividade molar de $8\,510\ dm^3\ mol^{-1} cm^{-1}$. A aspirina, por sua vez, apresenta $\lambda_{máx}$ em 230 nm, com uma absortividade molar de $6\,890\ dm^3\ mol^{-1}\ cm^{-1}$. (A absortividade molar, ε, da cafeína em 230 nm é de $2\,120\ dm^3\ mol^{-1}\ cm^{-1}$. Para a aspirina, ε em 210 nm é de $5\,980\ dm^3\ mol^{-1}\ cm^{-1}$.) A absorbância total da solução que contém cafeína e aspirina é igual a 1,15, em 210 nm, e 1,02, em 230 nm.

Com essas informações, determine as concentrações da cafeína e da aspirina na solução.

6.11. Constatou-se que um deslocamento Raman está associado a uma relaxação de elétrons para um estado menos energético. O que será observado: linhas Stokes ou linhas anti-Stokes?

6.12. O tetracloreto de carbono é irradiado com um laser de argônio em um comprimento de onda de 488 nm ($20\,492\ cm^{-1}$). Três linhas Stokes são observadas correspondendo a deslocamentos de $-459\ cm^{-1}$, $-314\ cm^{-1}$ e $-218\ cm^{-1}$, respectivamente. Três linhas anti-Stokes são observadas com deslocamentos de $218\ cm^{-1}$, $314\ cm^{-1}$ e $459\ cm^{-1}$, respectivamente. Calcule os comprimentos de onda e os números de onda associados a essas transições.

Resumo

1. Segundo o princípio da incerteza, em nenhuma circunstância podemos definir exatamente a posição de um elétron.

2. Os orbitais e os elétrons que ocupam um nível quântico principal são conjuntamente conhecidos como camada e são representados pelas letras k, l, m e n.

3. As subcamadas de um átomo são indicadas pelos números quânticos principal e secundário.

4. Um orbital é preenchido por dois elétrons e, segundo o princípio de exclusão de Pauli, não pode acomodar mais do que dois elétrons.

5. Segundo o princípio de Aufbau, os elétrons preenchem os orbitais na seguinte ordem: 1s, 2s, 2p, 3s, 3p, 4s, 3d, 4p, 5s, 4d, 5p, 6s, 5d, 4f, 6p, . . .

6. Elétrons que, por relaxação, retornam à posição do primeiro estado eletrônico fundamental geram transições de Lyman.

7. Elétrons que, por relaxação, voltam ao segundo, terceiro e quarto estado eletrônico fundamental na camada de valência geram, respectivamente, emissões de *Paschen*, *Brackett* e *Pfund*.

8. O spin dos elétrons é descrito pelo número quântico de spin, s, e este pode apresentar sentido horário ($+$) ou anti-horário ($-$).

9. Diagramas que mostram quais as transições eletrônicas possíveis são conhecidos como diagramas de Grotrian.

10. Desvios da lei de Beer–Lambert podem ocorrer devido a vários efeitos, tais como interações entre moléculas de soluto ou fontes de luz não monocromáticas.

11. A concentração das soluções deve ser ajustada de modo que a absorbância medida fique entre 0 e 2 (e de preferência entre 0 e 1).

12. Determinações no UV-visível de misturas que contêm duas ou mais espécies absorventes podem, às vezes, ser obtidas com o uso de equações simultâneas baseadas na resolução de absorbâncias.

13. Compostos não fluorescentes podem tornar-se fluorescentes por métodos de marcação fluorescente.

14. A espectroscopia Raman baseia-se na absorção de radiação e subseqüente reemissão de fótons de energia mais baixa após a excitação de elétrons do estado fundamental para estados vibracionais mais elevados.

15. Deslocamentos Raman para freqüências mais baixas são conhecidos como transições Stokes. Freqüências anti-Stokes são os deslocamentos Raman para freqüências mais altas.

16. A absorção da radiação de microondas pode gerar mudanças no número quântico de ressonância, J, e portanto, às vezes, é chamada de espectroscopia rotacional.

17. A espectroscopia de fluorescência de raios X baseia-se na absorção de raios X e na promoção de elétrons para orbitais de valência não ocupados do átomo em virtude da relaxação desses elétrons e da subseqüente emissão de fótons.

Outras leituras

ATKINS, P. W.; FRIEDMAN, R. S. *Molecular quantum mechanics*. 4. ed. Oxford University Press, 2005.

COLTHUP, N. B. *Introduction to infrared and Raman spectroscopy*. Academic Press, 1989.

LAKOWICZ, J. R. *Principles of fluorescence spectroscopy*. Kluwer Academic, 1999.

MAYO, D. W.; MILLER, F. A.; HANNAH, R. W. *Course notes on the interpretation of infrared and Raman spectra*. John Wiley, 2004.

VALEUR, B. *Molecular fluorescence*: principles and applications. Wiley-VCH, 2002.

A espectroscopia atômica na química analítica 7

Aptidões e conceitos

Este capítulo vai ajudá-lo a entender:

- As origens das transições nos espectros de absorção e de emissão atômica.
- Os fatores que afetam os espectros atômicos e como as linhas espectrais podem ser alargadas pelos efeitos Doppler e de colisão, pressão e temperatura.
- Os princípios que fundamentam a espectroscopia de absorção atômica com chama.
- Como funciona uma lâmpada de cátodo oco.
- Algumas aplicações da espectroscopia de absorção com chama.
- Os princípios da espectroscopia de absorção com chama e os principais componentes de um espectrofotômetro de absorção com chama.
- As vantagens e desvantagens da espectroscopia de absorção com chama comparativamente a outros métodos.
- O que é copo de Delves e como pode ser usado.
- Os princípios da espectrometria com forno de grafite.
- Como funcionam as fontes de arco elétrico e as fontes de centelha e seus usos na espectroscopia de emissão atômica.
- Como funciona o fotômetro de chama na espectroscopia de emissão de chama.
- O alcance das aplicações da fotometria de chama.
- Os princípios que fundamentam a espectroscopia de emissão de plasma indutivamente acoplado (ICP).
- As aplicações analíticas das técnicas de ICP, incluindo métodos de fluorescência.

7.1 As origens das transições atômicas — uma introdução

Nos Capítulos 4 e 6, vimos como a promoção e a relaxação dos elétrons de valência podem ser aproveitadas nas espectroscopias de UV-visível e de fluorescência. Com raras exceções, essas aplicações envolvem a determinação de compostos, já que existem muito poucos elementos no estado elementar livre e são os elétrons de valência que participam da ligação, seja ela iônica, seja covalente. Os orbitais envolvidos na ligação, e portanto os elétrons, estão fundamentalmente associados ao composto e não a cada átomo individualmente.

Neste capítulo, veremos *técnicas de espectroscopia atômica* que também têm como base as transições eletrônicas. Os métodos de espectroscopia atômica envolvem transições de elétrons que não participam das ligações, ou seja, de elétrons que não estão na camada de valência de átomos ou compostos (ou elétrons de valência de átomos ou íons).

De modo geral, as técnicas de espectroscopia atômica podem basear-se em processos de *emissão atômica* ou de *absorção atômica*. A espectroscopia de *emissão atômica* normalmente envolve a emissão de fótons à medida que ocorre a relaxação de elétrons em estados excitados que retornam ao estado fundamental. As técnicas de *absorção atômica*, por outro lado, baseiam-se na captura de fótons à medida que os elétrons são promovidos ou liberados na formação de um íon.

7.2 A natureza dos espectros de absorção atômica

Os espectros atômicos originam-se de transições eletrônicas entre orbitais *atômicos* e geram linhas de absorção extremamente finas, cuja largura de banda é da ordem de aproximadamente 0,1 nm. Lembre-se de que tanto as transições eletrônicas dirigidas aos orbitais envolvidos em ligações quanto as provenientes deles dão origem a bandas de absorção bem mais largas na espectroscopia molecular UV-visível. Os picos de absorção atômica, por sua vez, são muito mais estreitos, porque não existem orbitais ligantes na camada eletrônica de valência (mais externa). Os espectros de absorção atômica ocorrem nas regiões do UV, visível e IV do espectro eletromagnético.

7.3 Fatores que afetam os espectros atômicos

Há vários fatores que podem influenciar a largura, a intensidade ou mesmo a freqüência de uma linha de emissão ou absorção atômica. Geralmente, os fatores que afetam as absorções atômicas também afetam as emissões atômicas.

7.3.1 Tempo de vida do estado de transição, o princípio da incerteza de Heisenberg e as larguras de banda

Segundo a teoria quântica, se o tempo de vida do estado de transição aproximar-se do infinito, a largura de linha espectral se aproximará de zero. Do mesmo modo, à medida que aumenta o tempo da transição, a largura de banda também aumentará. O princípio da incerteza de Heisenberg afirma que não podemos, ao mesmo tempo, prever a posição exata e o momento de um elétron em um dado instante. Se não podemos prever essas propriedades em nenhum instante antes ou durante a transição eletrônica, então ficamos com a incerteza quanto ao tempo de transição e, portanto, quanto às larguras das linhas espectrais. As larguras de linhas teóricas, conforme descritas pela mecânica quântica, às vezes são chamadas de *larguras de linhas naturais*, e geralmente são da ordem de 10^{-4} Å.

7.3.2 Alargamento por pressão e alargamento colisional

Colisões entre as espécies emissoras e absorventes com outros átomos ou íons provocam pequenas alterações em níveis energéticos do estado fundamental e, portanto, uma ampliação nos comprimentos de onda da radiação absorvida ou emitida. Em uma chama, as colisões ocorrem, em grande parte, entre os átomos do analito e vários produtos de combustão, e isso pode resultar em um alargamento das linhas naturais em duas ou três ordens de magnitude. Efeitos similares são freqüentemente observados em conseqüência de colisões no interior dos ambientes de excitação do plasma na espectroscopia de plasma indutivamente acoplado (ICP). O alargamento de linha em lâmpadas de cátodo oco e em lâmpadas de descarga elétrica é causado, em grande parte, por colisões entre os próprios átomos emissores.

7.3.3 Alargamento Doppler

O efeito Doppler, pelo qual se observa uma mudança aparente de comprimento de onda ao se aproximar ou ao se afastar rapidamente de uma fonte sonora, é bem conhecido. Os deslocamentos Doppler geralmente ocorrem na espectroscopia atômica e podem resultar em deslocamentos aparentes nos comprimentos de onda em que são observadas as linhas de absorção ou emissão atômica, o que provoca seu alargamento. Esse fenômeno deve-se ao fato de as espécies emissoras ou absorventes deslocarem-se a altas velocidades em virtude da excitação térmica da chama ou do plasma. Átomos que se movem diretamente em direção ao detector emitirão radiação que será interpretada pelo detector como de comprimento de onda um pouco menor que o da radiação emitida por átomos que se deslocam em ângulo reto com o detector. De modo semelhante, a radiação emitida por átomos que se afastam do detector será interpretada como de comprimento de onda maior que aquela emitida por átomos que se movem em ângulo reto com o detector.

Será observada uma variedade de velocidades atômicas relativas ao detector em virtude: (a) da variação natural nas velocidades dos átomos; e (b) das diferentes direções em que os átomos se movimentam com relação ao detector. Esses fatores, conjuntamente, fazem o detector registrar vários comprimentos de onda diferentes na forma de uma distribuição gaussiana centralizada, em termos de intensidade, em torno da largura de linha natural.

Esse espalhamento nos comprimentos de onda observados devido ao efeito Doppler provoca um alargamento efetivo das linhas de emissão.

O efeito Doppler provoca o alargamento de linha na espectroscopia de absorção atômica exatamente pelas mesmas razões. O alargamento Doppler das linhas de absorção ou de emissão atômica torna-se mais pronunciado em chamas ou plasmas de temperaturas mais altas em razão do aumento da velocidade efetiva dos átomos. Esse alargamento leva à duplicação da largura de linhas naturais.

7.3.4 Efeitos de temperatura e espectros atômicos

Efeitos de temperatura podem alterar a natureza dos espectros atômicos de muitas maneiras. Já vimos que o aquecimento, via efeito Doppler, resulta no alargamento das linhas espectrais atômicas acompanhado de uma diminuição na altura dos picos.

O aquecimento (por chama, forno ou plasma) é utilizado com freqüência para completar a atomização de uma amostra para espectroscopia de absorção atômica. Geralmente, quanto mais calor é fornecido, maior será a eficiência do processo de atomização; e isso, por sua vez, resulta em um aumento do número de átomos e, portanto, da intensidade do espectro atômico. Embora deva ser observado que à medida que a temperatura aumenta, um maior número de átomos será ionizado, esse efeito normalmente é insignificante em comparação com o aumento na eficiência do processo de atomização.

A espectroscopia de emissão atômica é também afetada pela temperatura da chama ou do plasma à medida que o calor é utilizado diretamente ou como um fator que contribui para excitar eletronicamente os átomos até um estado em que emitem radiação com a relaxação. Sendo assim, quanto mais calor é fornecido, maior será a proporção de átomos excitados; e isso, por sua vez, resultará em uma linha de emissão de maior intensidade. Já que a temperatura tem um efeito mais pronunciado sobre a espectroscopia de emissão atômica, é mais importante que a temperatura da chama seja mais bem controlada do que nas técnicas de absorção atômica, especialmente se se trata de análises quantitativas.

As técnicas de absorção atômica baseiam-se em uma população maior de átomos na amostra do que as técnicas de emissão, pois a amostra só precisa estar no estado eletrônico fundamental para ser monitorada. Lembre-se de que na espectroscopia de emissão atômica apenas aquela parcela termicamente excitada da amostra pode gerar linhas espectrais atômicas. A razão entre átomos não excitados e átomos excitados pode variar de 10^3 a 10^{10}, ou mais. Teoricamente, as técnicas baseadas em absorção devem, portanto, oferecer uma sensibilidade consideravelmente maior em comparação com os métodos de emissão. Existem, de fato, tantas outras variáveis que influenciam a sensibilidade desses dois métodos que as técnicas com base em emissão e absorção atômica acabam oferecendo sensibilidade comparável às outras e limites mais baixos de detecção.

7.4 Uma introdução à espectroscopia de absorção atômica

As *técnicas espectroscópicas de absorção atômica* envolvem a quantificação da energia (via monitoração do comprimento de onda e da intensidade) absorvida de uma fonte de radiação incidente para a promoção de elétrons de elementos em seu estado fundamental. O comprimento de onda e a absorção podem então ser monitorados e registrados na forma de um *espectro*. Nas próximas seções deste capítulo, apresentaremos diferentes formas de espectroscopia de absorção.

7.5 Espectroscopia de absorção atômica com chama

A *espectroscopia de absorção atômica com chama* é a forma mais utilizada de espectroscopia atômica. Níveis da ordem de partes por milhão (ppm) de muitos íons metálicos podem ser prontamente determinados por meio de um procedimento experimental que se tornou relativamente simples. Na prática, a técnica baseia-se na excitação eletrônica de átomos ou íons por meio de luz monocromática. O equipamento permite medir a absorção.

O primeiro problema a ser superado é o fornecimento de uma fonte de átomos na forma elementar (ou de íons livres elementares). Para tanto, utiliza-se um *nebulizador* (Figura 7.1) acoplado a uma chama de ar/acetileno. O primeiro passo é produzir um aerossol de microgotículas por meio da solução do analito com ajuda de um nebulizador. No processo, uma bomba peristáltica introduz continuamente essa solução no trajeto de um jato de ar comprimido para produzir uma nuvem tênue de minúsculas gotículas. O *spray* pode então ser direcionado para o trajeto de uma longa e estreita chama de ar/acetileno, provocando assim a atomização do analito.

Os gases de combustão são previamente misturados (Figura 7.2). A chama é dirigida através de uma fenda para jato de gás de aproximadamente 10 cm de comprimento e 2 mm a 3 mm de largura. A queima do acetileno fornece temperaturas entre 2 000 °C e 2 200 °C. Se for necessário atingir temperaturas ainda maiores, pode-se usar misturas de gás combustível acetileno/óxido nitroso (veja a Seção 7.5.5).

Na espectroscopia atômica com chama, o acetileno e o ar são misturados antes de atravessar os jatos de gás. Nesse ponto, a mistura entra em

> O gás combustível acetileno, utilizado para a chama, deve ser fornecido com ar ou com oxigênio puro como oxidante. As chamas resultantes são conhecidas como chama de ar/acetileno ou chama de oxi/acetileno, respectivamente.

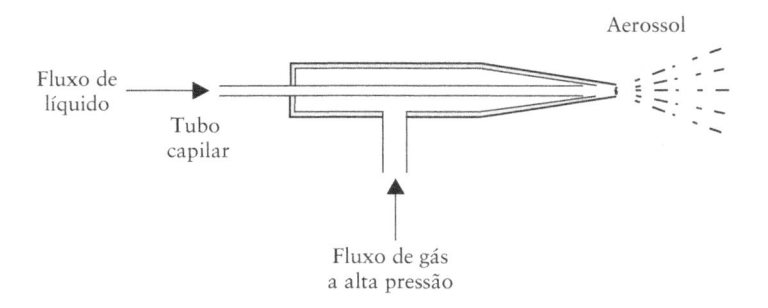

Figura 7.1 Esquema de um nebulizador a jato.

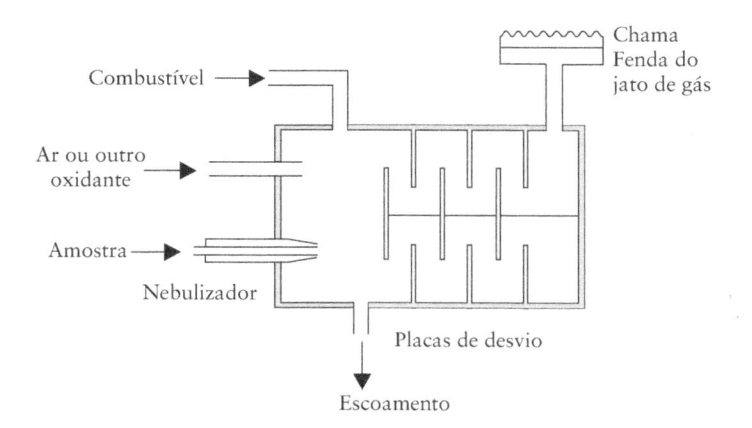

Figura 7.2 Mistura de combustível, amostra e oxidante antes da combustão.

ignição. É importante dispersar os gases de escape e, também, como prática normal, colocar um exaustor diretamente sobre a saída do espectrofotômetro.

O solvente que se encontra dentro das gotículas do analito (quase sempre água) evapora-se com extrema rapidez nessas temperaturas. O sal metálico, por sua vez, vaporiza-se e é reduzido dentro da chama de alta temperatura, completando-se assim o processo de atomização.

A chama tem um formato que permite que a radiação incidente atravesse a amostra atomizada continuamente introduzida (Figura 7.3). Um detector (normalmente um tubo fotomultiplicador) pode então monitorar a intensidade da radiação e, portanto, a absorção.

Vimos no Capítulo 4 que quando usamos a espectroscopia UV-visível, a largura de banda da fonte de radiação incidente deverá ser, em termos ideais, consideravelmente mais estreita que a da banda de absorção. A mesma regra aplica-se à espectroscopia de absorção atômica, se desejamos evitar erros inaceitáveis. É bom lembrar que as larguras da absorção de muitos espectros UV-visível geralmente abrangem várias dezenas de nanômetros, e nessa situação um monocromador com largura de banda menor que ~0,5 nm é perfeitamente aceitável. As larguras de banda da absorção atômica, no

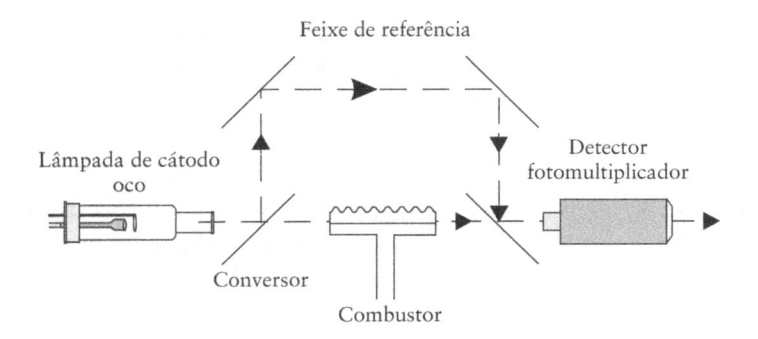

Figura 7.3 Esquema de um espectrofotômetro de absorção atômica com chama.

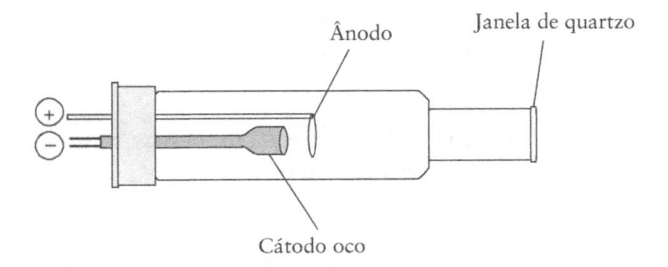

Figura 7.4 Esquema de uma lâmpada de cátodo oco.

entanto, são extremamente estreitas, da ordem de <0,01 nm. Por essa razão, é importante que a fonte de luz utilizada seja capaz de produzir radiação centralizada exatamente no comprimento de onda correto, e com uma largura de banda extremamente estreita. Isso pode ser obtido com uma *lâmpada de cátodo oco* (Figura 7.4), uma lâmpada de descarga gasosa que utiliza a emissão característica do mesmo elemento que desejamos monitorar. Sendo assim, é preciso uma lâmpada de cátodo oco específica para cada elemento a ser monitorado, e um de cada vez. Espectrofotômetros de absorção atômica modernos costumam ter um carrossel com várias lâmpadas distintas, de modo que diferentes elementos possam ser determinados à vontade, bastando para isso girar até a posição correta a lâmpada que queremos utilizar.

A lâmpada de cátodo oco (Figura 7.4) consiste em um cátodo tubular oco — daí seu nome — acoplado a um pequeno ânodo em forma de anel (Figura 7.4). Ambos os eletrodos são encapsulados em um envoltório repleto de gás neônio a baixa pressão. Cada lâmpada torna-se específica para determinado metal, cobrindo-se a superfície do cátodo com o elemento a ser analisado. Quando se aplica uma alta voltagem entre os eletrodos, o neônio se ioniza e a colisão de íons de carga positiva com a superfície do cátodo faz com que parte do revestimento do cátodo se vaporize. Outras colisões provocam excitação eletrônica desses íons e, com a relaxação, a luz emitida corresponderá exatamente à absorção característica do determinado elemento. Lembre-se de que, nesse contexto, as configurações eletrônicas dos íons que estão no interior da lâmpada de cátodo oco serão idênticas às do analito na chama de ar/acetileno. Com a relaxação, o íon retorna para o cátodo e mais uma vez passa a fazer parte do revestimento. Assim, essa camada não é consumida, mas dinamicamente arrancada e recuperada com o tempo.

Não podemos esquecer que a largura de banda do comprimento de onda da emissão deve ser mais estreita que a largura de banda da absorção do analito. De fato, a lâmpada de cátodo oco sempre fornecerá uma banda de emissão mais estreita do que aquela da absorção do analito na chama de ar/acetileno. Nesse contexto, as larguras de banda da absorção e da emissão de um elemento aumentam com a elevação da temperatura. O analito é aquecido a uma temperatura de aproximadamente 2 000 °C no ar/acetileno. A lâmpada de cátodo oco, por outro lado, opera em temperaturas apenas pouco mais elevadas que a temperatura ambiente.

7.5.1 Medidas de absorção e interferências encontradas na espectroscopia de absorção atômica

O detector de tubo fotomultiplicador monitora continuamente a intensidade da luz transmitida, e portanto a absorção. Assim, o sinal depende de uma constante introdução da amostra com o analito, na chama, por meio do nebulizador. A maioria dos espectrofotômetros são construídos de modo que um sistema de tubos de polipropileno ligados a uma bomba peristáltica possa ser introduzido na amostra por alguns segundos, como se vê no registro para o níquel (Figura 7.5). O espectrofotômetro normalmente registra um sinal quase estável por alguns segundos (Figura 7.5). A maior parte dos aparelhos modernos automaticamente calcula um valor médio para a absorção, gravando-o em um arquivo de computador ou imprimindo-o. Assim como acontece com muitas técnicas analíticas, a natureza quantitativa do procedimento pode ser comprometida por várias interferências. No caso da espectroscopia de absorção atômica, as interferências geralmente surgem de erros na determinação da intensidade da radiação transmitida durante a atomização do analito.

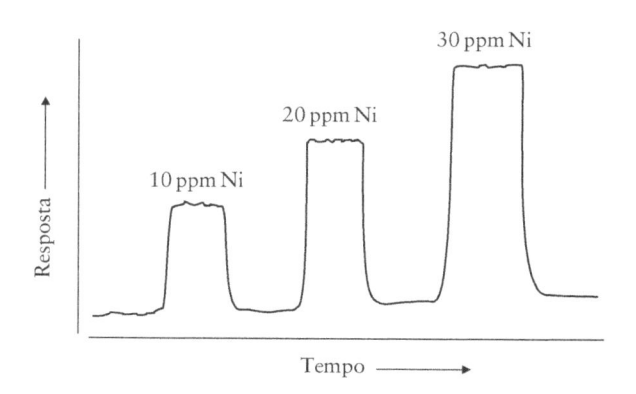

Figura 7.5 Registro da absorção atômica para diferentes concentrações de Ni.

A chama de ar/acetileno emite luz como qualquer outra chama. É claro que não é possível colocá-la dentro de um espaço fechado à prova de luz, o que significa que, a menos que trabalhemos em uma sala totalmente escura (o que também não é viável), qualquer luz de fundo pode agir como interferente. Se quisermos monitorar a absorção do analito na chama, devemos arrumar um jeito de diferenciar a intensidade da luz transmitida das fontes de luz da lâmpada de cátodo oco. Na prática, um espectrofotômetro de absorção atômica utiliza dois métodos associados entre si para separar o sinal desejado da interferência da luz de fundo.

O primeiro passo é colocar um monocromador entre a chama e o tubo detector fotomultiplicador. Assim, a maior parte da luz da chama que vem das reações de quimioluminescência é excluída. Compare a colocação do monocromador no trajeto do feixe de luz *transmitida* com as aplicações espectroscópicas UV-visível, em que colocamos um monocromador no caminho da fonte de radiação *incidente*. Obviamente é possível que a chama emita luz no mesmo comprimento de onda que o analito, e portanto devemos tomar algumas precauções para medir apenas as contribuições da emissão do analito.

Outro fator a ser lembrado é que apesar dos cuidados na elaboração dos jatos de combustão, o formato da chama será dinâmico, e isso introduzirá, via turbulência, flutuações aleatórias no caminho óptico efetivo.

A lâmpada de cátodo oco normalmente é estimulada por pulsos discretos de voltagem em degraus (*staircase*), gerando, por meio da lâmpada, uma saída descontínua na forma de pulsos. A freqüência dos pulsos da lâmpada costuma ser de 50 Hz. O detector fotomultiplicador pode ser sincronizado com o perfil da voltagem por meio de um amplificador síncrono ou de um detector sensível à fase. Com esses métodos utilizados conjuntamente torna-se extremamente simples e eficaz, quase que sob quaisquer condições de iluminação, a determinação da intensidade da radiação transmitida da lâmpada de cátodo oco e, portanto, da absorção que ocorre. Uma analogia para essa abordagem é pensar como podemos determinar a velocidade de rotação de uma roda por meio de um estroboscópio.

Outros tipos de interferência contra os quais devemos nos precaver são aqueles causados por efeitos químicos. A espectroscopia de absorção atômica baseia-se na atomização térmica do analito na chama. Às vezes, é possível que o analito forme compostos termicamente estáveis na chama, os quais não apresentam efeitos de absorção atômica e, portanto, não contribuem para o sinal analítico. Interferências químicas dessa natureza geralmente resultam em estimativas da concentração do analito erroneamente mais baixas. O alumínio é particularmente notório por gerar problemas desse tipo, já que pode formar aluminatos termicamente estáveis com vários metais, tais como o cálcio. Os aluminatos apresentam estequiometrias variáveis, que normalmente são escritas na forma de "Ca–O–Al". O método mais comum para resolver esses problemas envolve a utilização de um fluxo nebulizado de outro elemento que tenha maior afinidade pelo interferente do que o analito, ao mesmo tempo em que também seja capaz de formar compostos cuja estabilidade térmica seja suficiente para suportar as temperaturas da chama de ar/acetileno. No caso do alumínio, adiciona-se o lantânio, que prontamente originará compostos na forma de Ca–O–Al, que também têm estequiometria variável.

7.5.2 Aplicações da espectroscopia de absorção atômica com chama

A espectroscopia de absorção atômica com chama é muito utilizada para detectar traços de metais em diferentes tipos de amostras. Já vimos que a amostra deve estar em solução, de modo que possa passar pela chama na forma de um *spray* nebulizado e ser atomizada. Isso não impede a análise de amostras sólidas, contanto que primeiramente possam ser dissolvidas. Ligas metálicas, tais como o aço, geralmente podem ser dissolvidas em ácido nítrico, e é assim que a concentração de cobalto em amostras de aço pode, por exemplo, ser determinada com grande acurácia em diferentes gradações de aço inoxidável — seja para fins comparativos, seja para medida de controle de qualidade no local de manufatura.

Amostras ambientais para a monitoração de rios ou de águas estuarinas situadas correnteza abaixo de locais de atividade industrial requerem pouco ou nenhum tratamento prévio. Amostras de solo e de rochas geralmente podem ser analisadas com facilidade. Outras aplicações industriais incluem a análise do conteúdo metálico de tintas e polímeros, ambos para fins de segurança e controle de qualidade. A espectroscopia de absorção atômica com chama também é muito utilizada na medicina para determinar a presença de metal em uma série de preparações farmacêuticas, e mesmo em amostras de sangue, soro sanguíneo ou urina. O cálcio e o ferro presentes em alimentos enriquecidos, tais como cereais e alimentos infantis, também são regularmente analisados com a espectroscopia de absorção atômica. Embora essa técnica seja utilizada principalmente para a determinação de metais, também pode ser usada em diversos tipos de análises pela química combinacional. Um bom exemplo nesse contexto é a análise de aldeído com reagente de Tollen, que libera dois mols de Ag elementar na oxidação de cada mol de aldeído.

7.5.3 As vantagens e desvantagens relativas da espectroscopia de absorção com chama

A espectroscopia de absorção com chama é a forma mais usada de espectroscopia atômica em virtude da relativa facilidade de prontamente obter determinações de concentrações em nível de ppm, ou mesmo mais baixas. Há várias desvantagens nesse método, porém algumas podem ser superadas com modificações mínimas na técnica. Uma das principais desvantagens é que se deve primeiro evaporar o solvente na amostra com o analito e depois, em pouco tempo, atomizar o analito. Estima-se que apenas 0,1% da amostra seja atomizada e atravesse o trajeto do feixe de luz. Métodos que permitem maior eficiência no processo de atomização, tais como o forno de grafite (que descreveremos na próxima seção), potencialmente oferecem vários outros níveis de sensibilidade. Essas limitações podem ser superadas, em grande parte, com a calibração regular do instrumento e também com o uso de materiais de referência certificados.

7.5.4 A calibração de espectrofotômetros de absorção atômica com chama e o uso de materiais de referência certificados

A absorção observada nos espectrofotômetros com chama pode variar consideravelmente, de um instrumento para outro, para o mesmo tipo de amostra. Esse comportamento difere muito daquele da espectroscopia UV-visível, da qual se espera coincidência nas leituras com diferentes instrumentos. Há várias razões para os espectrofotômetros de absorção atômica não serem tratados da mesma maneira. Basicamente, não é prático provocar a atomização total da amostra ou monitorar toda a absorção que ocorre. Se, porém, calibrarmos o instrumento com o uso de materiais de referência certificados adequados, poderemos obter determinações confiáveis e quantitativas mesmo para concentrações muito baixas, já que o comportamento do aparelho deve ser reprodutível. As influências a serem controladas incluem os fatores que afetam a temperatura da chama, a sensibilidade do tubo fotomultiplicador e os interferentes químicos.

Materiais de referência certificados geralmente podem ser adquiridos com formulações que apresentem composições bastante semelhantes às das amostras que serão submetidas à análise (por exemplo, água de rio, ligas metálicas etc.). A lógica é que as amostras de referência conterão quantidades muito similares de interferentes, e serão sujeitas ao mesmo regime de tratamento prévio que as amostras reais. As leituras de calibração normalmente são executadas com software dedicado que acompanha o instrumento. Um método alternativo consiste em adicionar à amostra quantidades conhecidas de um analito de referência certificado na forma de calibração com adições de padrão. Esse pode ser o procedimento preferível se a amostra a ser analisada for um tanto complexa ou se não houver disponibilidade de materiais de referência padronizados adequados. Talvez seja o caso, por exemplo, da análise de solo ou de pinturas.

7.5.5 O uso de óxido nitroso/acetileno *versus* ar/acetileno

Embora os limites mais baixos de detecção na espectroscopia de absorção atômica com chama sejam favoráveis em comparação com muitas outras técnicas, o uso de uma chama de ar/acetileno impõe algumas limitações. A chama é usada simplesmente para atomizar a amostra, e por essa razão o controle de sua temperatura é crucial. Em termos ideais, gostaríamos de atomizar toda a amostra sem a criação de íons que absorvem luz em diferentes comprimentos de onda. Sendo assim, o desenho dos combustores e a mistura de combustível gasoso são, portanto, fundamentais para garantir uma temperatura constante, uniforme e controlável. Existe risco de explosão se a chama retroceder para a câmara de mistura. Para impedir que isso ocorra, os gases são pré-misturados antes da combustão. O desenho dos jatos de gás para produzir um fluxo de gás em alta velocidade e o uso de ar em vez de oxigênio puro minimizam o risco de explosão, embora todas as precauções devam ser tomadas. O uso de ar limita a temperatura máxima; mas se for necessário atingir temperaturas maiores que aproximadamente 2 200 °C, pode-se utilizar o óxido nitroso para alcançar temperaturas acima de 3 000 °C.

7.5.6 Copos de Delves para aquecimento

Pode-se melhorar a sensibilidade e abaixar os limites de detecção utilizando-se *unicamente* a chama de ar/acetileno como fonte de calor para a atomização da amostra. Nesse arranjo, evapora-se o solvente antes da amostra ser introduzida na chama. A amostra dissolvida é colocada em um recipiente de metal chamado ***copo de Delves***, geralmente feito de níquel, e que, portanto, não pode ser usado com amostras acidificadas sem neutralização prévia. Esses copos também podem ser feitos de outros materiais apropriados, tais como o tântalo.

O copo de Delves é cuidadosamente aquecido em uma placa quente ou em outra fonte de calor para evaporar o solvente. Somente nessa etapa o copo deve ser colocado na parte mais quente da chama para vaporizar a amostra. O copo de Delves geralmente é utilizado com um tubo de quartzo que fica na parte mais quente da chama, por onde passa a amostra vaporizada. Assim, o tubo de quartzo age como um tanque receptor que prolonga consideravelmente o tempo em que os átomos apresentam absorção, e isso geralmente faz aumentar bastante a sensibilidade da técnica.

7.6 Espectrofotômetros de absorção atômica com forno de grafite

Os fornos de grafite dispensam a necessidade de chama, pois utilizam, para o aquecimento, um elemento eletrorresistivo de grafite na forma de um tubo oco. As amostras são, portanto, atomizadas por um método de ***atomização eletrotérmica***. A técnica do forno de grafite tornou-se a forma mais adotada de atomização eletrotérmica. O método da atomização eletrotérmica pode chegar a 100% de eficiência na atomização, e se lembrarmos que os métodos de ar/acetileno costumam permitir a atomização de apenas 0,1% da amostra, logo podemos ver que o forno de grafite é capaz de, potencialmente, oferecer uma sensibilidade 1 000 vezes maior. O tubo de grafite circunda a amostra com um volume muito pequeno e, quando combinado com o aquecimento elétrico, permite um controle bem maior da temperatura do que o obtido por meio de uma chama. Além do mais, não há flutuações no comprimento do caminho óptico devido à convecção térmica na chama. A geração não desejada de luz pela combustão dos gases combustíveis na chama também é eliminada.

As amostras são injetadas por meio de uma micropipeta através de uma janela situada no teto do forno. Tubos de forno de grafite costumam ter 5 cm de comprimento e diâmetros de aproximadamente 1 cm. Esses tubos são desenhados para serem retirados sem esforço, facilitando assim a limpeza e a substituição. Contatos elétricos para o elemento aquecedor são feitos em ambas as extremidades do tubo. Normalmente, o tubo inteiro é circundado por uma jaqueta metálica com sistema de refrigeração à água. Um fluxo externo de gás nobre (geralmente argônio) impede o ingresso de oxigênio da atmosfera, o que de outra maneira resultaria em incineração do tubo. Gás inerte também atravessa ambas as extremidades do tubo do forno de grafite e sai pela janela de injeção da amostra. Esse gás não só serve para excluir o oxigênio, mas também ajuda a arrastar o vapor gerado durante as etapas iniciais de aquecimento. Para fazer evaporar o solvente, a temperatura costuma ser elevada lentamente. Uma vez que a amostra tenha sido totalmente vaporizada, aumenta-se rapidamente a temperatura para vaporizar o analito. A fonte de luz incidente da lâmpada de cátodo oco atravessa uma das extremidades do tubo de grafite da amostra vaporizada. Esta permanece no trajeto da luz por cerca de 1 s ou mais, e isso também ajuda a aumentar a sensibilidade desse método em comparação com a espectroscopia de absorção com chama. A luz transmitida pode então ser monitorada à medida que atravessa o tubo de grafite e sai pela outra extremidade.

Uma vez elevada a temperatura da amostra, ela é vaporizada durante algum tempo, mesmo que a temperatura desejada seja rapidamente alcançada. Nesse caso, o sinal de saída de um espectrofotômetro de absorção atômica com forno de grafite sobe até um valor máximo e depois cai novamente para o valor da linha-base.

Interferências que surgem de efeitos entre elementos podem infelizmente ser bem mais pronunciadas em instrumentos que utilizam forno de grafite do que naqueles de espectrometria de chama. A absorção de fundo também tende a ser mais pronunciada em determinações feitas em forno de grafite, o que pode ser especialmente significativo em amostras que contêm altas concentrações de sais orgânicos ou inorgânicos, como acontece, por exemplo, em amostras de origem biológica ou ambientais. Calibrações do tipo adição de padrão normalmente corrigem esses problemas e devem ser vistas, portanto, como uma boa prática experimental.

Os tubos de forno de grafite (Figura 7.6(a)) geralmente são usados com plataformas **L'vov** (Figura 7.6(b)). Essas plataformas também são feitas de grafite e estão localizadas dentro do tubo, logo abaixo da entrada para a amostra (Figura 7.6(b)). Assim, a amostra se deposita sobre a plataforma L'vov, e não nas paredes internas do forno de grafite. Primeiro, a amostra é aquecida com cuidado para fazer evaporar o solvente da maneira normal. No entanto, quando a amostra é aquecida para a atomização, a temperatura da seção interna varia menos rapidamente do que nas paredes do forno, e isso tende a levar a resultados mais reprodutíveis.

A porosidade do grafite usado para a construção do forno, e também da plataforma L'vov, pode resultar em uma diminuição errônea dos sinais da amostra, uma vez que esta pode ser absorvida nos poros do grafite. Esse problema pode ser em grande parte resolvido cobrindo-se toda a superfície de grafite com uma fina camada de carbono pirolítico para selar os poros. O carbono pirolítico é depositado passando-se uma mistura inerte de um gás de hidrocarboneto — metano, por exemplo — através do tubo a uma temperatura bem elevada. Coberturas desse tipo podem ser depositadas camada por camada para formar revestimentos extremamente homogêneos e impermeáveis. Alguns fornos de grafite são desenhados de modo que esses revestimentos possam ser reconstituídos durante o seu tempo de vida.

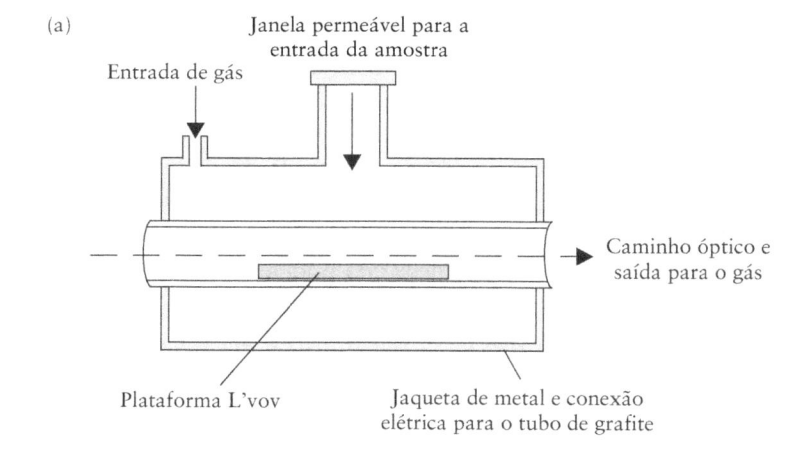

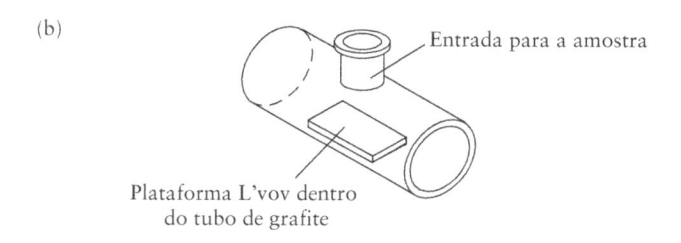

Figura 7.6 Esquema de (a) tubo de forno de grafite e (b) plataforma L'vov.

7.6.1 Aplicações da espectroscopia de absorção atômica com forno de grafite

A espectroscopia de absorção atômica com forno de grafite ganha cada vez mais adeptos em virtude da simplicidade, maior segurança e maior sensibilidade inerente que essa técnica oferece comparativamente aos métodos espectroscópicos de absorção atômica com chama. Seus baixos limites de detecção, geralmente da ordem de partes por bilhão, ou menos ainda, a tornam uma das técnicas analíticas disponíveis mais sensíveis. O forno de grafite também permite a análise de amostras com volumes a partir de 10 µl, ou menos, e por isso tornou-se uma poderosa ferramenta para aplicações microanalíticas.

Esse tipo de espectroscopia pode ser usado para a determinação de diferentes formas de amostras, que vão de soluções até sólidos, e mesmo vapores, se forem executados alguns procedimentos para o tratamento prévio da amostra. O mercúrio de amostras ambientais de ar, água ou mesmo solo, por exemplo, pode ser analisado após coleta dessas amostras em solução de permanganato de potássio. O permanganato oxida compostos orgânicos de mercúrio, bem como o mercúrio elementar, para formar uma solução de íons mercúricos. O excesso de permanganato pode ser removido com hidroxilamina, e então um agente redutor como o $SnCl_2$ é adicionado para reduzir os íons mercúricos, produzindo novamente o mercúrio elementar. A pressão de vapor do mercúrio líquido é suficientemente alta de modo que, se um gás inerte como o N_2 for borbulhado em um *frasco Erlenmeyer*, o vapor de mercúrio pode ser arrastado através de um tubo para a amostra de gás, e este, por sua vez, pode ser então descarregado no orifício de entrada da amostra no forno de grafite.

7.7 Uma introdução à espectroscopia de emissão atômica

Cada uma das diferentes formas de espectroscopia de emissão atômica baseia-se na emissão de luz, com a relaxação de elétrons elementares dos estados excitados. Há várias maneiras de provocar a excitação inicial, daí os diferentes nomes pelos quais essas formas de espectroscopia são conhecidas. As formas mais comuns incluem as técnicas com arco elétrico e com centelha, a emissão com chama e a emissão com plasma.

7.8 Espectroscopia de emissão com arco elétrico e com centelha

As formas de espectroscopia de emissão atômica baseadas em arco elétrico ou em "centelha" geralmente são conhecidas como "espectroscopia de emissão atômica". É preciso tomar cuidado para não confundir essas técnicas com outras formas de espectroscopia de emissão atômica.

As espectroscopias de emissão com arco elétrico e com centelha geralmente são usadas para determinar o conteúdo inorgânico de muitas amostras, sejam sólidos, sejam líquidos, sejam gases. Um diagrama esquemático de um espectrômetro de emissão com arco é mostrado na Figura 7.7(a). Normalmente, uma amostra sólida em pó é empacotada dentro de um eletrodo oco em forma de dedal, e é aplicado um arco ou centelha de descarga elétrica de alta voltagem entre ela e um contra-eletrodo (Figura 7.7(b)). Os eletrodos devem ser feitos de um material que não interfira na análise. Costuma-se usar o carbono, que é bom condutor, termicamente estável e pode ser facilmente moldado. Às vezes são usados eletrodos de prata e de cobre, quando esses elementos não podem interferir na análise. Eletrodos de grafite porosos também são usados para a captação de amostras líquidas, facilitando o manuseio e a análise. Um método alternativo, porém, envolve a evaporação da solução com o analito sobre a superfície de um eletrodo suporte. O contra-eletrodo geralmente tem a forma de um cone afunilado, uma vez que isso normalmente serve para gerar uma centelha mais estável e reprodutível. Alguns instrumentos utilizam dois eletrodos de suporte idênticos para amostra, entre os quais passa a centelha ou o arco. Se for utilizado somente um eletrodo de suporte para amostra, ele geralmente é polarizado para servir de ânodo. Amostras que contêm metal podem às vezes ser diretamente utilizadas como um dos eletrodos, já que alguns instrumentos são equipados para suportar e estabelecer contato elétrico com amostras de formato irregular. Amostras sólidas em forma de pó podem ser comprimidas sob alta pressão, com carbono ou cobre em pó, para formar "briquetes" ou pelotas de fácil manuseio. O efeito de aquecimento da centelha ou do arco provoca a evaporação da amostra. Elétrons elementares termicamente excitados passam rapidamente ao estado de relaxação e geram a emissão de fótons — cuja energia é equivalente a $h\nu$. Cada elemento gera várias emissões diferentes, uma vez que um elétron excitado pode decair através de diversas transições diferentes antes de voltar ao estado fundamental.

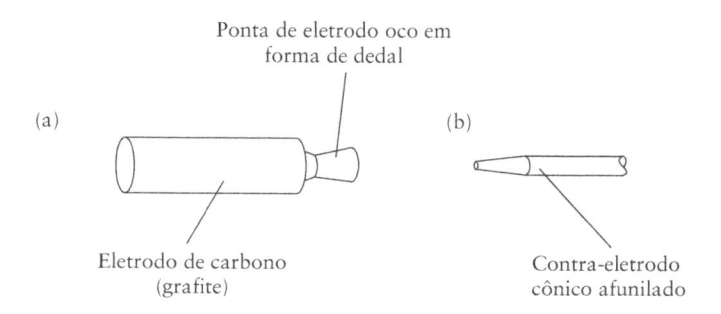

Figura 7.7 Eletrodo oco em forma de dedal e descarga de alta voltagem.

7.8.1 Fontes de centelha

Centelhas periódicas induzidas por potenciais de cc de pulso regular geram espectros de emissão atômica mais reprodutíveis e confiáveis. A freqüência dessas centelhas está entre 180 Hz e 220 Hz. Para a medida de cada espectro é necessário uma explosão periódica de centelhas por aproximadamente 20 s. O fluxo de corrente *efetivo* em um certo intervalo de tempo geralmente é bem menor com as fontes de centelha do que com um arco, isso devido à natureza descontínua da centelha, embora correntes momentâneas possam ser da ordem de 1 000 Å ou mais. A temperatura geral para fontes de centelha será consideravelmente mais baixa do que no caso de um arco elétrico. A carga elétrica, porém, é conduzida ao longo de um trajeto muito estreito, ou *streamer*, atravessando o centro da centelha, onde se atingem temperaturas entre 40 000 K e 45 000 K. É nessa região que o analito é estimulado a gerar emissões atômicas e, por essa razão, os espectros atômicos das fontes de centelha tendem a ser mais intensos do que aqueles gerados por fontes de arco.

7.8.2 Fontes de centelha e análises com microssondas de laser

Em alguns casos, o laser pode ser utilizado em associação com fontes de centelha para determinações espectroscópicas de *emissão atômica com microssonda*. Pulsos de laser (por exemplo, de rubi) são acionados para vaporizar periodicamente amostras muito pequenas de um material colocado sobre uma superfície de área 5×10^{-3} mm^2, ou menos. O material é vaporizado em um espaço entre um par de eletrodos de grafite, que são novamente excitados por uma fonte de centelha sincronizada, gerando a emissão do espectro atômico.

7.8.3 Fontes de arco

Normalmente, o arco é inicializado por meio de uma centelha, ou então juntando os dois eletrodos até quase se tocarem e depois separando-os até a distância necessária. A corrente que flui entre os dois eletrodos varia de 1 Å a 40 Å, ou mais, podendo ser estimulada quer por potenciais de cc, quer por ca, que vão de 20 V a 300 V, ou mais. O arco geralmente é aplicado por aproximadamente 20 s, para permitir o tempo necessário de registro para cada espectro.

A carga elétrica atravessa o arco por meio de elétrons e íons dentro do plasma. Os íons são formados por excitação térmica em conseqüência do fluxo de corrente. O processo normalmente é auto-sustentável, já que o arco foi formado entre os dois eletrodos. O analito atomizado entra no plasma à medida que é volatizado no(s) eletrodo(s) de suporte para amostra, com a temperatura do plasma na faixa de 4 000 K a 5 000 K. É comum ocorrer a emissão de linhas interferentes intensas de moléculas com −CN da atmosfera, a não ser que se utilize um fluxo controlado de gás CO_2, He ou Ar para preencher continuamente o espaço entre os eletrodos.

Está claro que a intensidade do espectro atômico dependerá da concentração do analito que está dentro do arco em um dado momento. É importante perceber, no entanto, que a intensidade do espectro atômico também será uma função do tempo, já que diferentes amostras vão atomizar em diferentes velocidades. Em alguns casos, os espectros aos poucos atingirão uma intensidade máxima, que decai lentamente com o tempo, enquanto outros são mais facilmente observados em intervalos de tempo menores.

A espectroscopia atômica com arco não oferece o mesmo grau de precisão que, por exemplo, o ICP ou a espectroscopia de emissão atômica com chama, embora o nível de sensibilidade possa ser maior e isso possa oferecer vantagens se for preciso uma determinação em nível de traços. Além do mais, as interferências químicas tendem a ser menos significativas na espectroscopia atômica com arco em virtude da alta temperatura que se atinge dentro do arco.

7.8.4 Instrumentação para a medida de espectros de emissão atômica

A luz correspondente à emissão atômica atravessa uma grade de dispersão ou um prisma onde é diferenciada em seus respectivos comprimentos de onda. O espectro pode então ser registrado seja por meio de um filme fotográfico, seja por meios eletrônicos, como é mais comum. O registro eletrônico de espectros atômicos certamente facilita a determinação da intensidade das linhas espectrais, o que por sua vez nos ajuda a obter determinações quantitativas. Em muitas situações, porém, geralmente é mais fácil registrar o espectro fotograficamente, especialmente se o objetivo principal da análise for a identificação de um ou mais elementos em uma amostra, isto é, uma determinação qualitativa. A câmera pode ser gradualmente abaixada ou levantada de modo que permita que vários espectros sejam registrados seqüencialmente, um sobre o outro, o que ajuda a fazer comparações entre, por exemplo, um material de referência certificado e amostras para análise.

Um esquema de um espectrômetro de emissão atômica com centelha é mostrado na Figura 7.8. O espectro final consiste em uma série de linhas, cada uma correspondendo a determinada transição eletrônica. É claro que amostras "reais" contêm dois ou mais elementos capazes de gerar emissões atômicas e, nesses casos, os espectros estarão sobrepostos. Assim, é importante que, antes de concluirmos que determinado elemento foi identificado, sejam cotejadas várias linhas diferentes entre a amostra-padrão de referência e a amostra para análise. Um espectro de emissão com descarga elétrica de uma amostra que contém Ni e Cd é mostrado na Figura 7.9. Determinações quantitativas via espectroscopia de emissão com descarga geralmente se mostram difíceis, embora a intensidade das linhas espectrais reflita as concentrações de cada elemento da amostra. Além do mais, a intensidade dessas linhas pode ser afetada por fatores como a sensibilidade, por exemplo, do filme fotográfico e de outras influências do ambiente. Apesar dessas dificuldades, a espectroscopia de emissão com descarga elétrica

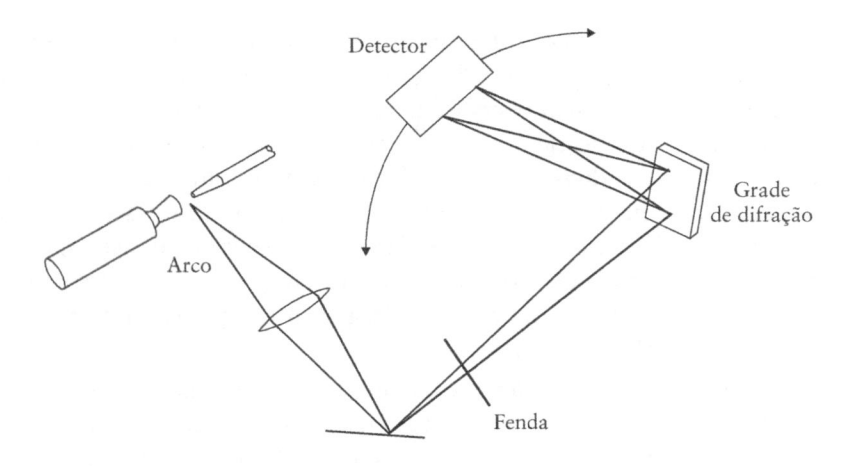

Figura 7.8 Esquema de aparelhagem para medir espectros de emissão atômica.

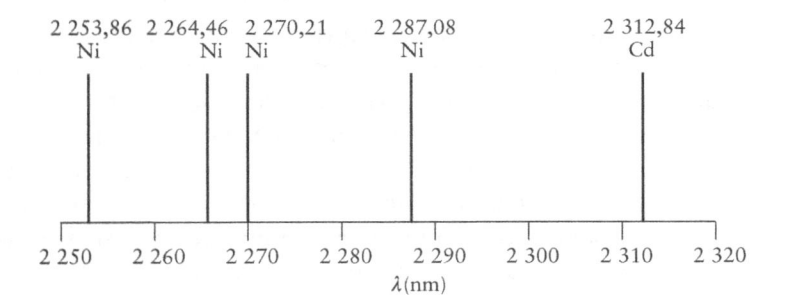

Figura 7.9 Espectro de emissão atômica com centelha de amostra que contém Ni e Cd.

costuma ser utilizada rotineiramente para determinações quantitativas em diversas aplicações.

7.8.5 Aplicações quantitativas da espectroscopia de emissão com arco e de emissão com centelha e o uso de padrões

Em condições favoráveis, tanto a espectroscopia de emissão atômica com arco quanto a espectroscopia de emissão com centelha são capazes de apresentar níveis de sensibilidade da ordem de partes por bilhão. Os maiores problemas na obtenção de determinações quantitativas estão associados a: (a) superação dos efeitos de muitas variáveis que podem afetar a sensibilidade das análises; e (b) medidas errôneas causadas por efeitos de interferentes químicos. Basicamente, para determinações quantitativas é necessário usar a série de padrões internos, materiais de referência certificados e/ou possivelmente calibrações baseadas em adições de padrão.

Podemos recordar que padrões internos (Capítulo 2) incluem adições de diferentes espécies além do analito, e são usados para fins de referência se a sensibilidade de um processo estiver propensa à flutuação. No caso da espectroscopia de emissão atômica com arco ou com centelha, devemos introduzir um elemento que tenha tantas propriedades químicas semelhantes às do analito quanto possível. Em termos ideais, o elemento de referência deve, portanto, apresentar energias de ionização e níveis de excitação muito semelhantes aos do elemento do analito, de modo que as flutuações de temperatura afetem as duas espécies de forma bastante similar. Se essas condições forem satisfeitas, então a razão entre as linhas espectrais desse elemento deverá aumentar ou diminuir se fatores ambientais ou instrumentais modularem a magnitude de todas as respostas. Na prática, às vezes é preciso fazer acomodações, especialmente se usarmos um padrão interno para monitorar uma análise multielemento.

O método analítico deve sempre ser calibrado. Isso se torna mais fácil quando se prepara uma série de amostras padronizadas e se constrói uma curva de calibração. É importante que essas amostras se assemelhem o máximo possível às amostras a serem analisadas, tanto na forma física quanto na composição química (exceto, é claro, no caso do próprio elemento do analito).

É essencial que qualquer análise de emissão atômica com arco ou com chama seja verificada com materiais de referência certificados (Capítulo 2). Amostras que contenham concentrações conhecidas do analito em questão podem ser obtidas de organizações como NAMAS ou LGC (veja o Capítulo 2) e determinadas com uso da curva de calibração. Um método ainda melhor poderia ser a realização de análise de um material de referência certificado antes de ser informado sobre a concentração do analito e incorporar esse método como parte de um processo de atribuição de credibilidade (Capítulo 2).

7.9 Espectroscopia de emissão com chama (fotometria com chama)

A *espectroscopia de emissão com chama* é também conhecida como *fotometria de chama* e é muito utilizada em laboratórios clínicos para quantificar potássio e sódio como eletrólitos no sangue, embora muitos outros elementos metálicos também possam ser determinados por essa técnica.

Normalmente, a amostra com o analito deve ser preparada na forma de uma solução que é continuamente passada, via bomba peristáltica, através de um nebulizador, e que depois, na forma de uma nuvem tênue de microgotículas, atravessa uma chama. Parte da amostra será atomizada no interior da chama e depois excitada, resultando na promoção de elétrons. Com a relaxação, as transições eletrônicas geram emissões de comprimentos de onda característicos dos elementos constituintes da amostra. Geralmente, usa-se uma chama de metano/ar ou gás natural/ar de baixa temperatura, já que isso confere energia térmica suficiente para a determinação do sódio e do potássio, ao mesmo tempo em que minimiza os efeitos de uma possível interferência por parte de outras espécies. Um típico espectro atômico do potássio é mostrado na Figura 7.10.

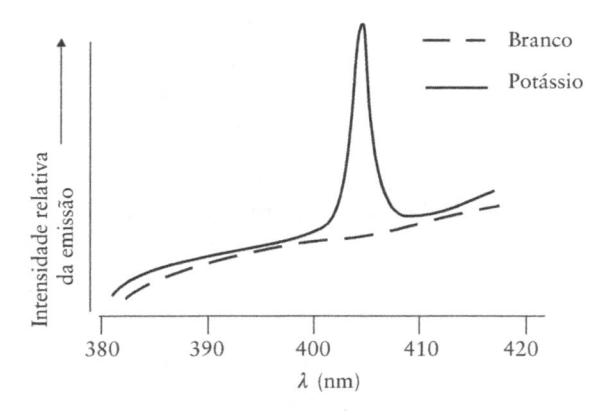

Figura 7.10 Espectro de emissão atômica do potássio em chama de ar/metano.

Instrumentos analíticos ou são construídos para a determinação qualitativa simultânea de vários elementos diferentes, ou então para realizar medidas quantitativas de um elemento isolado. Alguns permitem fazer os dois tipos de análise.

Se for registrado um espectro completo, cada elemento individualmente pode ser identificado pelo $\lambda_{máx}$ nos espectros de emissão. No caso de medidas quantitativas para cada elemento, a intensidade do espectro de saída poderá ser medida em uma estreita faixa de comprimento de onda de 0,05 nm ou menos, que corresponde a um dos $\lambda_{máx}$ de emissão para um elemento específico.

Espectros de emissão completos são registrados quando a radiação de saída passa por um filtro de interferência (para remover a contribuição do gás combustível) e depois segue para um prisma ou filtro dispersivo e para o tubo fotomultiplicador. O prisma ou o filtro é girado de modo que cada comprimento de onda possa ser monitorado. Assim, o espectro inteiro é registrado.

Instrumentos para determinação quantitativa de elementos isolados, tais como sódio ou potássio, contêm filtros construídos para permitir apenas a passagem de uma banda muito estreita de radiação (0,05 nm ou menos), que corresponde a uma das linhas de emissão características do elemento em questão. Alguns instrumentos são construídos com dois ou mais sistemas de medida óptica que permitem a determinação simultânea de diferentes elementos na mesma amostra. Nesses instrumentos, a luz emitida da chama é dividida em vários feixes separados (um para cada elemento), que são direcionados através de diferentes filtros para tubos fotomultiplicadores distintos. Um desenho alternativo do instrumento apresenta apenas um único tubo fotomultiplicador, mas vários filtros para a determinação de diferentes elementos. No entanto, em instrumentos desse tipo só pode ser analisado um elemento de cada vez.

EXEMPLO 7.1 A quantidade de potássio no soro sanguíneo será determinada por espectroscopia de emissão com chama, utilizando-se um método de adições de padrão. São feitas duas adições de 1 cm³ a alíquotas de água de 10 cm³. Essas amostras são rotuladas de A e B. Adicionam-se 10 μl de uma solução 0,05 M de KCl à amostra A. Os sinais de emissão, em unidades arbitrárias, das duas amostras de água, A e B, são 144,0 e 78,9, respectivamente. Calcule a concentração de K^+ no soro.

Método

1. Calcule a quantidade molar de KCl adicionada à amostra.
2. Calcule o sinal devido à adição de KCl.
3. Calcule o sinal devido ao K^+ na amostra de soro sanguíneo.
4. Calcule a concentração de K^+ na amostra de soro sanguíneo.

1ª Etapa: Calcule a quantidade molar de KCl adicionado à amostra.

A quantidade de KCl adicionado = $1 \times 10^{-6} \times 0,05$ mol de KCl.
$$= 5 \times 10^{-8} \text{ mol de KCl}$$

2ª Etapa: Calcule o sinal devido à adição de KCl.

Sinal devido à adição de KCl = 144,0 − 78,9 unidades arbitrárias
$$= 65,1 \text{ unidades arbitrárias.}$$

3ª Etapa: Calcule o sinal devido ao K^+ na amostra de soro sanguíneo. O número de mols de K^+ na amostra de soro é então:

$$5 \times 10^{-8} \times \frac{78,9}{65,1} \text{ mol de } K^+ = 6 \times 10^{-8} \text{ mol de } K^+$$

4ª Etapa: Calcule a concentração de K^+ na amostra de soro sanguíneo. O volume da amostra original era 1 cm³, então:

$$[K^+] = \frac{6 \times 10^{-8}}{1} \times 1000 \text{ mol dm}^{-3} = 6,06 \times 10^{-5} \text{ mol dm}^{-3}$$

$$\text{ou } \sim 0,06 \text{ mmol dm}^{-3} K^+$$

7.9.1 Interferências e calibração em espectroscopia de emissão com chama

As interferências encontradas na espectroscopia de emissão atômica com chama são semelhantes àquelas dos métodos de absorção atômica com chama. As flutuações na intensidade da luz emitida pela chama também podem causar problemas. É necessário, portanto, calibrar o instrumento em intervalos regulares com materiais de referência padronizados ou introduzir amostras pelo método de adições de padrão (Capítulo 2). Flutuações na intensidade da chama devem afetar a determinação de dois elementos em quantidade proporcional. Outro método envolve a introdução de amostras com um elemento sabidamente ausente e usar isso como *padrão interno*, pelo qual se podem determinar e corrigir as flutuações. O lítio é muito usado nesse contexto como padrão interno para a determinação clínica de sódio e potássio no sangue ou no soro sanguíneo.

7.10 Espectroscopia de emissão com plasma

A espectroscopia de emissão com plasma utiliza um plasma como fonte de excitação para a emissão atômica. O plasma é uma mistura de gases que conduz eletricidade, contém um número significativo de cátions e elétrons e pode ser formado: (a) pelo uso de fontes de campo de microondas; (b) pela passagem de corrente contínua entre eletrodos; ou (c) pela inclusão de um fluxo de corrente com o uso de um campo eletromagnético de radiofreqüência de alta intensidade. Plasmas de cc são formados em instrumentos que utilizam fontes de *jato de plasma*, enquanto os plasmas formados por bobinas de radiofreqüência são conhecidos como *plasmas indutivamente acoplados ou ICPs*. Nesta seção veremos o plasma de cc e os métodos de ICP, pois são as duas formas mais utilizadas de espectroscopia atômica com plasma. A espectroscopia de emissão atômica com plasma induzido por microondas não é muito usada, e portanto não será considerada aqui, embora sejam apresentadas algumas referências ao leitor interessado.

7.10.1 Espectroscopia de emissão atômica com plasma indutivamente acoplado

A *espectroscopia de plasma indutivamente acoplado* tornou-se o método mais utilizado de espectroscopia de emissão com plasma. O ICP é produzido em um dispositivo conhecido como *tocha*, cujo esquema pode ser visto na Figura 7.11. Os principais componentes da tocha são: (i) um tubo central de quartzo com a ponta afunilada na forma de jato, através do qual passa, no interior de um fluxo de argônio, uma amostra vaporizada ou nebulizada; (ii) uma jaqueta externa de quartzo concêntrica, através da qual passa um fluxo de argônio em direção circular e vertical; e (iii) uma bobina de radiofreqüência que circunda o bico da tocha. Normalmente, o bico também é de quartzo e pode apresentar a forma de uma extensão do envoltório mais externo dessa jaqueta de quartzo.

A ionização do argônio que emerge do tubo central com a amostra é iniciada por uma centelha provocada por uma bobina de Tesla, o que causa um aquecimento localizado, mas muito rápido, do gás. Uma bobina de indução de cobre circunda o tubo de quartzo para fornecer campo eletromagnético alternado dentro do fluxo de gás argônio. Íons e elétrons formados por meio da centelha inicial interagem com esse campo. Seu movimento

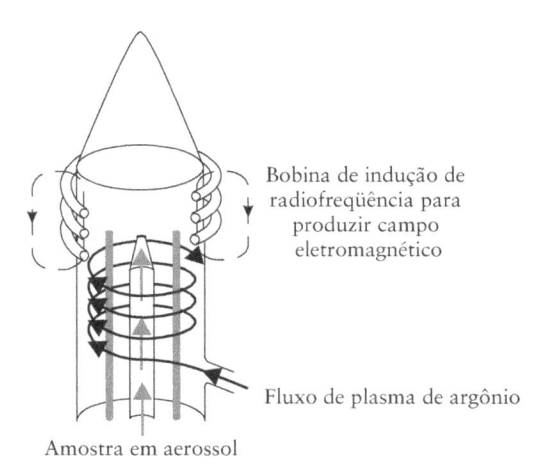

Figura 7.11 Esquema de uma tocha de ICP.

gera o aquecimento ôhmico que sustenta o plasma. A temperatura no centro do plasma é da ordem de 10 000 K. O argônio que entra e sai do envoltório externo de quartzo mistura-se com o plasma formado do argônio que emerge do tubo de quartzo com a amostra. O efeito obtido: (a) refrigera o perímetro exterior do plasma; e (b) dirige seu fluxo a fim de impedir um dano térmico à ponta externa do bico de quartzo. Normalmente, o argônio seria considerado um isolante elétrico, no entanto, correntes parasitas (correntes de Foucault) no interior do gás causam esse aquecimento, o que, por sua vez, faz aumentar a condutividade elétrica. A bobina é excitada por um gerador de radiofreqüência de 5 MHz a 80 MHz e confere 1 kW a 2 kW ao plasma. O fluxo de argônio ionizado, uma vez formado, é capaz de absorver energia suficiente da bobina de indução para sustentar o plasma. Bobinas de indução conseguem conferir 2 kW de energia ao plasma, com uma freqüência de 27 MHz. O calor contínuo do plasma dentro do tubo de quartzo funciona, portanto, como uma fonte de excitação que, por sua vez, gera a emissão atômica.

Plasmas têm a forma de chama com um núcleo esbranquiçado e brilhante e extremidade afunilada. O núcleo não é opticamente transparente e pode se estender alguns milímetros acima do jato da amostra, formando um *continuum* em que argônio e outros íons se recombinam com elétrons. Bem acima do núcleo, a densidade desse *continuum* diminui. Nessa região, o plasma torna-se opticamente transparente. Medidas espectrais geralmente são feitas a uma altura de 15 mm a 20 mm acima do bico. Essa região do plasma em sua maior parte encontra-se livre das linhas de argônio e, portanto, é ideal para fins analíticos.

A amostra, na forma de um *spray* nebulizado ou vaporizado, é introduzida no trajeto do fluxo de gás argônio à medida que atravessa o tubo de quartzo. Esses métodos apresentam nítida vantagem sobre a espectroscopia convencional de emissão elétrica ou de centelha, uma vez que o analito pode ser introduzido na forma de solução, e não como amostra sólida em pó.

O espectro de emissão é mais uma vez resolvido em seus comprimentos de onda componentes por meio de prismas dispersivos ou grades de difração. Os espectros podem ser registrados ou via filmes fotográficos ou, o que é mais comum agora, por tubos fotomultiplicadores e filtros monocromáticos selecionados para a determinação de cada elemento separadamente.

Os íons do analito estarão aquecidos num ambiente de 4 000 K a 8 000 K durante 2 ms a 3 ms no momento em que atingirem a região opticamente transparente (ponto de observação) do plasma. Essas temperaturas são consideravelmente maiores que aquelas encontradas mesmo na chama mais quente de óxido nitroso/acetileno, resultando em maior eficiência na atomização da amostra e na minimização da oxidação e, portanto, da perda de analito atomizado. Os perfis de temperatura dentro da região de observação do plasma são extremamente uniformes, o que ajuda a manter o analito atomizado em um estado que gera o espectro de emissão atômica. As altas temperaturas dos ICPs tornam esse método apropriado para a determinação de analitos que requerem uma considerável excitação, tais como zinco, cádmio, manganês e cálcio, bem como elementos que prontamente formam óxidos como os do boro, fósforo, urânio e tungstênio. Perfis de calibração lineares costumam ser observados ao longo de várias ordens de concentração. Limites de detecção mais baixos são da ordem de partes por milhão, e em alguns casos chegam a concentrações expressas em partes por bilhão, ou menos ainda. Fica claro, portanto, que os limites de detecção do ICP excedem aqueles obtidos pela fotometria com chama e certamente são competitivos em relação à espectroscopia de absorção atômica.

7.10.2 Espectroscopia de emissão atômica com jato de plasma de corrente contínua

O plasma é formado pela passagem de corrente contínua através de um fluxo de argônio entre eletrodos emparelhados. Esses eletrodos (dois ânodos e um cátodo) normalmente apresentam uma configuração na forma de Y (Figura 7.12). A corrente flui dos ânodos para o cátodo. Os ânodos têm a forma de bastões ocos de grafite, através dos quais passa o argônio. O plasma é gerado quando o cátodo se encontra suficientemente próximo dos ânodos para formar um arco elétrico. Correntes de 10 Å a 15 Å passam a fluir uma vez criado o plasma e a temperatura varia entre 5 000 K e 10 000 K, menos do que na maioria dos plasmas encontrados em instrumentos de ICP. A amostra nebulizada é borrifada no trajeto do plasma entre os dois ânodos, gerando espectros de emissão atômica, que podem então ser registrados como nos outros métodos de espectroscopia de emissão atômica.

Entre as vantagens de utilizar a espectroscopia de plasma de cc está o menor consumo de argônio em comparação com a espectroscopia de plasma indutivamente acoplado. A sensibilidade da espectroscopia de plasma de cc é, no entanto, uma ordem de magnitude menor do que a permitida

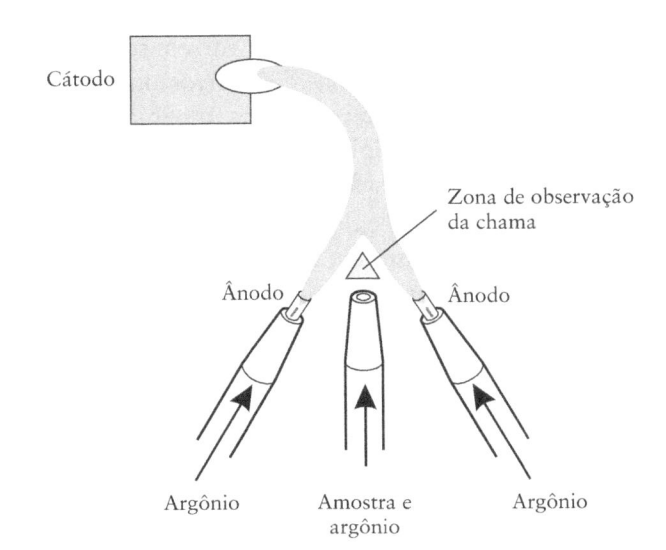

Figura 7.12 Esquema de um jato de plasma de cc envolvendo três eletrodos.

pela espectroscopia ICP. Os espectros obtidos pela espectroscopia de plasma de cc tendem a ser mais simples e a conter menos linhas que aqueles observados no ICP, pois os espectros de cc são gerados principalmente por átomos e não por íons. Já vimos que o plasma em uma fonte de jato de cc, no ponto de observação, é bem mais frio que aquele encontrado em um instrumento de ICP, o que significa que teremos uma amostra menos ionizada. A instrumentação utilizada na espectroscopia de plasma de cc é bem menos dispendiosa do que a do ICP. Há, porém, algumas desvantagens, que incluem, por exemplo, a necessidade de substituir os eletrodos de grafite após algumas horas de uso, o que contribui significativamente para aumentar os custos com o instrumento.

7.11 Métodos de fluorescência atômica por ICP

Medidas de fluorescência atômica podem ser feitas em amostras atomizadas em ICP, com excitação provocada por uma lâmpada de cátodo oco. Assim, serão excitados apenas os átomos do analito correspondentes ao elemento específico da lâmpada de cátodo. Emissões de fluorescência podem, portanto, ser determinadas em um arranjo dispersivo (Seção 7.5), de modo que cada elemento é medido com uma lâmpada de cátodo que lhe é específica. Em alguns instrumentos, um filtro óptico pode ser colocado na frente do tubo fotomultiplicador para remover a interferência de fundo da fonte de plasma, o que, por sua vez, geralmente ajuda a baixar os limites de detecção.

Exercícios e problemas

7.1. Explique as diferenças básicas entre espectroscopia de emissão atômica e espectroscopia de absorção atômica.

7.2. Por que as lâmpadas de cátodo oco são mais utilizadas do que outras fontes de radiação?

7.3. Explique o que é: (a) alargamento Doppler; e (b) alargamento por pressão.

7.4. Por que as chamas de óxido nitroso/acetileno, de alta temperatura, são às vezes utilizadas na espectroscopia de absorção atômica?

7.5. Quais são as vantagens e desvantagens do uso das tochas de ICP?

7.6. Uma solução de lítio 10 ppm gera um sinal de absorção atômica de 12% de absorção. Qual a sensibilidade da absorção atômica?

7.7. Explique por que os espectros de emissão atômica consistem em linhas discretas e não em bandas largas.

7.8. Suspeita-se que uma fonte de abastecimento de água potável esteja contaminada com chumbo. Amostras de água introduzidas diretamente em uma chama de ar/acetileno deram uma absorbância de 0,68 nm a 283,3 nm. Constatou-se que soluções padronizadas com 0,5 ppm e 1,0 ppm apresentam absorbâncias de 0,43 e 0,86, respectivamente. Supondo que a lei de Beer–Lambert esteja sendo obedecida, calcule a concentração de chumbo na amostra de água.

7.9. Explique por que são desejáveis para a espectroscopia de absorção atômica fontes de radiação que apresentam linhas estreitas.

7.10. Descreva os princípios que fundamentam a espectroscopia atômica de emissão com chama.

7.11. Explique como e por que nas técnicas espectroscópicas de absorção e emissão atômica geralmente são utilizados materiais de referência padronizados.

7.12. Uma amostra de soro sanguíneo é analisada por espectroscopia de emissão com chama para determinar a quantidade de potássio. O método utilizado é o das adições de padrão. São feitas duas adições de 1 cm^3 a alíquotas de água de 10 cm^3. Essas amostras são rotuladas A e B. Em seguida, 20 µl de uma solução 0,025 M de KCl são adicionados à amostra A. Os sinais de emissão, em unidades arbitrárias, das amostras A e B são, respectivamente, 88,5 e 58,9. Calcule a concentração de K^+ no soro.

7.13. A quantidade de sódio (Na^+) em uma solução de água do mar deverá ser analisada por espectroscopia de emissão com chama. São feitas duas adições de 5 cm^3 a 10 cm^3 de água destilada. A primeira dessas amostras apresenta uma emissão de 3 310 (unidades arbitrárias). A segunda amostra contém 50 µl de solução 0,1 M de NaCl, que foram adicionados antes da análise, e sua emissão é de 3 550 unidades arbitrárias. Calcule a concentração de NaCl na solução de água do mar.

Resumo

1. As técnicas de espectroscopia atômica envolvem transições eletrônicas fora da camada de valência.

2. As técnicas de espectroscopia atômica, de modo geral, baseiam-se em processos de emissão atômica ou de absorção atômica.

3. A espectroscopia de emissão atômica envolve a emissão de fótons à medida que ocorre a relaxação de elétrons em estados excitados que retornam ao estado fundamental.

4. A espectroscopia de absorção atômica baseia-se na captura de fótons durante a excitação dos elétrons.

5. Os espectros atômicos têm origem nas transições eletrônicas entre orbitais iônicos atômicos ou elementares.

6. As linhas espectrais atômicas podem ser alargadas pela ação de vários fenômenos, entre os quais estão os efeitos de alargamento por pressão e alargamento colisional.

7. A espectroscopia de absorção com chama é a forma mais utilizada de espectroscopia de absorção atômica.

8. As duas misturas gasosas mais utilizadas para chamas são a de ar/acetileno e a de óxido nitroso/acetileno.

9. As lâmpadas de cátodo oco para elementos específicos são usadas para fornecer uma radiação extremamente monocromática para a excitação.

10. Às vezes, as amostras são colocadas em copos de Delves para permitir limites mais baixos de detecção.

11. Os fornos de grafite podem ser usados com plataformas L'vov para a atomização eletrotérmica de amostras.

12. A espectroscopia de emissão atômica envolve métodos como o de arco elétrico, centelha, microssonda de laser, emissão com chama ou emissão com plasma.

13. Plasmas podem ser formados: (a) com o uso de fontes de campos de microondas; (b) com a passagem de uma corrente contínua entre eletrodos; ou (c) com a indução de um fluxo de corrente via campo eletromagnético de radiofreqüência de alta intensidade.

14. Plasmas de cc são formados em instrumentos que utilizam fontes de jato de plasma, enquanto os plasmas formados via bobinas de radiofreqüência são conhecidos como plasmas indutivamente acoplados ou ICP.

15. Técnicas espectroscópicas de fluorescência atômica podem ser aplicadas com métodos de ICP associados a uma lâmpada de cátodo oco.

Outras leituras

BROEKAERT, J. A. C. *Analytical atomic spectroscopy with flames and plasmas.* Wiley-VCH, 2001.

CULLEN, M. *Atomic spectroscopy in elemental analysis.* Sheffield Analytical Chemistry. Blackwell Publishing, 2003.

GOLIGHTLY, D. W. *Inductively coupled plasmas in analytical atomic spectrometry.* John Wiley, 1992.

HOLLAS, J. M. *Basic atomic and molecular spectroscopy.* John Wiley Professional, 2002.

SCHLEMMER, G.; RADZUIK, B. *Analytical graphite furnace atomic absorption spectrometry:* a laboratory guide. Boston: Birkhauser, 1999.

SOFTLEY, T. P. *Atomic spectra.* Oxford Chemistry Primers nº 19. Oxford University Press, 1994.

Métodos de separação e cromatografia 8

Aptidões e conceitos

Este capítulo vai ajudá-lo a entender:

- Como usar os coeficientes de distribuição para calcular a separação dos analitos nas diferentes fases.
- Como fazer extrações com solvente.
- O que é extração em fase sólida e como pode ser utilizada.
- Os princípios da cromatografia, incluindo o uso das fases estacionária e móvel e o cálculo dos valores de R_f.
- O que são fator de capacidade e fator de seletividade e como usá-los nos cálculos.
- Os fatores que contribuem para o alargamento de pico cromatográfico.
- Como trabalhar com a cromatografia em papel e a cromatografia de camada delgada para separar misturas simples.
- Os princípios que fundamentam a cromatografia a gás (CG) e a cromatografia líquida (CL).
- Como operar e usar portas de injeção em separações por CG e CL.
- Os fatores que afetam a escolha e o uso de diferentes colunas em técnicas de CG e CL.
- Como operar e utilizar adequadamente dispositivos com base em fotodiodo, fluorescência, eletroquímica (amperométrica e de condutividade), infravermelho, índice de refração diferencial, espalhamento de luz por evaporação e espectrometria de massa para análises em CL.
- Como operar e utilizar apropriadamente colunas empacotadas com sílica (e seus derivados), estireno-divinilbenzeno, alumina, hidroxiapatita, agarose e controle de tamanho de poros.
- Os princípios da eletroforese capilar de zona e a aparelhagem utilizada.

8.1 As misturas e a necessidade de métodos de separação

Amostras a serem analisadas geralmente consistem em complicadas misturas de diferentes componentes. Alimento liquefeito, água de rio e amostras clínicas de sangue podem, por exemplo, conter uma mistura de solutos, micelas, partículas coloidais e até mesmo material particulado em suspensão. Embora seja verdade que muitas técnicas são projetadas para funcionar de maneira seletiva, muitas amostras "reais" contêm um coquetel de componentes tão desconcertante que, muitas vezes, é preciso efetuar separações como parte do procedimento analítico de rotina. Assim, a *Ciência da Separação* é uma das principais pedras angulares da química analítica.

Em alguns casos, talvez seja necessário excluir componentes que interferem no sistema de detecção, por exemplo, com algum tipo de cromatografia ou de procedimento de extração com solvente. Em outras situações, pode-se querer concentrar o analito removendo da mistura todo o solvente de suporte, ou apenas uma parte. Exemplos incluem as reações de precipitação (como aquelas usadas nas análises gravimétricas) e a evaporação de um solvente. Em cada uma dessas situações, utiliza-se alguma forma de mudança de fase para separar os componentes, já que a solubilidade vai variar dependendo do solvente e ao longo dos limites de mudança de fase. O cloreto de sódio é solúvel em água, por exemplo, mas não no ar atmosférico gasoso. Se evaporarmos parte da água, a concentração do sal aumenta até que finalmente ele precipita. Se agitarmos dois líquidos imiscíveis como tetraclorometano e água, a solubilidade de um ácido carboxílico, por exemplo, será diferente entre as duas fases. Assim podemos fazer uma separação via *extração com solvente*, método que será considerado em seguida.

8.2 Métodos de extração com solvente

Métodos de extração com solvente normalmente consistem em misturar dois solventes imiscíveis e, por isso, são conhecidos como extrações *líquido-líquido*. Químicos orgânicos geralmente usam extrações líquido-líquido para separar um produto molecular recém-sintetizado, enquanto os químicos analíticos extraem um analito de uma complicada mistura para simplificar a análise. O método mais comum é extrair de um sistema aquoso, com um solvente orgânico, a espécie que interessa. De modo geral, solutos grandes, não ionizados e apolares são mais solúveis em solventes orgânicos do que em solventes polares como a água.

É muito comum utilizar este método para extrair e concentrar espécies moleculares covalentes, quelatos metálicos sem carga e complexos associados a íons. A separação e a seletividade normalmente são governadas por uma variedade de processos em equilíbrio dinâmico entre si, que podem ser influenciados por vários fatores, tais como o pH. A eficiência da extração será determinada, em última instância, pela solubilidade relativa do extratante nos dois solventes sob uma série de condições predefinidas. O *coeficiente de distribuição ou partição*, K_D, é numericamente igual à razão entre as concentrações do soluto nas duas fases em equilíbrio (Equação (8.1)), e isso nos permite prever quantitativamente quanto do soluto será extraído. Observe que o K_D é um parâmetro sem unidade, pois é uma razão entre duas concentrações, e, portanto, as unidades do numerador e do denominador se cancelam

$$K_D = \frac{[S]_{org}}{[S]_{aq}} \quad (8.1)$$

em que K_D é o coeficiente de distribuição e $[S]_{org}$ e $[S]_{aq}$ são as concentrações do soluto S nas fases orgânica e aquosa, respectivamente.

Para se fazer uma extração líquido-líquido desse tipo deve-se colocar os dois líquidos imiscíveis num funil de separação e agitá-lo vigorosamente por alguns instantes. Em seguida, é só deixar que as duas fases se separem, como na Figura 8.1. A camada inferior poderá então ser retirada abrindo-se a torneira da base do funil. O soluto sempre estará distribuído entre as duas fases, de modo que a razão das concentrações permanece constante, conforme previsto pela constante de partição. Assim, se tivermos 100 cm³ da fase orgânica para extrair o soluto da fase aquosa, será mais eficiente extrair a fase aquosa com quatro alíquotas de 25 cm³ em vez de usar todo o volume em um só processo. Essa questão é ilustrada pelo Exemplo 8.1.

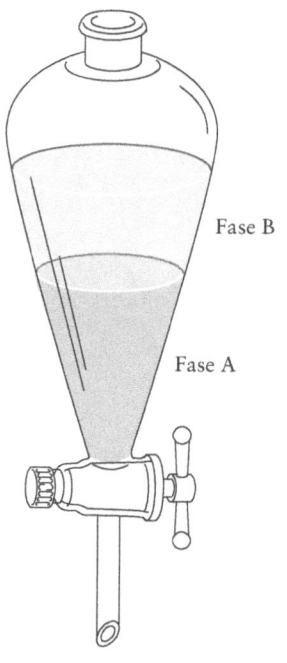

Figura 8.1 Extração líquido-líquido entre duas fases imiscíveis.

EXEMPLO 8.1

O coeficiente de distribuição K_D de um sal orgânico entre hexano e água é igual a 90. Uma quantidade de 0,1 mol do sal é dissolvida em 100 cm³ de água. Calcule quantos mols do sal permanecerão na fase aquosa após a extração, (a) utilizando 100 cm³ e (b), em seguida, utilizando quatro alíquotas de 25 cm³ de hexano para extrair o sal da fase aquosa.

Método

1. Usando o coeficiente de partição K_D, calcule a concentração do sal orgânico no equilíbrio em ambas as fases quando 100 cm³ de hexano são utilizados para extrair a fase aquosa.
2. Usando novamente o coeficiente de partição K_D, calcule a concentração do sal que permanece na fase aquosa após a extração com 4 × 25 cm³ de hexano.

1ª Etapa:

$$K_D = \frac{[sal]_{org}}{[sal]_{aq}} = 90$$

Segue-se que

$$[sal]_{aq} \text{ após a extração} = \frac{\text{volume da fase aquosa}}{(\text{volume do extratante orgânico} \times K_D) + \text{volume da fase aquosa}}$$
$$\times \text{n}^\text{o} \text{ de mols do sal}$$

Portanto, o número de mols do sal na camada aquosa é

$$\left(\frac{100}{(100 \times 90) + 100}\right) \times 0{,}1 = 3{,}28 \times 10^{-6}$$

Assim, uma concentração de $3{,}28 \times 10^{-6}$ M do sal permanece na fase aquosa após a extração com 100 cm^3 de hexano.

2ª Etapa:

Para calcular a concentração utilizando alíquotas de 4×25 cm^3 de hexano, pode-se adotar um método semelhante. Portanto,

$$[sal]_{aq} = \left(\frac{100}{(25 \times 90) + 100}\right)^4 \times 0{,}1$$

Assim, uma concentração de $3{,}4 \times 10^{-8}$ M do sal permanece na fase aquosa após extração com 4×25 cm^3 de hexano.

8.3 Extrações em fase sólida

Quando o uso de múltiplos solventes mostrar-se muito difícil e/ou caro, métodos de extração em fase sólida podem ser usados como uma alternativa à extração com solvente para separar misturas. Uma fase sólida de partição normalmente se apresenta na forma ou de sílica em pó ou de um suporte polimérico em pó empacotado em um cartucho customizado. Em alguns casos, a separação pode ser acelerada por pressão exercida pelo êmbolo de uma seringa, como mostra a Figura 8.2. Analitos podem ser separados ou extraídos de uma mistura líquida por interação e partição com o suporte sólido graças à atuação de forças de Van der Waals, interações eletroestáticas ou ligações de hidrogênio, bem como, em alguns casos, por interações como exclusão por tamanho ou por retenção.

Outro método muito utilizado envolve grupamentos orgânicos hidrofóbicos funcionalizados, tais como o C_{18}, ligados ao suporte sólido para captar compostos orgânicos de amostras aquosas, via interações de Van der Waals. Traços de compostos orgânicos são pré-concentrados na coluna à medida que a amostra é introduzida e arrastada sob vácuo ou por meio de um êmbolo. Quando os solutos saem de um cartucho extratante de fase sólida (ou de qualquer outra coluna cromatográfica), dizemos que estão sendo ***eluídos***. Solutos podem ser eluídos de cartuchos extratantes de fase sólida com um solvente apropriado. Em alguns casos, a evaporação parcial do solvente pode ser usada para uma posterior pré-concentração da amostra antes da análise.

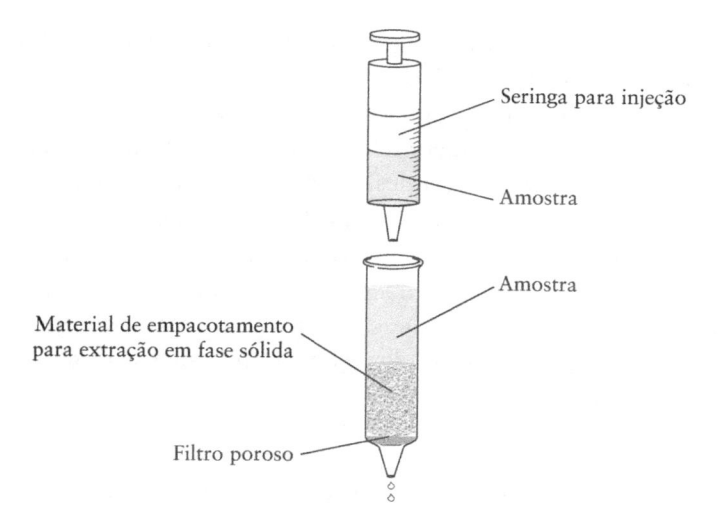

Figura 8.2 Cartucho para extração em fase sólida.

Os suportes para extração em fase sólida às vezes também são usados na forma de discos de extração do tipo filtro, que podem ser colocados em um funil de Büchner para separar as misturas com auxílio de vácuo. Membranas também são fabricadas na forma de discos de sílica funcionalizados, embora costumem ser quebradiços e frágeis, e por essa razão geralmente são reforçados por um suporte polimérico externo (por exemplo, PTFE), para melhorar a força mecânica (Figura 8.3). A sílica em pó funcionalizada costuma ser introduzida em uma membrana inerte de polímero fibroso, por exemplo, de PTFE, para produzir uma fase de extração flexível, ou seja, sem a fragilidade da sílica pura.

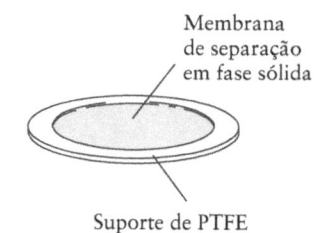

Figura 8.3 Membrana de separação em fase sólida.

8.4 Uma introdução aos métodos cromatográficos

Cromatografia é um nome genérico atribuído a várias técnicas diferentes de separação. A denominação se deve ao botânico russo Mikhail Tswett, que empregou pela primeira vez o termo no começo da década de 1900. Tswett separava diversos pigmentos, incluindo xantofilas e clorofilas, fazendo passar soluções dessas misturas ao longo de colunas de vidro empacotadas com carbonato de cálcio granulado. Cada pigmento deslocava-se ao longo das colunas com velocidade diferente e, finalmente, aparecia como uma banda colorida. Daí o nome cromatografia, do grego *Chroma*, que significa "cor", e *graphein*, "escrever".

Todas as formas de cromatografia baseiam-se em uma mistura que entra em contato com duas fases e se desloca entre elas. Essas duas fases são conhecidas como *fase estacionária* e *fase móvel*. Os componentes da amostra distribuem-se entre as duas fases de acordo com suas solubilidades relativas (ou *afinidades*) em relação a elas.

Componentes que não interagem com a fase estacionária atravessam rapidamente a fase móvel. Ao contrário, componentes que interagem intensamente com a fase estacionária deslocam-se muito lentamente.

Os componentes se deslocarão com velocidades que dependem dos tempos relativos decorridos nas fases móvel e estacionária. Esses tempos, por sua vez, são determinados pelos coeficientes de partição para cada componente em relação às duas fases. Dessa maneira, diferentes componentes podem ser separados pelas velocidades relativas com que se deslocam através da fase estacionária.

8.5 Cromatografia de eluição – cromatografia com duas fases líquidas

A *cromatografia de eluição* pode ser executada de várias maneiras. A fase estacionária em todos os casos é um solvente (por exemplo, água) adsorvido e, portanto, imobilizado em um suporte sólido, tal como papel celulose ou sílica, dentro de uma coluna empacotada. A amostra a ser *resolvida* em suas partes componentes é dissolvida em um pequeno volume de um segundo solvente que atuará como fase móvel.

A solução com a amostra é então adicionada ao suporte sólido (e fase estacionária imobilizada). À medida que a fase móvel se desloca ao longo da fase estacionária, os solutos se distribuem entre as duas fases de acordo com seus coeficientes de partição apropriados. Fases móveis adicionais podem ser introduzidas para *eluir* os componentes da fase estacionária em diferentes velocidades. Uma das maneiras de imaginar esse tipo de cromatografia é como uma série contínua de extrações líquido-líquido. Finalmente, todos os componentes vão eluir da coluna e assim a mistura será resolvida.

8.6 Teoria das separações cromatográficas

8.6.1 Coeficientes de partição

Todas as separações cromatográficas são determinadas pelos coeficientes de partição, K_D, de solutos, entre as fases estacionária e móvel. Para um soluto S, é estabelecido um equilíbrio dinâmico, ou seja (Equação (8.2)):

$$S_{\text{móvel}} \rightleftharpoons S_{\text{estacionário}} \tag{8.2}$$

e o coeficiente de partição, K_D, é igual à razão das concentrações do soluto nas duas fases (Equação (8.3)):

$$K_D = \frac{[S]_{estac}}{[S]_{mov}} \qquad (8.3)$$

em que K_D é o coeficiente de partição e $[S]_{estac}$ e $[S]_{mov}$ são as concentrações do soluto S nas fases estacionária e móvel, respectivamente.

Em termos ideais, o valor de K_D deveria permanecer constante ao longo de uma ampla faixa de concentração de solutos para garantir que a razão entre $[S]_{estac}$ e $[S]_{mov}$ permaneça ela própria constante. A cromatografia executada sob essas condições pode ser considerada linear em seu comportamento, permitindo determinações quantitativas. Na prática, nas condições normais de trabalho o K_D pode ser considerado constante, embora em concentrações muito altas a fase estacionária possa tornar-se parcial ou totalmente saturada.

8.6.2 Tempos de retenção

Muitas formas de cromatografia usam algum tipo de coluna. A mistura a ser separada é introduzida em uma das extremidades da coluna e, em diferentes intervalos de tempo, os solutos são eluídos. A Figura 8.4 ilustra esse princípio para dois solutos, A e B, que se deslocam através da coluna em velocidades diferentes. Se A se desloca mais rápido que B, então A poderá ser coletado na extremidade final da coluna antes de B ser eluído, e dessa maneira os dois solutos podem ser separados.

O tempo que leva para um soluto eluir de uma coluna é conhecido como *tempo de retenção, t_R*. Se um soluto na fase móvel não apresenta nenhuma interação com a fase estacionária, então ele se deslocará na mesma veloci-

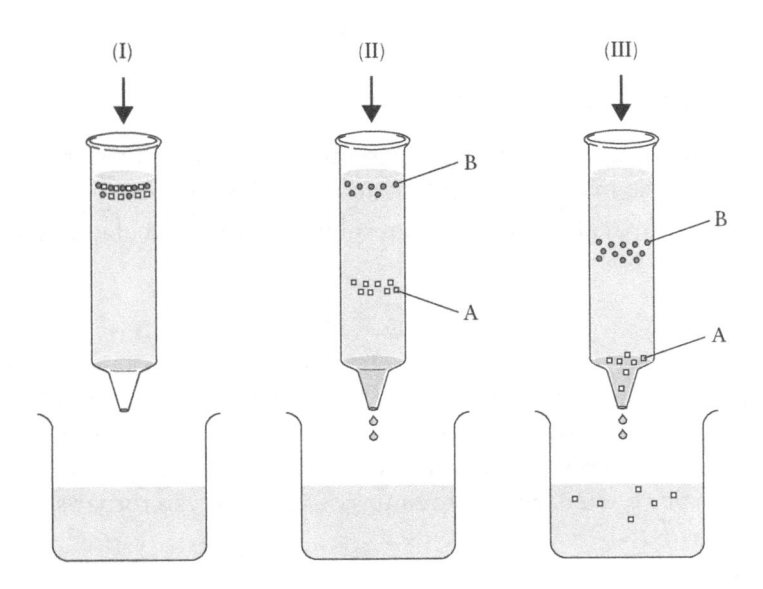

Figura 8.4 O princípio de separação para dois solutos, A e B: (I) uma mistura com A + B é introduzida no topo da coluna cromatográfica; (II) A se desloca ao longo da coluna mais rápido que B; (III) O soluto A é coletado antes de B ser eluído da coluna, e assim se obtém a separação.

dade que a fase móvel — podemos, nesse caso, indicar esse tempo como t_{mov}. Se o soluto passa parte do tempo na fase móvel e parte do tempo na fase estacionária, então sua velocidade de progressão será determinada pelo coeficiente de partição, K_D, e, portanto, diferentes solutos vão eluir da coluna em tempos diferentes, dependendo dos coeficientes de partição com a coluna.

A velocidade linear média de movimento, u, da fase móvel pode ser expressa pela Equação (8.4):

$$u = \frac{L}{t_{mov}} \quad (8.4)$$

em que L é o comprimento da coluna.

De modo semelhante, para qualquer pico cromatográfico podemos expressar a velocidade linear média $\bar{v}$ de migração do soluto (Equação (8.5)) como

$$\bar{v} = \frac{L}{t_R} \quad (8.5)$$

O tempo de retenção, t_R, para um soluto pode ser relacionado ao seu coeficiente de partição K_D, expressando-se a velocidade de migração do soluto $\bar{v}$ em termos de uma fração da velocidade da fase móvel (Equação (8.6)):

$$\bar{v} = u \times \text{fração de tempo gasto na fase móvel} \quad (8.6)$$

Devemos, porém, levar em conta os volumes das fases estacionária e móvel, que podemos chamar de V_{estac} e V_{mov}, respectivamente.

Assim, a velocidade de migração do soluto para determinado pico cromatográfico pode ser expressa como:

$$\bar{v} = u \times \frac{1}{1 + K_D V_{estac}/V_{mov}} \quad (8.7)$$

8.6.3 O fator de capacidade

O *fator de capacidade* é um parâmetro utilizado para comparar as velocidades relativas de migração do soluto ao longo das colunas.

O fator de capacidade, k', para um soluto pode ser calculado de acordo com a Equação (8.8):

$$k' = \frac{t_R - t_{mov}}{t_{mov}} \quad (8.8)$$

O k' em termos ideais deve estar entre 1 e 5. Se k' estiver muito abaixo de 1, então a eluição estará ocorrendo tão rápido que será difícil determinar com acurácia os tempos de retenção. Ao contrário, se o fator de capacidade for muito maior que 20, então os tempos de retenção vão tornar-se excessivamente longos.

> **EXEMPLO 8.2** Se o tempo de retenção t_R para um pico cromático for de 65 s e o t_{mov} for de 30 s, calcule o fator de capacidade k'.
>
> **Método**
>
> Calcule k' de acordo com a Equação (8.8): $k' = (t_R - t_{mov})/t_{mov}$
>
> $$k' = \frac{65 - 30}{30} = 1{,}17 \text{ s}^{-1}$$

8.6.4 O fator de seletividade

O fator de seletividade α para dois solutos é definido como a razão entre o coeficiente de partição maior (l), K_l', como numerador, e o coeficiente menor (s), K_s', como denominador, para as duas fases (Equação (8.9)). Isso é igual à razão entre o fator de capacidade maior K_l' (numerador) e o fator de capacidade menor K_s':

$$\alpha = \frac{K_l'}{K_s'} \tag{8.9}$$

Observe que, nesse arranjo, α sempre será maior que a unidade.

Das Equações (8.8) e (8.9) conclui-se que o fator de seletividade α para dois solutos pode ser prontamente calculado por meio de um cromatograma, visto que:

$$\alpha = \frac{(t_R)_l - t_{mov}}{(t_R)_s - t_{mov}} \tag{8.10}$$

> **EXEMPLO 8.3** Se dois picos cromatográficos apresentam fatores de capacidade de 2,4 s^{-1} e 3,8 s^{-1}, calcule o fator de seletividade.
>
> **Método**
>
> Calcule α de acordo com: $\alpha = k'_l/k'_s$
>
> $$\alpha = \frac{3{,}8}{2{,}4} = 1{,}58$$

8.6.5 A eficiência das colunas cromatográficas

A eficiência de uma coluna cromatográfica pode ser descrita em função ou do **número de pratos teóricos**, N, ou da **altura do prato, H** (às vezes chamada de **altura equivalente a um prato teórico, HETP**). O número de pratos teóricos e a altura do prato estão relacionados pela Equação (8.11), a equação de **Van Deemter**, em homenagem ao primeiro cientista a descrever teoricamente uma expressão para quantificar a eficiência de colunas cromatográficas:

$$H = \frac{L}{N} = A + \frac{B}{\overline{\mu}} + C\overline{\mu} \qquad (8.11)$$

em que H é a HETP, L é o comprimento da coluna (normalmente em cm), A, B e C são constantes relacionadas a um sistema específico, e $\overline{\mu}$ é a velocidade linear média da fase móvel.

As três constantes A, B e C estão relacionadas a diferentes parâmetros que afetam a eficiência da separação cromatográfica. O parâmetro A basicamente descreve os efeitos de correntes parasitas causados pela variabilidade das vias de difusão que ocorrem entre partículas de espaçamento irregular dentro da coluna, sendo, portanto, independente da velocidade da fase móvel. B está relacionada à difusão molecular ou longitudinal do analito na fase móvel. C representa a velocidade de transferência de massa do analito entre a fase estacionária e a fase móvel.

A eficiência da coluna aumenta à medida que: (a) aumenta o número de pratos e (b) diminui a altura do prato. O número de pratos teóricos pode variar de algumas centenas a várias centenas de milhares, enquanto a altura do prato varia de alguns milímetros a algumas dezenas de micrômetros (milhares de milímetros).

Essa terminologia que se refere a pratos teóricos e alturas de prato para descrever a eficiência de colunas cromatográficas é um legado histórico de um modelo teórico de cromatografia que em grande parte foi substituído. *Não se deve* pensar que o uso do termo "prato teórico" serve para descrever qualquer representação física da coluna ou de sua operação. Trata-se de um parâmetro arbitrário para descrever sua eficiência.

Já vimos que um pico cromatográfico torna-se mais largo à medida que aumenta seu tempo de retenção. O tempo de retenção de um pico aumentará se aumentar o comprimento da coluna. Sendo assim, à medida que aumenta o comprimento da coluna, os picos cromatográficos se alargam. Uma vez que o pico toma a forma de uma curva de distribuição de Gauss, podemos expressar seu formato em termos da largura que abrange mais ou menos uma unidade de desvio-padrão, σ. Portanto, podemos expressar a eficiência da coluna em termos da variância (σ^2) (Equação (8.12)):

$$H = \frac{\sigma^2}{L} \qquad (8.12)$$

Observe que as unidades de L estão em cm e as de σ^2, em cm². Isso indica que a unidade de H também está em cm, o que pode, de fato, ser relacionado ao comprimento da coluna que contém a proporção ($L - \sigma$) do analito.

O número de pratos teóricos também pode ser obtido diretamente de um cromatograma, pois é possível mostrar que

$$N = 16\,(t_R/w)^2 \qquad (8.13)$$

em que t_R é o tempo de retenção e w é a largura da base do pico cromatográfico.

Já vimos que o tempo de retenção de um soluto está relacionado ao comprimento da coluna. Na prática, é mais fácil medir os tempos de retenção diretamente dos cromatogramas e usá-los para expressar a eficiência da coluna.

EXEMPLO 8.4 Constata-se que um pico cromatográfico apresenta um tempo de retenção de 52 s. A largura da base do pico é equivalente a 3,2 s, por intersecção dos lados do pico com a linha de base. Se a coluna tiver 500 cm de comprimento, calcule a HETP em centímetros por prato.

Método

Calcule N da expressão $N = 16\,(t_R/w)^2$ e depois calcule HETP utilizando a expressão $\text{HETP} = \dfrac{L}{N}$.

$$N = 16(t_R/w)^2 = 16\left(\frac{52}{3,2}\right)^2 = 16 \times (16{,}25)^2 = 4\,225$$

Portanto,

$$\text{HETP} = \frac{50}{4\,225} = 0{,}012 \text{ cm por prato}$$

8.6.6 Os formatos dos picos cromatográficos

A separação de dois solutos A e B é mostrada na Figura 8.5 e pode-se ver que os picos cromatográficos assumem a forma de uma curva de distribuição normal de Gauss. Os formatos desses picos podem ser atribuídos ao movimento aleatório de partículas do soluto à medida que a solução atravessa a coluna. Haverá um tempo de retenção que corresponde ao do maior número de moléculas do soluto eluído da coluna. Algumas moléculas do soluto são eluídas um pouco antes, e outras um pouco depois. As moléculas do soluto sofrem milhares de transferências entre as fases móvel e estacionária; no entanto, o tempo que uma molécula passa em cada fase é aleatório e altamente imprevisível. O soluto só pode deslocar-se ao longo da coluna enquanto está na fase móvel e, portanto, se a molécula do soluto passar mais tempo na fase estacionária, atravessará a coluna mais lenta-

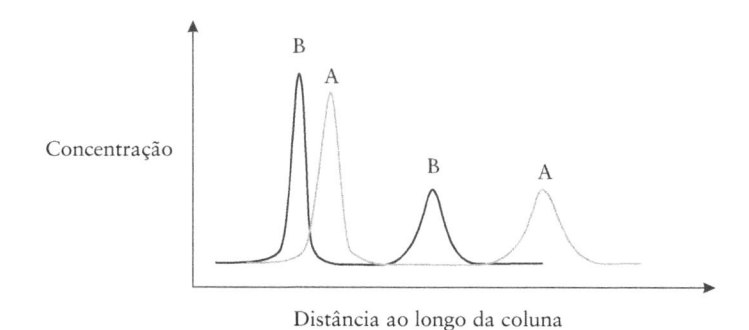

Figura 8.5 Separação cromatográfica simples.

mente. Ao contrário, se a molécula passar uma parte maior de seu tempo na fase móvel, atravessará a coluna mais rapidamente. O intercâmbio de solutos entre uma fase e outra requer um gasto de energia, e, como acontece com qualquer sistema em que ocorre transferência de energia, o processo é de natureza aleatória. O resultado desses intercâmbios aleatórios entre as duas fases provoca o alargamento dos picos cromatográficos. A largura de um pico está relacionada ao tempo médio em que um soluto leva para eluir da coluna, isto é, o tempo de retenção. Por essa razão, os picos cromatográficos com tempo de retenção maior também tendem a ser mais largos.

EXEMPLO 8.5

Se a largura do pico de um soluto em um cromatograma na metade de sua altura é de 5,2 mm, por extrapolação, qual será a largura de sua base?

Método

Supondo que um pico cromatográfico tenha a forma de uma gaussiana, a largura na metade de sua altura será igual a $\pm 1\sigma = 2\sigma$. Do mesmo modo, a largura da base do pico poderá ser tomada por extrapolação das tangentes, resultando em uma largura de base igual a $\pm 2\sigma = 4\sigma$.

Se $2\sigma = 5,2$ mm, então $4\sigma = 2 \times 10,4$ mm.

8.6.7 Alargamento de banda ou pico

O alargamento de picos cromatográficos é um fenômeno geralmente chamado de *alargamento de banda*. Esse alargamento é causado por vários efeitos. Uma das principais causas do alargamento de banda são os efeitos da distribuição de fluxo da fase móvel nas colunas. O fluxo é mais rápido no centro da coluna devido a efeitos de arrastamento reológico (ou friccional) nas paredes, e uma vez que esse efeito continua ao longo de toda a extensão da coluna, as bandas cromatográficas tornam-se mais largas à medida que aumenta o comprimento da coluna.

Uma segunda causa é a difusão de moléculas na fase móvel à medida que passam pela fase estacionária. Como já vimos, a concentração de uma espécie será maior no centro do lume da coluna cromatográfica do que nas bordas em virtude dos efeitos de distribuição de fluxo. As moléculas, portanto, também tendem a se difundir na direção das bordas, isto é, no sentido inverso ao do gradiente de concentração. Esse processo continuará enquanto ocorrer a separação cromatográfica; portanto, quanto mais longa a coluna cromatográfica, maior será o alargamento de suas bandas.

Um terceiro efeito que contribui para o alargamento da banda é conhecido como *difusão turbulenta de solutos*. Muitas colunas contêm materiais de empacotamento particulados como fase estacionária. Algumas moléculas do soluto aleatoriamente se deslocarão ao longo da coluna em linha mais reta que as demais, enquanto outras sofrerão mais desvios ao longo do caminho. Esse movimento, por sua vez, permitirá que algumas moléculas do soluto sejam eluídas mais rápido do que outras, alargando a banda cromatográfica.

A presença de pequenas áreas na coluna com fase móvel "estagnante" pode ser uma outra razão para os efeitos de alargamento de banda. Algumas colunas são empacotadas com fases estacionárias particuladas que criam poros por onde a fase móvel pode não passar, e nessas áreas a fase móvel poderá "estagnar". Nesse caso, a molécula do soluto deixa de ser arrastada ao longo da coluna e somente sairá dessa área de estagnação por difusão.

8.7 Cromatografia em papel

A maioria das pessoas tem seu primeiro contato com a cromatografia em papel na escola. A cromatografia em papel é a forma mais simples de cromatografia disponível, e mesmo assim ainda é muito utilizada.

As fibras de celulose do papel podem funcionar diretamente como fase estacionária ou proporcionar um suporte para a adsorção de uma fase estacionária líquida, como a água (veja a Seção 8.5). Em um caso típico, uma das extremidades do papel é imersa em um recipiente que contém a fase móvel. A mistura em solução é então gotejada na linha de partida e deixada até secar. É importante que essa gota seja a mais concentrada e a menor possível, para evitar um espalhamento prematuro da amostra. É uma prática normal, portanto, adicionar várias vezes pequenas gotas — uma sobre a outra — à medida que cada mancha estiver completamente seca.

Tubos usados para pontos de fusão podem ser empregados para fazer adição de gotas da solução; melhores resultados podem ser obtidos esticando-se os tubos capilares na chama de um bico de Bünsen e partindo-os em duas metades depois de esfriarem. As pontas bem finas que resultam desse procedimento permitem obter gotas de 0,5 mm de diâmetro ou menos. Isso

Figura 8.6 Cromatografia em papel demonstrando o cálculo de valores de R_f:
(a) antes da separação;
(b) após a separação.

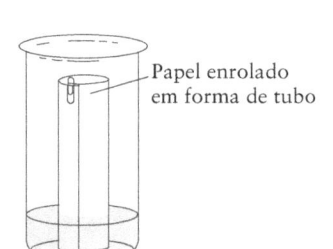

Figura 8.7 Cromatografia com papel enrolado em forma de tubo.

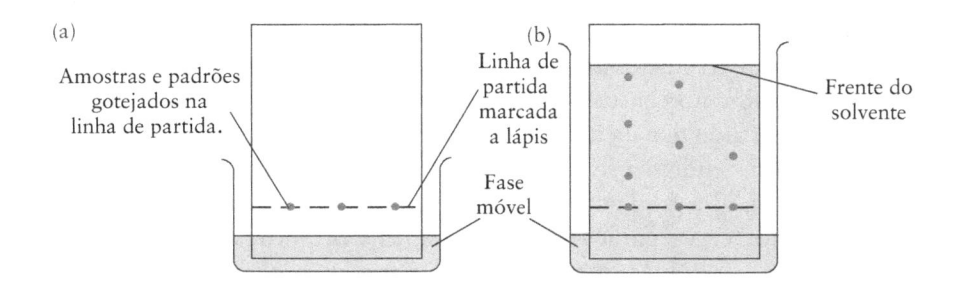

possibilita uma melhor resolução dos componentes e menor espalhamento das manchas relativas a cada componente.

Com um *lápis*, marca-se uma linha fina a uma distância de um ou dois centímetros da parte inferior do papel, para servir de referência como linha de partida no cálculo dos valores de R_f. *Nota*: é preciso usar lápis porque tintas contêm pigmentos que são solúveis e, portanto, vão se separar quando o cromatograma estiver correndo.

O papel deve ficar suspenso em um suporte para permitir que a sua extremidade inferior seja imersa em uma cuba cromatográfica (Figura 8.6). Por ação capilar, com o tempo, a fase móvel subirá pelo papel. Um arranjo alternativo é enrolar o papel na forma de um tubo, preso por um clipe, que ficará em posição vertical dentro da cuba (Figura 8.7). É preciso tomar cuidado para que a linha marcada e as gotas estejam cerca de um centímetro acima da superfície da fase móvel do solvente.

Se o papel tiver 3 cm a 4 cm ou mais de largura, pode-se colocar várias gotas diferentes na linha de partida — contanto que se deixe espaço suficiente entre cada gota. Deve-se colocar uma tampa na cuba para assegurar que a atmosfera em torno do papel esteja saturada com o vapor da fase móvel. Pouco antes da frente do solvente alcançar a extremidade do papel, outra linha é traçada para marcar a distância percorrida. O papel deverá então ser removido da cuba e deixado para secar.

Os valores de R_f para cada componente são então calculados como a razão entre a distância percorrida pela gota e a distância percorrida pela frente do solvente desde a linha de partida, isto é (Equação (8.14)):

$$R_f = \frac{\text{Distância percorrida pelo centro da gota}}{\text{Distância percorrida pela frente do solvente}} \quad (8.14)$$

O R_f de um determinado componente deve ser o mesmo, quer ele faça parte de uma mistura complicada a ser resolvida, quer seja um simples composto percorrendo o papel. É, portanto, possível identificar gotas pelos seus valores de R_f, identificando gotas concentradas de compostos que, presume-se, devem estar presentes na mistura.

É preciso observar que os valores de R_f dependem muito das condições experimentais. Portanto, é fundamental, para fins de identificação, que se façam correr os cromatogramas de misturas e de gotas de seus possíveis componentes ao mesmo tempo e no mesmo pedaço de papel cromatográfico, se quisermos identificar com algum grau de certeza os componentes da mistura.

Se os diferentes componentes forem coloridos, é fácil ver por onde as gotas passaram. Vários corantes e tintas de uso muito comum podem ser analisados quantitativamente em seus componentes constituintes e, assim, podemos descobrir quantos pigmentos coloridos diferentes existem em tintas de escrever azuis ou pretas — ou em um grande número de corantes utilizados comercialmente em alimentos.

Constituintes não coloridos às vezes também podem ser resolvidos de misturas com diferentes componentes. Aminoácidos, por exemplo, podem ser resolvidos com uma fase móvel formada por uma mistura de 1-butanol, ácido etanóico (acético) glacial e água na proporção de 4 : 1 : 5 em volume. O papel é então borrifado com ninidrina (indano-1,2,3-triona), que tinge os aminoácidos de púrpura e permite a identificação das posições relativas dos diferentes ácidos.

Descreveremos um simples procedimento experimental que pode ser executado em qualquer laboratório para demonstrar como pode ser usada a cromatografia em papel.

EXEMPLO PRÁTICO 8.6

Muitos corantes comerciais para alimentos contêm três ou mais pigmentos ingeríveis, tais como tartrazina, amarelo crepúsculo FCS, índigo carmim ou amaranto. Esses componentes podem ser separados e identificados por cromatografia em papel se for usada uma fase móvel, que consiste em uma mistura 1 : 100 de amônia/água.

Método

1ª Etapa: Despeje a fase móvel em uma cuba cromatográfica até uma altura de 1 cm. Corte alguns pedaços de papel de filtro até um comprimento de 2 cm a 3 cm menor que a altura da cuba. Com um lápis, marque uma linha fina a 2,5 cm da base do papel cromatográfico. Alguns arranjos permitem que o papel fique suspenso por um bastão de vidro ou algum suporte semelhante. Outro método é cortar o papel em uma largura de 10 cm ou mais, de modo que possa ser enrolado na forma de um tubo, preso na parte superior por um clipe.

2ª Etapa: Utilizando tubos alongados para ponto de fusão, aplique pequenas gotas de cada corante na linha de partida marcada a lápis. Prepare gotas do corante e de dois ou três corantes comerciais para alimentos (de preferência escolha cores como púrpura, vermelho ou azul, que provavelmente contêm vários pigmentos diferentes). A cada adição de uma gota, deposite o mínimo possível do corante. Adicione várias gotas para concentrar a amostra.

3ª Etapa: Despeje a fase móvel na cuba até a altura de 1 cm. Mantenha o papel de filtro ao lado da cuba para assegurar que a altura do solvente esteja abaixo da linha demarcada a lápis.

4ª Etapa: Coloque cuidadosamente o papel cromatográfico na cuba de modo que o solvente possa subir pelo papel por ação capilar.

5ª Etapa: Quando a frente do solvente atingir aproximadamente 3 cm a 4 cm da extremidade do papel, retire-o e cuidadosamente marque nesse ponto outra linha a lápis. Deixe o papel secar.

6ª Etapa: Os valores de R_f para cada uma das gotas podem ser calculados comparando-se a distância percorrida pelo centro de cada gota com a distância percorrida pela linha do solvente desde a linha de partida, isto é,

$$R_f = \frac{\text{Distância percorrida pelo centro da gota}}{\text{Distância percorrida pela frente do solvente}}$$

7ª Etapa: Veja se algum dos pigmentos nos corantes para alimentos pode ser identificado por comparação com os valores de R_f de cada um dos pigmentos separadamente.

8.8 Cromatografia em camada delgada

Em termos conceituais, a ***cromatografia em camada delgada*** (TLC) é muito semelhante à cromatografia em papel, mas geralmente oferece melhores separações e tende a produzir um comportamento mais reprodutível. A TLC utiliza um sólido granulado, como a alumina, imobilizado em uma placa de vidro ou polímero. A fase móvel pode ser água, solução aquosa de amônia ou alguma outra mistura, como uma solução de álcool/água/ácido etanóico. A alumina é altamente polar, e a separação entre as fases estacionária e móvel pode envolver processos de adsorção, partição e/ou de troca iônica.

Para detalhes sobre como operam os agentes supressores, veja o Capítulo 5, Seção 5.13, e o Capítulo 6, Seção 6.5.

As placas de TLC são desenvolvidas de maneira quase idêntica àquela utilizada na cromatografia em papel. Linhas finas são marcadas a lápis em uma certa altura da placa de modo que fiquem acima da altura da fase móvel quando esta é colocada verticalmente numa cuba cromatográfica (veja a Figura 8.8). Deve-se tomar cuidado para que a superfície da placa de TLC não fique riscada, pois isso prejudicaria a separação.

A alumina costuma ser coberta com material fluorescente para facilitar a visualização dos componentes à medida que são separados na placa. Os compostos funcionam como **agentes supressores** e são vistos como manchas escuras quando observados sob luz UV.

As manchas podem então ser identificadas e rotuladas a lápis para que os valores de R_f possam ser calculados. Compostos orgânicos, por sua vez, podem ser corados com tintura de iodo.

A TLC é normalmente utilizada para análise qualitativa de misturas de compostos não-voláteis, tais como fármacos ou corantes. Os químicos orgânicos usam freqüentemente a TLC para determinar se amostras sintetizadas contêm ou não impurezas. Uma única mancha em uma placa de TLC indica a presença de apenas um composto, enquanto duas ou mais manchas indicam que a amostra contém uma mistura de compostos.

Assim como a cromatografia em papel, a TLC normalmente é utilizada como uma técnica qualitativa para a identificação de componentes em uma mistura, visto que é difícil depositar quantidades conhecidas da mistura na placa. Há casos, porém, em que a TLC é usada *quantitativamente* — quando, por exemplo, não há outra técnica disponível para a determinação quantitativa de traços de componentes em uma mistura. Muitos casos desse tipo podem ser encontrados em análises e ensaios bioquímicos com enzimas. Análises quantitativas geralmente envolvem analitos fluorescentes de marcação radioativa. As bandas cromatográficas poderão ser primeiramente identificadas com luz UV e depois coletadas por raspagem da alumina na placa, permitindo assim a quantificação por contagem radioativa. Obviamente, a execução desse tipo de procedimento pode resultar em erros graves devido à dificuldade em: (a) reproduzir a aplicação das alíquotas da mistura na placa e depois (b) recuperar todos os analitos, separadamente, da placa.

Placas de TLC geralmente são tratadas com reagentes como iodo ou agentes acilantes para ajudar a tornar visíveis componentes que não podem ser vistos a olho nu.

> O iodo é obtido colocando-se uma placa de TLC dentro de uma cuba de vidro com uma pequena quantidade de iodo. Por razões de segurança, esse procedimento deve sempre ser executado no interior de uma capela.

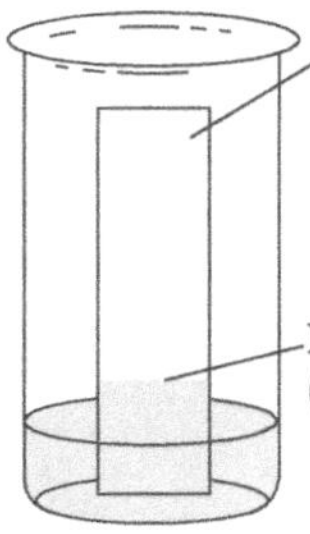

Figura 8.8 Cromatografia em camada delgada.

8.9 Cromatografia a gás e cromatografia gás-líquido

8.9.1 Uma introdução às separações cromatográficas a gás

A *cromatografia a gás* (CG), como sugere o nome, utiliza um gás de arraste como fase móvel e também uma fase estacionária dentro de uma coluna empacotada ou de uma coluna tubular aberta (capilar). Quando se usa uma fase estacionária líquida, a técnica é conhecida como cromatografia gás-líquido ou CGL. Um esquema de cromatógrafo a gás é mostrado na Figura 8.9. A CGL foi descrita pela primeira vez por Martin e Synge em 1941 e, desde então, tornou-se uma das ferramentas analíticas mais utilizadas e eficientes para a separação e identificação de componentes em misturas complicadas.

A separação ocorre por partição de amostras gasosas entre um gás de arraste e a fase estacionária. A amostra deve estar na fase gasosa ou ser transformada nessa fase por aquecimento, de modo que possa ser levada ao longo da coluna pelo fluxo do gás de arraste. São utilizados gases

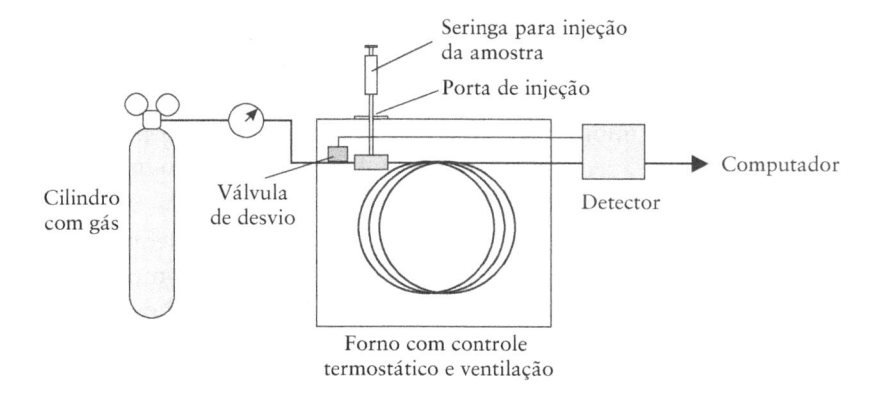

Figura 8.9 Esquema para cromatografia a gás.

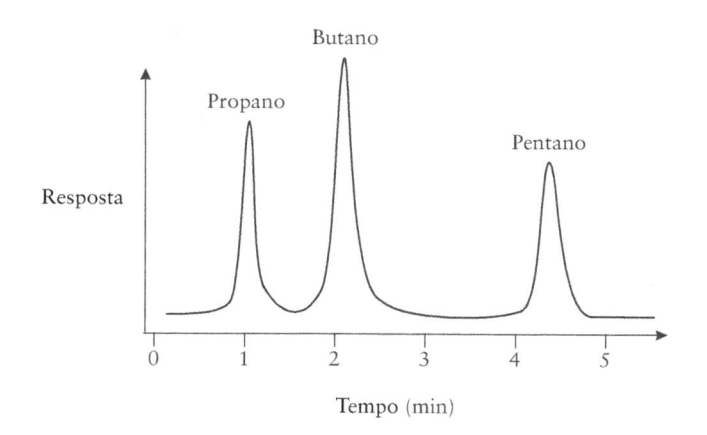

Figura 8.10 Separação por CG de alcanos simples.

quimicamente inertes e de alta pureza, como nitrogênio, dióxido de carbono, hélio ou argônio, embora a escolha seja normalmente determinada pelo tipo de detector a ser usado. Gases de alta densidade proporcionam separações mais lentas, porém mais eficientes, enquanto gases de densidade mais baixa permitem separações mais rápidas, mas não tão bem definidas. Uma típica separação em CG para pentano, butano e propano é mostrada na Figura 8.10.

Colunas empacotadas. Dentro das colunas empacotadas de CGL, a fase líquida é adsorvida em uma fase sólida inerte, que pode ser de tijolo refratário, terra diatomácea ou sílica fundida. Esse material é granulado para aumentar a área da superfície que adsorve o líquido. O tamanho das partículas varia de 60 mesh (diâmetro médio da partícula = 250 μm) até 100 mesh (diâmetro médio da partícula = 150 μm). Os suportes sólidos normalmente são escolhidos de modo que forneçam áreas superficiais maiores que 1 $m^2\,g^{-1}$. Alguns suportes sólidos também são pré-tratados ou *desativados* (por exemplo, por silanização) para impedir a adsorção irreversível de analitos polares, como os álcoois.

A fase líquida deve ser quimicamente inerte, termicamente estável e possuir ponto de ebulição de, pelo menos, 100 °C a mais que a temperatura máxima de operação da coluna. As colunas podem ser empacotadas de diversas maneiras, e a escolha da fase líquida é crucial na determinação de suas propriedades separacionais. Uma dispersão do suporte finamente dividido, em geral, é preparada, por exemplo, em um solvente volátil que também contenha o suporte líquido na forma de soluto dissolvido. Essa pasta fluida pode então ser introduzida na coluna que, com a evaporação do solvente, fica empacotada e com um filme líquido estacionário, com espessura variando de 0,1 μm a 1 μm, como suporte.

Colunas tubulares abertas ou capilares. As colunas tubulares abertas ou capilares são agora as mais utilizadas, oferecendo um desempenho separacional superior ao das colunas empacotadas, tanto em termos de velocidade de separação quanto no número de pratos teóricos possíveis. Colunas capilares são feitas de vidro ou de sílica fundida, apresentando diâmetros internos que variam de ~0,25 mm a 0,5 mm e comprimentos de 25 m a 50 m. As paredes são muito mais finas do que as das colunas empacotadas, com diâmetros externos de 0,3 mm, mas reforçadas com revestimentos de polímero. Essas colunas, resistentes e flexíveis, ficam enroladas dentro de um forno termostatizado, como mostra o esquema da Figura 8.9. A superfície interior da coluna capilar fica coberta com a fase estacionária líquida. Colunas de sílica fundida oferecem vantagens adicionais graças a sua capacidade de resistir à adsorção do analito.

8.9.2 Portas de injeção, colunas e termostatização

Consideremos o esquema de um cromatógrafo simples de CG/CGL, como o que aparece na Figura 8.9. O suprimento de gás de arraste é regulado para manter uma pressão constante do gás em todo o cromatógrafo, independentemente das variações de pressão no cilindro. O fluxo do gás de arraste normalmente é monitorado por um indicador de fluxo em linha. As pressões de entrada estão na faixa de 10 psi a 50 psi e produzem velocidades de fluxo no gás de arraste entre 25 cm^3 min^{-1} e 150 cm^3 min^{-1}. As colunas são empacotadas dentro de tubos de vidro ou de polímero. Geralmente são enroladas para permitir que colunas de vários metros de comprimento possam ser abrigadas dentro de um forno com controle termostático e ventilação. Em termos ideais, a temperatura da coluna deve ser controlada dentro de um limite de algumas dezenas de Kelvin, o que ajuda na identificação de picos cromatográficos em misturas complicadas por comparação de tempos de retenção muito próximos. A temperatura do forno, em geral, é escolhida de modo que seja igual à média dos pontos de ebulição dos componentes da mistura ou um pouco maior que esta. A escolha da temperatura geralmente é um meio-termo, já que temperaturas mais baixas permitem separações ótimas, mas temperaturas elevadas diminuem o tempo de retenção e, portanto, o tempo de separação. Se a amostra contém uma mistura de compostos com pontos de ebulição bem diferentes, então é possível otimizar a separação aumentando a temperatura da coluna com o tempo — seja de modo linear, seja gradualmente.

A porta de injeção da amostra normalmente também é aquecida por termostato dentro do forno para: (a) facilitar uma rápida vaporização de amostras líquidas e (b) permitir o equilíbrio térmico do gás de arraste, da coluna e da amostra com o analito antes de começar a separação química. Na prática, a injeção da amostra costuma ser mantida em temperatura mais alta que a temperatura do forno para impedir a condensação da amostra na porta. As amostras geralmente são injetadas através de septos de borracha com seringas especiais para CG com volume da ordem de microlitros.

Um detector de dois canais monitora diferencialmente o eluente emergente em comparação com um fluxo de gás puro por meio de uma válvula de desvio (veja a Figura 8.9). Assim, sinais de fundo podem ser continuamente subtraídos da resposta total medida, de modo que os cromatogramas estejam relacionados unicamente aos analitos presentes na mistura a ser analisada.

É importante que as amostras sejam rapidamente introduzidas no fluxo de gás, e em volumes tão pequenos quanto possível para obter um bom desempenho separacional. As portas para injeção de amostra líquida permitem amostras com volume entre 0,1 μl e 20 μl, enquanto o volume excedente é direcionado para o compartimento de resíduo. Amostras gasosas são injetadas com seringas apropriadas e com o uso de uma válvula especial para amostragem de gás.

8.9.3 Detectores para CG e CGL

Detectores monitoram e permitem a quantificação de analitos à medida que estes são seqüencialmente eluídos da coluna cromatográfica. Em termos ideais, (a) eles devem responder a qualquer composto que não seja o gás de arraste eluente e (b) a resposta deve aumentar de modo linear com o aumento da concentração do analito em uma faixa de concentração que seja a mais ampla possível. Os detectores não conferem nenhuma seletividade ao sistema e é somente a capacidade separacional do cromatógrafo que permite a identificação e a quantificação de cada analito presente na mistura. Atualmente, há vários tipos de detectores. Descreveremos, a seguir, o funcionamento de alguns dos aparelhos mais usados.

Detectores de ionização por chama

Estes detectores medem a corrente que pode passar entre um par de eletrodos opostos polarizados e posicionados em ambos os lados de uma chama de hidrogênio/ar. Um esquema de detector de ionização por chama é mostrado

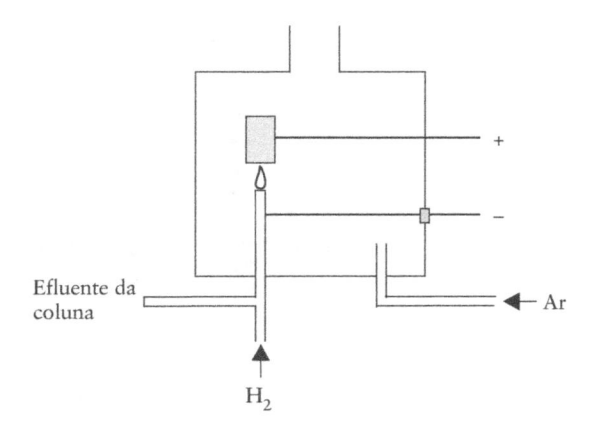

Figura 8.11 Esquema de detector de ionização por chama.

na Figura 8.11. A chama gera um plasma de gás de alta resistividade elétrica na ausência de íons. No entanto, a temperatura da chama pirolisa a maior parte dos compostos orgânicos, produzindo intermediários catiônicos e elétrons que agem como carreadores de carga entre os dois eletrodos. Os íons são coletados no ânodo, que é conhecido como *coletor*. A corrente que flui poderá então ser amplificada e registrada na forma de picos cromatográficos, enquanto os componentes são eluídos da coluna. A resposta depende do número de átomos de carbono presentes na molécula do analito, bem como, é claro, de sua concentração. O estado de oxidação do carbono também pode, até certo ponto, afetar a sensibilidade desse detector. O carbono totalmente oxidado às vezes não ioniza na chama, e, nesses casos, as respostas serão menores ou estarão até mesmo completamente ausentes.

Normalmente, o gás de arraste poderá ser hélio, nitrogênio ou argônio, em virtude da estabilidade térmica, não combustibilidade e inércia química.

Os detectores de ionização por chama (Figura 8.11) são mais utilizados que qualquer outra forma de detector em razão de sua simplicidade, resistência geral e alta sensibilidade (que permite determinações até 10^{-13} g cm^{-3}), bem como por sua capacidade de responder ao longo de uma ampla faixa de concentração.

Detectores fotométricos por chama

São detectores utilizados principalmente para a determinação de compostos que contêm fósforo e/ou enxofre, o que inclui, por exemplo, pesticidas e poluentes encontrados no ar e na água. O eluente é borrifado no trajeto de uma chama de hidrogênio/ar de baixa temperatura e as emissões UV/visível são fotometricamente registradas (Figura 8.12). A chama, no caso do fósforo, vai formar uma espécie H–P–O, de vida curta, que emite luz em aproximadamente 510 nm e 526 nm. De modo semelhante, o enxofre pode ser convertido em S_2, que emite luz em 394 nm. Vários compostos diferentes que contêm halogênios, fósforo e outros metais podem ser detectados após emissões em comprimentos de onda característicos.

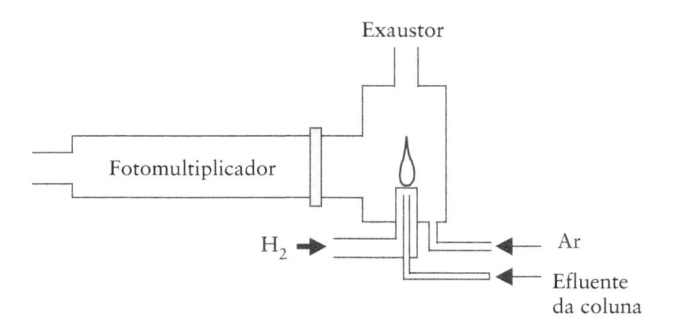

Figura 8.12 Esquema de detector fotométrico por chama.

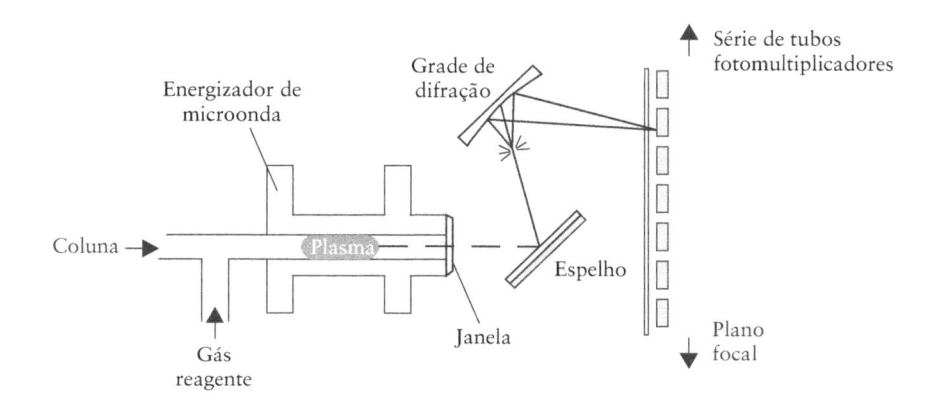

Figura 8.13 Esquema de detector de emissão atômica.

Detectores de emissão atômica

Neste tipo de detector, o eluente primeiro atravessa o trajeto de um plasma de hélio induzido por microonda (Figura 8.13), que é suficientemente energizado para permitir a atomização e também gerar as emissões atômicas apropriadas. As emissões são dispersadas usando-se um comprimento de onda de difração, que permite a diferenciação e, assim, o monitoramento de cada emissão atômica por meio de uma série de tubos fotomultiplicadores móveis.

Detectores de captura de elétrons

Um β-emissor como o trítio ou o ^{63}Ni é usado para irradiar o eluente à medida que ele emerge da coluna cromatográfica. As fontes de ^{63}Ni podem ser utilizadas com temperaturas de coluna até 350 °C, enquanto fontes de trítio podem ser usadas somente com temperaturas até 220 °C — já que acima dessas temperaturas a velocidade de perda do trítio se torna inaceitável. As partículas β (elétrons) provocam ionização no gás de arraste (por exemplo, o nitrogênio) e isso gera mais liberação de elétrons. Um par de eletrodos com polaridades opostas é posicionado em ambos os lados do fluxo de gás eluente e a corrente que flui entre esses eletrodos é monitorada para provocar a resposta do detector (Figura 8.14). Compostos orgânicos (analitos) tendem, no entanto, a capturar elétrons, e isso diminui a corrente entre os eletrodos emparelhados. Uma diminuição na corrente, portanto, corresponde a um pico cromatográfico à medida que um analito é eluído da coluna. Sendo assim, a resposta *medida* pelo detector é inversamente proporcional à corrente que flui entre os eletrodos.

Quanto maior a eletronegatividade em uma molécula, maior será sua eficiência em capturar elétrons, o que, por sua vez, resultará em sensibilidade variável em relação a diferentes grupos de compostos orgânicos. Os detectores de captura de elétrons tendem a ser mais sensíveis na presença de compostos que contêm grupos nitro, carbonila e halogênios, embora compostos de baixa eletronegatividade às vezes também possam ser determinados por derivatização com cloroacetatos, por exemplo.

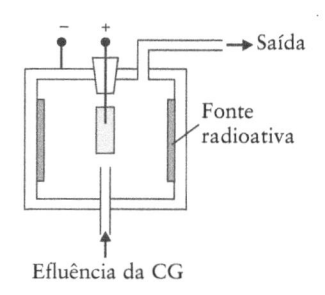

Figura 8.14 Esquema de um detector de captura de elétrons.

Detectores de condutividade térmica

Detectores de condutividade térmica (Figura 8.15) operam por monitoração da condutividade térmica do fluxo de gás de arraste na presença ou ausência de moléculas do analito. À medida que o gás de arraste elui da coluna, passa por um filamento eletricamente aquecido. A temperatura do filamento, e portanto sua resistência, varia dependendo da condutividade térmica do gás, e isso, por sua vez, será modulado pela presença e concentração de qualquer analito no fluxo de gás, à medida que esse é eluído da coluna. A maioria dos compostos orgânicos possui condutividade térmica de seis a sete vezes menor que a do nitrogênio ou do hélio, que são os mais usados com esse tipo de detector. O fluxo de gás esfria o filamento, portanto mesmo pequenas quantidades de um analito podem aquecer significativamente o filamento. Normalmente, são colocados dois detectores no fluxo do gás de arraste puro (por meio de um *loop* de desvio) e no fluxo do gás eluente, respectivamente, para comparação. Os dois detectores estão conectados de modo que formem braços de uma ponte de Wheatstone e, assim, as *diferenças* na resistência do filamento em relação aos analitos são monitoradas à medida que eluem da coluna, independentemente de flutuações de temperatura no ambiente ou, por exemplo, em situações em que se utilizam regimes de variação de temperatura.

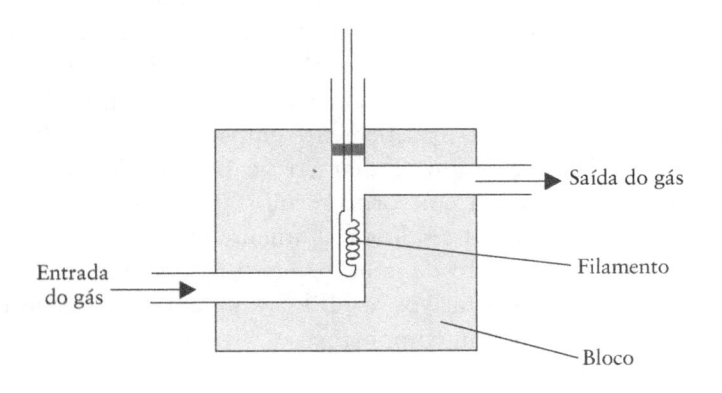

Figura 8.15 Esquema de um detector de condutividade térmica.

8.9.4 CG-CGL acopladas a outros métodos instrumentais para fins de detecção

A CG e a CGL geralmente estão acopladas a outras técnicas analíticas para, assim, aumentar a sensibilidade da análise. Esses métodos, conhecidos como técnicas hifenizadas, exploram a capacidade de separação da CG ou da CGL para primeiro fracionar a mistura em suas partes componentes e permitir, por exemplo, a quantificação por espectroscopia de massa (CG-EM), espectroscopia de infravermelho (CG-IV) ou espectroscopia de ressonância magnética nuclear (CG-RMN).

Métodos mais antigos envolviam a coleta de frações do eluente que eram analisadas separadamente por uma segunda técnica analítica. Hoje, a instrumentação computadorizada moderna normalmente permite o acoplamento direto de dois aparelhos para a quantificação em tempo real do eluente à medida que ele emerge da coluna. Esse método não só consome menos tempo, mas freqüentemente possibilita aumento de resolução, pois qualquer fração coletada do eluente necessariamente levou algum tempo para ser coletada e, portanto, vai representar, até certo ponto, uma mistura recombinada.

8.10 Cromatografia líquida de alta eficiência (HPLC)

8.10.1 Introdução à HPLC

Atualmente, a HPLC é uma das formas mais utilizadas de cromatografia. O termo HPLC originalmente era uma abreviação de *High-Pressure Liquid Chromatography* (Cromatografia Líquida de Alta Pressão); no entanto, à medida que se aperfeiçoava o desempenho da técnica, o acrônimo foi mantido e progressivamente utilizado como abreviação para *High Performance Liquid Chromatography* (ou, como é mais conhecida no Brasil, *Cromatografia Líquida de Alta Eficiência*). A "alta eficiência" (ou "alto desempenho") diz respeito à capacidade da HPLC de oferecer separações bastante seletivas e, portanto, de alta qualidade, em um tempo mínimo. Essa capacidade de separação é obtida passando-se uma fase móvel líquida ao longo de um suporte estacionário granulado (o tamanho das partículas é de alguns μm de diâmetro) sob alta pressão. Um esquema de cromatógrafo líquido de alta eficiência é mostrado na Figura 8.16. A fase do suporte estacionário é uniformemente empacotada em coluna de aço inoxidável com 3 mm a 4 mm de diâmetro e 10 cm a 30 cm de comprimento, geralmente alojada em forno termostatizado. A HPLC é muito utilizada como uma técnica analítica altamente sensível e seletiva para a identificação e quantificação de analitos em misturas complexas. Em alguns procedimentos preparativos, a HPLC também pode ser usada para purificar alguns produtos ou compostos.

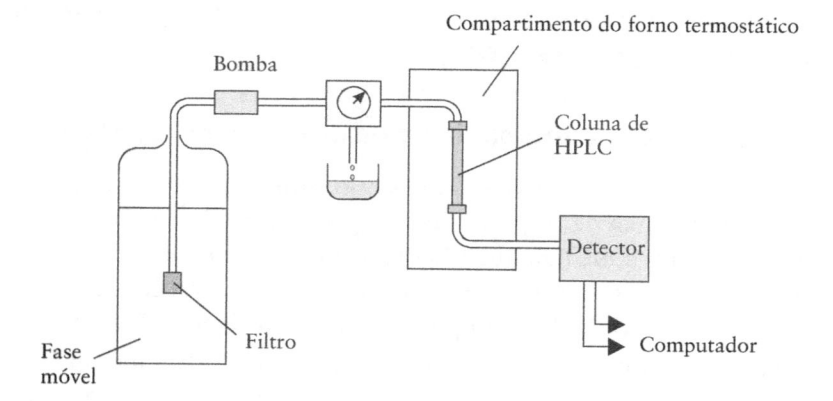

Figura 8.16 Esquema simplificado de um aparelho de HPLC.

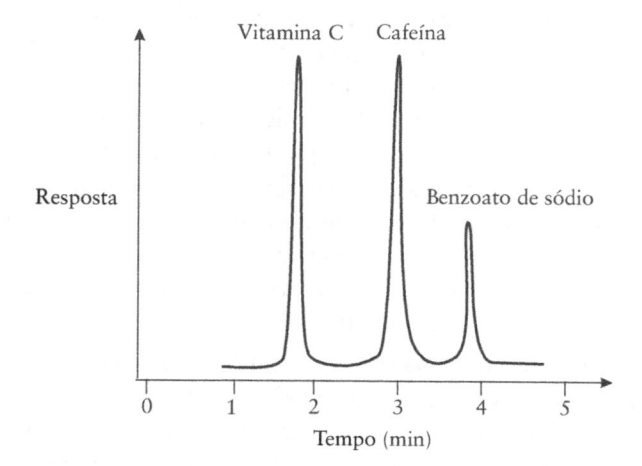

Figura 8.17 Separação por HPLC de vitamina C, cafeína e benzoato de sódio.

Os analitos normalmente são dissolvidos em um solvente ou em mistura de solventes. A fase móvel é escolhida de modo que permita a separação mais eficiente em um tempo mínimo. Na prática, a fase móvel geralmente contém os mesmos (ou uma mistura similar dos) solventes encontrados na amostra com o analito. Em alguns casos, porém, a fase móvel pode conter um ou mais solventes diferentes para facilitar a separação. Uma simples separação cromatográfica de vitamina C, cafeína e benzoato de sódio de um refrigerante é mostrada na Figura 8.17. A amostra é injetada no fluxo da fase móvel, que, sob pressão, é impulsionada ao longo da coluna por meio de uma bomba. É importante que a operação da bomba seja uniforme, sem pulsos de fluxo da fase móvel, assegurando uma passagem homogênea do solvente sob constante pressão. A separação ocorre por partição dos solutos (analitos) presentes na fase móvel e na fase estacionária (material de empacotamento) da coluna de HPLC.

8.11 Detectores para HPLC

8.11.1 Detectores de fotodiodos e de absorção de UV-visível

Os detectores de UV-visível são os mais utilizados em virtude de sua sensibilidade, ampla faixa de resposta linear e capacidade de monitorar muitos analitos diferentes à medida que eluem da coluna de HPLC. A maioria dos detectores de UV-visível utiliza uma fonte de luz UV-visível com um ou mais fotodiodos e uma célula de fluxo por onde passa o eluente (Figura 8.18).

Detectores de absorção óptica (fótons) podem ser utilizados em comprimentos de onda de ~200 nm a 900 nm, contanto que o eluente possua cromóforos que absorvam na faixa do UV, visível e infravermelho próximo. Cromóforos, nesse contexto, podem incluir duplas ligações insaturadas (e anéis aromáticos), grupos que contêm bromo, iodo ou enxofre, ou grupamentos carbonila. Assim como acontece com outros métodos UV-visível, a absortividade vai diferir de um composto para outro e será determinada pela absortividade molar, ε, de cada analito. A banda espectral em instrumentos desse tipo não é tão estreita quanto aquela obtida com o uso de fontes de radiação monocromática. No entanto, instrumentos com capacidade de comprimento de onda variável, por sua própria natureza, possuem aplicabilidade bem maior para diversas análises, uma vez que podem ser sintonizados para diferentes $\lambda_{máx}$ correspondentes aos diferentes analitos à medida que eluem das colunas de HPLC.

Diversas fontes monocromáticas de luz UV-visível, entre elas lâmpadas de cádmio e zinco com vapor de mercúrio sob baixa pressão, podem ser usadas para aplicações específicas; no entanto, os detectores mais utilizados funcionam com uma lâmpada de tungstênio e uma lâmpada de deutério para fornecer um espectro de emissão contínuo entre 200 nm e 900 nm. Um filtro monocromático, ou uma grade de difração, é então utilizado para que a célula de fluxo, e portanto o eluente, seja iluminada em uma estreita faixa de comprimento de onda.

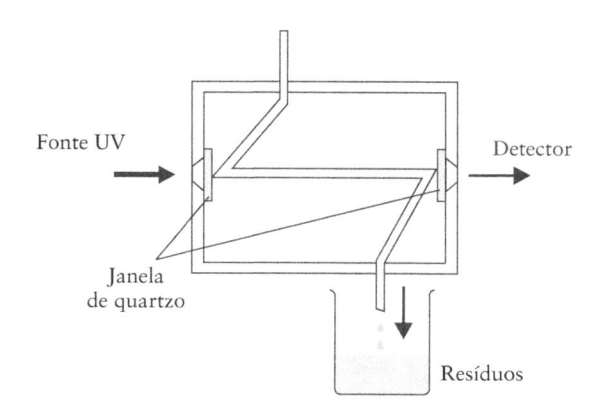

Figura 8.18 Esquema de um detector UV-visível para HPLC.

8.11.2 Detectores de fluorescência

Detectores de fluorescência obviamente só podem ser usados para monitorar compostos fluorescentes, porém em alguns casos oferecem sensibilidade 1 000 vezes maior que a da detecção UV-visível. Os detectores de fluorescência oferecem, além disso, um nível a mais de seletividade em relação aos compostos não fluorescentes, e isso poderá ser extremamente útil quando quisermos, por exemplo, determinar traços de compostos em uma mistura complexa — mesmo após uma separação em HPLC. A luz monocromática é utilizada para irradiar (excitar) a amostra dentro de uma célula de fluxo; a luz fluorescente é emitida em todas as direções, mas é monitorada em um ângulo de 90° em relação à radiação incidente (Figura 8.19). Assim como acontece com todas as técnicas de fluorescência, a luz emitida possui um comprimento de onda maior (energia menor) que o da luz incidente. Os detectores de fluorescência utilizam células de fluxo relativamente grandes com volume de 20 μl ou mais, o que faz aumentar a sensibilidade da técnica, especialmente quando se monitoram concentrações muito baixas do analito eluído.

Muitos instrumentos permitem a seleção dos comprimentos de onda de excitação (incidente) e de fluorescência (monitoração), com o uso de monocromadores (de prisma de difração ou de grade) para oferecer maior flexibilidade. As larguras de banda de excitação e de fluorescência são estreitas e altamente específicas para cada composto e, portanto, devem ser selecionadas após consulta à literatura ou por determinação empírica (Capítulo 16).

O químico analítico também precisa estar atento ao efeito de supressão de fluorescência por parte de outros compostos e/ou íons presentes na amostra. A supressão de fluorescência (Capítulo 7) é causada por colisões moleculares entre o analito e quaisquer outros compostos/íons. Sendo assim, quaisquer fatores que resultem em mais colisões moleculares (por exemplo, aquecimento, força iônica do eluente etc.) vão aumentar o grau de supressão.

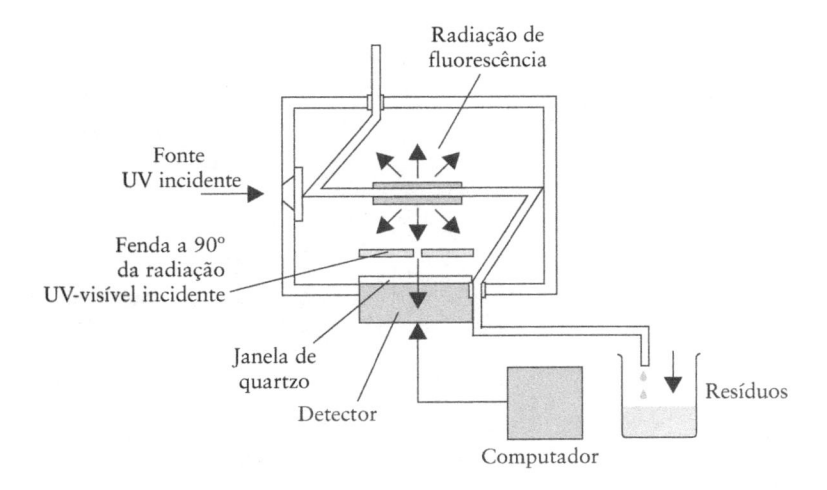

Figura 8.19 Esquema de um detector de fluorescência para HPLC.

8.11.3 Detectores amperométricos eletroquímicos

Detectores amperométricos eletroquímicos geralmente possuem alta sensibilidade e também seletividade bastante favorável a diversos analitos. Além do mais, os detectores são robustos, simples de usar e o custo de manutenção e reposição é baixo. Detectores amperométricos eletroquímicos monitoram a corrente quando um analito eletroativo é reduzido ou oxidado em um eletrodo conhecido como **eletrodo de trabalho**. Detectores desse tipo sempre contêm dois outros eletrodos. Geralmente, o eletrodo de trabalho é feito de metal inerte precioso, como platina ou ouro, embora às vezes sejam utilizados materiais como carbono vítreo ou mesmo pastas de carbono. Uma das vantagens dos eletrodos de carbono e de pasta de carbono é a relativa facilidade com que se podem obter novas superfícies eletroquímicas, embora, na prática, eletrodos desse tipo sejam mais incômodos de usar que os eletrodos metálicos. O potencial aplicado (polarização) ao eletrodo de trabalho é estabelecido em relação a um eletrodo de referência que utiliza um potenciostato (veja o Capítulo 10). A corrente é impedida de fluir através do eletrodo de referência (por exemplo, Ag/AgCl — veja o Capítulo 10), uma vez que a interface solução-metal desse eletrodo é projetada para ter uma impedância elétrica extremamente alta. A corrente é extraída de um terceiro eletrodo, conhecido como contra-eletrodo ou eletrodo auxiliar, que é projetado para ser, no mínimo, 5 a 10 vezes maior que o eletrodo de trabalho. Assim, o eletrodo auxiliar não limitará a velocidade da reação eletroquímica que ocorre na superfície do eletrodo de trabalho.

É importante assegurar que a fase móvel seja suficientemente condutora para permitir o fluxo de corrente através do solvente e, portanto, entre os eletrodos. Se necessário, eletrólitos iônicos (por exemplo, sais de tampão de fosfato) podem ser adicionados para aumentar a condutividade da fase móvel.

Detectores amperométricos normalmente são projetados com os três eletrodos suspensos em uma célula de fluxo de camada delgada para possibilitar a monitoração contínua dos analitos à medida que eluem da coluna de HPLC (Figura 8.20).

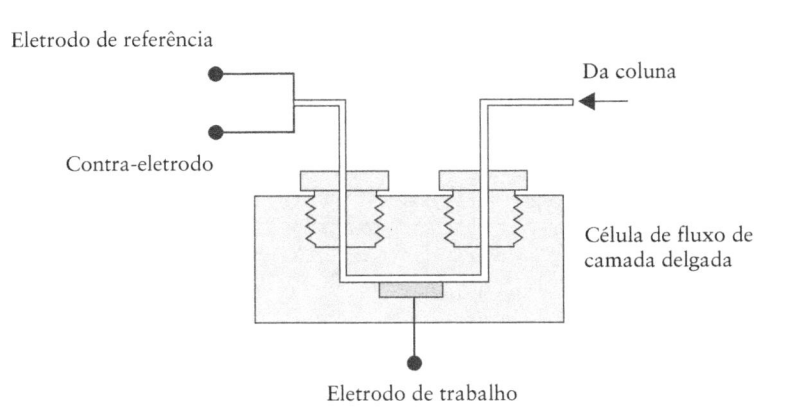

Figura 8.20 Célula de detector amperométrico de camada delgada para HPLC.

8.11.4 Detectores de condutividade eletroquímica

Detectores de condutividade eletroquímica monitoram a condutividade da fase móvel à medida que ela elui da coluna e atravessa a célula de fluxo. Esse modo de detecção pode ser usado para monitorar a presença de íons, já que estes vão modular a condutividade da fase móvel. Quanto maior a concentração de íons, maior será a condutividade entre os eletrodos na célula de fluxo. Geralmente, é preciso fazer uma correção de temperatura, pois a condutividade varia bastante com a temperatura. Fases móveis com forças iônicas elevadas e, em conseqüência, alta condutividade também devem ser evitadas, já que será difícil monitorar pequenas variações na condutividade em solventes altamente condutores.

8.11.5 Detectores de infravermelho

Detectores de infravermelho monitoram a absorção de moléculas orgânicas à medida que eluem da coluna de HPLC. Um dos problemas é que quase todos os compostos orgânicos absorvem radiação infravermelha em alguma extensão, o que inclui a fase móvel, se forem utilizados solventes como acetonitrila, diclorometano ou hexano. Assim, é importante assegurar que o comprimento de onda da monitoração seja escolhido para minimizar a absorção da fase móvel.

8.11.6 Detectores de índice de refração diferencial

Esses detectores monitoram variações no índice de refração da fase móvel devido à presença de um analito dissolvido, conforme ilustrado na Figura 8.21. À medida que a fase móvel elui da coluna de HPLC, seu índice de refração varia de acordo com a presença e concentração de cada analito. O índice de refração do eluente é diferencialmente monitorado em relação à porção da fase móvel que não passou pela coluna de HPLC. O eluente passa por uma célula de fluxo opticamente transparente, enquanto a fase móvel pura passa por outra. Um feixe de luz incidente atravessa ambas as

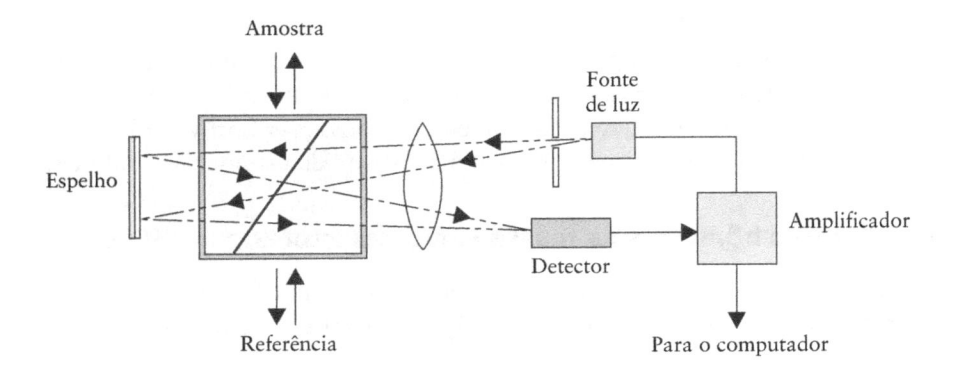

Figura 8.21 Esquema de um detector de índice de refração diferencial.

células, e os detectores monitoram a deflexão dos feixes e, daí, os índices de refração das duas soluções. Pela monitoração dos índices de refração tanto da fase móvel quanto do eluato, as variações no índice de refração podem ser registradas na forma de um cromatograma.

Detectores de índice de refração diferencial oferecem muitas vantagens, já que a monitoração de praticamente todos os analitos é confiável e, além do mais, a sensibilidade da técnica não é afetada por baixas velocidades de fluxo. A técnica, no entanto, é altamente sensível a flutuações de temperatura e, de fato, geralmente é preciso manter a temperatura da coluna em algumas centenas de Kelvin, o que é difícil. Uma das principais desvantagens é que os níveis de sensibilidade não se igualam àqueles oferecidos por muitos detectores, tais como os métodos eletroquímicos ou de infravermelho. Também é preciso observar que detectores de índice de refração diferencial não podem ser usados com protocolos HPLC que envolvem eluição com gradiente de solvente ou métodos de variação de temperatura, pois estes vão alterar o índice de refração da fase móvel. Não é possível monitorar diferencialmente o índice de refração do eluente com relação a uma fase móvel de índice de refração variável, visto que o tempo que a fase móvel leva para percorrer a coluna, relativamente ao *loop* de desvio proporcionado pelo solvente puro, é longo.

8.11.7 O detector de espalhamento de luz por evaporação

Os *detectores de espalhamento de luz por evaporação* (ELSDs) às vezes são utilizados para monitorar compostos *não-voláteis* à medida que estes eluem das colunas de HPLC. Os ELSDs oferecem maior sensibilidade do que os detectores de índice de refração, e essa sensibilidade é semelhante à maioria dos compostos orgânicos. O efluente de HPLC nesse tipo de detector primeiro passa por um nebulizador para formar uma nuvem tênue de solvente/analito em um fluxo de ar ou de nitrogênio. Em seguida, essa nuvem passa ao longo de um tubo direcionador, de temperatura controlada, onde o solvente evapora produzindo uma fina suspensão gasosa de partículas do analito. Essa nuvem é direcionada para o trajeto de um laser que utiliza uma célula de fluxo. As partículas provocam o espalhamento da luz, e essa luz espalhada é monitorada em um ângulo de 90° em relação ao feixe de laser, por meio de um tubo de fotodiodo.

Como o solvente é evaporado, o(s) analito(s) deve(m) apresentar ponto de ebulição bem mais alto que o do solvente da fase móvel. Em alguns casos, isso representa uma desvantagem, embora possa ser aproveitado como um outro método para aumentar a seletividade da determinação analítica.

8.11.8 Espectrômetros de massa como detectores para HPLC

A *espectrometria de massa* pode ser usada como uma forma de detecção extremamente eficiente e também seletiva para HPLC, já que a massa de cada espécie molecular pode ser identificada à medida que elui da coluna de HPLC. O principal problema de acoplar HPLC e espectrometria de massa é que a HPLC utiliza quantidades relativamente grandes de solventes na fase móvel, enquanto a espectrometria de massa requer que a amostra seja introduzida em uma câmara sob vácuo.

Um desses métodos envolve o uso de uma *interface termospray*. Nesse dispositivo, o efluente de HPLC passa por um tubo capilar aquecido de aço inoxidável. Uma boa parte do solvente é evaporada, formando um aerossol analito/solvente. Costuma-se acrescentar um sal, por exemplo, o acetato de amônio, como soluto adicional na fase móvel, uma vez que isso favorece a ionização e, portanto, a identificação de muitos analitos polares na espectrometria de massa. Apesar dessas limitações, a HPLC com espectrometria de massa-termospray pode oferecer níveis extremamente altos de sensibilidade e limites de detecção bem diminutos.

Um outro método envolve a introdução de apenas uma pequena fração do eluente de HPLC diretamente no espectrômetro de massa.

8.12 Colunas para HPLC

Colunas para HPLC normalmente são empacotadas em tubulamentos de aço inoxidável para suportar as altas pressões aplicadas. O diâmetro interno pode variar entre 3 mm e 10 mm e o comprimento, entre 10 cm e 30 cm. O diâmetro das partículas varia de 3 μm a 10 μm, para proporcionar entre 40 mil e 100 mil pratos (teóricos) por metro.

8.12.1 Materiais de empacotamento

Os dois principais tipos de material de empacotamento são o *pelicular* e o *poroso*. As partículas de empacotamento pelicular são formadas de vidro esférico, não poroso, ou de contas de polímero com diâmetros entre 30 μm e 40 μm. Camadas finas e porosas de resina de troca iônica, sílica ou alumina são depositadas na superfície das contas, e estas, por sua vez, podem ser utilizadas como suporte extra de fase estacionária líquida em HPLC de partição. Empacotamentos peliculares às vezes são usados em colunas de guarda introduzidas antes da coluna analítica principal para filtrar particulados que, de outra forma, poderiam ficar retidos pela coluna principal, impedindo assim a separação por HPLC. Separações analíticas normalmente são realizadas em colunas empacotadas com partículas porosas de resina de troca iônica, sílica ou alumina de diâmetros entre 3 μm e 10 μm. É importante que o diâmetro da partícula seja mantido o mais uniforme possível, pois esse é um dos fatores que afetam a reprodutibilidade do desempenho separacional das colunas empacotadas.

8.12.2 Colunas de sílica e de sílica quimicamente modificada

A sílica é amplamente utilizada como material de empacotamento e possui excelentes propriedades adsorventes. O silício forma uma rede tridimensional baseada em suas ligações com oxigênio em arranjos estruturais aproximadamente tetraédricos. Átomos de oxigênio fazem a ponte entre átomos vizinhos de silício por meio de ligações Si–O–Si. A estrutura é saturada com grupamentos silanol (Si–OH) terminais, que são polares e muito reativos. Por essa razão, a sílica costuma ser usada para preparar fases estacionárias quimicamente modificadas e com propriedades funcionalizadas.

A sílica pode ser preparada de várias maneiras, que dependem do tamanho de partícula desejado e do fato de ela ser quimicamente modificada ou não. Um dos métodos mais simples de modificação química envolve hidrólise e subseqüente condensação do tetracloreto de silício, silicato de sódio ou tetraalcoxisilano. Esse método gera partículas de sílica de formato irregular e de diversos tamanhos que requerem desidratação e separação de acordo com o tamanho. Partículas de sílica de dimensões mais regulares e de formato esférico podem ser formadas pela hidrólise parcial de polietoxisiloxano e subseqüente emulsificação com uma mistura etanol-água.

A área superficial específica do empacotamento da coluna (em $m^2\ g^{-1}$) é inversamente proporcional à largura de poro da sílica, que é determinada por condições de reação adequadas para produzir materiais de empacotamento com diversas propriedades. Colunas com tamanhos de poro menores (por exemplo, diâmetro de 5 nm) e áreas superficiais específicas maiores aumentam o tempo de retenção e podem ser usadas para separar analitos com propriedades químicas muito semelhantes, o que de outra forma seria difícil. Por outro lado, materiais de empacotamento que contém sílica com tamanhos de poro maiores (30 nm ou mais) podem ser usados para a separação e análise de macromoléculas como as proteínas.

As sílicas podem atuar como ácidos ou bases, dependendo de como são formadas. Sílicas com partícula de formato irregular geralmente se comportam como neutras em relação a materiais levemente básicos, enquanto aquelas com partículas esféricas são neutras em relação a materiais de natureza levemente ácida. Sílicas ácidas normalmente devem ser usadas na separação de compostos ácidos e, do mesmo modo, sílicas básicas são escolhidas para separar compostos básicos. Geralmente, as sílicas são estáveis somente em uma faixa de pH entre 1 e 8 e, portanto, em termos ideais, devem ser usadas com fases móveis que estejam dentro desses limites. Os grupos silanóis na superfície da sílica podem ser quimicamente modificados para produzir fases estacionárias com diversas propriedades. Descreveremos agora as quatro principais categorias de sílica quimicamente modificada.

Sílicas esterificadas

Os grupamentos silanol da sílica podem ser esterificados com uma variedade de ácidos orgânicos alifáticos para produzir materiais de superfície modificada

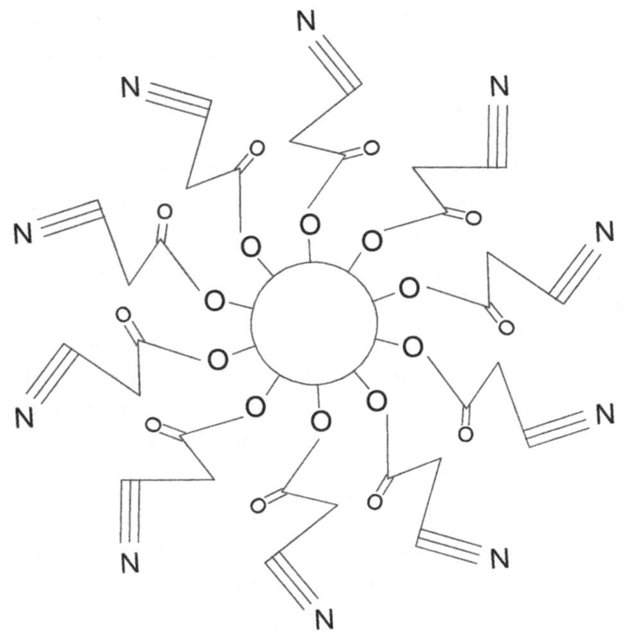

Figura 8.22 Sílicas esterificadas.

com ramificações do tipo cauda, como mostra a Figura 8.22. Sílicas esterificadas, no entanto, estão propensas à hidrólise e, portanto, não devem ser usadas com solventes altamente polares, como a água ou o etanol.

Sílicas funcionalizadas Si–N

As **sílicas podem reagir com cloreto de tionila**, $SOCl_2$, produzindo cloretos que, combinados com aminas ($R–NH_2$), geram sílicas derivatizadas com ligações Si–N. Pode-se variar e escolher o grupo R. Esses materiais de suporte geralmente oferecem melhor estabilidade hidrolítica que os suportes de sílica esterificada.

Sílicas funcionalizadas Si–O–Si–C

Sílicas derivatizadas por reação com mono ou diclorosilano produzem as fases estacionárias mais estáveis entre todas aquelas suportadas com sílica quimicamente modificada e possuem ligações Si–O–Si–C. O exemplo mais comum desse tipo de sílica quimicamente modificada é o octadecilsilano, em que $R = -(CH_2)_{17}CH_3$. Esse material é extremamente apolar e é muito usado para aplicações em fase reversa. Os grupos silanol que não reagirem poderão, em seguida, ser tratados com trimetilclorosilano, mediante um processo conhecido como "capeamento" *(end-capping)*, para torná-los não reativos.

Sílicas derivatizadas com polisiloxano/silicone

Sílicas derivatizadas com silicone (polisiloxano) são formadas por meio de reação com clorosilano (geralmente um diclorosilano) para formar uma camada de recobrimento polimérico sobre o suporte de sílica. Em razão da proteção que a cobertura polimérica oferece à estrutura de sílica, esses materiais de empacotamento apresentam uma estabilidade à variação de pH extremamente favorável.

8.12.3 Estireno-divinilbenzeno

O *estireno-divinilbenzeno*, formado por copolimerização de estireno e divinilbenzeno, é usado como um suporte versátil para fase estacionária. O grau de ligação cruzada e a estrutura do poro podem ser controlados variando-se a proporção dos dois monômeros. Suportes semi-rígidos que contêm mais de 8% em divinilbenzeno são utilizados com pressões de até ~60 bar. Suportes desse tipo podem ficar intumescidos ou contraídos dependendo do solvente e, portanto, devem ser usados com um único solvente. Suportes copoliméricos rígidos de poliestireno-divinilbenzeno, ao contrário, não se intumescem nem se contraem quando expostos a diferentes solventes, permanecendo estáveis em pressões de até 3 300–3 500 bar ou mais.

Suportes de *poliestireno-divinilbenzeno* oferecem maior estabilidade à variação de pH do que a sílica e, portanto, podem ser utilizados rotineiramente em pH de 1 a 13. Resinas de troca iônica ou octadecilsilano podem ser incorporados na matriz polimérica para criarem suportes estacionários funcionalizados.

8.12.4 Fases estacionárias com alumina

A *alumina* é naturalmente básica, mas com processamento adequado torna-se neutra ou ácida. A alumina ácida pode ser usada como um fraco trocador de ânion, enquanto a forma básica é uma fraca trocadora de cátion. A alumina oferece uma boa estabilidade à variação de pH, podendo ser utilizada rotineiramente na faixa de 2 a 12. É também relativamente instável a temperaturas elevadas, e, portanto, colunas empacotadas com esse material não devem ser aquecidas acima de 150 °C.

8.12.5 Vidro de poro controlado

O *vidro de poro controlado ou VPC* é formado por desvitrificação de borosilicatos, primeiro dispersando e depois removendo B_2O_3 de dentro da matriz de borosilicato. No material resultante, como o próprio nome sugere, o tamanho dos poros é facilmente controlado. O VPC geralmente é inerte a pressões extremas, é quimicamente inerte, salvo na presença de bases fortes, e pode ser usado em HPLC de partição, adsorção, troca iônica, exclusão por tamanho e por afinidade.

8.12.6 Hidroxiapatita

A *hidroxiapatita* é uma forma cristalina do fosfato de cálcio $Ca_{10}(PO_4)_6(OH)_2$ e pode suportar pressões de até 150 bar ou mais. Colunas de hidroxiapatita são utilizadas principalmente para a separação e identificação de misturas que contêm macromoléculas como as proteínas.

8.12.7 Agarose

A agarose é um polissacarídeo com ligações cruzadas extremamente estável à variação de pH, e pode ser derivatizada para aplicações, por exemplo, em cromatografia por afinidade.

8.12.8 Carbono grafite poroso

O carbono grafite poroso oferece superfícies quimicamente muito estáveis, homogêneas e apolares, podendo ser usado com colunas cromatográficas de fase reversa para HPLC.

8.13 Eletroforese de zona

A eletroforese serve para separar substâncias por migração elétrica, de modo que espécies ionizadas, ou pelo menos altamente polares, se desloquem sob a influência de um campo elétrico. A velocidade do movimento de uma substância é função tanto da massa molecular quanto de sua carga, em razão da resistência ao movimento, isto é, da viscosidade do meio que ela terá de percorrer.

Há muitas formas de eletroforese. Uma das mais versáteis, e provavelmente a mais encontrada, é a *eletroforese de zona*, em que os solutos se deslocam em uma fase móvel ao longo de um suporte estacionário. Análises desse tipo, portanto, utilizam métodos cromatográficos e migratórios para obter a separação desejada.

Fases estacionárias de suporte geralmente são empacotadas ou manufaturadas em uma espécie de bloco ou placa, feito de amido, gel de poliacrilamida, espuma de poliuretano ou até mesmo de papel.

Nas eletroforeses com gel de amido ou de poliacrilamida, deposita-se uma camada de pequena espessura da mistura amostral ao longo da linha mediana entre as extremidades do bloco do material. As duas extremidades do bloco são conectadas por eletrodos a uma fonte de alta voltagem e, com a polarização do bloco, diferentes componentes (solutos ionizados) migram em direção ao ânodo ou ao cátodo, dependendo de suas respectivas polaridades. O aparecimento de bandas ou de linhas separadas corresponde a solutos presentes na mistura e podem ser visualizados corando-se os componentes após a separação. Pode-se, então, usar um *densitômetro* para determinar as intensidade das bandas coloridas e, assim, as concentrações relativas de diferentes componentes poderão ser quantificadas na mistura, tomando-se como referência um perfil predeterminado de calibração de intensidade de cor.

O campo elétrico ao longo da placa ou bloco é expresso em termos de volts por centímetro e varia de 500 V cm^{-1} a 5 000 V cm^{-1}, ou mesmo um valor maior. Solutos com maiores massas moleculares (tais como as proteínas) geralmente requerem campos elétricos maiores para separação do que solutos com menores massas moleculares.

É claro que o pH da fase móvel afetará o grau de ionização dos solutos presentes na mistura e, conseqüentemente, a velocidade e o grau de separação. Isso é particularmente importante quando se analisa o conteúdo de aminoácidos em uma mistura, geralmente separados por eletroforese de zona em laboratórios de bioquímica clínica. Em um certo pH (o assim chamado ponto isoelétrico), a carga efetiva apresentada por determinado aminoácido será igual a zero, uma vez que ele esteja na forma de zwitterion. Nessas condições, o aminoácido não se deslocará nem na direção do ânodo nem na direção do cátodo.

Eletroforese capilar de zona

A eletroforese capilar de zona (CZE) está se tornando muito comum em laboratórios de biologia, já que pequenos volumes de amostra (da ordem de 1 nL), mesmo de misturas complicadas, podem ser resolvidos e quantificados com relativa facilidade. Um esquema da instrumentação necessária é mostrado na Figura 8.23. Um tubo capilar de sílica fundida, com 1 m de comprimento e entre 10 μm e 100 μm de diâmetro interno, é preenchido com o eletrólito de escolha. Um pequeno volume da mistura a ser separada é introduzido em uma das extremidades do tubo, seja por simples imersão da tubulação na mistura, seja por captação hidrostática ou pneumática da amostra. Em algumas circunstâncias, as amostras podem ser introduzidas aplicando-se um pequeno potencial ao longo das extremidades do capilar para induzir uma captação dos solutos por meio de migração elétrica.

As duas extremidades opostas da tubulação capilar são então imersas em dois reservatórios distintos de tampão eletrolítico, onde também são imersos eletrodos de platina. A tubulação capilar geralmente utilizada contém grupamentos ionizáveis de silanol que terão carga negativa em ambientes de pH 2 ou maior. Os cátions (íons de carga positiva) são

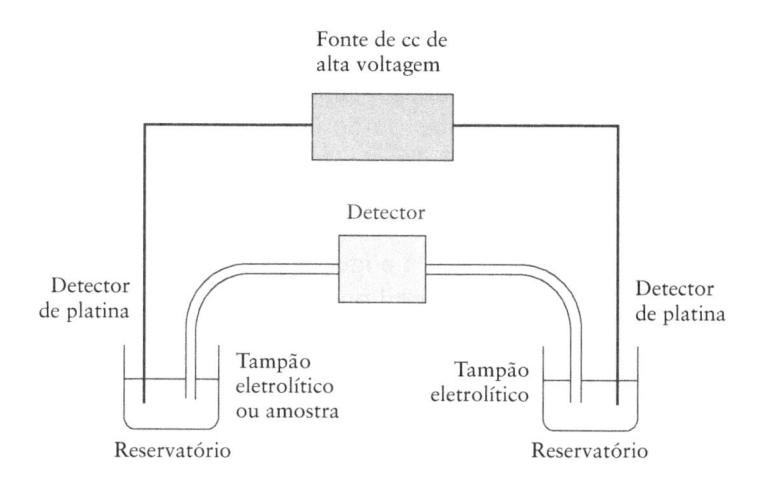

Figura 8.23 Esquema de aparelho de eletroforese capilar de zona.

adsorvidos ao longo da parede interna do capilar e formam uma contracamada ou dupla camada de carga. Um potencial de 1 000 V a 30 000 V ou mais é então aplicado ao longo do capilar, o que faz com que os ânions (íons de carga negativa) migrem na direção do cátodo (eletrodo negativo). Os cátions que estão na superfície do capilar, no interior da fase móvel, se deslocam na direção do cátodo sob influência de migrações elétricas. Uma vez solvatados, esses íons carregam as moléculas do solvente e todos os outros solutos na mesma direção, causando um fluxo unidirecional (*eletroosmose*) para o cátodo. As velocidades de fluxo osmótico geralmente são da ordem de várias centenas de nanolitros por minuto, embora isso dependa do pH do eletrólito, do potencial aplicado e da concentração do tampão.

Os analitos com carga mais positiva (catiônicos) e de menor massa molecular serão detectados primeiro. Moléculas neutras se deslocam em uma velocidade de fluxo *ligeiramente menor* que a do fluxo osmótico, pois não são influenciadas diretamente pelo campo elétrico, mas apenas pelo fluxo do solvente. Os ânions de carga mais negativa vão se deslocar com velocidade de fluxo menor e, portanto, serão detectados por último, já que o campo elétrico retardará seu deslocamento.

Exercícios e problemas

8.1. Por que você sempre deve utilizar lápis para sinalizar a linha de partida na cromatografia em papel?

8.2. O que é o valor R_f de um cromatograma e qual é o maior e o menor valor possível?

8.3. O que são fase estacionária e fase móvel?

8.4. Qual é o fundamento das separações eletroforéticas?

8.5. Qual o fenômeno que causa o alargamento de banda em cromatografia e por que esse alargamento aumenta com o comprimento da coluna?

8.6. Escreva sobre as vantagens relativas de usar cromatografia em papel e cromatografia em camada delgada.

8.7. Descreva os princípios da cromatografia a gás.

8.8. Que tipo de amostras podem ser separadas por HPLC e não por CGL?

8.9. Por que acoplar cromatografia a gás e espectrometria de massa e como isso pode ser feito?

8.10. Um soluto tem um coeficiente de distribuição de 9,5 entre água e hexano. São dissolvidos 10 gramas do soluto em 50 cm³ de água. Calcule a concentração do soluto que resta na amostra aquosa, após fazer uma, duas e três extrações com alíquotas de 10 cm³ de hexano.

8.11. Como se pode determinar o número de pratos teóricos em uma coluna cromatográfica?

8.12. Se a largura do pico de um soluto é de 7,5 mm na metade de sua altura, por extrapolação, qual será a largura da base?

8.13. Se a largura da base de um pico cromatográfico é equivalente a 2,4 s de duração, calcule a largura do pico à meia-altura.

8.14. Um pico cromatográfico apresenta um tempo de retenção de 72 s. Por intersecção dos lados do pico com a linha de base, determinou-se que a largura de base do pico é de 6,5 s. Se a coluna tiver 1 m de comprimento, calcule o HETP em centímetros por prato.

8.15. Um cromatograma a gás de uma mistura de *orto* e *para* isômeros de cresol apresenta picos com áreas integradas de 35,7 e 10,5, respectivamente. Supondo que o detector responda igualmente a ambos os isômeros, calcule a porcentagem de cada um na mistura.

8.16. Se o tempo de retenção para um pico cromatográfico, t_R, for de 85 s e t_{mov} for de 40 s, calcule o fator de capacidade, k'.

8.17. Calcule o fator de capacidade, k', para um pico cromatográfico se o seu tempo de retenção, t_R, for de 95 s e t_{mov} for de 45 s.

8.18. Se o HETP de uma coluna for 0,01 cm por prato e o número de pratos teóricos for 5 000, calcule o comprimento da coluna.

8.19. Dê sugestões de métodos que ajudem a melhorar a resolução entre diferentes substâncias em uma separação cromatográfica.

8.20. Defina (a) fator de seletividade e (b) fator de capacidade.

8.21. Se dois picos cromatográficos tiverem fatores de capacidade iguais a 1,4 s^{-1} e 3,4 s^{-1}, calcule o fator de seletividade.

Resumo

1. Os métodos de extração com solvente baseados na mistura de dois líquidos imiscíveis são conhecidos como extrações líquido-líquido.

2. O coeficiente de distribuição K_D é igual à razão das concentrações de um soluto entre duas fases em equilíbrio, isto é, $K_D = [S]_{org}/[S]_{aq}$.

3. Extrações múltiplas com solvente envolvendo vários volumes pequenos são mais eficientes que um único volume cumulativo de solvente.

4. Extrações em fase sólida podem ser usadas como método de separação alternativo envolvendo, por exemplo, grupos hidrofóbicos como ^{18}C ligados a suportes sólidos.

5. Cromatografia é um termo utilizado para descrever técnicas de separação que utilizam uma fase estacionária e uma fase móvel.

6. A cromatografia de eluição envolve o uso de duas fases líquidas em que uma delas é imobilizada sobre um suporte sólido.

7. O tempo de retenção, t_R, descreve o tempo que um soluto fica retido em uma coluna cromatográfica.

8. O fator de capacidade, k', pode ser usado para comparar as velocidades relativas de migração do soluto ao longo das colunas:

$$k' = \frac{t_R - t_{mov}}{t_{mov}}$$

em que t_{mov} representa o espalhamento da fase móvel.

9. O fator de seletividade, α, para dois solutos é a razão entre o maior e o menor coeficiente de partição para duas fases, isto é,

$$\alpha = \frac{K'_1}{K'_s}$$

10. A eficiência de uma coluna cromatográfica pode ser descrita em termos do número de pratos teóricos, N, ou o equivalente em altura de um prato teórico, que pode ser resumido pela equação de Van Deemer, isto é:

$$H = \frac{L}{N} = A + \frac{B}{\bar{\mu}} + C\bar{\mu}$$

em que H é o equivalente em altura de um prato teórico, L é o comprimento da coluna (normalmente em cm), A, B e C são constantes relacionadas a determinado sistema e $\bar{\mu}$ é a velocidade linear média da fase móvel.

11. O alargamento da banda cromatográfica pode ser causado por vários efeitos, tais como difusão turbulenta do solvente, distribuição de fluxo da fase móvel e presença de áreas de fase móvel estagnante na coluna.

12. O alargamento de banda aumenta com o comprimento da coluna.

13. O R_f de um cromatograma em papel ou em TLC pode ser calculado de acordo com:

$$R_f = \frac{\text{Distância percorrida pelo centro da gota}}{\text{Distância percorrida pela frente do solvente}}$$

14. A cromatografia a gás utiliza um gás de arraste como fase móvel e uma fase estacionária sólida dentro de uma coluna empacotada.

15. A cromatografia gás–líquido envolve uma fase estacionária líquida, sendo adsorvida em uma fase sólida.

16. Diversos detectores podem ser usados com CG e CGL, incluindo métodos de ionização por chama, fotometria por chama, emissão atômica, captura de elétrons e condutividade térmica.

17. A cromatografia líquida de alta eficiência é usada para separar misturas, utiliza vários solventes e envolve a passagem de uma fase móvel por uma fase estacionária granulada sob alta pressão.

18. Vários tipos de detectores podem ser usados com as colunas de HPLC, entre os quais dispositivos baseados em fotodiodos, eletroquímica de fluorescência, índice de refração diferencial no infravermelho, espalhamento de luz por evaporação e espectrometria de massa.

19. Diferentes materiais de empacotamento podem ser utilizados, dependendo da mistura a ser resolvida. Esses materiais são classificados como peliculares ou particulados. Materiais peliculares são feitos de vidro esférico ou de contas poliméricas não porosas.

20. A eletroforese permite separar substâncias por meio de migração elétrica. Na eletroforese de zona, os solutos se deslocam em uma fase móvel ao longo de um suporte estacionário.

21. A eletroforese capilar de zona envolve o uso de colunas de sílica fundida e permite a resolução das mais complicadas misturas.

Outras leituras

JENNINGS, W.; MITTLEFEHLDT, E.; STREMPLE, P. *Analytical gas chromatography*. Academic Press, 1997.

McNAIR, H.; MILLER, J. M. *Basic gas chromatography*. Techniques in Analytical Chemistry. John Wiley, 1997.

MEYER, V. *Practical high-performance liquid chromatography*. John Wiley, 2004.

MILLER, J. M. *Chromatography*: concepts and contrasts. 2. ed. John Wiley, 2004.

ROBARDS, K., HADDARD, P. R.; JACKSON, P. *Principles and practice of modern chromatography*. Academic Press, 1994.

Espectrometria de massas 9

Aptidões e conceitos

Este capítulo vai ajudá-lo a entender:

- O princípio que fundamenta a espectrometria de massas para a separação de íons de acordo com as razões *m/z*.
- Os principais componentes dos espectrômetros de massa: sistemas de injeção de amostra, câmaras de ionização e detectores de íons.
- O funcionamento dos sistemas de *batch inlet*, de fluxo contínuo e cromatográfico.
- O uso de fontes de ionização por impacto de elétrons, bombardeamento por átomos rápidos, emissão de íons secundários, ionização/dessorção por campo, termospray, eletrospray, plasma indutivamente acoplado e por impacto de elétrons à pressão atmosférica na espectrometria de massas.
- O funcionamento e os principais componentes dos analisadores de massa de setor magnético, de duplo foco, com quadrupolo, por captura de íons através de ressonância ciclotrônica e por tempo de vôo.
- Como o multiplicador de elétrons, o copo de Faraday e os detectores por cintilação, bem como os filmes fotográficos, podem ser usados para a detecção de íons na espectrometria de massas.
- O que é espectrometria de massas seqüencial e por que é usada para fins analíticos.
- Como a espectrometria de massas pode ser acoplada a outras técnicas analíticas, tal como a cromatografia a gás.

9.1 Introdução à espectrometria de massas

A espectrometria de massas é uma técnica instrumental amplamente utilizada que se baseia na separação de íons gasosos de acordo com a relação massa-carga. Há muitas formas de espectrometria de massa, e este capítulo fará uma introdução às técnicas mais usadas. A espectrometria de massas não tem ligação ou semelhança com nenhuma das técnicas espectroscópicas apresentadas neste livro (que utilizam a radiação eletromagnética), mas historicamente se tornou conhecida como uma forma de "espectroscopia", pois os instrumentos mais antigos registravam dados fotograficamente na forma de linhas e, assim, guardavam uma certa semelhança com os espectros ópticos. Quase todas as técnicas de espectrometria de massas agora apresentam espectros na forma de dados eletrônicos, e, portanto, essa terminologia histórica é um tanto enganosa.

A espectrometria de massas é uma ferramenta analítica extremamente eficiente e de ampla utilização, capaz de oferecer informação qualitativa e quantitativa sobre: (a) a estrutura de componentes inorgânicos e orgânicos em misturas complicadas; (b) as concentrações relativa e absoluta de componentes de uma mistura; e (c) a composição isotópica e as proporções relativas de isótopos em amostras desconhecidas de analitos.

Também é muito utilizada com outras técnicas analíticas, conforme descrito em outros capítulos deste livro. Exemplos nesse contexto incluem o uso dos espectrômetros de massa como detectores em cromatografia líquida de alto desempenho (HPLC) e em cromatografia a gás (CG) (veja o Capítulo 8).

As massas atômicas, iônicas e moleculares em espectrometria de massas são normalmente expressas em termos de **unidades de massa atômica** (**UMAs**). Uma unidade de massa atômica é definida como um doze avos da massa de um átomo de $^{12}_{6}C$. Observe-se que, nesse contexto, as massas moleculares químicas *geralmente não* são números inteiros, já que levam em conta as proporções naturais relativas dos isótopos encontrados nas amostras de um composto.

Há muitos tipos de espectrômetro de massa, mas todos possuem os mesmos princípios básicos da espectrometria de massas. Um aparelho dessa natureza envolve: (a) sistema de injeção de amostra; (b) um meio pelo qual as amostras são ionizadas; (c) um acelerador de íons por campo elétrico; (d) uma dispersão de íons de acordo com a razão massa-carga; e (e) identificação de íons com processamento do sinal e saída de dados adequados. Basicamente, os instrumentos são classificados segundo o modo de dispersão e detecção dos íons. As formas mais comuns de espectrometria de massas utilizam aparelhos de duplo foco, setor magnético, quadrupolo ou tempo de vôo, todos eles descritos nas próximas seções.

Os componentes por onde passa o feixe de íons (ou seja, acelerador de íons, câmara de dispersão e detector) devem estar sob vácuo, a uma pressão entre 10^{-4} e 10^{-8} torr. Geralmente, essa condição é obtida com uma bomba de difusão a óleo.

Primeiro, uma quantidade muito pequena da amostra é introduzida através de um sistema de injeção. Esse tipo de sistema geralmente contém um nebulizador ou atomizador e um aquecedor para vaporizar a amostra antes da ionização. As amostras são então ionizadas por bombardeamento de elétrons, fótons, moléculas ou íons. O sistema de injeção e as fontes de ionização podem ser combinados em uma única unidade — ou podem ser fabricados como componentes separados do espectrômetro de massa. Em ambos os casos, servem para produzir um fluxo ionizado da amostra com o analito, que será então acelerado e passará pelo analisador de massa. Os íons produzidos podem ter carga positiva ou negativa, embora essa última seja mais comum. Como os íons possuem carga, eles são acelerados e focalizados em um feixe por um campo elétrico e depois passam pelo analisador de massa. Cada íon possui momento e carga característicos. O momento de um íon é determinado por sua massa e pelo modo como é acelerado no campo elétrico, o que depende da carga que possui. Assim, os íons podem ser dispersados ou fisicamente segregados no analisador de massa de acordo com a razão massa-carga. Os íons são finalmente detectados e caracterizados segundo sua razão massa-carga, e a informação é registrada na forma de um *"espectro de massas"*.

Nos próximos segmentos, descreveremos com detalhes cada componente de um espectrômetro de massa antes de discutir os possíveis usos e aplicações da espectrometria de massas como ferramenta analítica.

9.2 Sistemas de injeção de amostra

O sistema de injeção de amostra é projetado para permitir a introdução da amostra no espectrômetro de massa com o mínimo possível de perda na qualidade do vácuo. A maioria dos espectrômetros de massa é equipada com dois ou mais sistemas de introdução de amostra para permitir a introdução e o manuseio de amostras gasosas, líquidas ou sólidas. Os três sistemas mais utilizados são os de *batch inlet*, de fluxo contínuo e o cromatográfico. Veremos cada um deles separadamente.

9.2.1 Sistemas de *batch inlet*

São os mais simples. A amostra é introduzida na câmara de ionização através de um diafragma microporoso de metal ou de vidro (Figura 9.1). O reservatório geralmente é revestido de uma camada vítrea para impedir a sorção da amostra e subseqüente contaminação de outras. Amostras líquidas (normalmente com volumes da ordem de microlitros) são introduzidas primeiro em um reservatório evacuado a uma pressão em torno de 10^{-4} a 10^{-5} torr, permitindo a sua evaporação antes de sua introdução na câmara de ionização. O reservatório é aquecido a uma temperatura máxima de cerca de 500 °C para facilitar a vaporização da amostra.

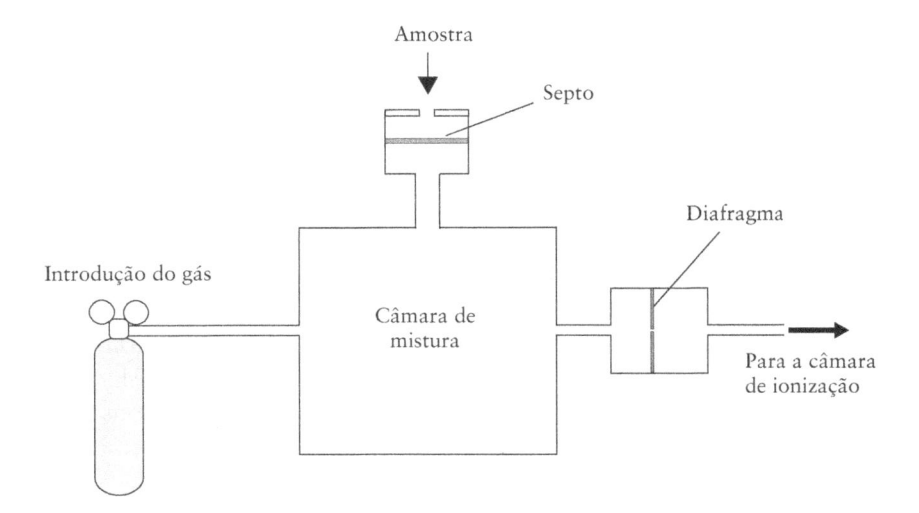

Figura 9.1 Sistema de *batch inlet*.

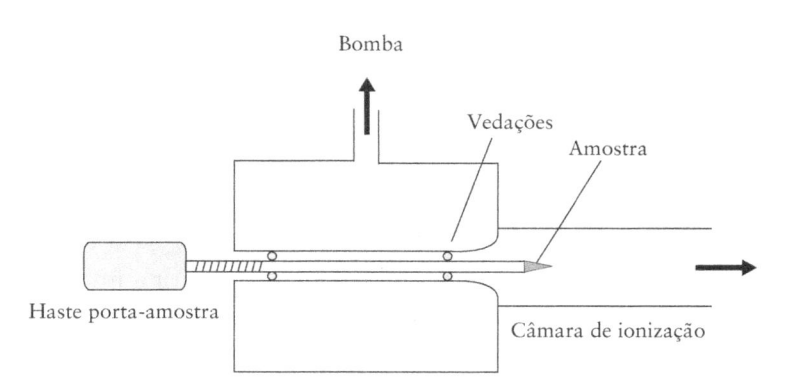

Figura 9.2 Sistema de fluxo contínuo.

9.2.2 Sistemas de fluxo contínuo

Amostras extremamente pequenas (em geral, alguns nanogramas) podem ser introduzidas diretamente na câmara de ionização por meio de um porta-amostra. Nesse arranjo, a câmara de ionização normalmente é projetada de modo que fique isolada do resto do aparelho por uma vedação a vácuo (Figura 9.2). Assim, o vácuo do sistema é mantido com o mínimo de rebombeamento entre as análises. Além do mais, quantidades diminutas da amostra podem ser analisadas em situações em que a disponibilidade de amostra é limitada. Amostras sólidas e líquidas são introduzidas em um sistema de fluxo contínuo através de um capilar de vidro ou alumínio, de uma cápsula ou de um suporte metálico, e depois posicionadas a alguns milímetros da fonte de ionização. A vaporização da fonte é obtida pelo vácuo formado na câmara de ionização. O aquecimento da câmara tam-

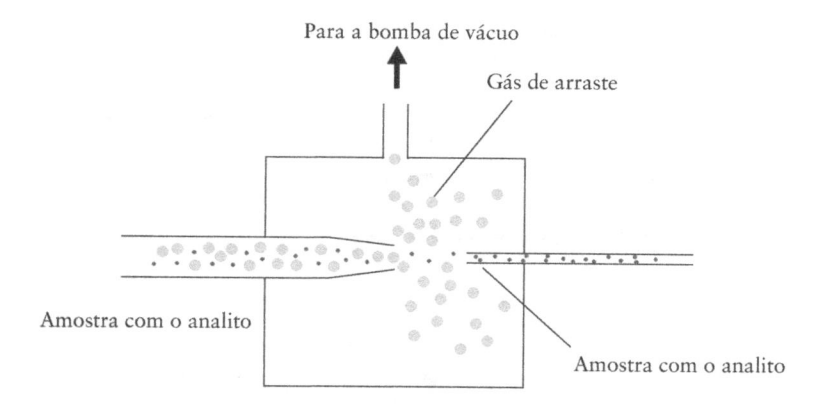

Figura 9.3 Sistema de injeção com separador de jato.

bém ajuda na vaporização. Amostras termicamente instáveis podem ser vaporizadas, e portanto analisadas, simplesmente diminuindo a pressão na câmara de ionização até ser atingido um valor suficientemente baixo.

9.2.3 Sistemas cromatográficos de introdução de amostra

Espectrômetros de massa geralmente são usados como detectores em cromatografia gás-líquido (Capítulo 8) para quantificar analitos à medida que eluem da coluna. A espectrometria de massas é uma técnica extremamente eficiente nesse contexto, já que os analitos podem ser tanto identificados (por suas massas moleculares/iônicas características) como quantificados.

Vale lembrar que o analito elui da coluna dentro de um fluxo de gás que age como a fase móvel cromatográfica. Esse gás não pode passar diretamente no espectrômetro de massa. Para manter o nível necessário de vácuo no aparelho, o gás de arraste (normalmente hidrogênio ou hélio) deve ser removido antes que o fluxo do analito passe pela câmara de ionização. Na prática, isso é feito por meio de um separador de jato (Figura 9.3) projetado para remover a maior parte do gás de arraste. Esse, menos denso, é defletido pelo vácuo, enquanto as moléculas do analito, mais densas e com um momento maior, continuam em direção à saída do separador de jato e, portanto, à câmara de ionização.

9.3 A câmara de ionização

Como vimos, a amostra deverá ou estar originalmente no estado gasoso ou ser vaporizada antes da ionização. Há vários métodos pelos quais as amostras podem ser analisadas. Veremos em seguida cada um deles.

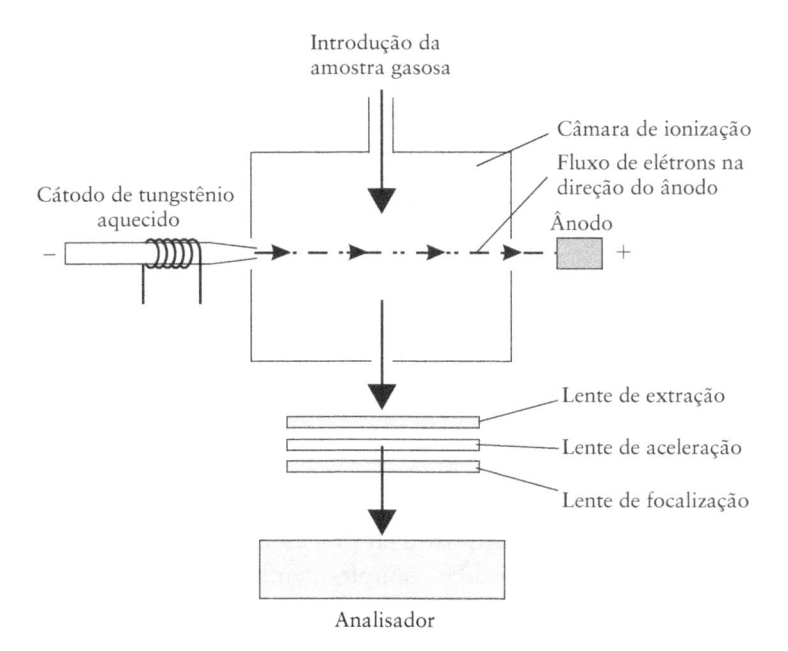

Figura 9.4 Fonte de ionização por impacto de elétrons.

9.3.1 Fontes de ionização por impacto de elétrons

As fontes de *ionização por impacto de elétrons* estão entre as mais utilizadas em espectrometria de massas. O fluxo de amostra gasosa, nesse arranjo, atravessa diretamente uma rota de elétrons acelerados em direção ao ânodo (Figura 9.4). O feixe de elétrons normalmente é gerado por emissão termiônica de um eletrodo de tungstênio aquecido, que funciona como cátodo. A amostra gasosa é introduzida em um ângulo de 90° em relação ao fluxo de elétrons, que provocam a sua ionização. A maior parte dos íons tem carga positiva (cátions) e pode ser acelerada na direção de cátodos polarizados com certo potencial, V. Uma série de eletrodos de extração e focalização funciona como lentes que direcionam, para o analisador, os íons formados por colisão com o fluxo de elétrons. Supondo que um íon tenha carga igual a um, então a energia cinética E_{cin} será igual a:

$$E_{cin} = eV = \tfrac{1}{2}mv^2 \tag{9.1}$$

em que m é a massa do íon, v sua velocidade e e a carga de um elétron.

É importante que uma energia cinética muito *semelhante* seja fornecida a todos os íons; na prática, isso é feito projetando-se cuidadosamente a câmara de ionização de modo que a ionização ocorra o mais próximo possível do conjunto de eletrodos aceleradores.

9.3.2 Fontes de ionização de bombardeamento por átomos rápidos

A espectrometria de massa de *bombardeamento por átomos rápidos* (**FAB**) é uma técnica em que as amostras são ionizadas por bombardeamento com um feixe de átomos altamente energéticos (vários quilovolts) de, por exemplo, xenônio ou argônio. Normalmente, as amostras são dissolvidas em uma solução de glicerol ou de outro solvente não-volátil, pois isso ajuda a diminuir a energia reticular a ser superada para que os íons sejam dessorvidos e liberados da amostra.

Esse feixe de átomos rápidos geralmente é produzido pela aceleração eletrônica de *íons* de xenônio ou argônio, por meio de uma fonte iônica por impacto de elétrons, que seguem até uma câmara que contém átomos de xenônio ou argônio a uma pressão em torno de 10^{-5} torr. Os íons acelerados sofrem reações de transferência eletrônica com os átomos de argônio ou xenônio presentes na câmara e, assim, são neutralizados para formar um feixe de *átomos* rápidos. Um esquema com um disparador FAB é mostrado na Figura 9.5. O feixe de átomos rápidos, ao sair do disparador, ioniza a amostra acima descrita. As técnicas de ionização FAB são particularmente adequadas para a análise de amostras de massa molecular mais alta (por exemplo, análise de amostras com massa molecular entre 3000 Da e 10000 Da), amostras termicamente instáveis e várias amostras biológicas.

9.3.3 Espectrometria de massas de íons secundários

A *espectrometria de massas de íons secundários* (**SIMS**) pode ser vista como derivada da espectrometria de massas FAB. A SIMS geralmente é utilizada para a análise de superfícies sólidas, enquanto a *espectrometria de massas de íons secundários líquidos* (**LSIMS**), como o próprio nome sugere,

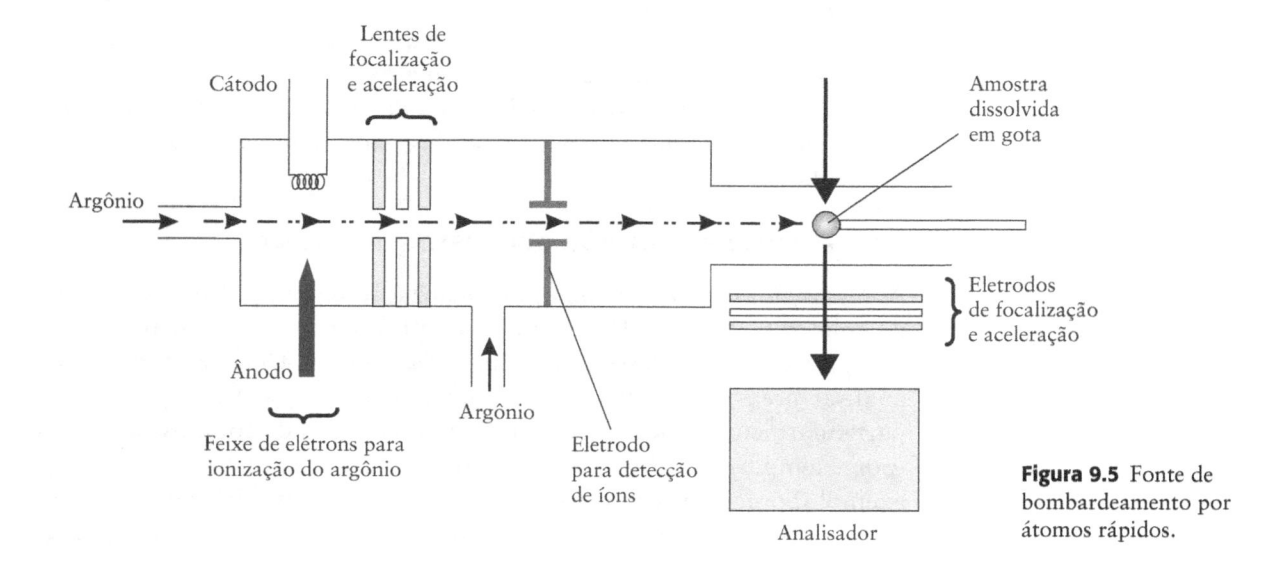

Figura 9.5 Fonte de bombardeamento por átomos rápidos.

pode ser usada em análises de amostras em que o analito é dissolvido em solventes não-voláteis.

Na SIMS, superfícies sólidas são bombardeadas por íons de Ar^+, Cs^+, N^{2+} ou O^{2+} de alta energia (5 kV a 20 kV), formados em uma fonte ou disparador de íons por impacto de elétrons. Esses íons primários provocam a dessorção de átomos, alguns dos quais ganham energia suficiente para se ionizarem, tornando-se *íons secundários*. Em seguida, esses íons secundários são eletronicamente acelerados e passam pelo analisador, onde serão determinados.

A capacidade da SIMS de estudar áreas localizadas de superfícies é uma das principais vantagens desse método. De fato, o feixe de íons primários pode ser focalizado em uma área de não mais de 0,5 mm² em aparelhos convencionais de SIMS. Também é possível um delineamento mais específico de até 100 Å ou mais variando-se a energia do feixe de íons primários e, portanto, o alcance em que esses podem penetrar na amostra.

A SIMS com microssonda iônica permite que o feixe de íons primários seja focalizado em superfícies com áreas de 1 μm^2 a 2 μm^2, o que possibilita de fato a execução de microanálises. Normalmente se utiliza um microscópio acoplado à SIMS para que haja um microposicionamento do feixe de íons na área desejada. Os íons primários às vezes passam por um dispositivo de filtragem de massa, como o quadrupolo (veja a Seção 9.4), para que apenas íons com certa energia possam impactar a superfície da amostra, sendo assim mais um método para ionizar seletivamente analitos em superfícies complexas.

A SIMS é executada em amostras dissolvidas em solvente não-volátil, como o glicerol. A amostra é bombardeada por íons pesados altamente energéticos como, por exemplo, Cs^+, que possuem energias de 30 keV ou mais.

9.3.4 Fontes de ionização/dessorção por campo elétrico

Câmaras de ionização de campo produzem gradientes eletrostáticos da ordem de 10^3 V cm^{-1} nas proximidades da ponta de um eletrodo metálico (ou de carbono). O eletrodo tem a forma de uma lâmina ou de uma agulha, o que facilita a focalização do gradiente do campo elétrico na direção de sua ponta. As amostras podem ser ionizadas removendo-se elétrons de moléculas gasosas.

9.3.5 Fontes de ionização por dessorção a laser

A *dessorção a laser* funciona por focalização de um pulso de laser capaz de aplicar de 10^6 W a 10^8 W numa área localizada de não mais que 10^{-3} cm² para evaporar (dessorver) e ionizar a amostra. Uma vez que se podem analisar áreas muito pequenas de uma superfície, a dessorção a laser é particularmente aplicável ao estudo de superfícies de composição variada (por exemplo, minerais), ou mesmo de estruturas microbiológicas (por exemplo, organelas celulares). Além do mais, o comprimento de onda do laser geralmente pode ser regulado de modo que permita uma ionização seletiva e, assim, a quantificação de determinados compostos em amostras complicadas.

A ionização por dessorção a laser assistida por matriz (MALDI) é uma técnica em que a amostra é misturada em um solvente com moléculas orgânicas (a matriz) que absorvem intensamente a radiação laser. A radiação absorvida pela matriz primeiro provoca evaporação do solvente e, depois, fotoexcita a amostra, o que, por sua vez, resulta em sua ionização. Essa técnica anula a necessidade de selecionar freqüências de laser para se adequar a diferentes analitos, já que é a matriz, e não o analito, que absorve a radiação laser.

9.3.6 Fontes de ionização por centelha

Fontes de ionização por centelha geram centelhas de radiofreqüência (80 kHz a 100 kHz) de alta voltagem (kV) entre um par de eletrodos, um dos quais recoberto com a amostra ou, então, projetado para contê-la, seja na forma de um orifício, seja na de um pequeno copo.

9.3.7 Fontes de ionização térmica de superfície

A *ionização térmica de superfície* opera por aquecimento direto de um filamento de tungstênio projetado para ser recoberto pelo analito. Esse método é particularmente útil para ionizar amostras não-voláteis.

9.3.8 Fontes de ionização por dessorção em plasma

Nos métodos de *ionização por dessorção em plasma* (PDI), a amostra é primeiramente adsorvida sobre uma pequena lâmina de náilon aluminizado antes de ser bombardeada com fragmentos de fissão de um radionuclídeo altamente energético, como o ^{252}Cf, para induzir a dessorção e a ionização dos íons do analito. Na prática, o PDI não tem sido muito utilizado após o advento de técnicas alternativas como a MALDI, embora a dessorção em plasma possa ainda se mostrar útil na ionização de analitos com massas moleculares relativas iguais ou maiores que 10 000.

9.3.9 Fontes de ionização por termospray

Na *ionização por termospray* (TSP), uma solução com o analito passa por um tubo capilar de aço a uma velocidade muito alta (supersônica) e entra em uma câmara de vácuo para produzir um fino spray de íons do analito. O tubo capilar de aço deve ser aquecido para impedir o congelamento das gotículas à medida que saem do tubo capilar e adentram a câmara de vácuo. Os íons são focalizados, extraídos e acelerados por meio da câmara de vácuo e chegam ao analisador de massa pela aplicação de um campo elétrico.

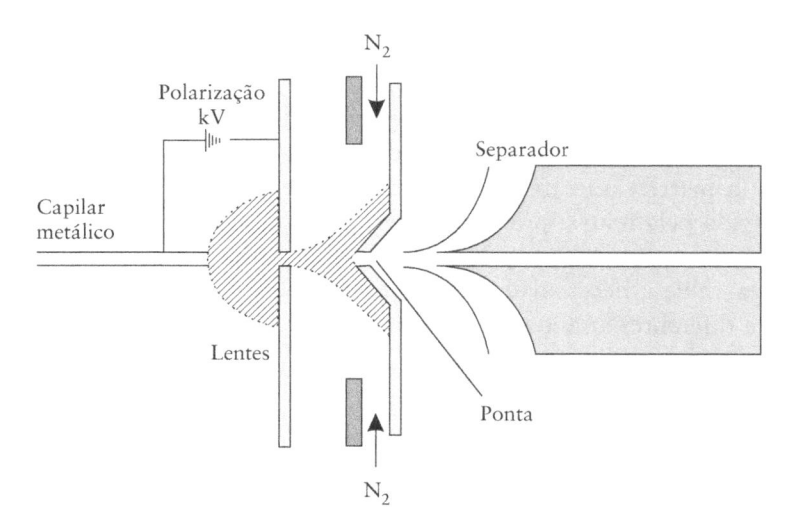

Figura 9.6 Fonte de ionização por eletrospray.

9.3.10 Fontes de ionização por eletrospray

Fontes de *ionização por eletrospray* geralmente são abreviadas na literatura como ESI ou EI. Um esquema de fonte de ionização por eletrospray é mostrado na Figura 9.6. Uma solução com o analito passa primeiro por um tubo capilar metálico dentro da fonte de ionização por eletrospray para produzir um fino spray com gotículas de amostra. Um potencial de 3 kV a 6 kV é então aplicado entre a ponta do tubo capilar e um contra-eletrodo posicionado a alguns milímetros de distância e, assim, as gotículas atravessam um grande campo elétrico e são ionizadas. Os íons geralmente são produzidos com cargas múltiplas se houver mais de um grupamento ionizável disponível na molécula. Isso ocorre mais freqüentemente em compostos de massa molecular mais alta, sendo assim importante para a análise de amostras biológicas que contenham esses tipos de compostos.

9.3.11 Fontes de íons de plasma indutivamente acoplado em espectrometria de massas

Fontes de *plasma indutivamente acoplado* (ICP) são utilizadas para ionizar amostras antes da análise de modo semelhante à espectroscopia de absorção atômica (Capítulo 7). A fonte de ICP consiste em uma tocha que contém um fluxo de plasma de um gás inerte (geralmente argônio) mantido por uma bobina de indução de radiofreqüência que o circunda concentricamente. A amostra é introduzida no fluxo de gás e o plasma resultante atravessa a região circundada pela bobina de indução na forma de um spray. A temperatura do plasma é extremamente alta, sendo mantida acima de 10 000 K.

9.3.12 Fontes de ionização por impacto de elétrons à pressão atmosférica

Fontes convencionais de ionização por impacto de elétrons operam sob alto vácuo, uma vez que os íons devem adentrar um analisador de massa em condição de vácuo. O método de ionização por impacto de elétrons pode, no entanto, ser executado sob condições atmosféricas normais, com eficiência de 10^3 a 10^4 vezes maior que a obtida sob condições de alto vácuo. O problema é que os íons devem deixar a fonte de íons (à pressão atmosférica) e entrar no analisador de massa (sob vácuo) — e, portanto, a fonte de íons em algum ponto deverá estar acoplada ao analisador. Na prática, geralmente isso é feito permitindo-se a vazão dos íons através de um diafragma (com uma abertura de não mais de 10 μm de diâmetro) que separa a fonte de íons do resto do aparelho. Um segmento aquecido do tubo, em geral, é utilizado para conectar a fonte de íons e o analisador de massa, pois as amostras ionizadas que não são aquecidas poderão congelar quando passarem em alta velocidade pelo diafragma em direção à câmara de vácuo do analisador de massa.

9.4 Analisadores de massa

Analisadores de massa dispersam amostras ionizadas de acordo com as diferenças nas razões massa-carga à medida que emergem da fonte ou da câmara de ionização. Vale lembrar que os íons são arrastados na direção, e focalizados através, de fendas de eletrodos de carga oposta para transferir energia cinética e, assim, eles são acelerados até chegarem ao analisador de massa. A câmara de ionização é projetada de modo que assegure que a mesma energia cinética seja transferida a todos os íons. Esses, porém, possuem massas diferentes e, portanto, vão entrar no analisador de massa com velocidades variáveis. Íons de massa menor terão velocidade maior e íons de massa maior terão velocidade menor. Há vários tipos de analisador de massa utilizados nos aparelhos comerciais modernos. Veremos cada um deles.

9.4.1 Analisadores de setor magnético

Um esquema de *analisador de setor magnético* é mostrado na Figura 9.7. Esses analisadores incorporam um tubo metálico através do qual os íons gasosos são acelerados na direção de um detector posicionado atrás de uma fenda de saída. O tubo tem o formato de uma curva em 60°, 90° ou 180°. Os íons são defletidos por um ímã (geralmente um eletroímã), de modo que contornam a curvatura e seguem na direção da fenda de saída e do detector de íons. O ângulo em que os íons são defletidos, e portanto a rota que eles

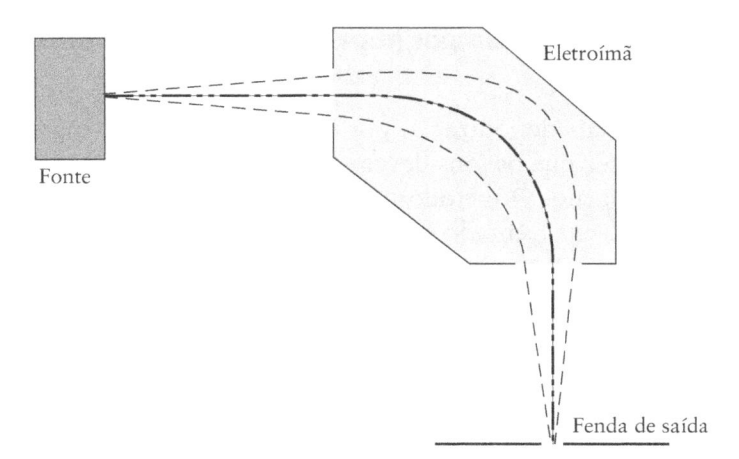

Figura 9.7 Analisador de setor magnético.

seguem, depende tanto da carga do íon quanto de sua massa. Íons com razão massa-carga semelhantes seguem o mesmo trajeto e íons com razão massa-carga diferentes farão trajetos diferentes. Assim, os íons podem ser separados de acordo com suas razões massa/carga iônica. Inicialmente, os íons poderão entrar na câmara do analisador de massa em trajetos ligeiramente diferentes. O setor magnético, no entanto, focaliza os íons de razão massa-carga semelhante ao longo de trajetos comuns. Aparelhos desse tipo às vezes são chamados de espectrômetros de massa de feixe único, em oposição aos aparelhos de duplo feixe, que descreveremos na próxima seção.

A fenda de saída que leva do analisador de massa ao detector de íons é projetada para ser bem estreita e apenas deixar passar íons dentro de limites muito restritos de razão massa-carga. O trajeto dos íons pode ser alterado: (i) alterando-se a força do campo magnético por onde eles passam ou (ii) modulando-se o potencial de aceleração dos eletrodos aceleradores de íon. Esses dois métodos permitem que íons com diferentes razões massa-carga possam ser focalizados na direção da fenda de saída. Para qualquer conjunto de condições, o detector de íons somente vai detectar aqueles com certa razão massa-carga, já que somente esses íons serão capazes de atravessar a fenda de saída do analisador de íons em direção ao detector.

Variando-se a força do eletroímã ou a velocidade dos íons (por meio do eletrodo acelerador polarizado), íons de todas as razões massa-carga podem ser focalizados para atravessar a fenda de saída do analisador de massa e assim ser detectados.

A resolução dos espectrômetros de massa de setor magnético é, na prática, limitada pela distribuição natural das energias cinéticas dos íons que emergem da fonte de íons. Embora todos os íons recebam a mesma energia cinética à medida que são acelerados pelo campo elétrico, inicialmente possuem energias cinéticas diferentes e, portanto, a energia de qualquer íon é igual a:

$$E_{cin} = E_{int} + eV \qquad (9.2)$$

em que E_{cin} é a energia cinética total de um íon, e, a carga de um elétron e V, o potencial pelo qual o íon é acelerado. É a distribuição natural das energias iônicas dentro do analisador de massa que gera uma pequena distribuição espacial ou espalhamento de íons em torno da fenda de saída. Esse espalhamento limita a resolução, R, de aparelhos desse tipo para massas moleculares relativas de, aproximadamente, 2 000 ou menores.

9.4.2 Analisadores de massa de duplo foco

Espectrômetros de massa de duplo foco são projetados para superar as desvantagens dos instrumentos de setor magnético pela inclusão de dois dispositivos de focalização para os íons que estão dentro do analisador de massa. Nesses casos, os eletroímãs são primeiro utilizados para focalizar íons com razão massa-carga semelhantes, mas com pequenos desvios em uma certa direção ao longo de um trajeto comum. Um dispositivo conhecido como **analisador eletrostático** (ESA), que consiste em um par de placas curvas e lisas onde se aplica um potencial de cc, também é usado para corrigir o espalhamento natural de energias cinéticas aplicadas a íons presentes na fonte de íons.

O ESA é posicionado entre a fonte de íons e o setor magnético, de modo que os íons que emergem da fonte passem pelo intervalo entre as placas. O potencial de cc aplicado ao longo das placas limita o espalhamento das energias cinéticas dos íons que poderão prosseguir até o setor magnético. Íons com energia cinética acima de um dado valor de corte incidem sobre a parte de cima da placa, sendo, portanto, removidos. Íons com energia abaixo de um valor de corte incidem sobre a parte de baixo da placa e, assim, apenas íons com uma banda muito estreita de energia cinética poderão prosseguir até o setor magnético. Os íons são mais uma vez focalizados entre placas elétricas polarizadas para corrigir desvios nos trajetos direcionais de íons com razão massa-carga semelhantes. Aparelhos que utilizam duplo foco geralmente são capazes de fornecer resoluções de massa molecular relativa, R, de 10^5 ou maiores, e isso representa duas ordens de magnitude a mais que o obtido por espectrômetros de massa de foco único.

Analisadores de massa de setor magnético de aparelhos de duplo foco operam de modo semelhante aos espectrômetros de massa de setor magnético de foco único. Há vários arranjos geométricos utilizados em diferentes setores magnéticos, e essas configurações normalmente são conhecidas pelo nome da pessoa que primeiro descreveu esses arranjos, tais como as configurações de "Mattauch-Herzog" (Figura 9.8) e de "Nier-Johnson" (Figura 9.9) para espectrômetros de massa de duplo foco.

Veja a Seção 9.5.1 para uma descrição da resolução dos analisadores de massa.

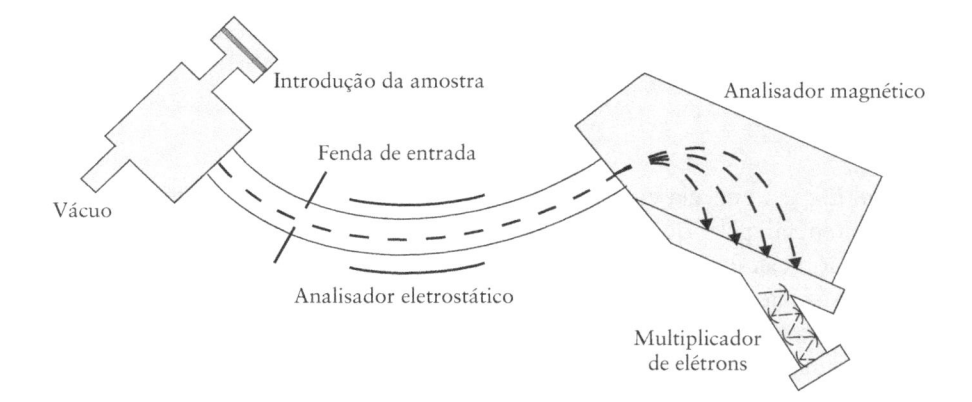

Figura 9.8 Espectrômetro de massa de duplo foco Mattauch-Herzog.

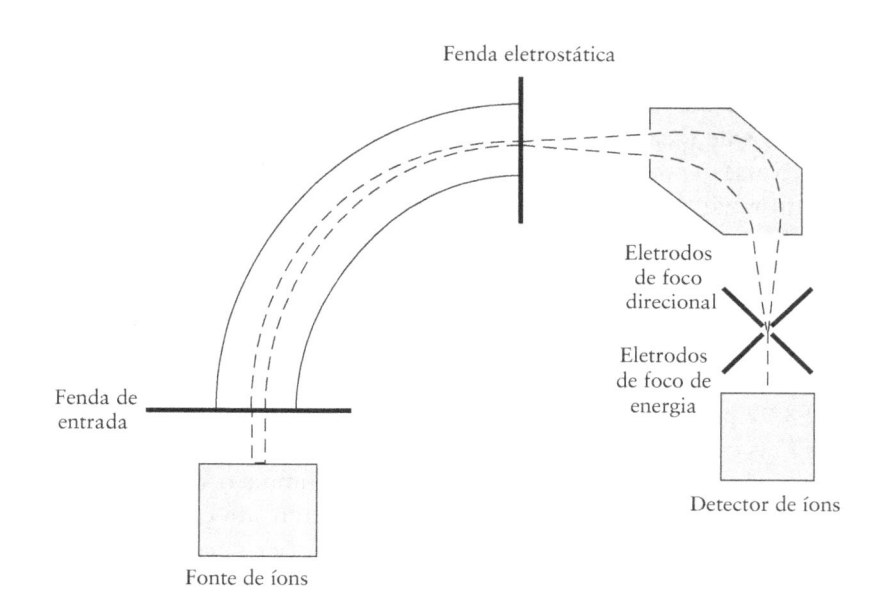

Figura 9.9 Espectrômetro de massa de duplo foco Nier-Johnson.

9.4.3 Analisadores de massa com quadrupolo

Analisadores de massa do tipo quadrupolo oferecem análises rápidas em escalas de tempo da ordem de 100 ns ou menos. Na prática, isso significa que os analitos podem ser analisados em tempo real à medida que eluem de uma coluna cromatográfica, e, por essa razão, os espectrômetros de massa com quadrupolo geralmente são utilizados como detectores em sistemas acoplados de cromatografia a gás-espectrometria de massas (CG-EM).

Quadrupolo é o nome que se dá a quatro bastões ou eletrodos de metal posicionados no centro desses aparelhos, cujo esquema é mostrado na Figura 9.10. Os bastões medem entre 10 cm e 15 cm de comprimento e de 5 mm a 6 mm de diâmetro, embora existam muitas configurações comercialmente disponíveis. Os íons primeiro são acelerados por um potencial de 10 kV a

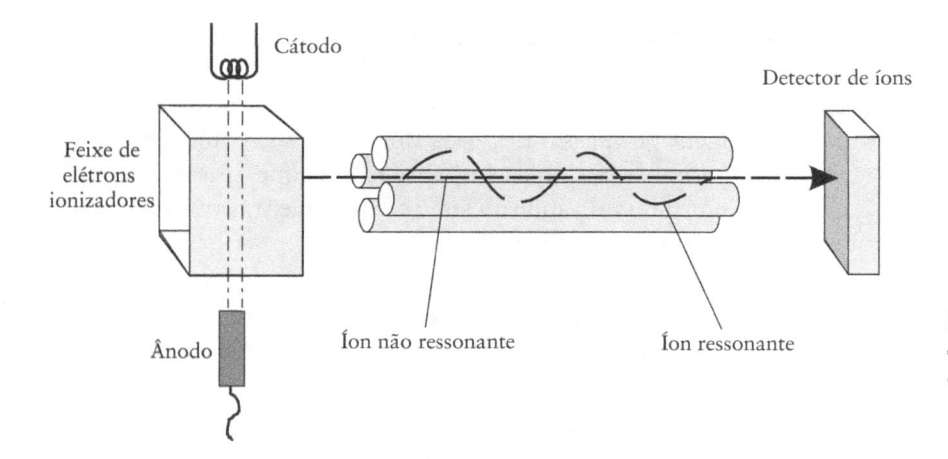

Figura 9.10 Esquema de um espectrômetro de massa com quadrupolo.

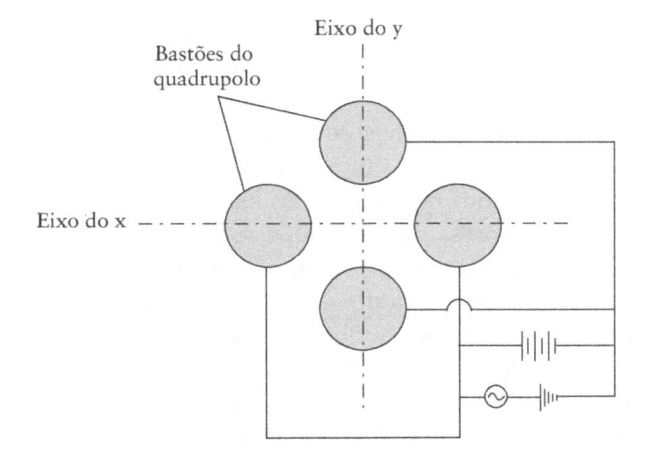

Figura 9.11 Geometria e polarização dos bastões em um espectrômetro de massa com quadrupolo.

15 kV na direção do espaço entre os quatro bastões. Um detector é posicionado de modo que permita a monitoração dos íons que emergem da outra extremidade do quadrupolo. Os quatro bastões de metal são polarizados para permitirem que apenas íons de determinada razão massa-carga atravessem o espaço entre os bastões. Nesse contexto, em termos estritos, quadrupolos são filtros de íons, e não analisadores.

Cada bastão está conectado eletricamente ao vizinho que lhe é oposto. Os quatro bastões do quadrupolo estão, portanto, conectados como pares (Figura 9.11). Um potencial de cc é aplicado entre os dois pares de modo que um deles funcione como ânodo e o outro como cátodo. Dois potenciais alternados de baixa amplitude e alta freqüência são aplicados aos dois pares de bastões para que os potenciais de ca entre os ânodos e os cátodos estejam defasados de 180°.

Para que os íons sejam detectados, eles devem seguir ao longo do espaço delimitado pelo quadrupolo e daí para o detector de íons. Se os íons forem atraídos para algum desses quatro eletrodos e colidirem com eles, perdem a carga e não conseguem atravessar o quadrupolo. Os potenciais de ca e cc combinados permitem que os dois ânodos do quadrupolo funcionem como filtros para passagem de massa alta e os dois cátodos, como filtros para passagem de massa baixa. Sendo assim, apenas íons que apresentam razão massa-carga em um intervalo muito estreito conseguem atravessar o quadrupolo seguindo para o detector de íons.

Vejamos como os potenciais de ca e cc aplicados aos bastões-eletrodo afetam a passagem dos íons pelo quadrupolo. Vale lembrar que os íons têm, predominantemente, carga positiva, isto é, são cátions. Além do potencial de ca, um potencial de cc é aplicado entre os dois pares de eletrodos.

Os ânodos são polarizados positivamente com relação aos bastões catodicamente polarizados, e estes conseqüentemente são polarizados com um potencial negativo com relação aos bastões anódicos. Na ausência do potencial de ca, o feixe de íons, predominantemente constituído de cátions, será, portanto, atraído para os cátodos e repelido dos ânodos. Sendo assim, o componente alternado do potencial aplicado tenderá a focalizar os íons na direção do centro do espaço entre os quatro eletrodos durante os hemiciclos positivos, enquanto durante o hemiciclo negativo o potencial tenderá a desviar o feixe de íons na direção dos bastões-eletrodo. É preciso lembrar que íons de menor massa são defletidos com mais facilidade do que íons de massa maior — e portanto íons de massa menor serão defletidos em maior extensão pelo potencial de ca do que os íons de massa maior. Naturalmente os íons serão repelidos dos ânodos, no entanto, íons abaixo de certa massa poderão ser forçados a colidir com os ânodos durante os desvios negativos provocados pelo potencial de ca e, desse modo, estarão afastados do feixe de íons que chega ao detector. Assim, os ânodos funcionam como um filtro para íons abaixo de uma certa massa molecular, e por isso, às vezes são chamados de *filtro de passagem de massa alta*.

Consideremos agora quais são os efeitos que os potenciais de ca e cc aplicados aos cátodos (o par de eletrodos negativos) exercem sobre a passagem de íons pelo quadrupolo. O par de eletrodos que funciona como cátodo no quadrupolo está posicionado em um plano de 90° em relação aos ânodos. Os íons (cátions) do feixe de íons, na ausência do potencial de ca, serão atraídos na direção dos cátodos negativos. Qualquer íon que colidir com os eletrodos será novamente neutralizado e afastado do feixe de íons. Para aqueles de massa suficientemente baixa, esse movimento migratório em direção aos cátodos poderá ser compensado pelo efeito do potencial de ca durante o hemiciclo positivo da forma de onda do potencial de ca. Mais íons de grande massa atingirão os cátodos e, por sua vez, serão eliminados. Assim, os cátodos funcionam como um *filtro de passagem de massas baixas*.

Os limiares para os filtros anódicos de passagem de massas baixas e de massas altas podem ser regulados pela modulação de potenciais de ca e cc aplicados entre os bastões. Os ânodos e os cátodos normalmente são regulados de modo que apenas íons com faixas muito estreitas de razão massa-carga possam atravessar o quadrupolo e seguir para o detector de íons.

Os espectros de massa são obtidos aumentando-se linearmente os potenciais de cc ao mesmo tempo em que se elevam os potenciais de ca aplicados aos dois pares de eletrodos. Assim, íons de razão massa-carga menor são os primeiros a serem selecionados para atravessar o quadrupolo, seguidos por íons de razão massa-carga cada vez maior.

9.4.4 Analisadores por captura de íons

Um captador de íons, como o próprio nome sugere, é um dispositivo em que os íons podem ser formados e depois armazenados por algum tempo. Há vários tipos de captadores de íons que podem ser utilizados como analisadores em espectrometria de massas. Primeiro veremos um captador simples e depois descreveremos um método de ressonância ciclotrônica de íons (ICR).

Os aparelhos mais simples possuem um eletrodo em forma de anel, além de um par de eletrodos *end-cap* (Figura 9.12). Uma voltagem de radiofreqüência é aplicada ao eletrodo em anel, e pode ser alterada para variar o raio da órbita de íons com diferentes razões *m/z*. À medida que se varia a voltagem, íons de diferentes razões *m/z* se estabilizam, podendo deixar a cavidade do eletrodo em anel pelas aberturas nos *end-caps* para entrar em contato com um detector. Detectores por captura de íons desse tipo oferecem vantagens em termos de simplicidade e custo em relação às técnicas mais complicadas, como é o caso dos aparelhos com quadrupolo.

Em aparelhos que usam cíclotron, os íons normalmente são gerados por uma fonte de íons por impacto de elétrons e depois injetados em um compartimento ou captador de íons, conhecido como ***cíclotron*** (Figura 9.13).

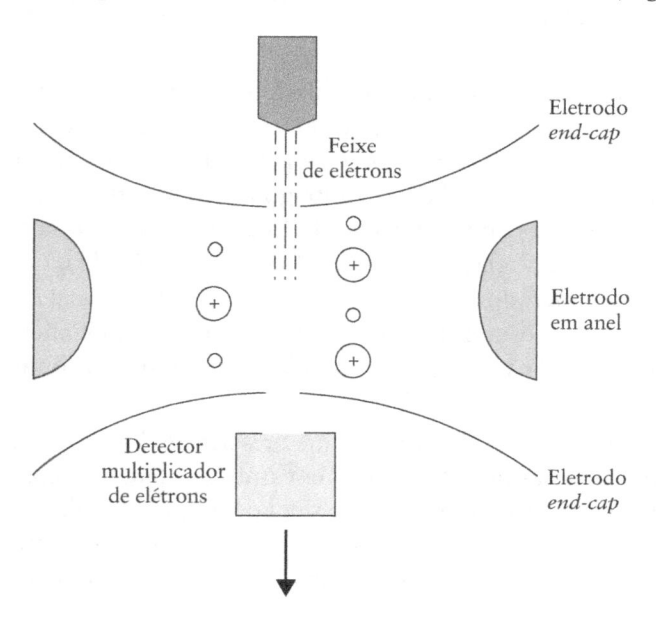

Figura 9.12 Analisador por captura de íons.

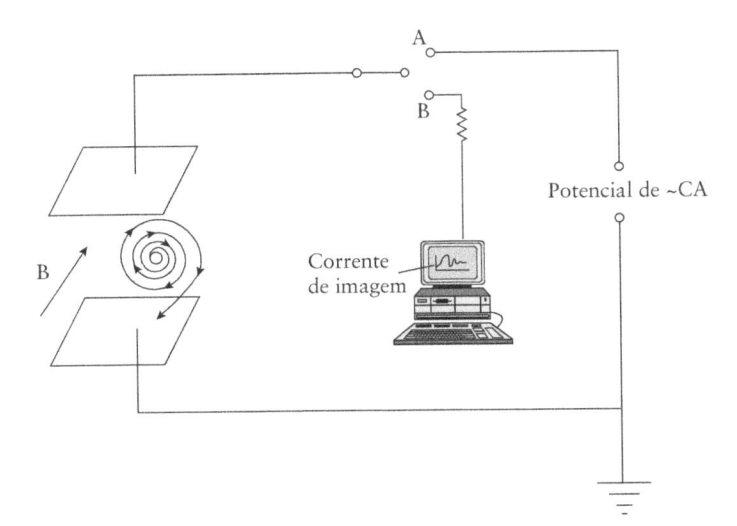

Figura 9.13 Esquema de um analisador de captura de íons por ressonância ciclotrônica. O direcionamento espiral ocorre quando o comutador muda brevemente para a posição A.

Eletroímãs potentes (geralmente com potência de até 1,5 T ou mais) fazem os íons girar em uma rota circular, em um plano de movimento perpendicular à direção do campo. Para uma dada força de campo magnético, B, pode-se demonstrar que o movimento angular de um íon, ω_c, depende de sua carga, z, e inversamente de sua massa, m (Equação (9.3)):

$$\omega_c = \frac{zeB}{m} \tag{9.3}$$

A freqüência angular, ω_c, de um íon sob determinado conjunto de condições por vezes também é chamada de freqüência ciclotrônica. A Equação (9.3) prevê que quanto maior a massa de um íon, menor seu movimento angular, ω_c, e, ao contrário, quanto maior a carga do íon, maior será seu movimento angular.

Um íon captado e seguindo em movimento circular poderá absorver energia e, assim, ser acelerado por um campo elétrico, contanto que a freqüência do campo esteja próxima da freqüência do cíclotron. Se um campo elétrico de ca for aplicado ao longo do compartimento de captação de íons, então os íons com determinada freqüência ciclotrônica (e, portanto, uma determinada relação massa-carga) serão acelerados. Os íons continuarão sendo acelerados se o campo elétrico continuar a ser aplicado, e, quando acelerados, o raio de seu movimento orbital aumentará. O campo elétrico pode ser aplicado ou interrompido acionando-se o comutador entre as posições A ou B.

O movimento circular dos íons ressonantes acelerados pelo campo elétrico gera uma corrente nas placas paralelas em ambos os lados do compartimento captador de íons com a interrupção do sinal de freqüência (Figura 9.13). Essa corrente (conhecida como *corrente de imagem*) decai com o tempo e pode ser monitorada até alguns décimos de segundo após a aplicação do campo elétrico de ca. A corrente será proporcional ao número de íons ressonantes e, assim, íons com razão massa-carga poderão ser quantificados.

Espectros de massa poderiam ser obtidos por aceleração seqüencial de íons de diferentes razões massa-carga, aplicando-se campos elétricos de ca de diferentes freqüências, mas tal método seria excessivamente tedioso e demorado. Na prática, os espectros de massa de analisadores ciclotrônicos de íons são obtidos por meio de técnicas de processamento de sinais por transformadas de Fourier após a aceleração dos íons via campo elétrico de ca, cuja freqüência aumenta com o tempo de forma linear. Analisadores de captação por ICR agora formam a essência da maior parte dos espectrômetros de massa com transformadas de Fourier.

> A análise por transformadas de Fourier é uma operação matemática, executada por um computador, que permite a deconvolução e análise de complicados conjuntos de dados, por exemplo, de espectrometria de massas.

9.4.5 Analisadores de massa por tempo de vôo

Espectrômetros de massa por *tempo de vôo* operam monitorando seqüencialmente quando e quantos íons de diferentes razões massa-carga atingem um detector, após a injeção de uma única descarga de íons de uma fonte. Um esquema de espectrômetro de massa por tempo de vôo é mostrado na Figura 9.14.

Descargas de íons positivos (cátions) são produzidas dentro da fonte de íons por meio de elétrons na forma de pulsos, fótons ou por impacto de íons secundários. Os íons são rapidamente acelerados dentro de um tubo direcionador, seguindo em direção ao detector mediante um pulso de campo elétrico entre 10^3 V e 10^4 V. Uma vez que íons de mesma carga recebem a mesma energia cinética, eles seguirão ao longo do tubo direcionador em diferentes velocidades e, portanto, atingirão o detector em tempos diferentes. O intervalo de tempo que a descarga de íons leva para chegar ao detector é extremamente pequeno, da ordem de alguns microssegundos ou menos que isso. O detector de íons, então, monitora e quantifica o número de íons à medida que estes emergem do tubo direcionador e atingem o detector. Esse tipo de espectrômetro de massa é por isso chamado de aparelho por *tempo de vôo*, já que os íons são dispersados e monitorados de acordo com o tempo que levam para percorrer a extensão do tubo direcionador.

Como todos os íons provenientes de uma única descarga de íons chegam ao detector em tão pouco tempo, para detectar seqüencialmente íons de

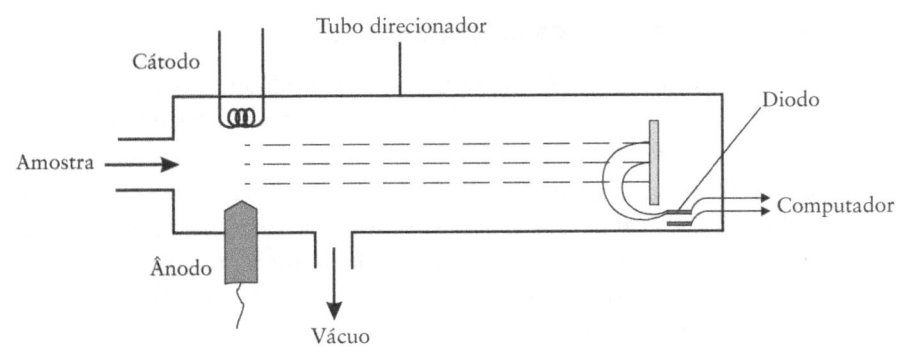

Figura 9.14 Espectrômetro de massa por tempo de vôo.

diferentes razões massa-carga é necessário um processamento extremamente rápido dos sinais obtidos. Aparelhos desse tipo oferecem resoluções de número de massa atômica entre 500 e 1 000. Embora seu desempenho esteja aquém daqueles de alguns instrumentos de setor magnético e de transformadas de Fourier, a relativa simplicidade e a robustez dos aparelhos por tempo de vôo compensam a compra quando se tem de escolher um espectrômetro de massa.

9.5 Analisadores de íons

9.5.1 A resolução dos analisadores de massa

Há várias maneiras de descrever a resolução de um espectrômetro de massa. Tendo em vista o objetivo deste livro, consideraremos os dois métodos mais utilizados.

No primeiro modelo, a resolução, R, é igual à razão $M/\Delta M$, em que ΔM é a diferença em números de massa que resultará em um vale de 10% entre os picos de M e $M + \Delta M$, quando os dois picos são da mesma altura (Figura 9.15). Se ΔM for a menor diferença de massa pela qual se podem resolver dois picos, a *resolução*, R, poderá ser calculada de acordo com a Equação (9.4), isto é,

$$R = \frac{M}{\Delta M} \qquad (9.4)$$

A resolução de picos individuais ou isolados também pode ser definida em termos de δm, que é a largura total do pico no ponto médio de seu máximo (Figura 9.16).

A resolução dos aparelhos não costuma ser uniforme para diferentes massas, geralmente é mais baixa para massas mais elevadas. Na prática, a maioria dos instrumentos é capaz de resolver picos com diferenças de menos de uma unidade de massa. Isso significa que é possível distinguir íons de fórmula iônica semelhantes, mas que contêm isótopos diferentes.

9.5.2 Detectores multiplicadores de elétrons

Detectores multiplicadores de elétrons são provavelmente os mais utilizados na espectrometria de massas. Extremamente resistentes, podem ser usados com a maioria das técnicas.

O núcleo de um multiplicador de elétrons é o **dinodo**, que contém eletrodos cobertos de Cu e Be que geram descargas de elétrons quando atingidos por íons energéticos. Diferentes tipos de dinodos são utilizados em detectores multiplicadores de elétrons, embora cada um seja projetado para que as descargas iniciais de elétrons atinjam outros dinodos, ou diferentes

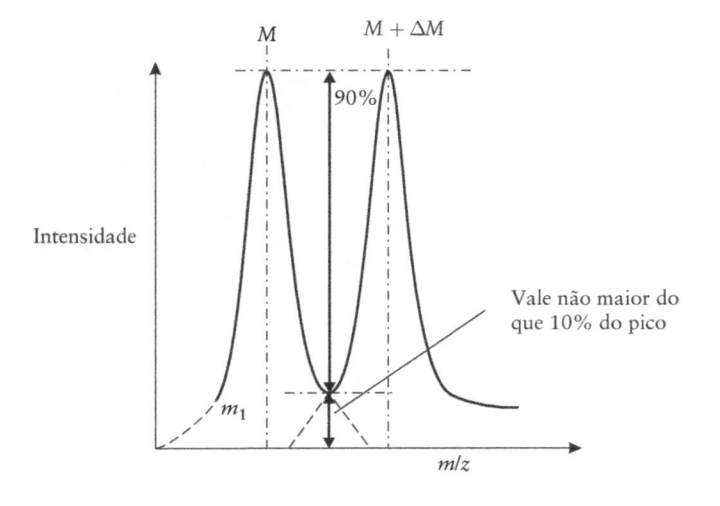

Figura 9.15 Resolução de picos em espectrômetro de massa pelo método dos 10%.

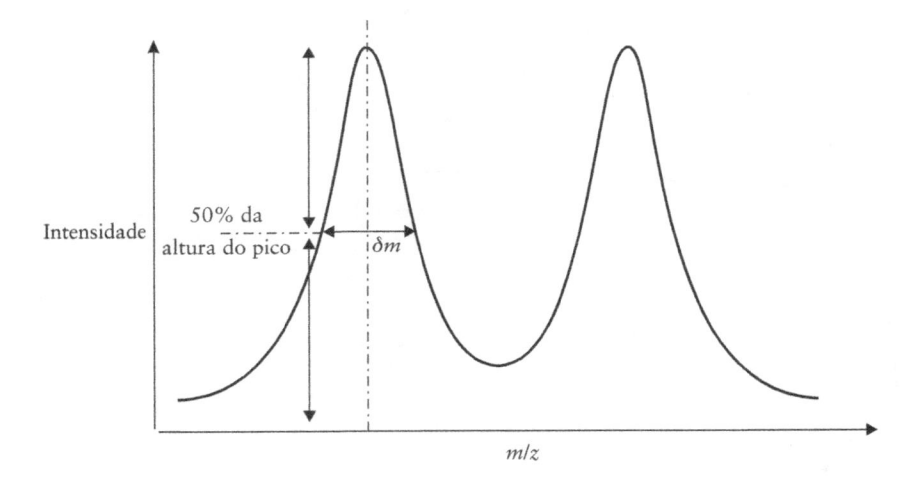

Figura 9.16 Resolução de picos em espectrometria de massas pelo método da largura total do pico no ponto médio de seu máximo.

partes do mesmo dinodo, para gerar descargas adicionais de elétrons que, por sua vez, fazem o mesmo — o que provoca um efeito cascata. Geralmente são obtidos ganhos de corrente da ordem de 10^7 ou mais. Detectores multiplicadores de elétrons operam de maneira muito semelhante aos tubos fotomultiplicadores usados em espectrometria UV-visível. Observe-se que o detector de íons está contido no ambiente sob vácuo do espectrômetro de massa e, portanto, não precisa ficar encerrado num envoltório de vidro.

Detectores multiplicadores de elétrons contêm vários dinodos (geralmente até 20 ou mais), que operam em série (Figura 9.17). Cada placa de eletrodo ou dinodo é polarizada em um potencial maior do que o anterior, permitindo que os elétrons sejam acelerados progressivamente na direção de cada dinodo, o que facilita o impacto de elétrons na superfície do dinodo e, assim, a liberação de mais elétrons.

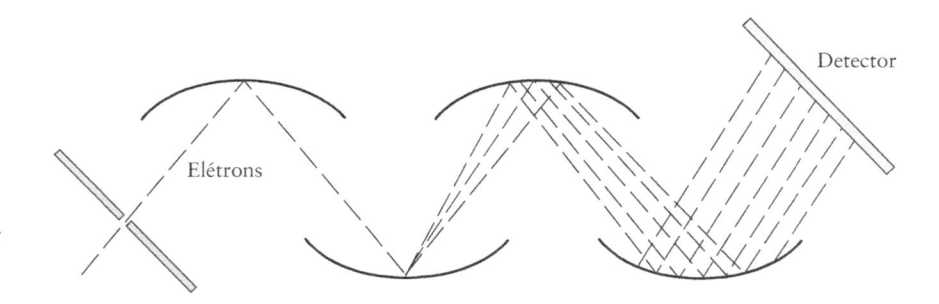

Figura 9.17 Dinodo multiplicador de elétrons (dinodos são polarizados em potenciais cada vez mais altos).

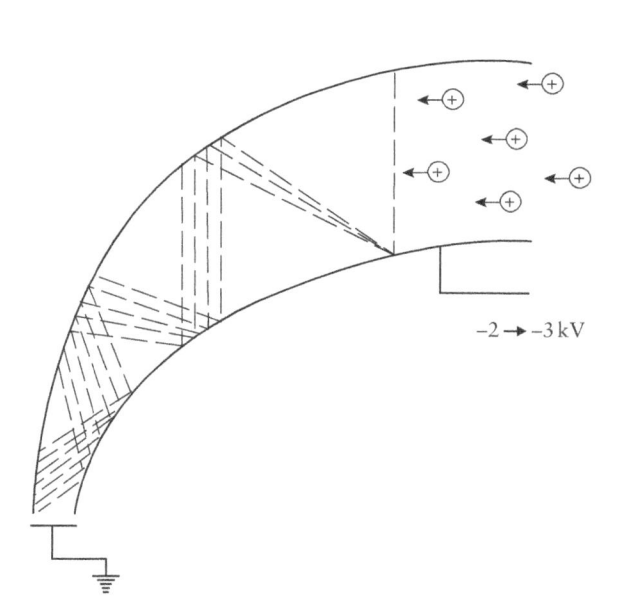

Figura 9.18 Dinodo contínuo.

Dinodo contínuo

Os ***multiplicadores de elétrons do tipo dinodo contínuo*** utilizam um único dinodo na forma de um grande chifre de vidro curvado revestido de chumbo (Figura 9.18). Esses detectores também ficam imersos na câmara de vácuo do espectrômetro de massa e, portanto, não precisam de encapsulamento protetor. Toda a superfície interna do vidro é estabilizada em um potencial de cerca de 2 kV em relação ao potencial zero. Os íons que entram no chifre atingem alguma parte da superfície interna devido à curvatura e, assim, geram uma descarga de elétrons a partir da superfície. Esses elétrons, por sua vez, atingem a face oposta do chifre e geram mais elétrons, como em uma cascata, que progridem até a base do dinodo. As correntes podem ser registradas e utilizadas para quantificar o número de íons que originalmente chega ao detector.

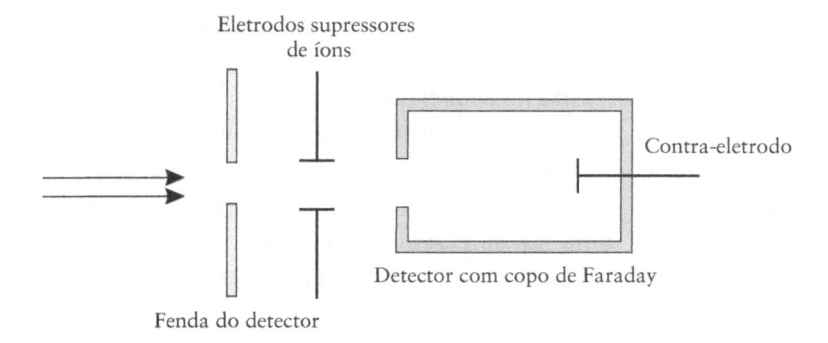

Figura 9.19 Detector com copo de Faraday.

9.5.3 Detectores com copo de Faraday

Como um detector de íons, a gaiola de Faraday, na forma de um dedal ou copo, circunda o eletrodo coletor (Figura 9.19). Os íons do analisador de massa primeiro atravessam uma fenda de entrada e depois entram na configuração do *detector com copo de Faraday*. A fenda de entrada do copo de Faraday está devidamente alinhada de modo que permita a passagem direta de todos os íons que seguem para o eletrodo coletor. A gaiola de Faraday e o eletrodo coletor estão eletricamente conectados. Os íons que atingem qualquer parte dessa configuração podem gerar um sinal e/ou a emissão de elétrons secundários que, por sua vez, aumentam o sinal se atingirem outras partes da superfície do eletrodo do copo/coletor de Faraday. O próprio eletrodo coletor está alinhado em determinado ângulo com o feixe de íons, para que os íons refletidos do eletrodo atinjam sua parede interna e, assim, o sinal obtido dos íons que entram possa ser maximizado.

O eletrodo coletor e o copo de Faraday estabilizam-se em um potencial alto em relação ao potencial zero por meio de um resistor de carga de alta resistência. Colisões de íons e/ou elétrons secundários que atingem o eletrodo coletor e o copo de Faraday modulam o fluxo de corrente. Flutuações na corrente podem ser registradas e, assim, utilizadas para quantificar os íons à medida que emergem do analisador.

Em certas circunstâncias, a sensibilidade proporcionada pelos detectores com copo de Faraday poderá ser apenas 0,1% daquela oferecida pelos melhores detectores por impacto de elétrons, pois, como já vimos, há pouco espaço para a amplificação de sinal na configuração de copo. No entanto, os detectores de íons com copo de Faraday estão entre os mais simples, resistentes e menos caros detectores para espectrometria de massas e, por essa razão, ainda são muito utilizados em análises de rotina em que a sensibilidade não é tão importante.

> Gaiola de Faraday é um escudo de metal aterrado.

9.5.4 Detectores por cintilação

Nos detectores de íons por cintilação, os íons são registrados por meio da emissão de luz visível após a colisão dos íons (ou elétrons secundários) com uma superfície coberta de fósforo. Existem várias configurações diferentes de detector por cintilação. Em uma delas, o detector tem a forma de um tubo fotomultiplicador com uma fina janela de alumínio coberta de fósforo. Os íons que atingem a janela geram cintilações que podem ser contadas e, assim, utilizadas para quantificar os íons à medida que saem do analisador de massa. Outra forma de detector de cintilação de íons consiste em um cátodo para atrair os íons enquanto emergem do analisador de massa. Mais uma vez, elétrons secundários atingem uma superfície coberta de fósforo e as cintilações da luz emitida são quantificadas.

9.5.5 Detecção fotográfica de íons em espectrometria de massas

Nos dias de hoje, é raro o uso de placas ou filmes fotográficos para registro de espectros de massa, embora esse método, em certas circunstâncias, ainda ofereça algumas vantagens. Íons expõem diretamente um filme fotográfico e, portanto, só podem ser usados com analisadores de massa que *dispersam espacialmente* os íons de acordo com a razão massa-carga. Na prática, filmes fotográficos quase sempre são utilizados com fontes de íon por centelha e com certas configurações de instrumentação que fazem uso de setor magnético. Filmes fotográficos com brometo de prata são os mais utilizados, pois são mais facilmente expostos por íons energéticos do que outros tipos de filme. Diferentes áreas de exposição no filme fotográfico correspondem a íons com razão massa-carga específicas e podem ser quantificadas por meio de um densitômetro para determinar os níveis relativos de exposição correspondentes aos diferentes íons. Basicamente, o filme integra a exposição por certo tempo enquanto os íons incidentes são registrados nele. Sensibilidades excelentes podem ser obtidas com o método de detecção fotográfica em situações nas quais concentrações extremamente baixas de analitos precisam ser quantificadas.

> Densitômetro é um instrumento que permite quantificar a intensidade de exposição de um filme fotográfico.

9.6 Espectrometria de massas acoplada a outras técnicas e instrumentos analíticos

A espectrometria de massas nos permite determinar quantidades geralmente muito pequenas de uma amostra, sendo, portanto, uma das técnicas mais sensíveis disponíveis para o químico analítico. Dois ou mais íons semelhantes podem ser produzidos por meio de moléculas do mesmo analito, se mais de um grupo ionizável estiver presente na molécula ou, de fato, se o analito tende a se fragmentar. Sendo assim, torna-se difícil interpretar os espectros de massa, o que progressivamente passa a ser um problema se várias espécies moleculares diferentes estiverem presentes na amostra. Um dos métodos para simplificar a situação envolve o acoplamento do espectrômetro de massa com outra técnica instrumental para remover boa parte dos componentes indesejados da mistura antes de começar a análise. Em dois exemplos desse método, temos a *cromatografia a gás* e a *cromatografia líquida de alto desempenho*, utilizadas com a espectrometria de massas. Outro método envolve o acoplamento de dois espectrômetros de massa em situações em que íons maiores podem sofrer reações de fragmentação. Aqui, um dos espectrômetros é usado para isolar o analito ionizado de interesse, enquanto o segundo analisa os produtos da fragmentação após a decomposição do íon primário.

9.6.1 Cromatografia a gás–espectrometria de massas

A espectrometria de massas pode ser usada como sistema de detecção enquanto os analitos são separados e eluídos de um cromatógrafo a gás (Capítulo 8). Basicamente, o problema em acoplar cromatografia a gás e espectrometria de massas é que grandes volumes do gás de arraste obviamente podem **não** ser introduzidos, com um espectrômetro de massa, no ambiente sob vácuo do analisador de massa. Há várias maneiras de introduzir aquilo que sai de um cromatógrafo a gás em um espectrômetro de massa. O método mais simples para acoplar as duas técnicas utiliza um diafragma molecular com aberturas da ordem de micrômetros de diâmetro para permitir apenas a passagem de quantidades muito pequenas da amostra para o analisador de massa, e para impedir acomodação nas condições de vácuo exigidas. Dispositivos de acoplamento mais elaborados existem, mas estão fora do nosso escopo, pois as tarefas que eles executam são, basicamente, as mesmas em todos os casos.

Um fator que deve ser considerado, porém, é a concentração do analito dentro do gás de arraste à medida que ele elui do cromatógrafo a gás. Obviamente, é melhor introduzir o mínimo possível de gás de arraste no espectrômetro de massa para não comprometer o vácuo. Por outro lado, é preciso introduzir uma quantidade suficiente do analito para facilitar a análise. Assim, quanto maior a concentração do analito no fluxo do gás de arraste, menor o volume a ser introduzido para que o espectrômetro possa permitir a execução da análise. É bom lembrar que colunas de cromatografia a gás e condições experimentais que aumentam a resolução dos cromatogramas provocam estreitamento dos picos cromatográficos e, portanto, aumentam a concentração do analito no gás de arraste à medida que ele elui da coluna.

9.6.2 Cromatografia líquida de alto desempenho–espectrometria de massas

O acoplamento de HPLC com espectrometria de massas é ainda mais problemático do que a CG-EM, pois os íons gasosos devem ser introduzidos no analisador de massa do espectrômetro de massa, enquanto na HPLC o analito é dissolvido em um solvente móvel em fase líquida.

Muitos métodos baseiam-se na evaporação seletiva e, portanto, na remoção do solvente antes da introdução da amostra no espectrômetro. Vários tipos de interface baseiam-se nesse princípio, entre elas a de *feixe de partículas* e a de *acoplamento por esteira rolante*, embora o tratamento e a descrição desses dispositivos estejam fora dos objetivos deste livro.

Outros métodos podem envolver a redução do fluxo do eluente da coluna de HPLC a níveis aceitavelmente mais baixos (por exemplo, por meio de válvulas separadoras), de modo que seja possível a *introdução direta do líquido*.

Finalmente, há diversas técnicas que fazem uso da ionização direta do eluente de HPLC apenas introduzindo o analito ionizado no espectrômetro de massa. A maioria desses métodos usa técnicas de ionização da amostra já descritas neste livro, tais como *termospray, ionização por centelha e eletrospray*.

9.7 Identificação de espectros de massa e diferenças em espectros obtidos com aparelhos distintos

A identificação de moléculas ou íons requer a atribuição de picos de números de massa com razões m/z específicas, que geralmente são obtidos com um marcador como vapor de mercúrio ou perflúor querosene (PFK). O vapor de mercúrio gera um espectro de impressão digital característico com valores de m/z variando de 198 a 204. Outro marcador muito usado é o PFK, que gera um espectro mais complicado, com picos de razões m/z características em 69 (CF_3), 93 (C_3F_3), 124 (C_4F_4) e 131 (C_3F_5).

A espectrometria de massas é bem adequada a análises qualitativas — embora se possa obter quantificação acoplando-a à cromatografia a gás, como vimos na Seção 9.6.

Quase todos os compostos para análise, ao se ionizarem, vão se fragmentar. A natureza dos espectros de massa depende do método de ionização utilizado, uma vez que isso afeta o grau de fragmentação. Quanto maior o grau de fragmentação, mais complexos serão os espectros finais.

A abundância relativa dos fragmentos geralmente é plotada em relação à razão m/z como diferentes alturas no eixo do Y. Esse tipo de espectro às vezes é chamado de diagrama de linhas. Geralmente, o íon molecular é o fragmento de maior razão m/z, embora raramente seja o mais abundante e, de fato, em alguns casos possa até nem ser detectado, o que impede a determinação direta da massa molecular do analito precursor.

Está claro que o fragmento de um composto depende de sua estrutura, sendo esta a propriedade que permite elucidá-la em espécies desconhecidas, já que determinados grupamentos estão associados a partículas de fragmentação específica.

As Figuras 9.20 (a) e (b) mostram uma comparação de espectro de massa do 1-decanol após a ionização por: (a) uma substância química; e (b) métodos de impacto de elétrons. Fontes de ionização químicas causam menos fragmentação que os métodos de ionização por impacto de elétrons e, portanto, normalmente produzem espectros mais simples.

O primeiro pico mais proeminente observável no espectro de massa por ionização química é o do íon $(M - 1)^+$, um íon que perdeu um grupo OH^- — e vários outros picos menores, cada um diferindo em 14 unidades de massa, correspondentes à perda de subseqüentes grupamentos CH_3.

Por outro lado, o espectro de impacto de elétrons apresenta evidência de extensiva fragmentação. Um conjunto de picos centralizado em torno do valor de m/z 41 é observado com relação ao $C_3H_5^+$, com outros grupos de picos sendo observados nos seguintes valores de m/z: 55, 70, 83, 91 e 112, cada um correspondendo à adição de mais um grupo CH_2.

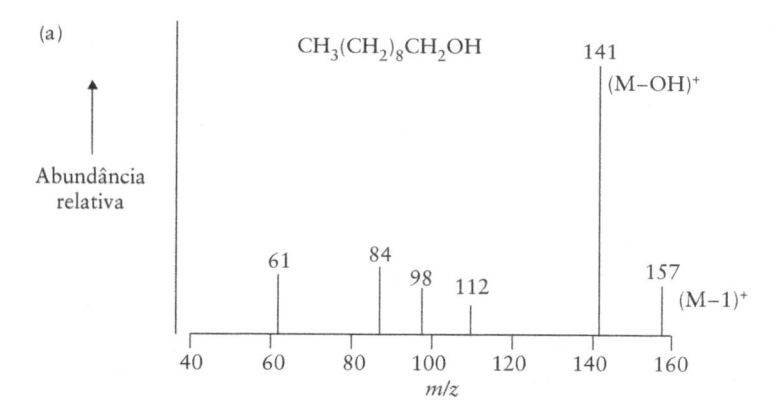

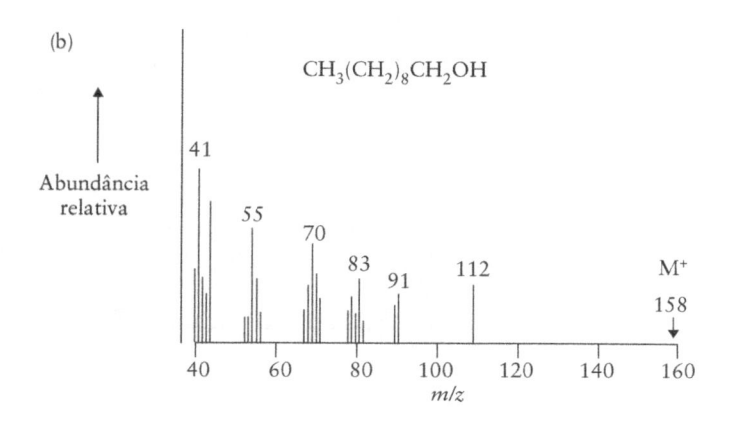

Figura 9.20 Espectro de massa do 1-decanol (a) por ionização química, e (b) por métodos de impacto de elétrons.

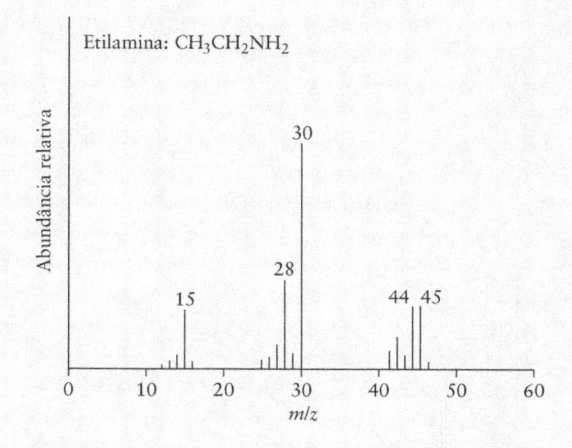

EXEMPLO 9.1 Um composto tem um pico de íon molecular em 130 unidades de massa. Qual seria a massa para um pico correspondente à perda, por parte de um íon, do grupo metila CH_3?

Método

Calcule a massa do grupo perdido e subtraia-a da massa do íon molecular.

$$\text{Massa de } CH_3 = 12 + (1 \times 3) = 15$$

Portanto, a massa correspondente ao pico da nova fragmentação será $130 - 15 = 115$.

EXEMPLO 9.2 Identifique os principais picos do espectro de massa da etilamina.

Método

Calcule os valores de massa dos grupamentos da molécula e compare com sua estrutura.

Identificação de picos

Etilamina: $CH_3CH_2NH_2$ (Massa molecular: 45)

45:     $M^{\cdot+}$
44:     $M^{\cdot+} - H$
30:     $M^{\cdot+} - CH_3$
28:     $CHNH^+$
15:     CH_3^+

9.8 Espectrometria de massas seqüencial

Espectrometria de massas seqüencial (MS/MS) é uma técnica em que são utilizados conjuntamente dois espectrômetros de massa. O primeiro isola determinado íon analito, que então se fragmenta (por exemplo, como na Equação (9.5)) em vários íons menores e/ou produtos neutros os quais são detectados pelo segundo aparelho.

$$m_p^+ \rightarrow m_d^+ + m_n \tag{9.5}$$

Um terceiro, ou mesmo um quarto, espectrômetro de massa poderá ser usado se houver mais fragmentação ou reações de dissociação na amostra iônica. Espectrômetros semelhantes ou diferentes podem ser acoplados para diversas aplicações. Por exemplo, instrumentos de tempo de vôo geralmente são acoplados a aparelhos de setor magnético, de modo que os produtos iônicos no instrumento de tempo de vôo sejam em seguida detectados por espectrômetro de massa com setor magnético.

Espectrômetros de massa geralmente são acoplados por meio de uma *célula de colisão*. Nesse método, o primeiro espectrômetro seleciona um íon precursor, que então é encaminhado para uma célula de colisão (Figura 9.21). Fragmentos ou produtos gerados na *fragmentação induzida por colisão* ou nas *reações ativadas por colisão* são detectados pelo segundo espectrômetro. A espectrometria de massa acoplada costuma ser usada em estudos sobre mecanismos de reações de fragmentação, bem como para fins puramente analíticos.

As aplicações analíticas para a espectrometria de massas são numerosas, embora nenhum químico analítico utilizará dois instrumentos quando um é suficiente. Portanto, as aplicações analíticas da espectrometria de massa normalmente envolvem a determinação de traços de compostos em misturas

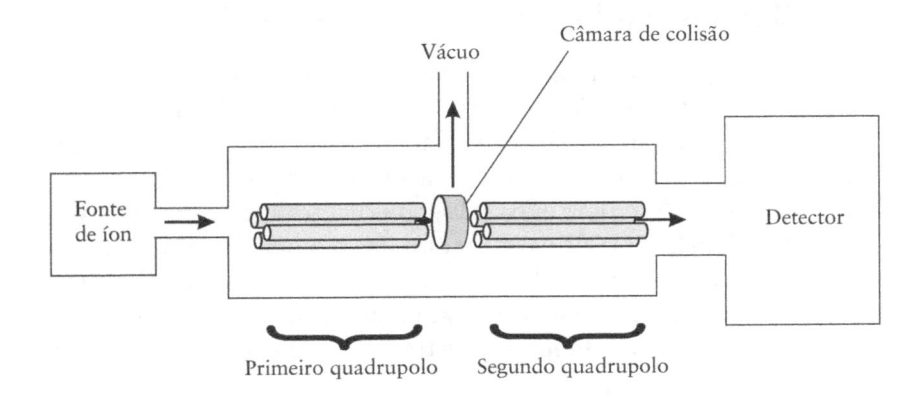

Figura 9.21 Esquema de um quadrupolo seqüencial.

de difícil análise. A determinação tanto de drogas éticas (drogas controladas) quanto de drogas ilícitas em fluidos biológicos (isto é, amostras de pacientes) é uma aplicação apropriada para a espectrometria de massas acoplada. Essa técnica também pode ser usada para a determinação e/ou verificação da estequiometria elementar de analitos em misturas que contêm vários compostos com estruturas semelhantes.

9.9 Aplicações gerais da espectrometria de massas

Até meados da década de 1970, as determinações de massa molecular só podiam ser feitas por métodos cromatográficos, eletroforéticos ou por ultracentrifugação. Cada um desses métodos estava sujeito, porém, a várias imprecisões e incertezas relacionadas ao modo como as massas moleculares eram calculadas. Isso significava que a única determinação correta da massa molecular era por meio de cálculo teórico depois de confirmada a estrutura do íon ou da molécula. A determinação de massas moleculares para íons *isolados* ou para moléculas em *misturas* só foi possível, no entanto, com o advento da espectrometria de massas. As aplicações desta técnica hoje são extremamente numerosas e abrangem os setores ambiental, industrial e clínico em toda sua extensão. A maior parte das aplicações envolve primeiramente a confirmação da presença de traços de analitos (por exemplo, uma toxina) em uma mistura complexa através da determinação de massa molecular e/ou de reações de fragmentação. Nesse contexto, as misturas podem variar de amostras de água de um rio a alimentos. Como já vimos, várias aplicações necessitam de separação prévia, já que os espectros de massa de muitas misturas produziriam uma profusão de picos, cada um deles correspondendo a um composto diferente. No próximo segmento serão destacadas as aplicações biológicas da espectrometria de massas, visto que agora representam a maior área das aplicações dessa técnica.

9.10 Aplicações biológicas da espectrometria de massas

A determinação de massas moleculares de proteínas, peptídios, oligonucleotídios, oligossacarídios e lipídios em fluidos biológicos está entre as primeiras aplicações da espectrometria de massas. Essa técnica tornou-se uma das ferramentas analíticas mais eficientes nas ciências biológicas, com ampla utilização em áreas de rápida expansão, como a proteômica e a genômica (Seção 14.10). A massa molecular de moléculas biológicas geralmente pode ser determinada com acurácia de 0,01%, o que, em muitos casos, permite a identificação de alterações em estruturas muito pequenas, como, por exemplo, um único aminoácido. Hoje, a espectrometria de massas é amplamente utilizada para a determinação de biomoléculas. Embora todo um capítulo sobre Química Bioanalítica tenha sido incluído, na próxima seção veremos alguns dos exemplos mais comuns do uso da espectrometria de massas em biotecnologia e na medicina.

9.10.1 Análise de peptídios, polipeptídios e proteínas

Proteínas e polipeptídios são longas cadeias de aminoácidos. A espectrometria de massas, especialmente a espectrometria de massas seqüencial, pode ser usada para: (a) determinar a seqüência dos aminoácidos em uma proteína; (b) calcular a massa molecular total de uma proteína; e (c) quantificar determinada proteína em uma mistura. As amostras geralmente são ionizadas por FAB, ESI e MALDI, pois esses métodos geram reações de fragmentação que facilitam determinações estruturais. Cada proteína possui massa molecular característica e, em muitos casos, a identificação de proteínas específicas pode ser facilmente realizada com um simples espectro de massa. Reações de fragmentação, porém, geralmente ajudam a quantificar a composição relativa de uma mistura em amostras mais complexas que contêm diferentes compostos de massa molecular muito semelhantes. Agora a espectrometria de massas está sendo usada rotineiramente em seqüenciamento de aminoácidos, determinação de estruturas de proteínas e, como veremos no próximo segmento, seqüenciamento de oligonucleotídios. Às vezes são utilizadas, primeiramente, enzimas proteolíticas para quebrar proteínas maiores em cadeias polipeptídicas menores, o que facilita a identificação.

9.10.2 Seqüenciamento de peptídios

O seqüenciamento de peptídios é executado pela espectrometria de massas seqüencial (Seção 9.8). Esse seqüenciamento é agora extremamente importante no campo da proteômica (Seção 14.10). Peptídios tendem a se fragmentar de maneira previsível, gerando íons que podem ser facilmente identificados, e essa é a informação utilizada no seqüenciamento. Uma fragmentação de proteína pode ser analisada sem separação prévia, o que torna a técnica mais abrangente. Em muitos casos, uma *seqüência* de 4 a 5 aminoácidos de um peptídio fornecerá informação suficiente para identificar uma proteína.

Peptídios fragmentam-se ao longo de sua cadeia principal, podendo também ocorrer fragmentação em alguma cadeia lateral. É a combinação dessas informações que pode permitir a identificação da posição de cada aminoácido. A quantidade de informação que se pode obter sobre as seqüências varia de um peptídio para outro, embora peptídios de massa molecular 2500 tendam a fornecer as informações mais úteis. Em alguns casos, toda a seqüência poderá ser verificada; em outros, apenas parte dela será identificada.

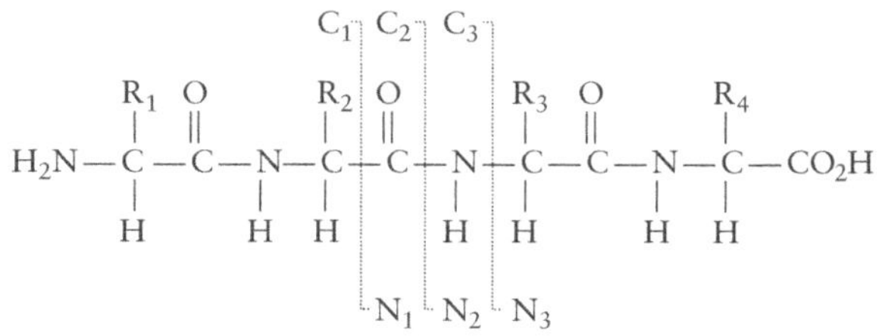

Figura 9.22 Íons que podem se formar por fragmentação da clivagem da cadeia principal de peptídios lineares.

$$H_2N-\underset{\underset{H}{|}}{\overset{\overset{R_1}{|}}{C}}-\overset{\overset{O}{\|}}{C}-\underset{\underset{H}{|}}{\overset{C_1}{N}}-\underset{\underset{H}{|}}{\overset{\overset{R_2}{|}}{C}}-\overset{\overset{O}{\|}}{\underset{\underset{N_1}{}}{C}}-\underset{\underset{H}{|}}{\overset{C_2}{N}}-\underset{\underset{H}{|}}{\overset{\overset{R_3}{|}}{C}}-\overset{\overset{O}{\|}}{\underset{\underset{N_2}{}}{C}}-\underset{\underset{H}{|}}{\overset{C_3}{N}}-\underset{\underset{H}{|}}{\overset{\overset{R_4}{|}}{C}}-CO_2H$$

Existem três tipos de ligação que podem gerar fragmentação na cadeia principal de um aminoácido, e portanto na cadeia principal do peptídio. As ligações propensas à fragmentação são as seguintes: NH−CH, CH−O e CO−NH, como mostra a Figura 9.22. Com a clivagem de uma dessas ligações, formam-se dois fragmentos — um deles será neutro, o outro terá carga. Qual deles apresentará carga, depende da química e da afinidade protônica relativa dos dois fragmentos. É importante lembrar, porém, que apenas o fragmento com carga pode ser monitorado pela espectrometria de massas.

Tendo em vista que três ligações podem ser clivadas e gerar fragmentação e qualquer um desses fragmentos pode passar a ter carga, é possível a formação de seis íons de fragmentação para cada resíduo de aminoácido. Os sítios de provável clivagem são mostrados na Figura 9.22, além dos íons de fragmentação que podem se formar. Esses são indicados na figura como N1-N3, que retêm a carga no fragmento N-terminal, e C1-C3, que apresetam carga no fragmento C-terminal.

O grau de fragmentação na cadeia lateral depende do tipo de analisador utilizado. Instrumentos com setor magnético, por exemplo, que promovem colisões de alta energia, provocam diversas e múltiplas clivagens, gerando assim muitos fragmentos diferentes. Ao contrário, espectrômetros do tipo quadrupolo-quadrupolo e quadrupolo-tempo de vôo, que provocam colisões de baixa energia, geram menos fragmentos de cadeia lateral.

Está além do escopo deste livro tratar de detalhes sobre a clivagem das cadeias laterais, embora os fragmentos formados possam ser extremamente úteis para o seqüenciamento de proteínas em aplicações proteômicas (veja a Seção 14.10).

O último ponto a ser considerado é a formação de íons imônio ($H_2N^+ = CHR$) por meio de resíduos de aminoácidos. Íons imônio são muito úteis para identificar resíduos de aminoácidos em um peptídio, embora sua identificação não forneça nenhuma informação direta sobre sua posição em uma seqüência peptídica.

9.10.3 Análise de oligonucleotídios

Oligonucleotídios são polímeros de nucleotídios de cadeias lineares longas encontrados no ácido ribonucleico (RNA). A espectrometria de massas geralmente é usada para determinar a seqüência relativa dos quatro principais nucleotídios (adenosina, citidina, guanina e uridina) no RNA. Determinações da massa molecular total geralmente são realizadas conjuntamente por métodos de impacto de elétrons (EI), FAB ou ESI e instrumentos de setor magnético e quadrupolo. Análises mais complexas, em que se devem determinar as seqüências de cada nucleotídio, costumam ser executadas antes da fragmentação enzimática do oligonucleotídio, seguidas de medidas de espectrometria de massas seqüencial das cadeias menores. Alterações em nucleotídios às vezes são possíveis tanto no t-RNA quanto no r-RNA, e a espectrometria de massas pode ser usada para ajudar a identificar quaisquer rearranjos covalentes e/ou modificações estruturais que, porventura, tenham ocorrido nas amostras.

9.10.4 Análise de oligossacarídios

Os oligossacarídios são formados por meio da ligação glicosídica de múltiplos monossacarídios como glicose, frutose, manose e galactose. Determinar a estrutura de cadeias mais longas de polissacarídios ou oligossacarídios é um pouco mais complicado que no caso das proteínas, pois freqüentemente formam-se cadeias laterais. A espectrometria de massas ajuda a determinar a seqüência exata de componentes, mas geralmente produz informação insuficiente para prever a estrutura exata de certos oligossacarídios. Outras complicações podem ocorrer, já que as subunidades monossacarídicas são de natureza isomérica, e isso gera a possibilidade de muitas permutações estruturais.

A espectrometria de massas seqüencial FAB é a mais usada para analisar oligossacarídios, embora técnicas por ESI também sejam utilizadas em alguns casos. Esses dois métodos produzem íons de fragmentação após a clivagem das ligações glicosídicas. Em certos casos, os espectros permitem prever tanto a massa molecular total de um oligossacarídio quanto sua estrutura, embora isso geralmente exija uma interpretação muito cuidadosa.

9.10.5 Análise de lipídios

Os lipídios formam uma ampla classe de compostos, todos eles solúveis em solventes apróticos. Suas funções biológicas são muitas, podendo ser encontrados em quase toda a natureza. A determinação e quantificação de lipídios têm várias aplicações, que se estendem da indústria alimentícia à pesquisa básica.

Antes da determinação por espectrometria de massas, os ácidos graxos normalmente são separados de amostras maiores e purificados por HPLC ou CG. É freqüente o uso da espectrometria de massas para determinar a estrutura de ácidos graxos por meio de diversas técnicas, e as mais utilizadas envolvem, conjuntamente, ionização com bombardeamento por átomos rápidos e espectrometria de massas seqüencial. A informação geralmente é fornecida pelas reações de fragmentação e ajuda na determinação das estruturas e posições das cadeias laterais — o que, por sua vez, ajuda a elucidar a estrutura de moléculas mais complexas.

Alquilgliceróis são formados pela esterificação do glicerol com ácidos graxos e têm grande importância biológica. Um, dois ou três dos grupamentos álcool do glicerol podem ser esterificados, dando origem a mono, di ou triglicerídios, respectivamente. Análises espectroscópicas de massas são mais uma vez realizadas primeiro extraindo-se e purificando cromatograficamente os alquilgliceróis de uma amostra. Esses são então tratados com lipases para clivar as ligações éster, liberando assim os ácidos graxos e o glicerol — que poderão, como antes, ser analisados por espectrometria de massas.

Sais de bile constituem uma família de compostos formados por meio do colesterol. A espectrometria de massas é usada rotineiramente para quantificar vários sais de bile, seja na urina, seja no soro sanguíneo, para facilitar o diagnóstico e o tratamento de vários distúrbios metabólicos. Análises de sais de bile livres e conjugados são realizadas por meio de ionização FAB de amostras associada à espectrometria de massas. A fragmentação de íons precursores geralmente permite a determinação da estrutura total e também das massas moleculares de cada composto.

Fosfolipídios e glicofosfolipídios são compostos de grande importância biológica, pois formam a base estrutural da unidade de dupla camada das membranas celulares e do retículo endoplasmático intracelular. É muito comum esses compostos serem analisados por métodos de ionização FAB associados à espectrometria de massas seqüencial, de modo que as reações de fragmentação possam ser aproveitadas para facilitar a identificação dos grupamentos.

Exercícios e problemas

9.1. Explique por que os espectrômetros de massa separam íons de acordo com a razão *m/z*.

9.2. Por que os espectrômetros de massa de duplo foco permitem resoluções maiores e a obtenção de picos mais estreitos?

9.3. Qual a diferença entre fontes de ionização químicas e fontes de ionização por impacto de elétrons?

9.4. Calcule a energia cinética que um íon de carga simples adquirirá se for acelerado por um potencial de $1,2 \times 10^3$ V.

9.5. Calcule a energia em J/mol que elétrons adquirem quando são acelerados por um potencial de 100 V.

9.6. Por que espectrômetros de massa com fonte de centelha geralmente são projetados para serem de duplo foco?

9.7. Um íon molecular tem massa equivalente a 59,97. Proponha uma caracterização para a molécula precursora.

9.8. No espectro de massa, um composto apresenta pico com *m/z* 145. Onde você esperaria um pico para um íon formado pela perda de CH_3?

9.9. Identifique os principais picos em um espectro de massa simplificado do 1-buteno, conforme a figura abaixo:

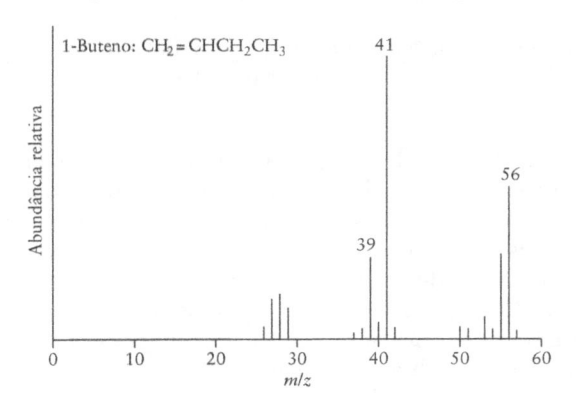

9.10. Identifique os principais picos em um espectro de massa simplificado do cicloexanol, conforme a figura abaixo:

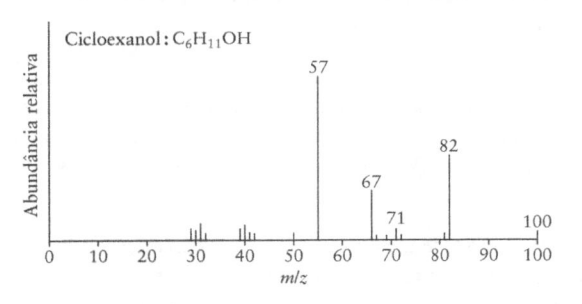

9.11. Identifique os principais picos em um espectro de massa simplificado do cloreto de metileno, conforme a figura abaixo:

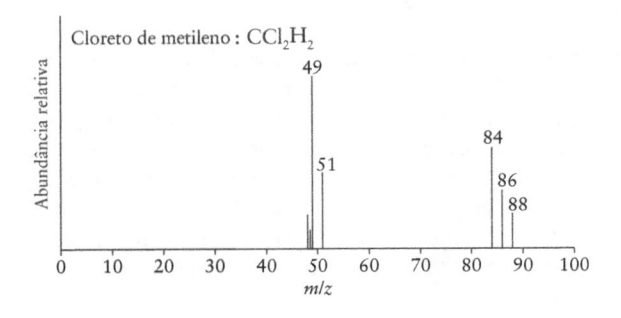

9.12. Identifique os principais picos em um espectro de massa simplificado do etilbenzeno, conforme a figura abaixo:

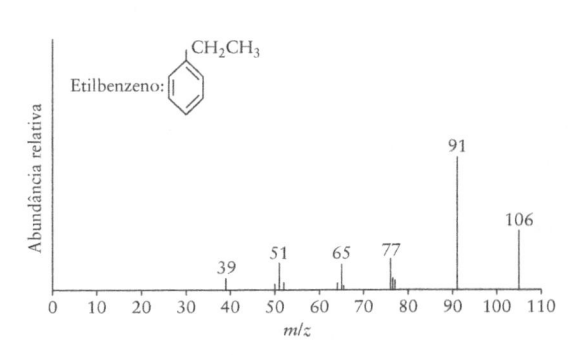

9.13. Identifique os principais picos em um espectro de massa simplificado do cicloexano, conforme a figura abaixo:

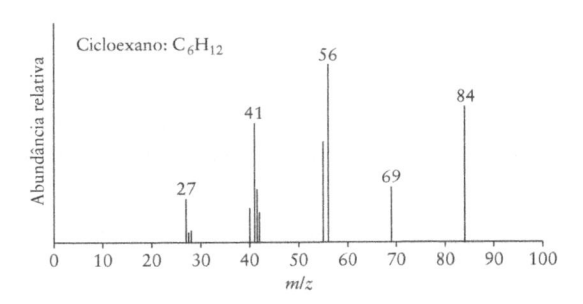

9.14. Compare as vantagens e desvantagens associadas aos analisadores de quadrupolo e de setor magnético.

9.15. Como a espectrometria de massas poderia ser usada no seqüenciamento de polipeptídios e proteínas?

9.16. Como os oligossacarídios poderiam ser analisados pela espectrometria de massas?

9.17. Discorra sobre o uso da espectrometria de massas na proteômica.

Resumo

1. A espectrometria de massas é uma técnica instrumental que se baseia na separação de íons gasosos de acordo com a razão massa-carga.

2. Sistemas de injeção são projetados para introduzir a amostra no espectrômetro de massa com o mínimo de perda possível na qualidade do vácuo.

3. Os três sistemas de injeção mais utilizados em espectrometria de massas são: (i) *batch inlet*; (ii) fluxo contínuo; e (iii) do tipo cromatográfico.

4. Vários tipos de câmaras de ionização são utilizados rotineiramente, entre os quais: impacto de elétrons, bombardeamento por átomos rápidos, espectrômetro de massa de íons secundários (SIMS), ionização/dessorção por campo, dessorção a laser, ionização por centelha, térmica de superfície, dessorção em plasma, termospray, plasma indutivamente acoplado e fontes de ionização por impacto de elétrons à pressão atmosférica.

5. Os analisadores de massa dispersam a amostra ionizada de acordo com as diferenças na razão massa-carga (m/z) à medida que emergem da fonte ou câmara de ionização.

6. Existem vários tipos de analisadores de massa, entre os quais:

- analisadores de setor magnético;
- analisadores de duplo foco;
- analisadores com quadrupolo;
- analisadores de captura de íons por ressonância ciclotrônica e por transformadas de Fourier;
- analisadores por tempo de vôo.

7. Os analisadores de setor magnético incorporam um tubo com uma curvatura de 60°, 90° ou 180°, através do qual os íons são acelerados em direção ao detector. Íons de diferentes razões m/z seguem trajetos diferentes, sendo essa a base das separações por m/z.

8. Analisadores de massa de duplo foco, como o nome sugere, utilizam dois dispositivos de focalização de íons. Um analisador eletrostático (ESA) faz a correção para a distribuição de Boltzmann das energias cinéticas dos íons, bem como um par de placas curvas e lisas, entre as quais é aplicado um potencial de cc para a deflexão do feixe de íons.

9. Duas configurações muito usadas para analisadores de massa de duplo foco são a Mattauch-Herzog e a Nier-Johnson.

10. Espectrômetros de massa com quadrupolo contêm quatro bastões: cada um deles está eletricamente conectado ao seu vizinho. Um potencial de cc é aplicado entre os dois pares de bastões, sendo superposto por um potencial de ca. Potenciais são usados para separar íons de acordo com a razão m/z. Íons com razão m/z distintas passam seqüencialmente através do espaço formado pelos quatro bastões, daí seguindo para o analisador de massa.

11. Cíclotrons iônicos separam íons pela injeção destes em um captador de íons. Os íons são acelerados por um potencial aplicado em um trajeto circular e perpendicular à direção de um campo magnético.

12. Espectros de massa são registrados acelerando-se seqüencialmente íons de diferentes razões m/z, com a aplicação de campos elétricos de ca que se intensificam com o tempo, e processando os dados com o método de transformadas de Fourier.

13. Analisadores de massa por tempo de vôo operam detectando seqüencialmente os íons à medida que estes se deslocam em diferentes velocidades através de um tubo direcionador em direção a um detector. Embora a resolução dos espectros de massa obtidos pelo método de tempo de vôo não seja comparável ao desempenho de outras técnicas, a instrumentação é de relativo baixo custo e resistente.

14. A resolução de picos de espectros de massa pode ser definida de várias maneiras. Em um dos modelos, considera-se que os picos são resolvidos se o vale entre dois picos for igual ou menor que 10% da intensidade do menor pico, isto é, $R = M/\Delta M$, em que ΔM é a menor diferença de massa pela qual dois picos de massa M e $M + \Delta M$ podem ser resolvidos. Outro modelo define a resolução de picos em termos de δ, que é a largura total no ponto médio de seu máximo.

15. Detectores por impacto de elétrons são muito utilizados como detectores de íons em espectrometria de massas. Podem ser detectores multiplicadores de elétrons ou multiplicadores de elétrons com dinodo contínuo.

16. Entre outros detectores de íons estão: detectores com copo de Faraday, detectores por cintilação e detectores com filme fotográfico.

17. A espectrometria de massas geralmente é associada a outras técnicas analíticas como cromatografia a gás, HPLC e espectrometria de massas seqüencial (isto é, dois espectrômetros de massa).

18. A espectrometria de massas é amplamente utilizada em muitas áreas da química analítica, bem como nas ciências biológicas.

Outras leituras

CONSTANTIN, E.; SCHELL, A.; THOMPSON, M. *Mass spectrometry*. Ellis Horwood Series in Analytical Chemistry, Ellis Horwood, 1990.

DOWNARD, K. *Mass spectrometry: a foundation course*. Royal Society of Chemistry, 2004.

HAMDAM, M. *Mass spectrometry for proteomics*. John Wiley, 2005.

ROSE, M. E.; JOHNSTONE, R. A. W. *Mass spectrometry for chemists and biochemists*. Cambridge University Press, 1996.

SIUZDAK, G. *Mass spectrometry for biotechnology*. Academic Press, 1996.

Técnicas eletroanalíticas 10

Aptidões e conceitos

Este capítulo vai ajudá-lo a entender:

- A função de cada um dos principais componentes de uma célula eletroquímica.
- Como os eletrodos de referência são usados nas células eletroquímicas.
- Como expressar potenciais em relação a diferentes eletrodos de referência.
- Os recursos de um eletrodo normal de hidrogênio, um eletrodo de prata/cloreto de prata e um eletrodo-padrão de calomelano.
- O funcionamento e o uso de um eletrodo simples de pH e vários outros eletrodos seletivos de íons.
- O comportamento logarítmico de eletrodos seletivos de íons em relação à concentração.
- Como a voltametria de varredura linear e a voltametria cíclica podem ser usadas para fins analíticos.
- Como funciona a polarografia na determinação de íons metálicos em soluções aquosas.
- O uso da polarografia de pulso diferencial e as vantagens que esse método pode oferecer.
- Como a voltametria adsortiva por redissolução pode ser usada em análises eletroquímicas com sensibilidade aumentada.
- As vantagens oferecidas pelos microeletrodos em comparação aos eletrodos planares em termos dos perfis de transporte de massa difusional hemisférico.
- Como a polarografia orgânica pode ser usada em determinações analíticas práticas e como os microeletrodos podem ser utilizados em determinações eletroquímicas de alguns compostos orgânicos.
- O princípio das titulações eletroquímicas, incluindo o uso de eletrodos de pH e eletrodos seletivos de íons.

- Como funciona um eletrodo de oxigênio.
- O funcionamento e o uso de sensores eletroquímicos, incluindo sensores potenciométricos, amperométricos e condutimétricos para fins analíticos.

10.1 Introdução às células eletroquímicas

As análises eletroquímicas envolvem o uso de *eletrodos* embutidos em *células eletroquímicas*. Um esquema de uma célula eletroquímica simples é mostrado na Figura 10.1.

Todas as células eletroquímicas contêm pelo menos dois eletrodos para completar um circuito, embora em muitos casos seja utilizado um arranjo com três eletrodos.

Se for utilizado um arranjo de dois eletrodos, a célula conterá um eletrodo de trabalho ou eletrodo indicador e um *eletrodo de referência* combinado a um *eletrodo secundário*. Veremos com mais detalhes a importância dos eletrodos de referência na Seção 10.3.

Caso seja utilizado um arranjo com três eletrodos, a célula conterá um eletrodo de trabalho, um eletrodo de referência e um eletrodo secundário. Este último às vezes é chamado de *eletrodo auxiliar* ou *contra-eletrodo*. O eletrodo secundário deve ser projetado para ser pelo menos dez vezes maior que o eletrodo de trabalho, pois isso garante que o eletrodo secundário não limitará a eletroquímica no eletrodo de trabalho.

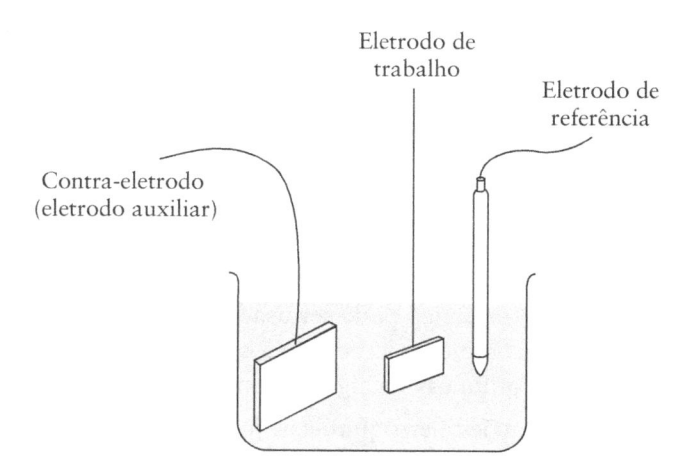

Figura 10.1 Célula eletroquímica.

10.2 A equação de Nernst e as células eletroquímicas

Já vimos que todas as células eletroquímicas devem ter ao menos dois eletrodos. A eletroquímica que ocorre em um eletrodo de trabalho pode ser expressa na forma de uma reação de meia-célula, ou semi-reação. Igualmente, a eletroquímica que ocorre no eletrodo secundário pode ser expressa com uma semi-reação correspondente.

A eletroquímica em um dos eletrodos não pode ocorrer sem a reação eletroquímica correspondente ocorrendo no outro eletrodo. Em outras palavras, nenhuma semi-reação pode prosseguir por si só. É preciso haver um eletrodo doador (um agente redutor) e um receptor de elétrons (um agente oxidante). Se os potenciais de reações de meia-célula pudessem ser medidos diretamente, seria possível determinar quais as meias-células que podem atuar com outras células, seja como agente oxidante, seja como agente redutor. Felizmente, podemos medir a diferença de potencial entre diferentes meias-células em relação aos eletrodos de referência (veja a Seção 10.3). Potenciais de meia-célula podem ser medidos em relação a uma meia-célula de referência padrão, o eletrodo-padrão de hidrogênio (Seção 10.3.1), ao qual é atribuído um potencial arbitrário de 0,0 V. O potencial de uma meia-célula para *atividade igual a um* em relação ao eletrodo-padrão de hidrogênio é conhecido como *potencial-padrão, E^0*. Na prática, a atividade de uma meia-célula depende tanto da concentração quanto da temperatura; e o potencial observado ou registrado, E, pode ser relacionado ao potencial-padrão pela equação de Nernst (Equação (10.1)).

Para uma reação de meia-célula, $a\text{Ox} + ne^- \rightleftharpoons b\text{Red}$:

$$E = E^0 - \{2,302RT/nF\}\log_{10}\frac{[\text{Red}]^b}{[\text{Ox}]^a} \quad (10.1)$$

em que F é a constante de Faraday e R é a constante do gás.

> A *atividade* pode ser considerada uma aproximação termodinâmica para expressar a concentração.

EXEMPLO 10.1 Uma solução aquosa de pH 3 contém 1×10^{-3} M de MnO_4^- e $1,5 \times 10^{-2}$ M de Mn^{2+}. Calcule o potencial da semi-reação.

Método

1. Escreva a semi-reação junto com o E^0.
2. Calcule E por meio da equação de Nernst.

1ª Etapa: $\text{MnO}_4^- + 8\text{H}^+ + 5e^- \rightleftharpoons \text{Mn}^{2+} + 4\text{H}_2\text{O} \quad E^0 = 1,51 \text{ V}$

2ª Etapa: $E = E^0 - \{2,302RT/nF\}/\log_{10}[\text{Red}]/[\text{Ox}]$

Observe que $n = 5$ para cinco elétrons e há oito prótons no lado esquerdo da equação.

Levando em conta a estequiometria da reação, podemos substituir na equação de Nernst:

$$E = 1{,}51 - \{1{,}059/5\} \log_{10} [Mn^+]/[MnO_4^-][H^+]^8$$
$$= 1{,}51 - 0{,}0118 \log_{10} \{1{,}5 \times 10^{-2}\}/\{1 \times 10^{-3} \times (10^{-3})^8\} \text{ V}$$
$$= 1{,}51 - 0{,}0118 \log_{10} \{1{,}5 \times 10^{-2}\}/\{1 \times 10^{-27}\} \text{ V}$$
$$= 1{,}51 - 0{,}011 \, (\log_{10} 1{,}5 \times 10^{27}) \text{ V}$$
$$= 1{,}51 - 0{,}011 \times 25{,}176 \text{ V}$$
$$= 1{,}51 - 0{,}2769 \text{ V}$$
$$= 1{,}23 \text{ V}$$

A diferença de potencial entre duas meias-células separadas espacialmente, mas eletricamente conectadas (por exemplo, por uma ponte salina, como mostra a Figura 10.2), pode ser determinada subtraindo-se os potenciais-padrão da meia-célula catódica (mais negativa) da anódica (mais positiva). O primeiro passo é estabelecer qual das meias-células funcionará como ânodo e qual atuará como cátodo.

EXEMPLO 10.2 Partindo das duas equações de meia-célula abaixo, determine o potencial da célula:

$Ce^{4+} + e^- = Ce^{3+}$ $E^0 = 1{,}61$ V
$I_3^- + 2e^- = 3I^-$ $E^0 = 0{,}5355$ V

Método

Faça a atribuição das células anódica e catódica e depois subtraia os potenciais da meia-célula catódica da meia-célula anódica, para chegar ao potencial total da célula.

1ª Etapa: $Ce^{4+} + e^- = Ce^{3+}$ meia-célula mais positiva que:

$I_3^- + 2e^- = 3I^-$,

$Ce^{4+} + e^- = Ce^{3+}$ a meia-célula é, portanto, a meia-célula anódica.

2ª Etapa: Potencial da célula, $V = 1{,}61 - 0{,}5355 \text{ V} = +1{,}0745$ V

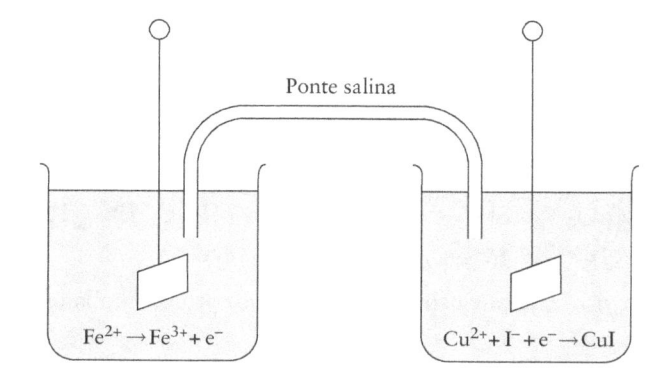

Figura 10.2 Exemplos de duas meias-células conectadas por uma ponte salina.

10.3 Métodos potenciométricos e eletrodos seletivos de íons

Os *métodos potenciométricos* baseiam-se na monitoração de um potencial que permita a execução de medidas analíticas.

Todos os métodos potenciométricos utilizam alguma forma de *eletrodo de trabalho* ou eletrodo indicador e mais um *eletrodo de referência*. Um terceiro eletrodo, um *contra-eletrodo*, também pode ser usado. Primeiramente veremos os eletrodos de referência.

10.3.1 Eletrodos de referência

Os *eletrodos de referência* são extremamente importantes na maior parte das determinações eletroanalíticas. Um potencial sempre é expresso em relação a outro potencial; portanto, potenciais geralmente são expressos em termos de *diferenças de potencial*. É fundamental poder expressar e identificar um potencial de referência estável em células eletroquímicas que contenham muitos íons móveis carregadores de cargas. Para isso são usados os eletrodos de referência. Se um eletrodo de referência define um potencial de referência estável, podemos então fazer uma analogia com a descrição de direções em um mapa, como citar uma posição em relação a um ponto conhecido. Você poderia, por exemplo, instruir um visitante que solicita orientação para viajar da cidade A para a cidade B, a dirigir 100 km na direção nordeste para chegar à cidade B.

Qualquer eletrodo apresentará uma diferença de potencial entre sua superfície e a região interfacial de uma solução em que esteja imerso. Em um modelo simples, a carga na superfície do eletrodo é considerada uma primeira camada de carga, enquanto os íons de polaridade oposta em solução (e próximos ao eletrodo) funcionam como uma segunda camada de carga. Esse modelo é conhecido como *dupla camada elétrica*. Eletrodos de referência são escolhidos por causa de suas propriedades de dupla camada elétrica. Assim, são capazes de manter uma diferença de potencial estável à qual se pode fazer *referência*. Os potenciais eletroquímicos de pares de analitos geralmente são expressos em relação ao eletrodo de referência.

Um eletrodo de referência ideal deve ser completamente *não polarizável* — e isso significa que não pode fluir corrente ao longo da interface entre o eletrodo e a solução em que ele estiver imerso, independentemente da corrente que flui através da célula.

Os dois eletrodos de referência mais utilizados em análises eletroquímicas são:

1. *eletrodo de prata/cloreto de prata* ou eletrodo *Ag/AgCl*;
2. *eletrodo de calomelano saturado* ou eletrodo *ECS*.

É comum, portanto, encontrar potenciais expressos em termos de *diferenças de potencial mV versus Ag/AgCl* ou *versus ECS*.

O primeiro registro de eletrodo de referência foi o **eletrodo-padrão de hidrogênio (EPH)**, e por isso é importante que o consideremos primeiramente antes de tratar dos eletrodos de referência ECS ou Ag/AgCl.

O eletrodo-padrão de hidrogênio

O eletrodo-padrão de hidrogênio ou EPH é o eletrodo de referência a que todos os outros potenciais são relacionados. O EPH é hoje raramente usado na análise de rotina, pois é muito pouco prático e existem alternativas bem mais simples. Houve um tempo, porém, em que o EPH foi muito utilizado nos primeiros estudos eletroquímicos, e por essa razão ficou estabelecido, por definição, como o eletrodo de referência em relação ao qual outros eletrodos de referência (e seus potenciais) são definidos ainda hoje. Ao EPH é atribuído um potencial arbitrário de 0,00 V em todas as temperaturas. Todos os demais eletrodos de referência expressam seu potencial com relação a esse.

Os eletrodos de prata/cloreto de prata e de calomelano são agora os eletrodos de referência mais utilizados.

Observe que se um potencial é expresso em relação a outro eletrodo de referência, por exemplo, de Ag/AgCl, e esse potencial deve ser expresso em relação ao EPH, é preciso primeiramente levar em conta a diferença de potencial entre o primeiro eletrodo de referência e o eletrodo de referência em questão, e depois corrigir o valor expresso por esse potencial.

O EPH consiste em um eletrodo de lâmina de platina platinizada imerso em uma solução aquosa contendo H_2 e H^+ em equilíbrio (Figura 10.3). O gás hidrogênio é constantemente borbulhado através da solução a uma pressão parcial predeterminada. A superfície de platina platinizada é formada por meio de uma lâmina de platina especialmente preparada, finamente

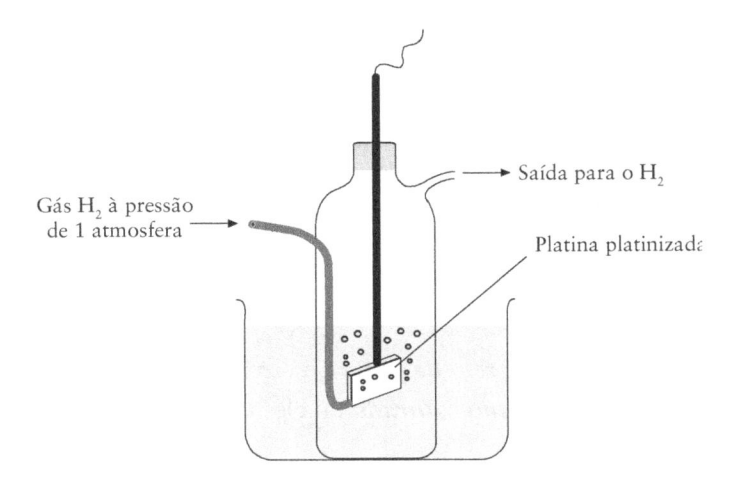

Figura 10.3 Eletrodo-padrão de hidrogênio.

dividida e, portanto, com uma área superficial elevada, permitindo que a reação eletroquímica abaixo ocorra de modo reversível e sem impedimentos (Equação (10.2)):

$$2H^+_{(aq)} + 2e^- \rightleftharpoons H_{2(g)} \qquad (10.2)$$

O potencial de referência que o eletrodo de hidrogênio fornece depende da *atividade iônica* do hidrogênio e, portanto, da pressão parcial em que o gás hidrogênio é borbulhado através da célula. O *eletrodo-padrão* de hidrogênio determina que o H_2 seja continuamente borbulhado através da solução a uma pressão de exatamente 1 atmosfera (Figura 10.3).

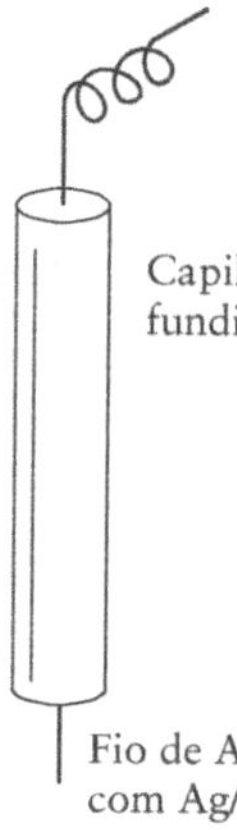

Eletrodo de cloreto de prata (Ag/AgCl)

O eletrodo de prata/cloreto de prata (Ag/AgCl) é um dos eletrodos de referência mais utilizados na química eletroanalítica moderna em razão de sua simplicidade e facilidade de uso. O eletrodo consiste em uma extensão de fio de prata coberto com uma fina camada de cloreto de prata (Figura 10.4). Eletrodos de referência Ag/AgCl são ideais para uso em quase toda célula eletroquímica que contém eletrólitos de suporte à base de íons cloreto.

O eletrodo de Ag/AgCl é preparado **anodizando-se** uma superfície metálica de prata em uma solução saturada de KCl, isto é, polarizando-se anodicamente o eletrodo da solução de KCl, o que causa a oxidação da prata e a formação de uma camada de cloreto de prata (Equação (10.3)):

$$Ag^+_{(aq)} + Cl^-_{(aq)} \rightarrow AgCl_{(s)} \qquad (10.3)$$

Eletrodos comerciais de Ag/AgCl geralmente são fabricados embutindo-se um fio de prata em um capilar de vidro. Uma das extremidades do capilar de vidro é fundida para selar a junção vidro-metal, de modo que alguns centímetros do metal projetam-se do capilar. Não importa muito quanto do eletrodo de Ag/AgCl é imerso na solução, já que, em primeiro lugar, o potencial é obtido da dupla camada elétrica de íons na interface do eletrólito Ag/AgCl, e, em segundo lugar, nenhuma corrente flui através do eletrodo de referência.

O eletrodo de Ag/AgCl tem uma desvantagem. O potencial de referência que ele fornece depende da concentração de cloreto na solução do analito. Em uma solução saturada de KCl, esse eletrodo dá um potencial de +0,199V *versus* EPH.

Figura 10.4 Eletrodo de prata/cloreto de prata.

Capilar de vidro fundido

Fio de Ag recoberto com Ag/AgCl

Eletrodo de calomelano

O *eletrodo de calomelano* é outro eletrodo de referência comercialmente disponível, muito utilizado em análises eletroquímicas. Esse eletrodo (Figura 10.5) consiste em um tubo preenchido com solução saturada de cloreto de mercúrio (I) (calomelano) na forma de uma pasta feita de mercúrio e cloreto mercuroso. A pasta de $Hg_2Cl_2/Hg/KCl$ é mantida em um tubo que

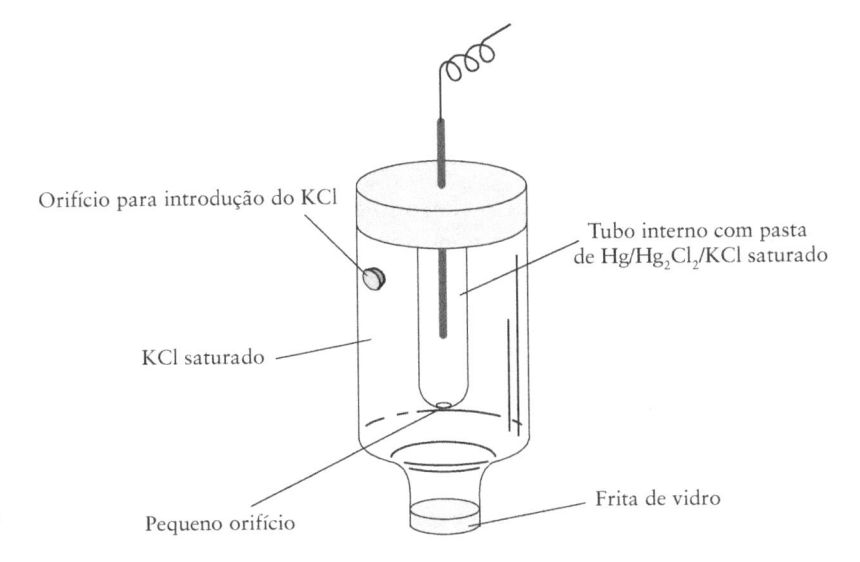

Figura 10.5 Eletrodo de calomelano saturado.

apresenta um pequeno orifício em sua base para permitir contato com uma solução saturada de KCl, mantida em um envoltório externo de vidro. O envoltório de vidro, por sua vez, tem em sua base uma frita de vidro para permitir contato elétrico com a solução do analito.

O potencial de referência depende da concentração do cloreto presente na solução de KCl e do equilíbrio da Equação (10.4):

$$Hg_2Cl_{2(s)} + 2e^- \rightleftharpoons 2Hg_{(l)} + 2Cl^-_{(aq)} \quad (10.4)$$

Para manter a confiabilidade do eletrodo, a solução de KCl e a pasta de calomelano/Hg_2Cl_2/Hg/KCl devem ser trocadas periodicamente. O eletrodo normalmente é saturado com KCl para manter um potencial de referência quantificável e confiável, que a 25 °C deve ser de +0,242 V *versus* EPH.

EXEMPLO 10.3 O potencial de uma meia-célula em relação a um eletrodo de referência ECS é de −0,577 V. Calcule o potencial em relação a um EPH. (O potencial da célula que utiliza o EPH é de 0,242 V menos negativo que o ECS.)

Método

Corrija a diferença para os potenciais do eletrodo de referência:

E *versus* EPH = E *versus* ECS + 0,242 V
$\phantom{E \text{ versus EPH}} = -0,577 + 0,242$ V
$\phantom{E \text{ versus EPH}} = -0,335$ V

10.4 Eletrodos seletivos de íons

Há vários *eletrodos potenciométricos seletivos de íons* ou *sensíveis a íons* (ESIs) disponíveis comercialmente. Os mais utilizados funcionam medindo uma diferença de potencial em *vidros seletivos de íons* especialmente manufaturados. A origem de todos esses eletrodos é o moderno eletrodo de pH, que ainda é o ESI mais usado nos dias de hoje. O sucesso comercial do eletrodo de pH deve-se em grande parte à sua notável confiabilidade, robustez e seletividade para determinar a concentração de íons H^+ em quase todas as soluções aquosas. Assim, primeiro consideraremos o funcionamento e a construção do eletrodo de pH, e depois alguns outros ESIs desenvolvidos recentemente.

10.4.1 Eletrodos de pH

O pH de uma solução é definido como igual ao valor negativo do $\log_{10}$ de $[H^+]$. O eletrodo de pH mede a concentração de H^+, e o resultado normalmente exibido é o valor de pH. O eletrodo de pH é, de fato, um ESI de H^+. Os eletrodos de pH, como veremos, baseiam-se na mensuração de um potencial ao longo de uma membrana de vidro que varia em termos logarítmicos com $[H^+]$ na interface da solução; o que é conveniente, pois a resposta do eletrodo segue a escala convencional de pH, já bem conhecida por todos nós.

Um típico eletrodo de pH comercial consiste, na verdade, em dois eletrodos — um eletrodo de referência, geralmente um eletrodo ECS ou um eletrodo de prata, e o eletrodo de membrana de vidro sensível ao pH (Figura 10.6). O potencial é então medido entre esses dois eletrodos e correlacionado com uma curva de calibração predeterminada, de pH em função da diferença de potencial.

O potencial, E, medido pode ser previsto pela forma generalizada e simplificada da equação de *Nernst*:

$$E = E^0 + \frac{RT}{nF}\ln[X] \qquad (10.5)$$

em que E^0 é o potencial em volts em condições-padrão de temperatura e concentração; R, a constante dos gases; F, a constante de Faraday; T, a temperatura absoluta; n, o número de cargas transferidas no processo de redução ou oxidação; e $[X]$, a concentração do íon, que para o eletrodo de pH é o H^+. O último termo deveria corresponder estritamente à atividade do íon, mas na maioria dos casos supõe-se que ela pode ser substituída pelo valor da concentração. Dessa forma, se os valores numéricos de RT e F forem considerados a 25 °C, a Equação (10.5) poderá ser simplificada, resultando na Equação (10.6):

$$E = E^0 + 0{,}059 \log_{10}[H^+] \qquad (10.6)$$

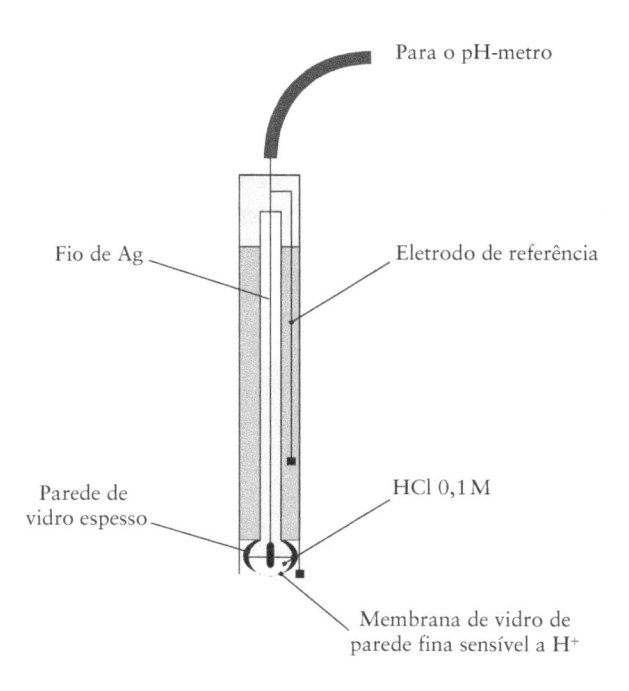

Figura 10.6 Eletrodo seletivo de pH-íon.

A equação prevê o comportamento realmente visto na prática, isto é, que *um aumento 10 vezes maior na concentração do hidrogênio causa uma mudança de 59 mV na diferença de potencial*. Não devemos nos esquecer do termo T para temperatura na Equação (10.5), e também que presumimos que o eletrodo funcionará a 25 °C. Na prática, a maioria dos pH-metros comerciais possui um controle para corrigir mudanças de temperatura.

Membranas seletivas para íon H^+ e configurações para eletrodo de pH

O vidro seletivo para íon H^+ é especialmente manufaturado com uma composição típica de aproximadamente 63% de SiO_2, 28% de Li_2O, 5% de BaO, 2% de La_2O_3 e 2% de Cs_2O. O vidro é altamente seletivo para íons H^+, contanto que permaneça hidratado. O eletrodo deve, portanto, ser mantido imerso em água destilada, caso contrário perderá sua capacidade responsiva. Eletrodos ressecados geralmente podem ser recuperados se deixados por uns dois dias em água destilada antes de serem usados novamente. A captação de íons H^+ causa uma diferença de potencial ao longo de seus limites, e isso pode ser medido entre um fio que está em contato elétrico com a membrana de vidro (por imersão em uma solução de HCl) e o eletrodo de referência. Como já vimos, a diferença de potencial pode ser interpolada como uma leitura de pH; quanto maior a concentração de íons H^+, maior a diferença de potencial que pode ser medida ao longo da membrana de vidro, e isso corresponde, é claro, a um pH mais baixo na solução que está sendo testada.

> **EXEMPLO 10.4** Um eletrodo de pH está registrando um pH de 4,2. É adicionado ácido à solução e o potencial do eletrodo aumenta em 118 mV. Qual o pH da nova solução?
>
> **Método**
>
> Um aumento de 59 mV corresponde a um aumento de 10 vezes na [H^+]. A partir daí, calcule a mudança de pH na solução. O pH diminui com o aumento da resposta do eletrodo de pH.
>
> *1ª Etapa:* O potencial do eletrodo de pH aumenta em 118 mV. Isso corresponde a 118/59 unidades de pH = 2 unidades de pH.
>
> *2ª Etapa:* O pH original era 4,2. Assim, o novo pH = 4,2 − 2,0 = 2,2.

10.4.2 Outros eletrodos seletivos de íons comercialmente disponíveis

Há vários outros ESIs para íons como F^-, Na^+, K^+, NH_4^+ e Li^+. O eletrodo de pH, porém, continua sendo o mais confiável de todos os ESIs disponíveis atualmente devido ao pequeno tamanho do íon H^+. Eletrodos para íons maiores invariavelmente sofrem alguns efeitos de interferência de íons que apresentem tamanho e carga similarem. Muitos pH-metros comerciais são projetados para permitir a substituição do eletrodo de pH por ESIs, já que a instrumentação necessária é idêntica. Mais uma vez a equação de Nernst (Equação (10.5)) relaciona a medida da diferença de potencial ao $\log_{10}$ da concentração do íon. Uma curva de calibração empírica pode ser plotada registrando-se a resposta do eletrodo (em milivolts) em soluções de referência certificadas para garantir que o desempenho do ESI esteja correto. As concentrações do íon poderão então ser interpoladas no perfil de calibração.

10.5 Voltametria de varredura linear e voltametria cíclica

A *voltametria de varredura linear* e a *voltametria cíclica* são, ambas, técnicas eletroquímicas dinâmicas, pois envolvem a variação de um potencial aplicado (ou *polarizante*). A corrente é medida em relação ao potencial aplicado ou ao tempo. As determinações voltamétricas geralmente são usadas como técnicas de diagnóstico. Um grande número de análises eletroquímicas (tais como *voltametria adsortiva por redissolução*, *VAR*, e *polarografia*) baseiam-se na voltametria de varredura linear ou na voltametria cíclica.

A técnica de voltametria de varredura linear baseia-se no rampeamento progressivo de um potencial. A velocidade de varredura do potencial pode variar de alguns milivolts por segundo até várias centenas de volts por

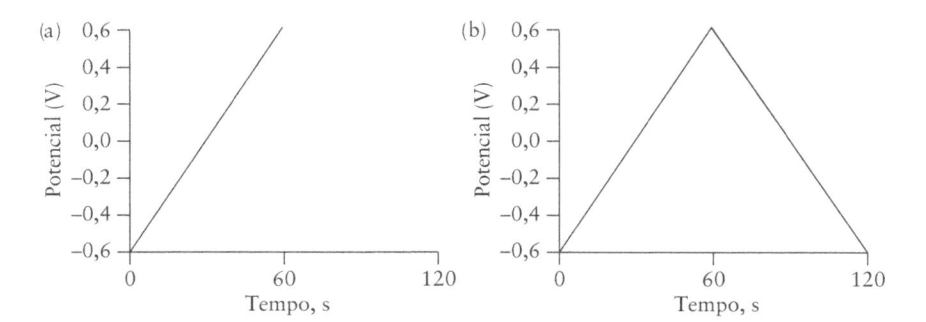

Figura 10.7 (a) Varredura de potencial para voltametria de varredura linear; (b) varredura de potencial para voltametria cíclica.

segundo. A corrente é monitorada ao longo de toda a varredura — e se for plotada em relação ao potencial, o perfil corrente-potencial é conhecido como *voltamograma*. Se a varredura for de um potencial a outro, a técnica é chamada de voltametria de varredura linear. Um perfil de potencial para esse tipo de voltametria é mostrado na Figura 10.7(a). Se a direção da rampa de potencial for então invertida no final da varredura até atingir mais uma vez o potencial inicial original, trata-se de uma *voltametria cíclica* (Figura 10.7(b)). O ciclo do potencial poderá ser repetido diversas vezes, se desejado. A natureza do voltamograma (isto é, formato, tamanho e potencial de picos) pode gerar muitas informações relativas à eletroquímica no eletrodo de trabalho.

Um arranjo com três eletrodos deve ser usado para todas as medidas eletroquímicas *dinâmicas*. As técnicas voltamétricas dinâmicas envolvem a variação do potencial polarizante com o tempo. A eletroquímica que ocorre no eletrodo de trabalho (ET) é monitorada quando polarizada em relação ao eletrodo de referência. Um *contra-eletrodo (CE)* é incluído para completar o circuito, enquanto a carga flui para e do eletrodo de trabalho e para e do contra-eletrodo. A carga é carregada pelos íons na solução do eletrólito, e é por essa razão que a concentração iônica do eletrólito deve ser monitorada e, preferencialmente, controlada. Por exemplo, costuma-se adicionar KCl 0,1 M à solução para funcionar como eletrólito suporte. A área do contra-eletrodo também deve ser ao menos dez vezes maior que a do eletrodo de trabalho (conforme mostra a Figura 10.1), de modo que nunca se torne o fator limitante da velocidade da eletroquímica que ocorre no ET.

10.5.1 Formato e natureza de voltamogramas lineares e cíclicos

O processo eletroquímico *a ser monitorado* ocorre na superfície do eletrodo de trabalho. O analito deve, portanto, deslocar-se através da solução até o eletrodo a fim de ser oxidado ou reduzido. O analito precisa alcançar o eletrodo de trabalho sob a influência de *migração elétrica* (atração de carga via lei de Coulomb), *convecção* (por exemplo, agitação física da solução) ou *difusão*. Em uma solução não agitada, normalmente a *difusão* é o principal mecanismo de transferência de massa para e do eletrodo de trabalho. Se a velocidade de transferência de elétrons entre o eletrodo e o analito for suficientemente alta, então a difusão poderá tornar-se o fator limitante da velocidade. Nesse caso, dizemos que a reação do eletrodo está sob *controle difusional*. Se o processo de oxidação/redução for reversível, mais uma vez pode-se demonstrar, partindo da equação de *Nernst*, que os picos direto e inverso terão uma separação de $59/n$ mV (em que n representa o número de elétrons envolvidos por molécula no processo de transferência de elétrons).

É mais prático considerar o formato dos voltamogramas de varredura linear e dos voltamogramas cíclicos em conjunto, já que um voltamograma de varredura linear compreende os perfis de corrente inversa/tempo de um voltamograma cíclico. Quando esse tipo de voltamograma é registrado, o potencial é invertido no final da varredura inversa, e a corrente é registrada durante a varredura inversa.

Se considerarmos o voltamograma idealizado da Figura 10.8, veremos por que ele assume aquela forma. Em nossa discussão, consideraremos a redução e a reoxidação de um par redox reversível como o do ferrocianeto

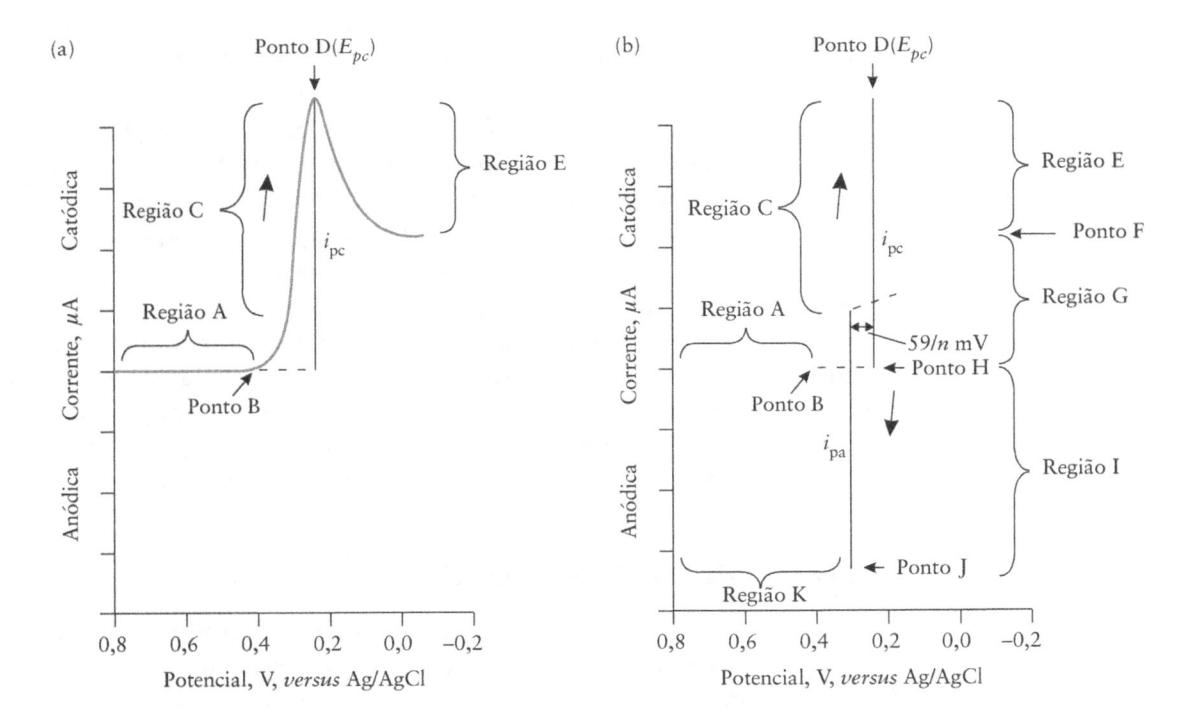

Figura 10.8 (a) Voltamograma linear idealizado para a redução de $[Fe(CN)_6]^{3-}$; (b) Voltamograma cíclico idealizado para um par redox reversível como $[Fe(CN)_6]^{3-/4-}$.

de potássio, que pode ser reduzido e reoxidado por um simples processo envolvendo um único elétron (Equação (10.7)):

$$[Fe^{(III)}(CN)_6]^{3-} + e^- \rightleftharpoons [Fe^{(II)}(CN)_6]^{4-} \tag{10.7}$$

A Figura 10.8(a) mostra um voltamograma de varredura linear para a redução de $[Fe^{(III)}(CN)_6]^{3-}$. Na Figura 10.8(b), temos um voltamograma cíclico para a redução de $[Fe^{(III)}(CN)_6]^{3-}$ a $[Fe^{(III)}(CN)_6]^{4-}$ e subseqüente reoxidação, retornando ao $[Fe^{(III)}(CN)_6]^{3-}$. Primeiramente, o potencial varia de $+0,8$ a $-0,2$ V versus Ag/AgCl. (*Em alguns países, a convenção eletroquímica é plotar potenciais mais negativos à direita ao longo do eixo do X.*) Não se observa nenhuma corrente entre, aproximadamente, $+0,7$ e $+0,4$ V na ausência de qualquer reação eletroquímica que ocorra nessa região (*região A*). Por volta de $+0,4$ V, surge uma corrente catódica devido à redução de $[Fe(CN)_6]^{3-}$ a $[Fe(CN)_6]^{4-}$ (*ponto B*) (Equação (10.7)). A corrente se intensifica à medida que aumenta o potencial, isso porque aumenta a velocidade de transferência de elétrons (*região C*). O $[Fe(CN)_6]^{3-}$ está sendo consumido e sua concentração de superfície diminui, causando um gradiente de difusão entre a superfície do eletrodo e o resto da solução. Quando a concentração de superfície do $[Fe(CN)_6]^{3-}$ se aproxima de zero, a corrente catódica mostra um pico no E_{pc} (*ponto D*) e depois cai à medida que o gradiente de difusão se estende pela solução (*região E*). A taxa de transporte de massa para o eletrodo de trabalho torna-se agora o fator limitante da velocidade, e a corrente aproxima-se de um novo platô de equilíbrio até que a direção da varredura de potencial seja invertida (*ponto F*).

Se nesse ponto a varredura linear for interrompida, o que se tem registrado é um voltamograma de varredura linear (Figura 10.8(a)). Se nesse ponto o potencial for invertido, registra-se um voltamograma cíclico.

Observa-se uma corrente de redução (*região G*) até que o potencial em que o pico da corrente catódica foi observado seja mais uma vez ultrapassado (*ponto H*). Nesse ponto, a corrente momentaneamente atravessa o zero. O $[Fe(CN)_6]^{4-}$ agora começa a se reoxidar (*região I*), e o que se vê novamente é uma corrente oxidativa (*anódica*) ascendente, até que, de modo semelhante, a concentração de superfície do $[Fe(CN)_6]^{4-}$ se aproxime de zero. Mais uma vez é observada uma corrente de pico E_{pa} (*ponto J*). A corrente diminui novamente à medida que se aproxima do potencial original (*região K*).

10.5.2 Reações de ligação à superfície

Se o analito de algum modo estiver ligado à superfície do eletrodo, então ele não precisa se deslocar até o eletrodo para sofrer uma reação de transferência de carga. Agora a separação entre os picos voltamétricos direto e inverso, devido ao comportamento difusional do analito, não ocorrerá. De fato, se a reação redox for reversível, espera-se que os picos direto e inverso estejam exatamente no mesmo potencial (um sobre o outro). Esse tipo de voltamograma é chamado de *voltamograma de ligação à superfície*.

10.5.3 Instrumentação

Se uma corrente for obtida, por exemplo, de uma bateria, o potencial entre os terminais vai diminuir à medida que a corrente começa a fluir. Sendo assim, se uma fonte de potencial como essa fosse usada para aplicar o potencial polarizante, a corrente medida deixaria de ser uma função direta do potencial aplicado. Um instrumento chamado *potenciostato* é usado para **manter o potencial entre os eletrodos — independentemente da corrente puxada pelo circuito**. Observe que o termo *potenciostato* implica a conservação de um potencial, e não um potencial estático *per se*.

Existem muitos potenciostatos comerciais. Alguns químicos eletroanalíticos preferem, no entanto, construir seus próprios instrumentos à base de bateria por meio de modernos amplificadores operacionais, cuja relação sinal–ruído pode ser bem baixa. A maioria dos potenciostatos é computadorizada e permite o armazenamento de dados em formato digital, que poderão então ser plotados ou manipulados à vontade, embora possam ser encontrados instrumentos de menor custo para registrar voltamogramas em plotadores X-Y. Nesse caso, é preciso tomar cuidado para que a baixa velocidade do plotador não distorça os perfis da corrente ou do potencial.

10.6 Polarografia e técnicas associadas

A polarografia é um tipo especial de voltametria que utiliza mercúrio como eletrodo de trabalho. O mercúrio apresenta duas vantagens distintivas sobre os outros metais como material para eletrodo. Em primeiro lugar, ele resiste à evolução eletroquímica do hidrogênio em potenciais que poderiam causar problemas em outros eletrodos metálicos ou mesmo de carbono. A segunda vantagem vem de seu estado líquido à temperatura ambiente, já que, para cada teste analítico, novas superfícies de eletrodo (e portanto muito limpas) prontamente se formam. Normalmente, eletrodos sólidos precisam ser limpos, o que exige tempo e é difícil. Um eletrodo especial, chamado de *eletrodo gotejante de mercúrio,* ou *EGM* (Figura 10.9), permite, *durante* a análise, a formação de uma superfície de mercúrio aproximadamente a cada segundo. O mercúrio líquido de um reservatório atravessa um tubo capilar fino a uma velocidade fixa. Forma-se uma gota de mercúrio que cresce com o tempo até cair da ponta do capilar. A próxima gota começa a se formar e o processo se repete de maneira cíclica.

Dentro do capilar, o mercúrio (e portanto a gota) é progressivamente polarizado ao longo de todo o experimento por uma rampa de potencial (como na Figura (10.7(a)). O potencial é mais uma vez mantido por meio de um potenciostato. Como antes, é preciso ter uma referência (normal-

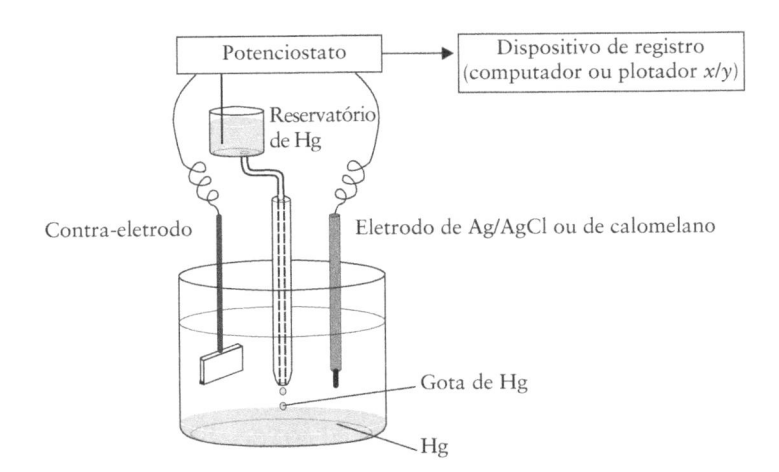

Figura 10.9 Eletrodo gotejante de mercúrio.

mente um ECS) e um contra-eletrodo (geralmente Pt) para completar o circuito. O aparato todo é conhecido como **polarógrafo**.

A área da superfície da gota, em contínua modificação, gera uma forma de voltamograma um tanto estranha, porém característica, conhecida como **polarograma**. Como poderíamos esperar, ao longo da varredura será atingido um potencial que permitirá a redução (ou mesmo a oxidação) de um analito. A corrente é então registrada como uma função do potencial (e/ou tempo) (Figura 10.10). O primeiro aspecto a ser notado é que a corrente segue um aumento rítmico e decresce com o tempo. A corrente é diretamente proporcional à área do eletrodo de trabalho (mercúrio), que por sua vez se altera com o tempo à medida que a gota cresce e depois cai da ponta do capilar. Quando a gota se forma pela primeira vez, sua área superficial é muito pequena, mas ela aumenta com o tempo. A corrente observada, portanto, também aumenta. Quando a gota torna-se muito grande, e portanto pesada, ela cai do tubo capilar, e uma nova gota, muito pequena, é formada. O processo se repete de maneira semelhante. O perfil de corrente que segue esse ciclo, portanto, ondula com a freqüência da duração da gota.

A corrente *média* vai aumentar repentinamente uma vez que o potencial tenha atingido um valor que permita medidas do analito. A polarografia é utilizada com mais freqüência na determinação de íons de metais pesados que possam ser reduzidos, e, nesse caso, a curva (ou varredura) do potencial será na direção catódica (negativa). Na Figura 10.10 vemos que, uma vez atingido um potencial que permita a redução ou oxidação do analito, a corrente média aumenta na forma de uma escada até alcançar uma nova **corrente de difusão limitada**. Os potenciais que estão em excesso em relação a esse valor são chamados de **sobrepotenciais** (ou **sobretensão**). A corrente catódica ou anódica, portanto, continua sendo vista durante o resto da varredura de potencial. O potencial que corresponde ao ponto médio

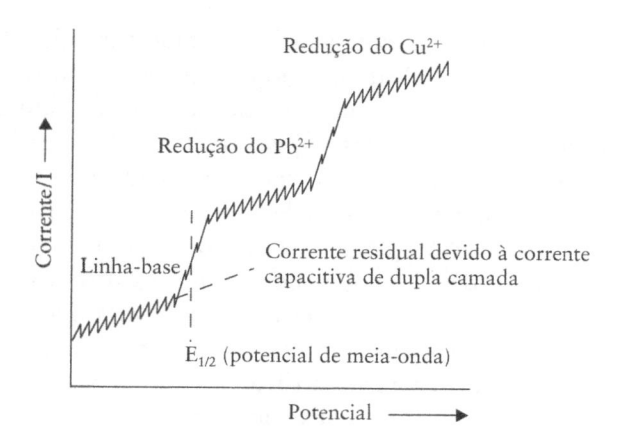

Figura 10.10 Polarograma para a redução de Pb^{2+} e Cu^{2+}.

entre a corrente da linha-base e a corrente limitante de difusão do estado estacionário é chamado de *potencial de meia-onda*, ou $E_{1/2}$. Se é atingido um potencial que permite a redução ou oxidação de um segundo analito, então essa corrente se sobrepõe à primeira. Um exemplo pode ser visto novamente na Figura 10.10, que mostra como Pb^{2+} e Cu^{2+} podem ser ambos reduzidos em sobrepotenciais de $\sim +600$ mV *versus* Ag/AgCl.

Em cada caso, porém, a técnica pode ser quantitativa, já que a corrente é diretamente proporcional à concentração do analito e poderá ser prevista pela *equação de Ilkovich* (Equação (10.8)):

$$i_d = kc \qquad (10.8)$$

em que i_d é a corrente de difusão, c, a concentração do analito e k, uma constante relacionada a condições como temperatura e velocidade de fluxo do mercúrio.

Outro fator físico-químico embutido no formato do polarograma deve ser observado: a corrente média aumentará lentamente, *independentemente* da presença de um analito detectável. A corrente devido à redução de um analito é, portanto, sobreposta no topo dessa linha-base. A linha-base flutuante deve-se ao carregamento da interface entre a gota de mercúrio e a solução, de modo análogo a um capacitor. O efeito é conhecido como *corrente capacitiva de dupla camada*, I_{dl}, e pode limitar tanto a sensibilidade quanto o limite inferior de detecção da técnica. Pode-se imaginar que, se a gota for continuamente reabastecida, a corrente capacitiva não deverá aumentar com o tempo. Esse argumento em parte é verdadeiro, porém um pouco de mercúrio permanece em contato com o eletrólito ao longo de todo o experimento, conservando-o polarizado.

Os efeitos deletérios associados à corrente capacitiva de dupla camada em grande parte podem ser superados com o uso da *polarografia de pulso diferencial*, ou **PPD**, que veremos em seguida.

A polarografia tem suas desvantagens, que incluem a dificuldade associada ao manuseio e a toxicidade do mercúrio elementar. A instrumentação também não é muito prática, e as soluções aquosas do eletrólito devem ser desaeradas (desoxigenadas) antes das análises, removendo assim o oxigênio molecular que poderia ser eletroquimicamente reduzido no eletrodo gotejante de mercúrio (EGM). Apesar dessas desvantagens, a polarografia ainda é uma técnica de laboratório amplamente utilizada devido a sua sensibilidade e aos baixos limites de detecção que podem ser atingidos. Muitos íons de metais pesados, por exemplo, podem ser determinados a níveis de ppm, e esse grau de sensibilidade pode mesmo fazer frente ao desempenho de técnicas como a espectroscopia de absorção atômica a uma pequena fração de custo — ou mesmo de complexidade instrumental.

10.6.1 Polarografia de pulso diferencial

Como já vimos, a polarografia utiliza uma curva de potencial para polarizar um EGM. Uma vez que um potencial de cc transfere carga para a interface de uma solução de gota de mercúrio, observa-se uma corrente de alimentação de dupla camada que diminui a sensibilidade da análise. Também é difícil determinar com acurácia (ou mesmo acompanhar) a corrente média através de uma série de ondas de corrente rítmicas.

A *polarografia de pulso diferencial* (**PPD**) supera em muito esses problemas graças a um método elegante que envolve a sobreposição de uma série de pequenos pulsos de potencial à varredura de potencial linear (Figura 10.11).

O pulso é cronometrado para o final do tempo de vida da gota quando essa atinge seu maior volume, antes de cair do capilar. Uma fração de um segundo *depois* de terminado o pulso do potencial, a gota é mecanicamente derrubada da ponta do capilar por uma pequena barra que fisicamente sacode a coluna.

A corrente é medida *pouco antes* e *pouco depois* de aplicado o potencial. A *diferença* entre essas duas correntes é então plotada como uma função do potencial. O pulso do potencial é cronometrado para o final de tempo de vida da gota, porque esse é o momento em que a área superficial se modifica em menor velocidade com o tempo. O volume da gota terá um aumento linear com o tempo enquanto a velocidade de fluxo do mercúrio permanece constante; no entanto, a taxa de variação da área superficial da gota diminui com o tempo, pois a área da superfície de uma esfera é dada por $4\pi r^2$. A corrente de alimentação de dupla camada é diretamente proporcional à área superficial da gota de mercúrio, e é durante os últimos estágios de duração da gota que a corrente capacitiva de dupla camada vai aumentar na velocidade mais baixa. A corrente devido à **detecção amperométrica** do analito dependerá do potencial alcançado pela varredura de potencial linear. Uma vez que a corrente é medida no começo e no fim de cada pulso,

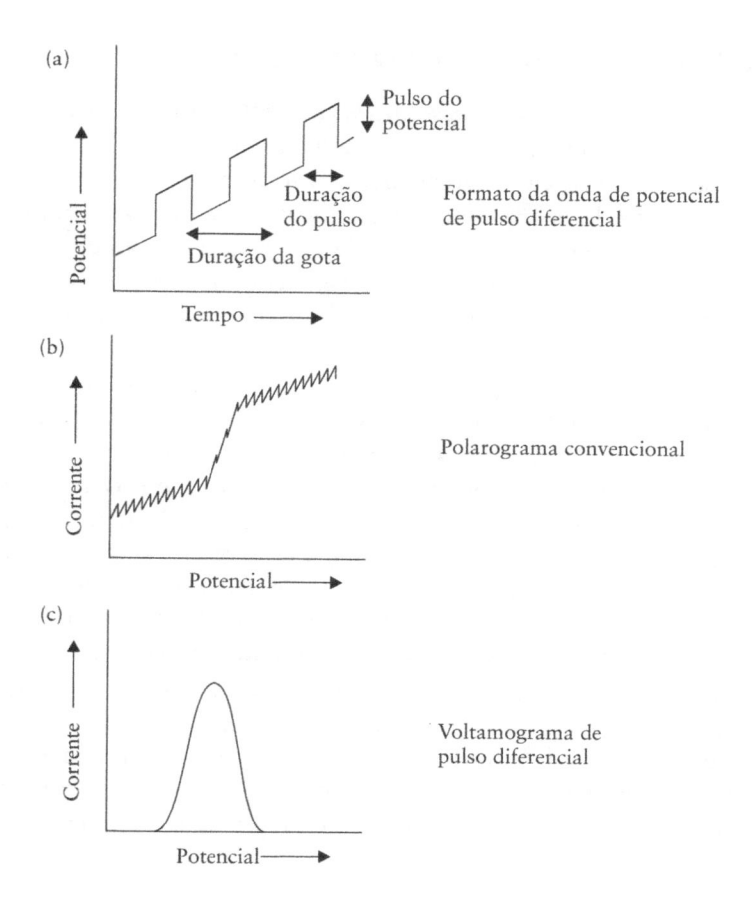

Figura 10.11 Comparação entre polarografia de pulso diferencial e polarografia convencional.

e a corrente capacitiva tem um valor muito baixo, sua contribuição é minimizada. Outro importante efeito também é observado. Já que agora medimos uma corrente *diferencial* (que acompanha a *taxa de variação da corrente com o tempo*), esse valor aumentará à medida que aumenta a velocidade da corrente redox, mas depois cairá novamente à medida que a corrente se aproxima de um valor de estado estacionário. O potencial do pico de corrente na PPD corresponde ao ponto médio da *onda redox voltamétrica*, e é chamado de **potencial de meia-onda**. A relação entre uma onda redox polarográfica-padrão e um pico PPD é mostrada na Figura 10.11. A interpretação de voltamogramas de pulso diferencial é muito mais fácil do que a de polarogramas-padrão, especialmente se queremos verificar a posição precisa do potencial de meia-onda. A determinação de um potencial de meia-onda geralmente ajuda a identificar o analito que gera a onda polarográfica. A PPD também pode ajudar a diferenciar duas ondas parcialmente sobrepostas. É mais fácil distinguir dois picos separados (mesmo que estejam lado a lado) do que tentar interpretar uma corrente do tipo escada, uma sobreposta à outra, que por sua vez apresenta uma linha-base flutuante embutida.

10.6.2 Voltametria adsortiva por redissolução

A *voltametria adsortiva por redissolução*, ou **VAR**, é uma técnica extremamente eficiente que permite obter limites de detecção bem mais baixos do que os de análises voltamétricas convencionais. A técnica envolve a *acumulação* do analito no eletrodo de trabalho, e a análise só é feita após a acumulação. Geralmente, as determinações são realizadas em concentrações de partes por milhão ou até mesmo partes por bilhão. Assim, concentrações extremamente baixas do analito podem ser analisadas, o que de outra forma seria muito difícil.

Mas como isso é realizado de fato? Muitos analitos se dissociam em solução. Os íons do soluto atravessam uma solução (*migram*) sob a influência de um campo elétrico. Ânions (negativos) migram na direção do ânodo (positivo), e cátions (positivos) migram na direção do cátodo (negativo). O ET é polarizado para atrair e, assim, acumular o analito ionizado por algum tempo. Esse intervalo de tempo é conhecido como *pré-concentração* ou etapa de *adsorção*, e pode durar de 1 a 2 segundos até vários minutos. O potencial aplicado ao eletrodo de trabalho é similarmente conhecido como potencial *pré-concentração* e *pré-adsorção*.

Uma vez que uma quantidade suficiente do analito (ou mesmo todo o analito na solução) tenha sido pré-concentrada e adsorvida no eletrodo de trabalho, o potencial é invertido através de uma curva do potencial linear com o tempo (Figura 10.12). A corrente é então registrada por voltametria como função do potencial. O voltamograma registrado é conhecido como

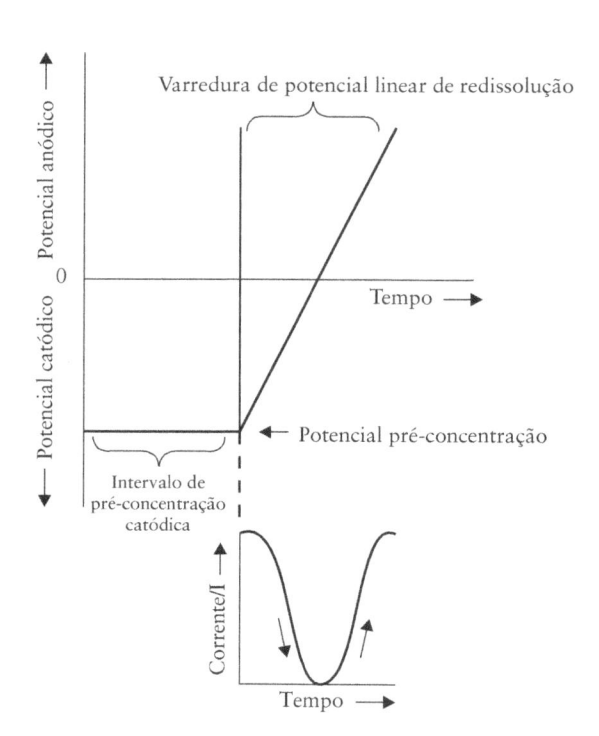

Figura 10.12 Voltametria adsortiva por redissolução.

voltamograma adsortivo por redissolução, visto que o analito é redissolvido da superfície do ET. Os ânions serão oxidados e os cátions, reduzidos, durante a *etapa de redissolução*. A voltametria adsortiva por redissolução que envolve a acumulação de cátions em um ânodo utiliza a redissolução *anódica* do analito, e é conhecida como *voltametria de redissolução anódica*. De modo semelhante, se os ânions forem acumulados nos ânodos e subseqüentemente redissolvidos no cátodo, o método é chamado de *voltametria de redissolução catódica*. Esses dois processos costumam ser abreviados como **VRA** e **VRC**, respectivamente.

Vários eletrodos são usados na voltametria adsortiva por redissolução, mas provavelmente o mais comum é o *eletrodo de gota pendente de mercúrio* (**EGPM**). O EGPM é muito semelhante ao EGM, exceto que o mercúrio não é continuamente forçado através do capilar, mas forma-se uma gota estática que pende da extremidade do capilar durante toda a análise. Antes de ser executada uma nova análise, a gota é eliminada impelindo-se uma pequena quantidade de mercúrio através do capilar por meio de um êmbolo rosqueado, que funciona como um nônio, situado na parte de cima da coluna.

O EGPM tem a vantagem de oferecer uma superfície de Hg muito limpa para cada nova gota que é formada. Átomos de metais pesados também podem dissolver-se no mercúrio para formar um amálgama, permitindo assim a acumulação de uma quantidade ainda maior do analito antes da análise. Outros eletrodos são usados na voltametria adsortiva por redissolução e, especialmente, eletrodos quimicamente modificados oferecem oportunidades para análises mais amplas em vários tipos de analitos. Na Seção 10.7 trataremos resumidamente dos eletrodos quimicamente modificados.

10.7 Eletrodos quimicamente modificados

Nos últimos anos, os *eletrodos quimicamente modificados,* ou *EQM,* têm atraído muito interesse por parte dos pesquisadores, o que provavelmente continuará acontecendo por algum tempo. Até agora consideramos apenas eletrodos *simples* metálicos, mas que poderiam ser feitos de outros metais condutores, como, por exemplo, carbono. Nesses casos, o eletrodo não sofre tratamento antes de ser usado. Ao contrário, o *eletrodo quimicamente modificado* é previamente tratado de modo que altere ou modifique sua superfície, e portanto seu desempenho analítico.

Há muitas maneiras de modificar quimicamente um eletrodo, as quais envolvem pré-condicionamento eletrolítico, revestimento químico do eletrodo por moléculas covalentemente ligadas em sua superfície, ou o revestimento de toda a superfície do eletrodo com um filme polimérico adsorvente. Veremos apenas os dois últimos tipos, pois são as formas mais utilizadas de EQM.

10.7.1 Ancoragem de moléculas com propriedades de superfície bem caracterizadas

A química de superfície de um eletrodo pode, às vezes, ser radicalmente alterada pela ancoragem de moléculas que tenham propriedades bem caracterizadas e, ao mesmo tempo, permitir a eletroquímica desejada. O polietilenoglicol (PEG), por exemplo, é usado freqüentemente para revestir a superfície de dispositivos bioquímicos com o objetivo de resistir à sorção de proteínas. O PEG pode ser quimicamente ancorado à superfície de um eletrodo para melhorar sua biocompatibilidade em análises clínicas. Modificações desse tipo em eletrodos são particularmente úteis se desejamos aumentar sua vida útil para múltiplas análises em ambientes hostis. Como muitas outras moléculas orgânicas, o PEG pode ser ancorado a um eletrodo metálico (Au é particularmente bom nesse caso) por meio de uma ligação tiol ou (−SH). Enzimas redox também podem sofrer processo eletroquímico direto quando *conectadas eletricamente* à superfície de um eletrodo. É estabelecida uma ligação entre o centro ativo redox da enzima e um eletrodo metálico por meio de uma cadeia de hidrocarboneto altamente insaturada que permite a transferência de elétrons ao longo de sua extensão. Atualmente, muitas outras formas de ancoragem de moléculas com grupos funcionais específicos têm sido exploradas. Para uma cobertura mais detalhada dessas áreas, veja o Capítulo 14.

10.7.2 Eletrodos modificados com polímeros

Os tipos mais utilizados de EQM são aqueles modificados pela deposição de algum polímero. Os polímeros são extremamente versáteis e podem ser preparados de modo que tenham propriedades hidrofóbicas, hidrofílicas, isolantes ou eletricamente condutoras. Polímeros podem ser usados para aprisionar outras moléculas dentro de sua estrutura, tais como as enzimas, ou, em alguns casos, para impedir que interferentes químicos cheguem ao eletrodo de trabalho. Os polímeros *condutores* são aqueles que permitem alguma condutividade elétrica ao menos em um dos estados de oxidação/redução. O polímero geralmente pode ser oxidado e reduzido, portanto sua condutividade depende do estado de oxidação. A polianilina, por exemplo, apresenta três estados redox, o que permite ao polímero exibir uma *razoável* condutividade ou um comportamento isolante por meio de sua polarização. A polianilina é facilmente eletropolimerizada por meio de uma solução aquosa do monômero anilina (hidrocloreto). Outras moléculas redox, como as enzimas, podem ser imobilizadas dentro do polímero que atua como matriz. Assim, vários estados redox dependentes de propriedades condutimétricas podem ser monitorados — e dessa maneira têm sido desenvolvidos vários dos assim chamados "transistores químicos" ou "transistores de enzima". Há diversos outros polímeros condutores que podem ser eletropolimerizados em uma superfície de eletrodo. Entre os mais utilizados estão o polipirrol, o poliindol e o poli-*N*-metiltiofeno.

Outra importante utilização para a modificação polimérica de um eletrodo é gerar um filme polimérico de *permeação seletiva* ao longo de sua superfície para impedir que interferentes eletroquimicamente ativos possam atingir a superfície do eletrodo de trabalho. Esse método, portanto, ajuda a melhorar a especificidade da técnica. A maioria dos filmes de permeação seletiva baseia-se na exclusão de carga de moléculas ionizadas, ou, pelo menos, altamente polares, por meio da repulsão de cargas iguais. Por exemplo, o polímero comercial Nafion®, da Du Pont, possui grupos aniônicos (negativos) em um polímero e deveria permitir a pronta passagem de solutos catiônicos ou neutros ao longo de um filme delgado, mas também impedir o acesso de ânions à superfície do eletrodo.

10.8 Microeletrodos

Até aqui consideramos processos que ocorrem em eletrodos grandes (planares). Veremos agora como eletrodos *muito* pequenos (de dimensões micrométricas), ou *microeletrodos*, podem ser utilizados pelo químico analítico. Você poderá perguntar por que usar um microeletrodo, uma vez que o tamanho de qualquer sinal (por exemplo, o amperométrico) será diretamente proporcional à área do eletrodo? A resposta está no modo como os solutos se deslocam para e da superfície do eletrodo. Eletrodos grandes apresentam perfis de difusão linear, o que significa que os solutos (nesse caso, os reagentes e produtos) se difundem para e do eletrodo em linha reta (Figura 10.13). De fato, os solutos podem difundir-se em qualquer direção. O impedimento estérico significa que o efeito global resultante é como se os solutos, no geral, se comportassem como se estivessem se deslocando em linha reta. Se as velocidades de transferência dos elétrons na superfície do eletrodo forem altas em comparação com a difusão do analito, então a velocidade de difusão poderá ser a etapa limitante da velocidade para a reação no eletrodo. No caso, dizemos que a reação agora está *sob controle de difusão*. Já discutimos as implicações dessa situação ao considerarmos a voltametria cíclica (Seção 10.5) e a polarografia (Seção 10.6). Esse comportamento de difusão controlada pode ser muito problemático para a análise, já que a agitação da solução do analito vai romper os gradientes de difusão na solução, e assim alterar as respostas do eletrodo.

Os microeletrodos, por outro lado, não estão sujeitos a essas restrições, pois apresentam *perfis difusionais hemisféricos para o soluto*, contanto que sejam suficientemente pequenos para se comportarem como uma fonte pontual única. Nesse caso, os solutos podem aproximar-se ou afastar-se do eletrodo em um arco bidimensional de 180°, formando um hemisfério

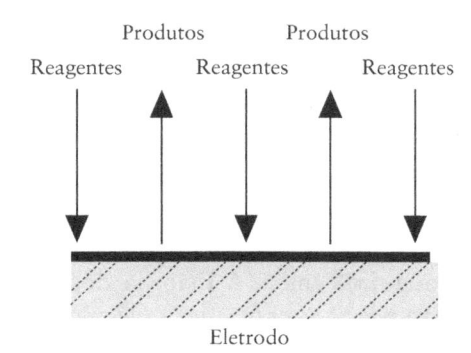

Figura 10.13 Difusão linear para e de um eletrodo planar.

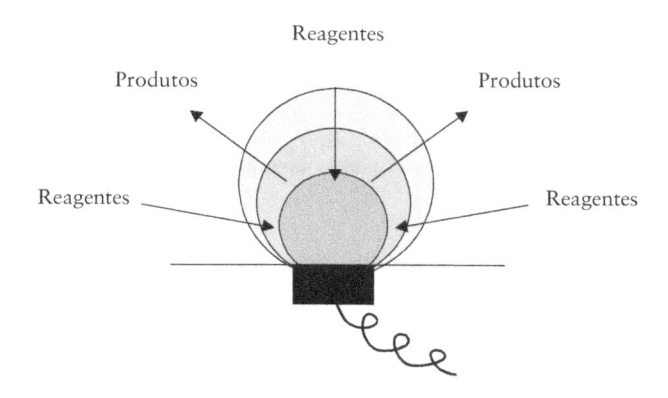

Figura 10.14 Perfis de difusão hemisférica para e de um microeletrodo.

A "queda ôhmica" (iR) é a diminuição na diferença de potencial experimentado ao longo da solução causada pela passagem de corrente através da solução, sendo equivalente ao V = iR da lei de Ohm.

(Figura 10.14). A taxa de transporte de massa do soluto geralmente é bem maior do que se poderia obter em um eletrodo grande planar; e muitas análises podem ser retiradas do controle difusional e, assim, tornadas *independentes de agitação*. Se um eletrodo deixa de ser suscetível à agitação, ou a outro movimento fisicamente induzido na solução com o analito (isto é, convecção), isso é benéfico, pois não seria necessário controlar os padrões de fluxo da solução, por exemplo, em ambientes fora do laboratório (remotos).

Microeletrodos apresentam algumas desvantagens. A mais óbvia está relacionada ao pequeno tamanho do sinal (geralmente amperométrico), que é proporcional à área e, portanto, muito pequeno. Talvez você precise proteger o eletrodo de fontes de radiação ou de outras fontes de ruído elétrico, de modo que o sinal não fique embutido em uma linha-base de ruído e, portanto, torne-se inútil. Outro método poderia ser o uso de vários microeletrodos com os sinais acoplados para reforçar o sinal a ser medido. Ironicamente, a pequena dimensão do sinal pode ser explorada com alguma vantagem, pois freqüentemente é possível realizar a análise sem ter de usar um potenciostato. Isso ocorre: (a) devido às correntes da reação eletroquímica; e (b) porque as contribuições da queda ôhmica ao longo da solução (iR) são muito pequenas, e por isso não é preciso usar um potenciostato para manter o potencial polarizante, V.

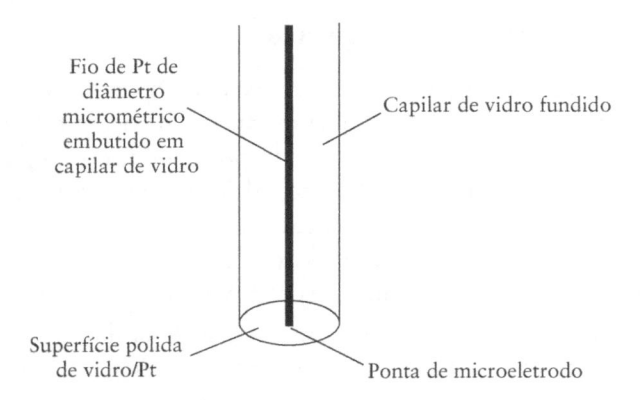

Figura 10.15 Microeletrodo.

Um método muito utilizado para produzir microeletrodos é embutir um fio (geralmente de platina) em um capilar de vidro e fundi-lo em uma das extremidades. A ponta do eletrodo é então polida com pó de alumina fina (Al_2O_3) para produzir uma superfície plana (Figura 10.15).

Microeletrodos múltiplos geralmente são fabricados por meio de técnicas fotolitográficas, de maneira semelhante à produção de placas de circuito impresso e microchips eletrônicos. Os microeletrodos certamente atraem cada vez mais interesse, por exemplo, para aplicações biomédicas (veja o Capítulo 14) e para uso na comunidade científica. Fica claro que os microeletrodos provavelmente serão usados em um número cada vez maior de análises eletroquímicas.

10.9 Química eletroanalítica de fase orgânica e eletroanálise de compostos orgânicos

10.9.1 Solventes orgânicos e solubilidade de analitos orgânicos

Até agora supomos que o analito será solúvel em água e que haverá condutividade suficiente na solução pela adição de um simples eletrólito suporte como o KCl. Infelizmente, muitas moléculas orgânicas que de outra forma se prestam à análise voltamétrica ou polarográfica são parcialmente solúveis ou mesmo totalmente insolúveis em água.

O analito pode, por vezes, ser dissolvido pela introdução de uma pequena quantidade de solventes orgânicos miscíveis com água, tais como ácido acético, dioxano, acetonitrila ou um álcool. Se esse método falhar, e o soluto for solúvel apenas em solventes orgânicos apróticos, ainda assim, em alguns casos, a análise eletroquímica *poderá* ser viável, como veremos em seguida (Seção 10.9.2).

10.9.2 Polarografia de fase orgânica

A polarografia de fase orgânica tem sido executada em solventes como dietilamina ou dimetilformamida. Solventes apróticos desse tipo infelizmente apresentam resistividades muito altas e impossibilitam qualquer eletroquímica sem a adição de um eletrólito de sal ionizável que possa permitir a transferência de carga através da solução. Sais de lítio e sais tetraalquila são freqüentemente utilizados com esse propósito, já que podem se dissolver e se dissociar ionicamente em ambientes completamente apróticos.

Já vimos que a polarografia é muito utilizada na determinação de íons de metais pesados em soluções aquosas. Essa técnica, no entanto, está se tornando cada vez mais comum na análise de compostos orgânicos que possam ser solúveis em água ou, talvez, solúveis apenas em solventes orgânicos apolares.

A polarografia de fase orgânica pode ser usada quer para reduzir, quer para oxidar um analito. A análise de íons de metais pesados envolve redução, mas a determinação de muitos compostos orgânicos exige a oxidação. Infelizmente, só podemos usar um potencial polarizante de até, aproximadamente, +0,4 V *versus* Ag/AgCl, já que acima desse potencial o próprio mercúrio poderá se oxidar. Não obstante, esse problema pode ser superado com o uso de outros materiais de eletrodo, tais como carbono, platina ou ouro.

10.9.3 Determinação eletroquímica de compostos orgânicos

Muitos compostos orgânicos, conforme detalhado abaixo, contêm grupos funcionais que geram comportamento eletroquímico passível de ser explorado para fins analíticos.

1. *Reações de redução*
   - grupos orgânicos halogenados — podem ser reduzidos com a substituição do halogênio pelo hidrogênio;
   - alcenos e alguns compostos orgânicos cíclicos insaturados;
   - grupos nitro, nitroso, aminóxido e azo.
2. *Reações de oxidação*
   - hidroxiquinonas e mercaptanas;
   - peróxidos e epóxidos.

10.10 Titulações eletroquímicas

O método mais usado para determinar o ponto de equivalência de uma titulação redox é o que usa um indicador. Titulações baseadas em eletroquímica, no entanto, estão se tornando mais comuns, já que o ponto de equivalência pode ser determinado com mais acurácia em comparação com as técnicas volumétricas convencionais. Titulações eletroquímicas costumam ser acompanhadas por potenciometria, embora alguns pontos de equivalência possam ser determinados por amperometria.

10.10.1 Titulações potenciométricas

Titulações potenciométricas normalmente são simples de executar. O potencial, E, de um eletrodo indicador é medido em relação a um eletrodo de referência, e E é plotado como função do volume do titulante adicionado. A diferença de potencial varia rapidamente nas proximidades do ponto de equivalência. Esse é determinado com acurácia bem maior do que normalmente seria possível com titulação volumétrica baseada em indicador-padrão, e por duas razões. Primeiro, removemos o erro humano associado à estimativa de mudança de cor. O mais importante, porém, é que a diferença de potencial que monitoramos acompanha diretamente a variação de atividade química da reação ao longo de todo o curso da titulação. Uma vez que estamos tentando fazer uma estimativa do ponto de equivalência da titulação, o potencial absoluto do eletrodo indicador não precisa ser conhecido com acurácia; importante é a *variação no potencial*, e esse potencial descreverá o formato, e portanto o ponto de equivalência, da curva de titulação. As titulações potenciométricas podem ser feitas manualmente ou por meio de um titulador automático comercial. De fato, a maioria dos titulador automáticos comerciais utiliza algum tipo de eletrodo indicador potenciométrico para acompanhar as reações.

Titulações de pH

Já vimos como o pH de uma titulação ácido-base varia de forma acentuada quando se atinge o ponto de equivalência (Capítulo 3). Uma maneira fácil de acompanhar uma titulação desse tipo é com o uso de um eletrodo potenciométrico-padrão de pH com membrana de vidro. Ao plotar o pH em função do volume titulante, gera-se facilmente uma curva de titulação. O ponto de equivalência corresponde ao ponto que dá a inclinação mais íngreme da curva de titulação pH/volume (Figura 10.16). Pode ser usado um ECS, um eletrodo de Ag/AgCl ou qualquer outro eletrodo de referência adequado. Os eletrodos de pH e de referência devem ficar o mais próximo possível um do outro para minimizar a resistência da solução entre os dois eletrodos.

Eletrodos seletivos de íons para análises volumétricas

Na Seção 10.4 vimos que há uma variedade de ESIs comercialmente disponíveis para diversos ânions e cátions. ESIs desse tipo podem ser usados para acompanhar titulações em que um dos íons é consumido em uma reação redox. Por exemplo, um ESI de Ca^{2+} pode ser utilizado para acompanhar a titulação de cálcio e EDTA (Equação (10.9)):

$$2Ca^{2+} + EDTA^{4-} \rightarrow Ca_2(EDTA) \qquad (10.9)$$

Outro exemplo pode ser um ESI de Ag^+ para titulações com nitrato de prata.

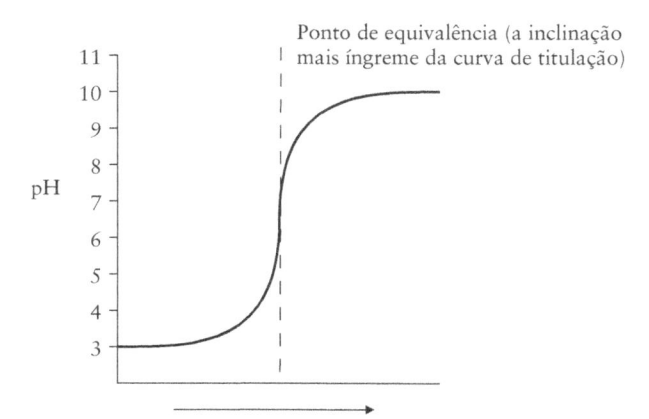

Figura 10.16 Perfil da titulação de pH.

Determinação precisa de pontos de equivalência volumétricos em potenciometria

O ponto de equivalência em uma titulação potenciométrica como na Figura 10.16 corresponde ao ponto mais íngreme da curva, isto é, ao ponto de inflexão. Medidas manuais podem facilmente levar a erros, embora computadores possam ser usados para medir continuamente a inclinação da reta (como a primeira derivada do potencial em relação ao volume do titulante). A inclinação pode ser expressa como uma função do volume do titulante. O gráfico resultante segue a taxa de variação do potencial com o volume do titulante adicionado ($\Delta emf/\Delta$vol *versus* volume dos titulantes adicionados) (Figura 10.17). O perfil ΔpH/volume em forma de "S" agora se torna uma curva com pico; a posição correspondente ao meio do pico dá o valor do volume de titulante adicionado no ponto de equivalência.

Calcular a primeira derivada do perfil da titulação potenciométrica oferece duas vantagens distintas. Primeiro, é mais fácil acompanhar *visualmente* o ponto de viragem potenciométrico monitorando-se a subida e a descida de um pico. Mais importante, o ponto de equivalência pode ser detectado com maior acurácia, uma vez que a primeira derivada da inclinação da titulação é continuamente monitorada e o ponto de inflexão não precisa ser estimado a olho nu.

10.10.2 Titulações amperométricas

As titulações amperométricas monitoram uma corrente quando um potencial polarizante é imposto a um ET. O potencial geralmente é fixo. Esse tipo de voltametria é conhecido como *voltametria hidrodinâmica* ou *amperometria de estado estacionário*. O termo hidrodinâmica refere-se à corrente como uma função do *transporte de massa* no interior da solução se o processo estiver sob **controle difusional do transporte de massa**.

A voltametria hidrodinâmica é usada para determinar o ponto de equivalência de uma titulação contanto que ao menos um dos reagentes e/ou

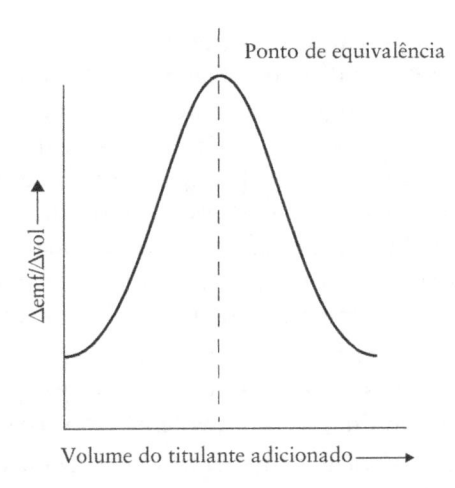

Figura 10.17 Determinação do ponto de equivalência em titulação potenciométrica com monitoração da primeira derivada da curva de titulação.

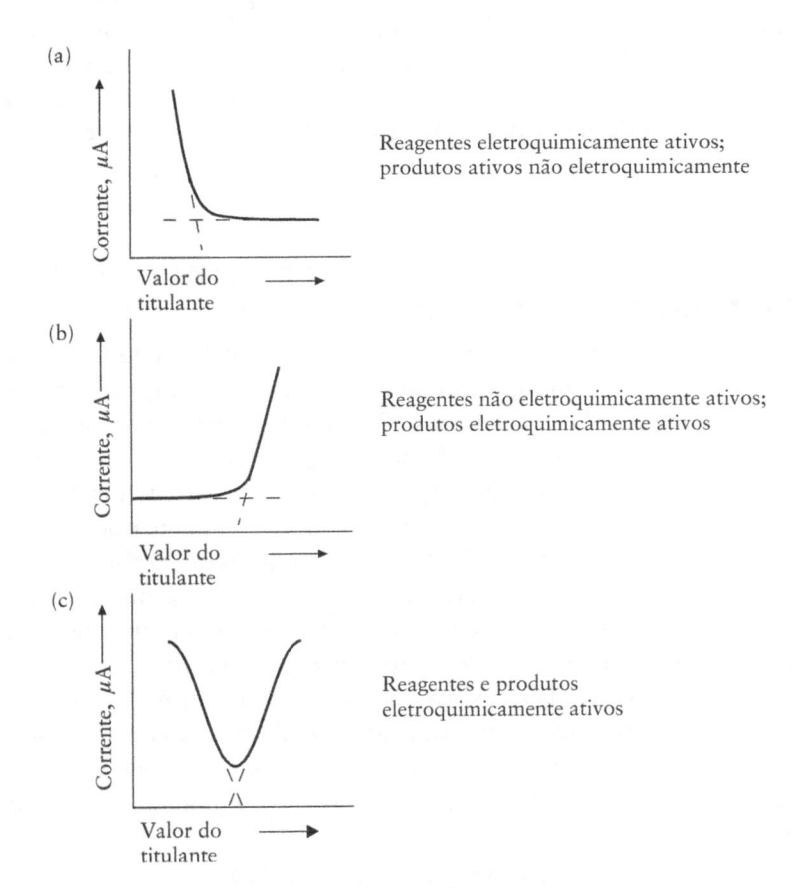

Figura 10.18 Titulações amperométricas.

produtos possa ser eletroquimicamente oxidado ou reduzido. A corrente, portanto, é medida como uma função do volume do titulante. Se um ou mais reagentes for eletroquimicamente ativo, então a corrente devido à oxidação ou redução dessa espécie vai diminuir à medida que ela for consumida (Figura 10.18(a)). Ao contrário, se o produto (ou um dos produtos) for

> Transporte de massa é o termo usado para descrever o movimento de um reagente ou analito (ou qualquer produto formado durante uma reação eletroquímica) para e da superfície do eletrodo.

eletroquimicamente ativo, então a corrente devido à oxidação ou redução eletroquímica dessa espécie aumentará (Figura 10.18(b)). Se um reagente e um produto são, *ambos*, eletroquimicamente ativos, então a corrente diminuirá de forma linear, na direção do ponto de equivalência, e depois novamente de modo linear aumentará à medida que se adiciona mais do titulante (veja a Figura 10.18(c)). Nesse caso, é preciso lembrar que a corrente devido aos reagentes ou aos produtos é diretamente proporcional a suas respectivas concentrações. Em cada caso, o ponto de equivalência pode ser estimado extrapolando-se os dois segmentos de reta dos gráficos de corrente/volume.

A voltametria hidrodinâmica envolve certo consumo, embora pequeno, de um ou mais dos reagentes e/ou produtos. Os microeletrodos costumam, portanto, ser utilizados para minimizar a extensão do consumo.

As titulações amperométricas geralmente são utilizadas quando as reações de titulação envolvem a formação de um complexo estável ou um precipitado. As titulações com EDTA, por exemplo, formam complexos estáveis com muitos íons de metais pesados, tais como Fe^{2+}, Cu^{2+} e Pb^{2+}. Outros agentes precipitadores incluem o nitrato de prata para a precipitação de íons de haletos e o nitrato de chumbo para a titulação de precipitação de íons sulfato.

10.11 Eletrodos de oxigênio

O eletrodo de oxigênio foi descrito pela primeira vez por Leyland Clark na década de 1960, e agora é amplamente utilizado para monitorar a concentração de oxigênio em soluções aquosas. O eletrodo baseia-se na redução amperométrica do oxigênio em um ET catódico polarizado em, aproximadamente, −600 mV *versus* Ag/AgCl. Normalmente, trata-se de um ET de Pt, sobre o qual se estende uma fina membrana de Teflon permeável ao oxigênio (Figura 10.19). O filme de Teflon é projetado para permitir a imediata difusão do oxigênio para o eletrodo de trabalho subjacente, ao mesmo tempo em que impede a passagem de quaisquer solutos ionizados. Um contra-eletrodo (quase sempre na forma de um anel concêntrico em torno do ET) completa o circuito. Um pequeno pavio embebido em eletrólito às vezes pode ser colocado entre o eletrodo de trabalho e o contra-eletrodo para assegurar a condutividade elétrica entre eles. Em algumas configurações, o contra-eletrodo e o eletrodo de referência são combinados de modo que formem um só eletrodo.

O oxigênio é reduzido de acordo com a Equação (10.10):

$$O_2 + 4H^+ + 4e^- \rightarrow 2H_2O \qquad (10.10)$$

A corrente é proporcional à pressão parcial do oxigênio na amostra. O eletrodo deve ser pré-calibrado tanto com amostras desaeradas como também

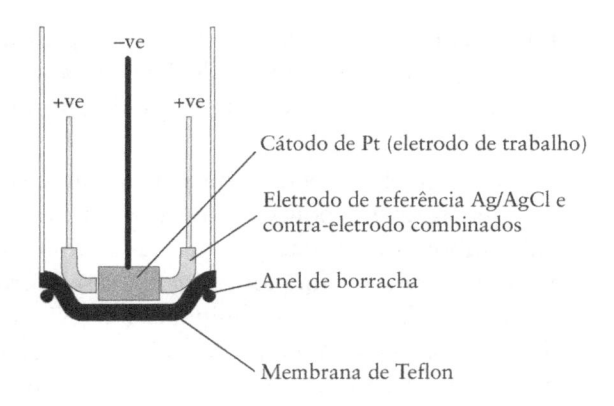

Figura 10.19 Eletrodo de oxigênio.

Labels: −ve; +ve; +ve; Cátodo de Pt (eletrodo de trabalho); Eletrodo de referência Ag/AgCl e contra-eletrodo combinados; Anel de borracha; Membrana de Teflon

saturadas com oxigênio. Água saturada com O_2 contém aproximadamente 28 μg cm^{-3} de oxigênio à pressão atmosférica normal e temperatura de 298 K. As correntes para as amostras desaerada (linha-base) e saturada com oxigênio devem, ambas, ser empiricamente determinadas. Constrói-se então uma reta de calibração com dois pontos, de onde se podem estimar as concentrações de O_2 de amostras desconhecidas.

Alguns gases halogênicos, tais como o cloro (Cl_2), podem dissolver-se em água ($Cl_{2(g)} + H_2O_{(l)} \rightleftharpoons HCl_{(aq)} + HOCL_{(aq)}$) e causar interferência no eletrodo de O_2, pois ambos podem atravessar a membrana de permeação seletiva de Teflon.

O eletrodo de oxigênio é hoje utilizado rotineiramente em analisadores multigás clínicos na determinação de oxigênio no sangue e no soro sanguíneo (veja a Seção 14.3), sendo também usado, por vezes, como componente no interior de biossensores amperométricos nos quais se utiliza uma enzima que consome oxigênio.

10.12 O alcance de sensores de base eletroquímica

Atualmente há um esforço de pesquisa cada vez maior para o desenvolvimento de diversos sensores com aplicações nas áreas clínica, ambiental e no controle de processos industriais.

Os sensores de base eletroquímica constituem uma das categorias mais importantes de sensores na atualidade. Nesta seção, veremos o alcance de sua aplicação. Mais informações sobre sensores biomédicos e biossensores são dadas no Capítulo 14.

Há vários exemplos óbvios. Um paciente diabético pode simplesmente testar a concentração de glicose em seu próprio sangue utilizando um biossensor portátil. Eletrodos de pH automáticos portáteis são outro excelente exemplo de sensor que agora pode ser usado praticamente por qualquer pessoa, sem nenhum treinamento especializado. Embora o eletrodo de pH exista há alguns anos, ainda é um sensor quase ideal devido a sua robustez, seletividade e simplicidade, qualidades que a maioria dos sensores contemporâneos se esforça por alcançar.

Apesar do grande esforço que atualmente é dirigido ao desenvolvimento de novos sensores, comparativamente poucos dispositivos até agora obtiveram sucesso comercial. Embora essa situação deva mudar, muitos sensores são insatisfatórios em vários critérios fundamentais de desempenho, especialmente em termos de especificidade, sensibilidade, longevidade, robustez, ou mesmo viabilidade financeira. A inércia tecnológica na comunidade científica também não deve ser desprezada. Os sensores oferecem principalmente uma tecnologia que procura apresentar métodos alternativos a várias técnicas já bem estabelecidas. Para que um analista mude de técnica, é preciso convencê-lo de que: (a) o novo método é no mínimo tão confiável quanto aquele que já vem sendo usado; (b) o novo sensor iguale e provavelmente exceda todos os principais critérios de desempenho para a técnica já utilizada; e, possivelmente, (c) alguma economia possa ser feita. Se o novo sensor atender a todas as exigências, o possível cliente ainda poderia ter de justificar um capital inicial de reinvestimento para uma nova tecnologia, quando já possui a capacidade analítica requerida.

10.12.1 Modos de operação

Primeiro veremos os diferentes modos de operação para sensores eletroquímicos e depois consideraremos o âmbito das aplicações.

Sensores eletroquímicos podem operar em modo: (a) potenciométrico; (b) amperométrico; ou (c) condutimétrico.

Sensores potenciométricos

A principal vantagem dos sensores potenciométricos sobre as outras técnicas é que as medidas não envolvem a destruição ou o consumo do analito. Um potencial é medido em resposta ao analito; mas como não flui nenhuma corrente, o analito não é oxidado nem reduzido, e portanto não é consumido. Uma vez que o analito não é consumido na superfície do ET, não são estabelecidos gradientes de difusão entre a maior parte da solução com o analito e a superfície do sensor. O comportamento dos sensores potenciométricos inerentemente independem de agitação, o que certamente facilita seu uso. A resposta dos sensores amperométricos, ao contrário, normalmente depende muito da velocidade de agitação.

Entre os sensores comercialmente disponíveis, os ESIs são, sem dúvida, os mais utilizados. Os *transistores de efeito de campo quimicamente seletivo*, ou *TECQSs* (Figura 10.20), constituem um outro desenvolvimento com base em uma forma modificada do *transistor de efeito de campo*. A regulação da

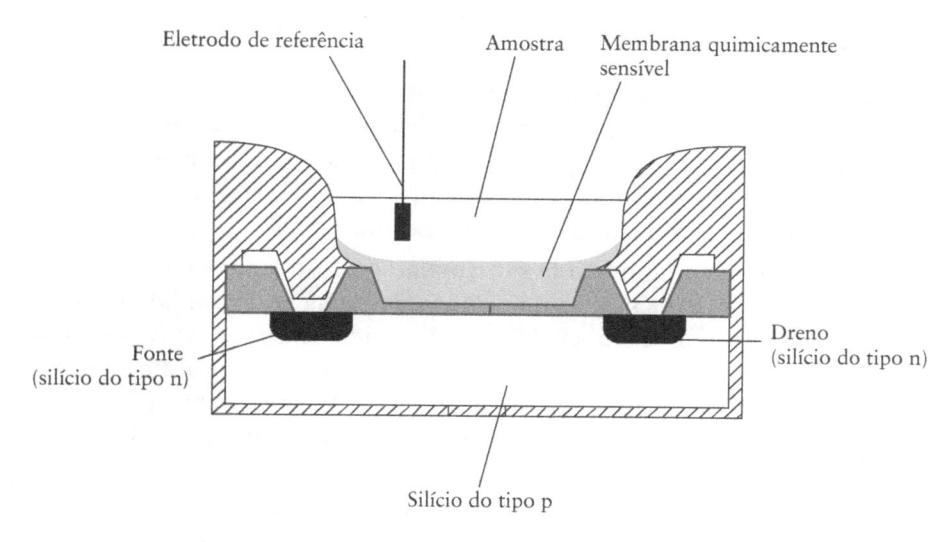

Figura 10.20 Um TECQS.

Labels: Eletrodo de referência; Amostra; Membrana quimicamente sensível; Fonte (silício do tipo n); Dreno (silício do tipo n); Silício do tipo p.

corrente em um transistor de efeito de campo está relacionada ao potencial em que a região de entrada é mantida. Um TECQS utiliza uma membrana seletiva de íons, que é mantida em contato com a região de entrada. Assim, o potencial na camada seletiva de íons modula a corrente entre a fonte e o dreno. Por algum tempo previu-se que os TECQSs rapidamente dominariam o mercado de sensores. Até agora isso certamente não aconteceu. O principal problema encontrado pelos TECQSs está relacionado à facilidade com que a região de entrada do transistor é contaminada. Embora a produção de TECQSs possa não ser excessivamente cara, peças descartáveis não seriam comercialmente viáveis para uso geral.

Sensores amperométricos

Os sensores amperométricos abrangem um grande número de aplicações e (no momento em que foi escrito este livro) representam a maior fatia do mercado químico e de biossensores. As técnicas amperométricas, em muitos casos, são as mais robustas na área eletroquímica, embora seja inerente a esse método o consumo de parte do analito. Embora o consumo de uma quantidade muito pequena do analito possa não afetar de modo significativo a concentração do analito como um todo, criam-se gradientes de difusão do soluto, resultando em uma indesejável resposta dependente de agitação. Sensores amperométricos, portanto, geralmente são inadequados para a monitoração on-line de processos industriais, além de exigirem cuidados de um especialista. Os microeletrodos muitas vezes superam vários desses problemas, mas acarretam suas próprias desvantagens associadas às pequenas correntes que precisam ser monitoradas. Microeletrodos também costumam ter um custo de fabricação bem menor que o de eletrodos planares maiores.

Sensores condutimétricos

Os íons transportam a carga entre os eletrodos de uma célula eletroquímica. Normalmente, queremos que a condutividade dos íons de um eletrólito seja suficientemente alta para que a eletroquímica do eletrodo sensor não seja de modo algum impedida. Às vezes, porém, a condutividade iônica da solução pode, de fato, ser o parâmetro que desejamos medir.

Sensores para condutividade são amplamente utilizados na monitoração da qualidade dos sistemas de purificação de água de um laboratório. Água recém-destilada deve ter $[H^+]$ e $[OH^-]$ iguais a 10^{-7} M. O dióxido de carbono do ar lentamente se dissolve na água, fazendo aumentar a condutividade da solução com a concentração do carbonato de hidrogênio $[HCO_3^-]$ dissolvido. Impurezas ionizáveis aumentam consideravelmente a condutividade da água.

Indicadores de condutividade também podem ser usados para acompanhar a titulação de uma base fraca e um ácido forte (ou mesmo base forte e ácido fraco). As diferenças na magnitude de dissociação de um ácido ou base fracos e de um ácido ou base fortes provoca uma grande variação na condutividade da solução, uma vez atingido o ponto de equivalência.

10.12.2 Sensores à base de polímeros condutores

Vários biossensores ou sensores químicos monitoram a condutividade de um *polímero condutor* que liga dois eletrodos próximos um do outro. O assim chamado polímero condutor pode ser definido como um polímero que permite a passagem de carga em, pelo menos, um de seus estados redox. A maioria dos polímeros condutores é eletricamente isolante em outro estado redox. A variação de condutividade entre os estados redox pode ser usada para acompanhar o estado redox do polímero. Se a condutividade do polímero puder, por sua vez, ser modulada pela atividade redox de uma reação química, então podemos utilizar isso como fundamento para um sensor *condutimétrico*. Um método recente incorpora uma enzima redox (por exemplo, glicose oxidase) em um polímero condutor como a polianilina ou o polipirrol. A condutividade entre dois eletrodos bem próximos ligados por um polímero condutor que contém uma enzima pode ser diretamente modulada pela atividade redox da enzima e, por sua vez, pela concentração do substrato da enzima. Trataremos com mais detalhes de sensores desse tipo no Capítulo 14.

10.12.3 Aplicações

Sensores eletroquímicos utilizados em diversas aplicações podem ser:

- sensores para monitoração de processos industriais;
- sensores de uso clínico;

- sensores para monitoração de poluição ambiental;
- sensores como ferramentas de pesquisa.

É preciso lembrar (embora geralmente não receba a devida atenção na etapa de elaboração) que as exigências para determinado sensor variam consideravelmente de acordo com as aplicações à que se destina. De um sensor clínico para glicose, fabricado para uso em laboratórios de patologia de hospitais, por exemplo, espera-se que execute testes repetidamente, durante vários dias, sem precisar de manutenção. Ao contrário, um sensor de glicose destinado ao uso em domicílio por diabéticos, provavelmente, por uma questão de simplicidade, utiliza tiras de eletrodo descartáveis que executam apenas um único teste. Já sensores para glicose de uso industrial, que monitoram uma linha de produção de alimentos, exigem maior longevidade, uma vez que a manutenção desses sensores resultaria em freqüentes interrupções no processo de manufatura, com perda inevitável de produtividade. De modo geral, os sensores podem ser classificados em quatro modos de operação:

- *Descartáveis* — feitos para uma única análise.
- *Modo de análise serial* — destinados a operar durante um certo tempo.
- *Modo de monitoração on-line* — fornece informações em tempo real. Nessa configuração, é comum que uma pequena quantidade de analito passe pelo sensor e depois realimenta a mistura reação/analito.
- *Configuração in-line* — sensor colocado *in situ* para fornecer monitoração em tempo real.

O alcance das análises baseadas em sensores aumenta continuamente. Na maioria dos países ocidentais, a legislação está se tornando cada vez mais rigorosa na determinação de poluentes atmosféricos e na água; os sensores, portanto, podem ser úteis no atendimento às exigências analíticas e regulatórias. De modo semelhante, todos nós buscamos a segurança de que os pesticidas residuais sejam monitorados em nossos alimentos e que o ar que respiramos seja de qualidade aceitável.

Os sensores nunca substituirão totalmente as técnicas analíticas existentes, porém, se puderem ajudar a diminuir o número de análises mais complicadas e caras, certamente estarão cumprindo um papel útil. Para que isso aconteça, uma possibilidade é os sensores agirem como testes de triagem de primeira linha. Se um sensor puder identificar um possível problema, como a confirmação da presença de um poluente industrial, digamos, em um rio, então poderão ser feitos outros testes mais elaborados. Triagens desse tipo podem fazer diminuir o número de testes críticos que precisam ser executados, simplificando a operação de testagem, reduzindo custos e até mesmo dirigindo o esforço analítico para testes que, de fato, exijam um maior escrutínio.

Exercícios e problemas

10.1. Por que todas as células eletroquímicas devem conter um eletrodo de referência?

10.2. Por que agora o eletrodo-padrão de hidrogênio só é usado muito raramente?

10.3. Descreva três modos de transporte de massa para a superfície do eletrodo.

10.4. Das duas equações de meia-célula abaixo, determine o potencial-padrão da célula:

$Fe^{3+} + e^- = Fe^{2+}$ $E^0 = 0,771$ V

$I_3^- + 2e^- = 3I^-$ $E^0 = 0,5355$ V

10.5. Das duas equações de meia-célula abaixo, determine o potencial-padrão da célula:

$Fe^{3+} + e^- = Fe^{2+}$ $E^0 = 0,771$ V

$Zn^{2+} + 2e^- = Zn$ $E^0 = 0,763$ V

10.6. Das duas equações de meia-célula abaixo, determine o potencial-padrão da célula:

$I_{2(aq)} + 2e^- = 2I^-$ $E^0 = 0,6197$ V

$Sn^{4+} + 2e^- = Sn^{2+}$ $E^0 = 0,154$ V

10.7. Uma solução aquosa de pH 3 contém CrO_7^{2-} 1×10^{-3} M e Cr^{3+} $1,5 \times 10^{-2}$ M. Calcule o potencial da semi-reação.

($E^0 = 1,33$ V:

$Cr_2O_7^{2-} + 14H^+ + 6e^- \rightleftharpoons 2Cr^{3+} + 7H_2O$)

10.8. O potencial de uma célula em relação a um eletrodo de referência ECS é de $-0,845$ V. Calcule o potencial em relação ao EPH. (O potencial de célula com o EPH é 0,242 V menos negativo que o do ECS.)

10.9. O potencial de uma meia-célula em relação a um eletrodo de referência ECS é de $-0,793$ V. Calcule o potencial em relação a um eletrodo de Ag/AgCl. (O potencial da célula com o Ag/AgCl é 0,014 V menos negativo que o do ECS.)

10.10. Um eletrodo de pH registra um pH de 6,1. Adiciona-se ácido à solução e o potencial do eletrodo de pH aumenta em 177 mV. Qual o pH da nova solução?

10.11. Explique por que eletrodos seletivos de íons apresentam respostas logarítmicas em relação à concentração do analito.

10.12. Por que geralmente se adicionam eletrólitos às amostras que contêm o analito antes da eletroanálise?

10.13. Explique o que é um eletrodo quimicamente modificado.

10.14. Quais as vantagens de usar microeletrodos? Quais são as possíveis desvantagens?

10.15. Faça um esboço de um voltamograma cíclico para um processo reversível de difusão controlada para um só elétron. Como o formato desse voltamograma difere de um processo para dois elétrons?

10.16. Quais são as vantagens e desvantagens associadas à utilização de um eletrodo gotejante de mercúrio em comparação aos eletrodos sólidos?

Resumo

1. Células eletroquímicas devem conter ao menos dois eletrodos para completar um circuito. Em muitos casos, são usados três eletrodos: eletrodo de trabalho, contra-eletrodo (ou eletrodo secundário ou auxiliar) e eletrodo de referência.

2. O contra-eletrodo sempre deve ter uma área de superfície pelo menos 10 vezes maior que a do eletrodo de trabalho para garantir que a eletroquímica neste último nunca seja o fator limitante da velocidade.

3. Carregamento de dupla camada é um fenômeno que ocorre com a acumulação de duas camadas de carga em ambos os lados da interface eletrodo/solução quando o eletrodo é polarizado.

4. Os dois eletrodos de referência mais utilizados são os eletrodos de prata/cloreto de prata (Ag/AgCl) e os de calomelano (ECS). Todos os potenciais do eletrodo de referência são expressos em relação ao eletrodo-padrão de hidrogênio.

5. Eletrodos de pH operam por um método potenciostático e suas respostas aumentam em proporção ao $\log_{10}$ da concentração do íon de H^+, de acordo com a equação de Nernst:

$$E = E^0 \pm \ln\frac{RT}{nF}[X]$$

em que E^0 é o potencial em volts sob condições-padrão de temperatura e concentração; R, a constante dos gases; T, a temperatura absoluta; F, a constante de Faraday; n, o número de cargas transferidas no processo de redução ou oxidação em questão; e $[X]$, a concentração do íon para a qual o eletrodo de pH é um íon H^+.

6. Há vários outros eletrodos seletivos de íons; por exemplo, F^+, Na^+, K^+, Li^+ e NH_4^+.

7. A voltametria de varredura linear envolve a imposição de um potencial a um eletrodo de trabalho de rampeamento linear com o tempo e o registro da corrente. A voltametria cíclica é semelhante à voltametria de varredura linear, mas envolve a inversão do potencial no final da varredura.

8. Polarografia é uma técnica baseada na polarização de um eletrodo gotejante de mercúrio e pode ser usada para a análise de, por exemplo, íons metálicos em solução.

9. O potencial é rampeado de modo linear com o tempo. A corrente registrada é conhecida como polarograma e apresenta um perfil do tipo denteado à medida que cada gota de mercúrio cresce e cai da ponta do capilar.

10. A polarografia de pulso diferencial envolve a sobreposição de uma série de pequenos pulsos potenciais na varredura de potencial linear para superar limitações associadas aos efeitos de carregamento de dupla camada. Esse método geralmente também permite a diminuição do limite mínimo de detecção.

11. A voltametria adsortiva por redissolução é um método analítico que envolve a adsorção do analito na superfície de um eletrodo durante uma etapa de pré-concentração. A acumulação ocorre com a polarização do eletrodo, de modo que o analito se desloca na direção do eletrodo por migração elétrica. O analito fica adsorvido na superfície do eletrodo durante a pré-concentração e é quantificado por meio de um processo de redissolução que envolve a inversão do potencial no eletrodo de trabalho (normalmente na forma de uma rampa de potencial). A corrente que flui é registrada na forma de um voltamograma adsortivo por redissolução.

12. Eletrodos quimicamente modificados possuem superfícies modificadas de alguma maneira; por exemplo, por um revestimento de polímero que confere alguma propriedade ao eletrodo.

13. Microeletrodos são eletrodos de dimensões micrométricas que oferecem vantagens como a diminuição dos limites mínimos de detecção, bem como respostas que independem de agitação. Esses benefícios ocorrem como conseqüência dos perfis do transporte de massa difusional hemisférico próprio dos microeletrodos, em comparação com a difusão linear nas superfícies planas.

14. Técnicas eletroquímicas são utilizadas rotineiramente na monitoração de titulações tanto por meios potenciométricos quanto amperométricos.

15. Eletrodos de oxigênio podem ser usados para monitorar concentrações de oxigênio aquoso e têm aplicação tanto em análises clínicas quanto biológicas.

16. Biossensores eletroquímicos são usados em várias aplicações clínicas, biológicas e ambientais. Os biossensores mais utilizados são aqueles para determinação de glicose no sangue no tratamento da diabetes.

17. Outros tipos de sensores eletroquímicos incluem, por exemplo, dispositivos para determinações químicas baseadas em transistores de efeito de campo e são conhecidos como TECQSs.

Outras leituras

BARD, A. J.; FAULKNER, L. R. *Eletrochemical methods: fundamentals and applications.* John Wiley, 2003.

FISCHER, A. C. *Electrode dynamics.* Oxford Chemistry Primers, Oxford University Press, 1996.

MONK, P. M. S. *Fundamentals of electroanalytical chemistry.* John Wiley, 2001.

RILEY, T.; WATSON, A. *Polarography and other voltammetric methods.* John Wiley, 1987.

WANG, J. *Analytical eletrochemistry.* John Wiley, 2000.

Espectroscopia de ressonância magnética nuclear 11

Aptidões e conceitos

Este capítulo vai ajudá-lo a entender:

- O que é razão magnetogírica de um ímã que precessiona em um campo magnético e a freqüência de Larmor do núcleo.
- O que é espectrometria de RMN de alta resolução e qual a diferença em relação à espectroscopia de RMN convencional.
- O que é deslocamento químico e por que o tetrametilsilano (TMS) é muito utilizado como composto de referência em espectroscopia de RMN.
- O significado e as origens dos acoplamentos spin–spin de grupamentos químicos vicinais e como os padrões de desdobramento de picos podem ser usados para elucidar a estrutura de compostos desconhecidos.
- Como a integração de picos pode ser usada para determinar a quantidade de núcleos em um grupo funcional.
- Por que a espectroscopia de RMN de ^1H é a mais utilizada.
- Como a freqüência dos campos magnéticos em instrumentos de RMN pode ser modulada e controlada.
- O efeito nuclear Overhauser, e como utilizá-lo para aumentar a resolução.
- Algumas aplicações dos métodos espectroscópicos de RMN que utilizam outros núcleos além do próton.
- Como a espectroscopia de RMN pode ser usada em várias aplicações analíticas práticas.

11.1 Introdução aos fenômenos de ressonância magnética nuclear

A *espectroscopia de ressonância magnética nuclear* (ou RMN) é uma técnica instrumental que monitora o modo como núcleos em spin com dipolos magnéticos interagem com um campo magnético, absorvendo radiação.

A base teórica subjacente aos efeitos de RMN remonta ao trabalho de Pauli, que em 1924 propôs que certos núcleos atômicos deveriam ter propriedades de spin e momento magnético. Pauli postulou que isso permitiria o desdobramento de seus níveis de energia quando expostos a campos magnéticos apropriados. Só em 1946, porém, foi que Purcell e Block (nas universidades de Harvard e Stanford) demonstraram independentemente que certos núcleos podiam de fato absorver radiação eletromagnética dessa maneira. As pesquisas durante a década seguinte foram dirigidas para entender como núcleos vicinais afetam o ambiente químico de determinado núcleo, o que acabou resultando em regras que ainda são utilizadas na identificação estrutural de espécies moleculares.

Em 1953, foi comercializado pela primeira vez um aparelho de RMN. Essa máquina foi projetada especificamente para determinação estrutural e aplicações analíticas. Desde então, o uso da espectroscopia de RMN se espalhou de modo surpreendente. Não é exagero dizer que essa técnica tem exercido profunda influência em muitas áreas das químicas orgânica e inorgânica e da bioquímica.

11.1.1 A absorção da radiação eletromagnética por RMN

O núcleo só pode absorver energia do campo eletromagnético quando possui um momento de dipolo magnético. Dipolos magnéticos ocorrem quando o número quântico do spin, I, não é um número inteiro. Isótopos como ^{12}C, ^{16}O ou ^{32}S não podem, por essa razão, absorver radiação de um campo eletromagnético e, portanto, esses núcleos não são observados ou estudados por RMN. Por outro lado, picos de absorção máxima são observados em isótopos que possuem número quântico do spin $I = \frac{1}{2}$, por exemplo, ^1H, ^{19}F, ^{31}P ou ^{29}Si.

Instrumentos de RMN projetados para medir a absorção de radiação eletromagnética possuem um único eletroímã e são conhecidos como instrumentos de bobina única. A absorção eletromagnética nesses instrumentos é monitorada em um intervalo de freqüência entre 4 MHz e 900 MHz.

Os dipolos magnéticos dos núcleos interagem com um campo magnético estático, H, precessionando de maneira análoga a um giroscópio que rodopia em um campo gravitacional. Nesse caso, no entanto, cada núcleo comporta-se como um minúsculo ímã que gira dentro de um campo magnético.

Para entendermos a natureza dos efeitos da RMN, primeiro veremos um modelo de ímã que gira em um campo magnético aplicado. Imagine uma simples barra de ímã (tal como uma pequena agulha de bússola) em repouso e alinhada com um campo magnético. Se ela estiver em posição perpendicular ao campo, suas extremidades vão balançar em uma direção e depois em outra em torno do eixo do campo até que alguma força externa (por exemplo, fricção) deixe o ímã em repouso.

Se, ao contrário, o ímã girar rapidamente em torno de seu eixo norte-sul, então seu deslocamento em relação ao eixo do campo magnético fará o núcleo movimentar-se ou *precessionar* em uma direção circular em torno do campo magnético, conforme mostra a Figura 11.1. Esse movimento é

Leia a respeito dos números quânticos do spin na Seção 6.2.1.

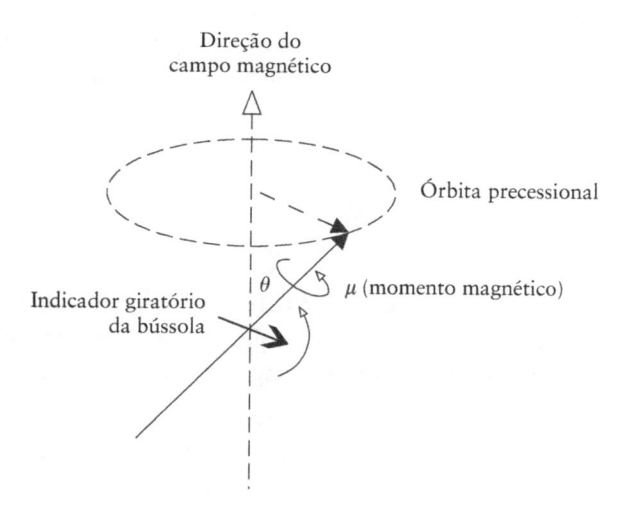

Figura 11.1 Precessão de um ímã em um campo magnético aplicado.

análogo ao de um giroscópio quando é deslocado por alguma força externa aplicada na direção vertical, enquanto ele gira sob a influência da gravidade. A freqüência angular (ω_0) desse movimento depende tanto da força do campo magnético, B_0, quanto da *razão magnetogírica*, γ, para determinado ímã, e pode ser facilmente prevista pela Equação (11.1):

$$\omega_0 = \gamma B_0 \qquad (11.1)$$

Podemos agora estender esse modelo ao spin dos núcleos em um campo magnético. Assim, cada órbita de spin do núcleo possui determinada energia e, para mudar essa órbita, é necessária a absorção ou a emissão de certa quantidade de energia.

Segundo a mecânica quântica, o spin dos núcleos em um campo magnético terá $2I + 1$ orientações possíveis (e um número igual de níveis de energia). Um núcleo de hidrogênio (ou próton) tem um valor de $I = \frac{1}{2}$, portanto o núcleo de H apresenta dois níveis de energia possíveis. A diferença de energia entre esses níveis pode ser prevista pela Equação (11.2):

$$\Delta E = \frac{\mu H}{I} \qquad (11.2)$$

em que μ é o momento magnético dos núcleos em spin.

A diferença de energia entre esses níveis é quantizada, uma vez que cada nível de energia é fixo. A energia absorvida corresponde à energia necessária para excitar o núcleo de um nível de energia a outro, e isso pode ser calculado com a Equação (11.3):

$$\Delta E = h\nu \qquad (11.3)$$

em que h é a constante de Planck.

Assim, podemos prever (rearranjando a Equação (11.2)) quais freqüências da radiação eletromagnética serão absorvidas por determinado núcleo (Equação (11.4)):

$$v = \frac{\Delta E}{h} \qquad (11.4)$$

A freqüência característica em que os núcleos absorvem radiação é conhecida como freqüência de **Larmor**. Essa freqüência depende da força do campo magnético e será maior em campos magnéticos mais fortes.

A razão entre a freqüência angular de um núcleo, ω, e a força do campo magnético estático, H, é chamada de *razão giromagnética* ou *magnetogírica*, γ (Equação (11.5)):

$$\gamma = \frac{\omega}{H} \qquad (11.5)$$

Na prática, os núcleos são irradiados com um campo eletromagnético de uma bobina osciladora orientada 90° em relação ao campo magnético fixo. A irradiação gera uma radiação polarizada circular, que por sua vez altera subitamente o momento magnético do núcleo. Esse processo causa uma absorção. A freqüência do campo magnético alternado poderá variar de alguns MHz a 900 MHz, ou mais.

A diferença de energia entre dois níveis, conforme previsto pela Equação (11.2), é muito pequena, o que significa que a fonte de radiofreqüência não precisa ser grande, embora o detector deva ser sensível.

11.1.2 Espectroscopia de emissão de RMN

Todo núcleo capaz de apresentar ressonância nuclear funcionará como um oscilador e, conseqüentemente, também vai irradiar energia. Na freqüência de Larmor, todos os núcleos giram em fase e, portanto, agem coletivamente como fonte radiante coerente. Essa radiação emitida pode ser detectada colocando-se uma segunda bobina em posição perpendicular à bobina osciladora e ao campo magnético fixo. Instrumentos desse tipo são projetados para monitorar energia ressonante emitida e são conhecidos como instrumentos de dupla bobina.

Vale observar que é comum registrar espectros *tanto* de absorbância *quanto* de emissão ressonante como picos acima da linha-base. Um espectro de RMN por si só não informa diretamente o observador se o que está sendo medido é absorção ou emissão, mas o tipo de instrumento utilizado deixa isso claro.

11.2 Espectroscopia de RMN de onda contínua ou baixa resolução

A espectroscopia de RMN de onda contínua (ou baixa resolução) mede a absorção ou a emissão ressonante de qualquer isótopo que possui números quânticos de spin $I > 0$.

A Figura 11.2 mostra um esquema simplificado de um espectrômetro de RMN de onda contínua. As amostras são preparadas em tubos de vidro e colocadas nos campos magnéticos estático e alternado. A absorção ou emissão de radiação eletromagnética é então monitorada com um detector apropriado.

Os espectros são obtidos fazendo-se uma varredura na intensidade do campo magnético alternado, cuja força varia entre 0 e 1 T (0 a 10^4 Gauss).

O espectro assim produzido apresentará um pico para cada isótopo em que $I > 0$. Um típico espectro de água que contém traços de cobre e silício é mostrado na Figura 11.3. A abundância relativa dos diferentes isótopos é refletida na área sob cada pico. A integração de cada área permite, portanto, determinações quantitativas, contanto que sejam feitas calibrações em relação aos materiais de referência padronizados (certificados) (veja o Capítulo 2).

A RMN de onda contínua (baixa resolução), no entanto, não tem sido muito explorada para determinações quantitativas, o que em parte se deve aos custos operacionais extremamente altos e à despesa inicial associada à instrumentação de RMN.

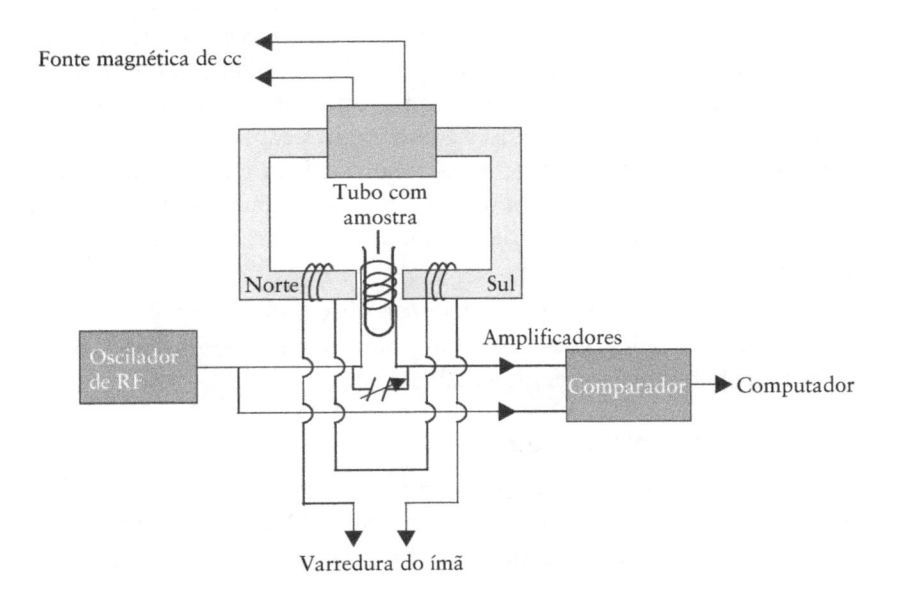

Figura 11.2 Esquema de um espectrômetro de RMN de onda contínua (baixa resolução) e bobina única.

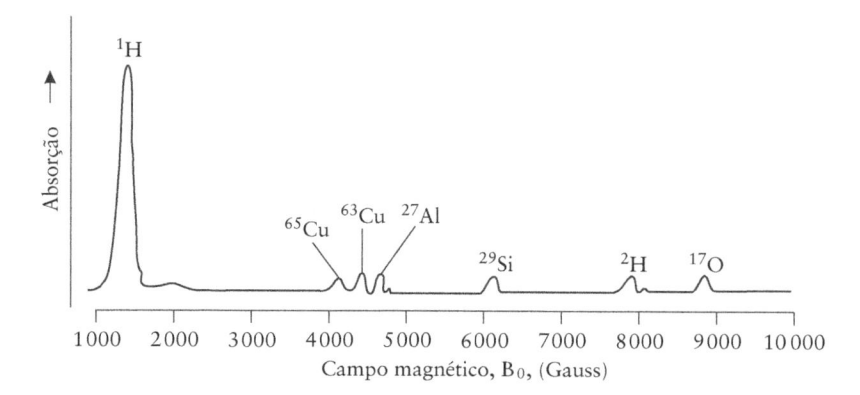

Figura 11.3 Espectro de RMN de água contendo traços de cobre, silício e alumínio.

11.3 Introdução à espectroscopia de RMN de alta resolução

Espectrômetros de RMN são projetados para monitorar a ressonância magnética nuclear de uma única espécie de núcleo, uma vez que na prática isso otimiza a informação química. Qualquer amostra real quase sempre conterá muitos e diferentes componentes atômicos. O núcleo-alvo mais utilizado na espectroscopia de RMN é o próton e, por isso, é comum nos referirmos a essa técnica como *espectroscopia de RMN de próton*. Sua utilidade é determinar a estrutura de compostos orgânicos que contêm hidrogênio. A espectroscopia de RMN não só permite a quantificação de um isótopo específico, mas também fornece informação relativa ao ambiente químico do núcleo. A informação que se relaciona ao ambiente químico do núcleo é conhecida como a **estrutura fina** do espectro de RMN.

Os núcleos são blindados em diferentes extensões por elétrons que se encontram em orbitais associados diretamente a determinado átomo ou em orbitais ligantes parcialmente deslocalizados. Esses efeitos de blindagem geram a estrutura fina do espectro de RMN. Assim, se núcleos semelhantes ocuparem ambientes químicos ligeiramente diferentes, eles serão blindados por grandezas diferentes e isso exigirá campos magnéticos com forças distintas para que ocorra a ressonância. Esta é alcançada fazendo-se uma varredura de pequena amplitude na intensidade do campo magnético para que cada núcleo de determinada configuração isotópica possa entrar em ressonância.

Dois tipos de estrutura fina podem ser observados em um espectro de RMN de alta resolução: o deslocamento químico e os efeitos de acoplamento spin–spin. Veremos em seguida cada um deles.

11.3.1 Deslocamento químico

Vimos que diferentes núcleos experimentam diferentes efeitos de blindagem em virtude da nuvem de elétrons em torno deles. O **deslocamento químico**, δ, descreve a mudança de freqüência do campo magnético que deve ser aplicada para que os núcleos específicos entrem em ressonância com o campo. O deslocamento químico representa a *razão* entre a variação do campo magnético e o campo magnético necessário para que os núcleos que não apresentam efeitos de blindagem entrem em ressonância. Como tal, o campo químico é um parâmetro sem dimensão normalmente expresso em termos de partes por milhão (ppm) para a variação requerida no campo aplicado.

É impossível obter prótons livres que não sofram blindagem de elétrons; portanto, é necessário atribuir um ambiente-padrão a um ambiente eletrônico (químico) para prótons, em relação ao qual o deslocamento químico possa ser medido. Geralmente, os prótons do **tetrametilsilano (TMS)** são usados para esse fim, visto que todos os 12 prótons encontram-se em um ambiente quimicamente equivalente. Costuma-se, portanto, adicionar às amostras uma pequena quantidade de TMS antes da análise. Um pico em $\delta = 0$ corresponde, nesses casos, aos prótons do TMS. Núcleos diferentes ocupam diferentes ambientes químicos e experimentam diferentes graus de blindagem eletrônica, apresentando assim deslocamentos químicos próprios no espectro de RMN.

O deslocamento químico é expresso ao longo do eixo x de um espectro. Lembremos que diferentes deslocamentos químicos correspondem a núcleos em diferentes ambientes químicos de determinada molécula. Como exemplo, podemos citar os prótons dos grupos CH_2 ou CH_3 na molécula de iodeto de etila.

Antes de podermos interpretar como cada pico é representado em um espectro de RMN, precisamos considerar os efeitos do acoplamento eletrônico spin–spin na estrutura fina dos espectros de RMN.

11.3.2 Acoplamento spin–spin

Acoplamento spin–spin é um processo em que os núcleos em spin de dois ou mais átomos (em diferentes ambientes químicos) interagem para gerar outro aspecto da estrutura fina do espectro de RMN. Os efeitos do acoplamento spin–spin são vistos no desdobramento de um pico para determinado deslocamento químico, que resulta em um multiplete.

Os prótons de um grupo funcional experimentam um mútuo acoplamento spin–spin com os prótons de um grupo funcional adjacente. Há uma regra simples para prever como o acoplamento spin–spin entre grupos funcionais adjacentes vai se desdobrar em multipletes: *Se um grupo funcional, A, com N prótons experimentar um acoplamento spin–spin com outro(s) grupo(s) que contenha(m) próton(s), o pico de RMN relativo aos prótons dos grupos vicinais vai se desdobrar em um multiplete que contém N + 1 picos.* Essa regra serve para todos os grupos de uma molécula, portanto os efeitos de todas as interações spin-spin por parte de grupos adjacentes precisam ser considerados para que se possa prever a presença de picos que devem ser vistos no espectro de RMN de determinada molécula, ou para interpretar espectros utilizando o número de picos de um multiplete.

Se dois núcleos estão em ambientes químicos equivalentes, então o pico relativo a esses núcleos não vai se desdobrar, o que significa que efeitos de acoplamento spin–spin somente são vistos em espectros de RMN se houver prótons em diferentes ambientes químicos.

A regra do acoplamento spin–spin $N + 1$ é uma conseqüência do número de orientações em que os prótons de determinado campo se alinham em relação ao campo magnético. Esses efeitos, no entanto, são evidenciados pelo desdobramento dos picos de RMN que correspondem aos prótons de um grupo adjacente que contém prótons. Os detalhes sobre como isso ocorre encontram-se na teoria quântica, que está fora dos objetivos deste livro[1]. Agora veremos como chegamos às orientações $N + 1$ para o alinhamento dos prótons com o campo magnético.

Consideremos o espectro de RMN de alta resolução de uma molécula representativa simples. No primeiro caso, escolhemos o iodeto de etila, CH_3CH_2I (seu espectro de RMN de ^1H é mostrado na Figura 11.4), pois representa uma das moléculas mais simples com prótons em diferentes ambientes químicos capazes de experimentar acoplamento spin–spin entre si. O espectro de RMN de ^1H consiste em dois grupos de picos (o pico em 0 ppm é em virtude do tetrametilsilano – TMS padrão). Neste exemplo, os prótons do grupo CH_3 se acoplam com os prótons do grupo CH_2. Assim, o pico do CH_3 desdobra-se em um triplete, uma vez que $N + 1 = 2 + 1 = 3$, e o pico do CH_2 desdobra-se em um quarteto ($N + 1 = 3 + 1 = 4$).

As *curvas de integração* também são mostradas na Figura 11.4. A altura de cada uma delas descreve as áreas relativas sob os picos. Assim, podemos ver que a área total para os prótons do CH_3 é 1,5 vez maior que a dos

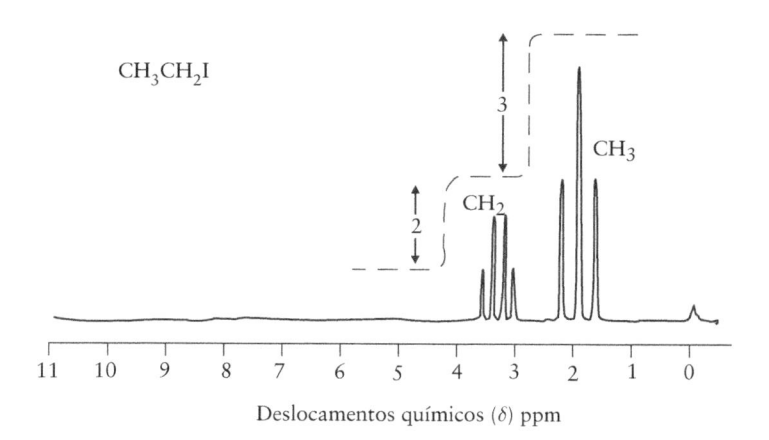

Figura 11.4 Espectro de RMN do iodeto de etila (CH_3CH_2I).

---

1 Veja ATKINS, P. W. e FRIEDMAN, R. S. *Molecular quantum mechanics*, 3. ed., Oxford: Oxford University Press, 1997

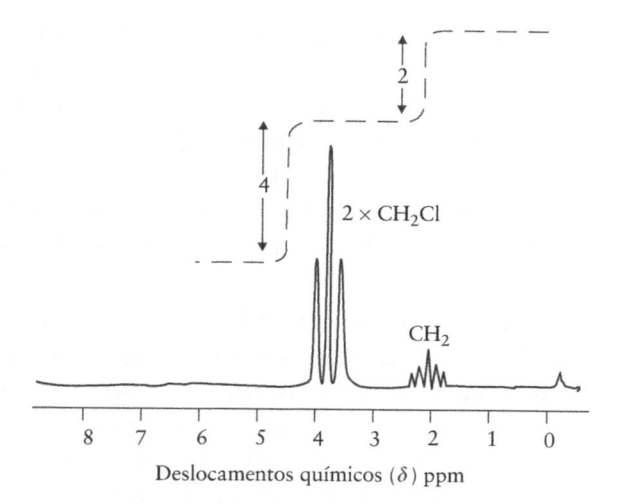

Figura 11.5 Espectro de RMN do 1,3-dicloropropano.

prótons do CH$_2$. As áreas desses picos estão, portanto, na razão de 3:2, refletindo o número de prótons de cada grupamento funcional.

Desse modo, se pudermos prever a estrutura para um espectro de RMN, devemos ser capazes de interpretar espectros de RMN tanto em relação à atribuição de prótons em grupos funcionais quanto à posição relativa desses grupos na molécula.

Outro composto que vamos considerar é o 1,3-dicloropropano, ClCH$_2$CH$_2$CH$_2$Cl, cujo espectro é mostrado na Figura 11.5. Podemos ver os prótons formarem dois grupos, o grupo metileno central e dois grupos clorometila idênticos. O espectro mostra dois grupos de picos na razão esperada de (4:2) ou (2:1). O grupo centralizado em 3,9 ppm corresponde aos grupos CH$_2$Cl e é desdobrado em um triplete pelos dois prótons do grupo metileno. O grupo metileno (CH$_2$) centralizado em 2,1 ppm é desdobrado em um quinteto por quatro prótons equivalentes.

11.4 Instrumentação para RMN

11.4.1 Dispositivos de controle de freqüência e de campo magnético

Como a razão campo-freqüência deve ser exata para que determinado núcleo entre em ressonância, qualquer variação pequena, seja na força do campo magnético seja na freqüência, precisa ser corrigida.

O campo magnético em que a amostra é colocada deve ser extremamente uniforme e geralmente precisa ser mantido até 1 parte por milhão por MHz de freqüência. Assim, uma máquina de 100 MHz deve ser capaz de produzir um campo magnético uniforme até 1 parte em 100 milhões. Na prática, isso é possível com o uso de *bobinas shimming,* que assumem a forma de enrolamentos em torno do eletroímã principal. Uma corrente cc é passada através das bobinas *shimming* para se contrapor a qualquer falta de homogeneidade no campo magnético. As amostras geralmente são mantidas em rotação no campo magnético para evitar problemas adicionais associados às flutuações no campo magnético causadas pelo suporte da amostra ou pela própria amostra.

A excitação alternada no campo magnético é gerada com o uso de um oscilador de cristal de radiofreqüência. A resolução obtida aumenta com a freqüência da oscilação; no entanto, freqüências mais altas precisam de campos magnéticos mais fortes, o que, por sua vez, aumenta o custo da instrumentação. As máquinas mais simples de RMN de alta resolução operam em 60 MHz, enquanto os instrumentos mais modernos chegam a 900 MHz.

Um mecanismo de controle automático de freqüência, conhecido como *trava de freqüência,* geralmente é incluído na forma de circuito especializado e/ou software. A trava de freqüência pode tomar como referência o mesmo núcleo a ser investigado (*método de trava homonuclear*) ou, então, um núcleo diferente e, nesse caso, a técnica é conhecida como *trava heteronuclear*. A trava de freqüência deve tomar como referência núcleos de algumas espécies moleculares presentes na amostra (*método de trava interna*) ou, então, de uma amostra de referência separada (*método de trava externa*).

11.4.2 Desacoplamento de spin com dupla ressonância em espectros complicados

As técnicas de acoplamento spin–spin, conforme descritas na Seção 11.3.2, ajudam muito na identificação de ressonâncias. Esse método, todavia, pode resultar em espectros tão complicados que se tornam ininteligíveis, especialmente no caso de moléculas maiores. Em casos como esses, é preciso usar um desacoplador de spin. Esse dispositivo consiste em uma bobina auxiliar através da qual é passada uma corrente alternada para gerar um campo de radiofreqüência sobreposto ao campo magnético estimulante. O segundo sinal está sintonizado com a freqüência ressonante de um conjunto de prótons acoplados, fazendo com que os prótons interferentes indesejados rapidamente se equilibrem entre seus dois níveis de energia, o que garante que os prótons observados não se diferenciem entre os estados separados. Assim, o campo magnético secundário causa o colapso do multiplete no espectro (graças a outro conjunto de prótons acoplados) — deixando um pico estreito que identifica a mesma área do pico original (multiplete).

11.4.3 Aumento do sinal e da resolução em RMN pelo efeito nuclear Overhauser

O *efeito nuclear Overhauser* descreve um fenômeno resultante de outra forma de dupla ressonância que pode ser induzida por meio de uma bobina auxiliar. Núcleos excitados relaxam naturalmente com o tempo e, à medida que o fazem, o sinal de RMN que eles geram diminui. Na prática, os núcleos são continuamente excitados e relaxam, e assim um sinal de estado estacionário pode ser registrado. Se em um par de núcleos acoplados e bem próximos um deles estiver saturado, a velocidade de relaxação do outro diminuirá. Dessa maneira, a magnitude do sinal poderá ser melhorada. Esse aumento na magnitude de picos específicos pode ajudar a aumentar a razão sinal-ruído de partes específicas do espectro, facilitando, portanto, sua identificação. O efeito nuclear Overhauser diminui com o inverso da sexta potência da distância entre dois núcleos com acoplamento spin–spin. O efeito também pode ser usado para ajudar a identificar picos de núcleos bem próximos, o que, por sua vez, ajuda a elucidar estruturas moleculares mais complicadas.

11.5 RMN por transformadas de Fourier

A espectroscopia de RMN por transformadas de Fourier envolve a irradiação da amostra em um amplo intervalo de freqüências (a assim chamada radiação branca) para excitar simultaneamente todas as ressonâncias possíveis. Uma operação matemática de transformadas de Fourier é então utilizada para transformar o sinal de dependente do tempo em dependente do domínio. Na prática, as amostras são expostas a uma breve descarga (pulso) de energia radiomagnética, que equivale a uma banda de radiação centralizada em torno de uma freqüência específica — a largura de banda depende da duração do pulso. Por exemplo, um pulso de 10 µs cobre uma largura de banda de aproximadamente 10^5 Hz. Núcleos excitados que são estimulados dessa maneira emitem radiação em suas freqüências de Larmor características à medida que relaxam por meio de um processo chamado *Decaimento de Indução Livre* (FID). Uma bobina-sonda monitora as emissões entre cada pulso sucessivo. Na prática, múltiplos sinais são coletados de cada amostra para determinar o sinal médio antes do processamento de sinal pelas transformadas de Fourier.

11.6 Reagentes para deslocamento em RMN

Reagentes para deslocamento em RMN são usados para identificar a localização de prótons que pertencem a grupos específicos em uma molécula. São extremamente úteis na elucidação estrutural de moléculas mais complicadas.

Um método muito comum envolve o uso de Eu ou Pr com reagentes orgânicos para formar um complexo do tipo ácido de Lewis com grupamentos funcionais que apresentam pares isolados de elétrons. O efeito desses reagentes é deslocar para baixo a ressonância de prótons, proporcionando assim informação estrutural sobre a molécula e também ajudando a resolver a sobreposição de picos.

11.7 RMN de outros núcleos

Os princípios da espectroscopia de RMN, quando aplicados a outros elementos além do hidrogênio, são exatamente os mesmos já apresentados. Outros 18 elementos possuem núcleos de ocorrência natural $I = \frac{1}{2}$, e teoricamente poderiam ser analisados por RMN. Na prática, porém, somente ^{19}F, ^{31}P e ^{13}C costumam ser utilizados devido às sensibilidades mais baixas associadas a muitos outros isótopos, bem como por sua relativa abundância na natureza.

De modo geral, os deslocamentos químicos aumentam com o número atômico, o que permite a obtenção de espectros com instrumentos de resolução mais baixa do que seria necessário para a espectroscopia de RMN de próton. (Isso não depende da abundância relativa de determinado elemento na amostra.)

A espectroscopia de RMN de ^{19}F pode ser feita de maneira quase idêntica à espectroscopia de RMN de ^{1}H — embora com sensibilidade menor. As técnicas de RMN de ^{19}F permitem a análise de: (i) compostos orgânicos com flúor em misturas complexas; ou (ii) a identificação de compostos "marcados" que foram postos para reagir com reagentes que contêm flúor. Nesse caso, a análise também é útil para compostos orgânicos em misturas complexas.

A espectroscopia de ^{31}P apresenta uma sensibilidade menor que a de ^{1}H ou de ^{19}F, embora em todos os outros aspectos a técnica seja semelhante. É especialmente útil para a análise de compostos que contêm fósforo, tais como fosfatos, tiofosfatos e fosfinas.

Já a espectroscopia de RMN de ^{13}C apresenta sensibilidade extremamente baixa em razão da baixa abundância natural do ^{13}C no ambiente, embora a instrumentação moderna agora permita sua utilização em alguns casos de determinações quantitativas.

As RMNs de ^{2}D, ^{15}Na e de estado sólido também podem ser usadas para fins analíticos, mas estão fora dos objetivos deste livro.

11.8 Aplicações analíticas da RMN

É preciso dizer já no início desta seção que as principais aplicações da RMN normalmente estão voltadas para a identificação e a confirmação estrutural, e não para a química analítica *em si*, embora a RMN possa ser usada como ferramenta útil tanto em determinações qualitativas como quantitativas.

11.8.1 Determinações qualitativas — determinação estrutural

Em análises qualitativas, a espectroscopia de RMN costuma ser usada de duas maneiras. Primeiro, em aplicações em que se deve identificar a presença de determinado composto na mistura. Segundo, na identificação estrutural de grupos funcionais específicos ou na elucidação de toda a estrutura de um composto.

11.8.2 Determinações quantitativas — metodologia e aplicações práticas

A RMN apresenta picos de sinais que são diretamente proporcionais à quantidade de núcleos de onde se originam. Por essa razão, determinações quantitativas não exigem amostras puras. Quanto mais complicada a mistura de uma amostra, maior a probabilidade de sobreposição de alguns ou de todos os picos, o que poderá tornar o espectro ininteligível.

A área do sinal para cada próton pode, no entanto, ser facilmente identificável, em muitos casos, pelo uso de um padrão interno (como tetraclorometano ou ciclo-hexano) que é adicionado à amostra em uma concentração conhecida. É claro que o sinal do padrão não deve se sobrepor ao do analito e, por essa razão, derivados do silício são freqüentemente utilizados como padrões internos em virtude da localização de seus picos de próton na região do campo mais alto.

Se for escolhido um padrão interno adequado, as áreas dos picos de um composto poderão ser usadas para determinar diretamente a concentração do analito.

Um dos maiores problemas associados às aplicações analíticas da espectroscopia de RMN está relacionado, infelizmente, aos custos atuais de instrumentos desse tipo. Considerações econômicas tornam-se particularmente pertinentes se métodos de menor custo forem suficientes (veja o Capítulo 16 — relativo à escolha crítica da técnica, em que fatores como esses são discutidos com mais detalhes).

Análises quantitativas de misturas multicomponentes

A RMN permite determinações quantitativas de vários componentes diferentes em misturas relativamente simples. Normalmente, primeiro registram-se espectros de amostras puras dos componentes suspeitos para identificar os picos de cada ambiente de próton na amostra, antes de registrar o espectro da mistura que contém o analito. O mais importante nessas determinações é que ao menos um pico especificamente identificável pode ser estabelecido para cada composto para permitir determinações qualitativas.

Análises elementais quantitativas em misturas

A espectroscopia de RMN pode ser usada para quantificar a concentração total de determinado núcleo na amostra. A RMN de ^{1}H, por exemplo, permite que o químico analítico determine o conteúdo total de hidrogênio em um composto orgânico, ou amostra orgânica, de origem ou composição conhecida. As técnicas de RMN de ^{19}F podem, de maneira semelhante, ser usadas para determinar o conteúdo de flúor em compostos fluorados orgânicos, o que é especialmente útil, uma vez que análises composicionais quantitativas desse tipo invariavelmente são difíceis e problemáticas em quase todos os outros métodos.

Análises quantitativas de grupos funcionais em amostras orgânicas

A RMN pode ser usada para quantificar a concentração total de grupamentos funcionais na amostra, tais como os grupos hidroxila ou carboxila. Essas análises são sempre mais fáceis se a amostra contiver uma espécie molecular da mesma classe que o composto em questão (por exemplo, um álcool ou um ácido carboxílico), uma vez que os prótons do grupo funcional apropriado estarão todos em ambientes químicos semelhantes. Determinações quantitativas desse tipo também são possíveis com amostras que contêm uma mistura de diferentes espécies moleculares de certa classe de compostos — contanto que a identidade de cada um dos componentes possa ser estabelecida para comparar quantitativamente as concentrações de amostras conhecidas com as de amostras desconhecidas.

Exercícios e problemas

11.1 Dois frascos, ambos com etiquetas que indicam tricloroetano, contêm líquidos com diferentes pontos de ebulição. Feita a análise de RMN, cada frasco apresenta um espectro diferente.

O frasco A apresenta dois grupos de picos, um dublete em 4,0 ppm (intensidade relativa 2) e um triplete em 5,9 ppm (intensidade relativa 1).

O frasco B registra um espectro muito mais simples, com apenas um singlete em 2,9 ppm.

Identifique as fórmulas dos dois compostos.

11.2 Na espectrometria de RMN, explique quais são as vantagens do uso de um ímã com um campo de maior força possível.

11.3 Faça um esquema da forma esperada para um espectro de RMN de alta resolução de: (i) ácido acético; (ii) acetona; (iii) ciclo-hexano.

11.4 Explique o que é o sistema de trava de freqüência para um espectrômetro de RMN.

11.5 O que são *shims* em espectrômetros de RMN e qual a sua utilidade?

11.6 Como se pode usar a RMN para distinguir os três isômeros do pentano (C_5H_{12})?

11.7 Um composto foi isolado de uma reação e sua fórmula empírica é C_2H_4O. O espectro de RMN mostra picos em 1,3 ppm (triplete), 2,0 ppm (singlete) e 4,1 ppm (quarteto), na razão 3:3:2. Apresente possíveis estruturas para o composto.

Resumo

1. A ressonância magnética nuclear (RMN) é uma técnica instrumental que monitora o modo como o spin dos núcleos com dipolos magnéticos interage com campos magnéticos aplicados, absorvendo radiação.

2. Os núcleos podem absorver energia de um campo eletromagnético somente quando possuem um momento de dipolo magnético, que ocorre quando o número quântico do spin, I, não for um número inteiro.

3. Os dipolos magnéticos dos núcleos interagem com um campo magnético estático, H, precessionando de maneira análoga a um giroscópio que rodopia em um campo gravitacional.

4. A freqüência angular, ω_0, do movimento depende tanto da força do campo magnético, B_0, quanto da razão magnetogírica, γ, para determinado ímã, conforme descrito por: $\omega_0 = \gamma B_0$.

5. Freqüências da radiação eletromagnética (ν) que será absorvida podem ser previstas por: $\nu = \Delta E/h$, sendo conhecidas como freqüências de Larmor.

6. Freqüências de campos magnéticos alternados variam de alguns MHz a 900 MHz, ou mais.

7. A espectroscopia de RMN de onda contínua ou baixa resolução mede a absorção ou a emissão de isótopos que possuem números quânticos de spin > 0. Isso é feito por meio de uma varredura da intensidade de um campo magnético alternado de uma força de 0 a 1 T, ou mais.

8. A RMN de alta resolução é mais versátil que a espectroscopia de RMN de baixa resolução e é aplicada na identificação estrutural de compostos desconhecidos.

9. Pode-se utilizar a ressonância de vários núcleos diferentes, embora a espectroscopia de RMN de próton (^1H) seja a mais usada.

10. Um aspecto da espectroscopia de RMN de alta resolução é o desdobramento de picos em razão das interações com núcleos de grupos funcionais vicinais. Trata-se da estrutura fina do espectro.

11. O deslocamento químico, δ, descreve a variação na freqüência do campo magnético que pode ser aplicada para que núcleos específicos entrem em ressonância com um campo aplicado.

12. Os deslocamentos químicos geralmente são medidos em relação a padrões. Os quatro prótons do tetrametilsilano costumam ser usados com esse propósito. O pico do TMS normalmente é designado como $\delta = 0$.

13. O acoplamento spin–spin descreve a interação de prótons em dois ou mais ambientes químicos (normalmente em grupos funcionais vicinais de uma molécula), gerando assim a estrutura fina do espectro de RMN.

14. Se um grupo funcional, R, que contém prótons, sofrer acoplamento spin–spin com outro que possua N prótons, o pico de RMN dos prótons do grupo R vai se desdobrar em um multiplete com $N + 1$ picos.

15. Integrações de picos descrevem as áreas relativas sob os picos de RMN e podem ser relacionadas ao número de prótons em determinado ambiente químico.

16. Dispositivos de controle de freqüência e de campo magnético, tais como as bobinas *shimming*, geralmente são usados na instrumentação de RMN.

17. O efeito nuclear Overhauser descreve um fenômeno que ocorre como resultado de outra forma de dupla ressonância induzida pelo uso de uma bobina auxiliar.

18. A espectroscopia de RMN também pode ser executada com os seguintes núcleos: ^{2}H(D), ^{13}C, ^{15}Na, ^{19}F e ^{31}P.

19. As aplicações analíticas da espectroscopia de RMN incluem: (i) análises quantitativas de misturas multicomponentes; (ii) análises elementais quantitativas em misturas; (iii) análises quantitativas de grupos funcionais em amostras que contêm compostos orgânicos.

Outras leituras

ABRAHAM, R. J.; FISCHER, J. *Introduction to nuclear magnetic resonance spectroscopy.* John Wiley, 1988.

CALLAGHAN, P. T. *Principles of nuclear magnetic resonance microscopy.* Clarendon Press, 1993.

HORE, P. J. *Nuclear magnetic resonance.* Oxford Chemistry Primers, Oxford University Press, 1995.

JACKSON, L. M. *Applications of nuclear magnetic resonance spectroscopy in organic chemistry.* International Series of Monographs in Organic Chemistry, Pergamon Press, 1969.

Técnicas de análise no infravermelho 12

Aptidões e conceitos

Este capítulo vai ajudá-lo a entender:

- As origens das oscilações moleculares e como elas possibilitam absorções na região do infravermelho (IV) no espectro eletromagnético.
- Como calcular o número de graus de liberdade para determinadas oscilações moleculares.
- A convenção para o uso de números de onda em vez de comprimentos de onda.
- Como a presença de alguns grupamentos funcionais pode ser inferida por absorção em regiões de número de onda característico.
- O uso das diferentes fontes de radiação na espectroscopia IV.
- As vantagens e as desvantagens de usar diversos detectores de IV, entre eles termópilos e bolômetros, bem como detectores piroelétricos e fotocondutores.
- A operação de aparelhos de IV convencionais de grade e a instrumentação multiplex que utiliza as transformadas de Fourier.
- Como são usadas as técnicas de análise no IV para amostras gasosas.
- O uso dos métodos de emissão no IV em aplicações analíticas.

12.1 Introdução

A radiação IV faz parte do espectro eletromagnético e abrange uma gama de comprimentos de onda que vai de 800 nm a 1 000 000 nm aproximadamente (0,8 μm a 1 000 μm), embora, na prática, as técnicas analíticas de IV explorem apenas uma faixa entre 2 500 nm e 16 000 nm (2,5 μm a 16 μm).

A espectroscopia IV analítica utiliza a absorção molecular da radiação e, portanto, apresenta semelhanças com a espectroscopia UV-visível, ao menos nesse aspecto.

A espectroscopia UV-visível pode ser descrita por um modelo de captura de fótons (Capítulo 4): fótons que contêm a energia apropriada são absorvidos por moléculas para excitar elétrons de um nível de energia quantizado a outro. O modelo que usaremos para descrever a absorção da radiação IV por moléculas não se baseia, porém, na natureza da radiação eletromagnética, mas em suas propriedades ondulatórias.

Pode-se imaginar a radiação IV em forma de onda que atravessa uma molécula em que cada átomo ou grupo funcional é livre (em maior ou menor extensão) para se movimentar, flexionar ou vibrar em torno de suas ligações moleculares. Assim, o movimento dos átomos em moléculas é análogo ao de uma corda de violão que vibra em uma freqüência específica e previsível. As moléculas oscilam de maneira previsível em torno das ligações moleculares devido a dipolos eletromagnéticos em seu interior. Esses dipolos são formados por átomos de diferentes massas ligados entre si por meio de elétrons de valência que se encontram em orbitais ligantes.

Se o comprimento de onda da radiação IV incidente coincide com a freqüência da oscilação de uma ligação molecular, então poderá ocorrer ressonância entre a ligação e a absorção dessa radiação. Quando isso acontece, a energia pode ser transferida da radiação para a molécula, ocorrendo absorção. A freqüência da vibração molecular não é alterada quando a energia é absorvida, embora haja uma variação na amplitude da vibração molecular. Nesse contexto, a radiação IV pode ser imaginada como análoga à absorção de energia por uma corda de violão quando tangida.

A oscilação molecular pode ocorrer por simples *estiramento e contração* de ligações moleculares, bem como por *deformação angular assimétrica no plano*, *deformação angular assimétrica fora do plano*, *deformação angular simétrica no plano* ou *deformação angular simétrica fora do plano*, que são movimentos de grupos funcionais (veja a Seção 12.3).

Uma vez que cada movimento envolve oscilação em uma freqüência específica, a absorção pode ajudar a caracterizar o tipo de oscilação molecular que está ocorrendo e, freqüentemente, os grupos funcionais presentes na molécula. Desse modo, a espectroscopia IV pode ser usada pelos químicos orgânicos para ajudar na identificação estrutural, provavelmente a aplicação mais comum na química (veja a Seção 12.4).

A absorção de radiação IV segue a lei de Beer–Lambert (Capítulo 4) e, por essa razão, está diretamente relacionada à concentração de ligações (ou grupos funcionais) específicas na amostra e, portanto, à concentração de analitos específicos. Infelizmente, as absortividades molares para a absorção de radiação IV pelas moléculas são muito menores do que aquelas encontradas na absorção de luz UV ou visível, o que normalmente impede que as técnicas de IV sejam usadas rotineiramente na determinação de traços.

12.2 Apresentação dos espectros IV

Por convenção histórica, os espectros IV geralmente são apresentados de maneira um pouco diferente dos espectros UV-visível. O espectro IV do octano, que usaremos para ilustrar nossa discussão, é mostrado na Figura 12.1. A escala do y (ordenada) do espectro IV normalmente registra percentual de transmitância em vez de absorbância. Na prática, isso significa que a linha-base encontra-se na parte de cima do espectro (transmitância máxima) e as bandas de absorção projetam-se para baixo.

Pode-se observar também que a escala do x não aparece em termos de comprimento de onda ou freqüência, mas como "números de onda". Esses representam o inverso do comprimento de onda ($1/\lambda$) e sua unidade é cm^{-1}. O uso do número de onda em vez do comprimento de onda deve sua origem a uma convenção histórica, além de ser mais fácil de manipular. Números de onda mais altos correspondem a freqüências maiores e, portanto, radiações cada vez mais energéticas.

12.3 Oscilações moleculares e acoplamento vibracional de diferentes oscilações

Já fizemos uma breve descrição na Seção 12.1 de como, individualmente, os átomos não se encontram rigidamente fixos em relação aos seus vizinhos nas moléculas, mas, de fato, oscilam e se movimentam com flexibilidade em suas ligações moleculares. A freqüência em que uma oscilação molecular ocorre será determinada em grande parte: (i) pela natureza de cada ligação na molécula; e (ii) pelos tipos de grupamento diretamente associados à oscilação.

Como já vimos, as oscilações ou vibrações moleculares podem ser classificadas como as que envolvem estiramento, deformação e vários outros movimentos. Os movimentos de estiramento consistem em uma variação contínua da distância interatômica ao longo do eixo da ligação, entre dois

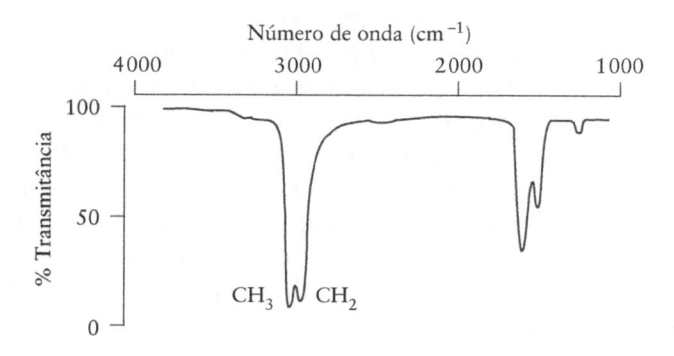

Figura 12.1 Espectro IV para o octano.

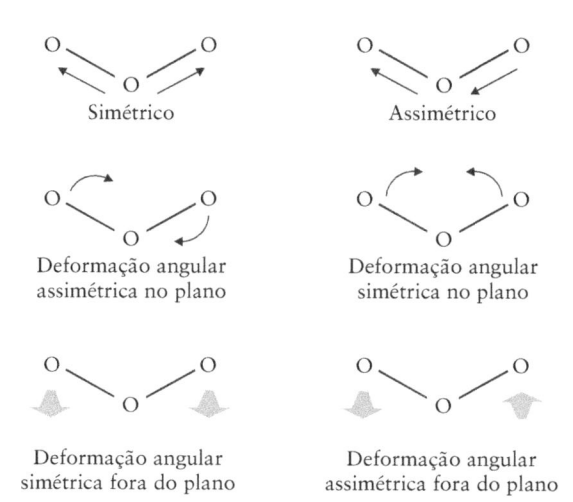

Figura 12.2 Diferentes oscilações moleculares de deformação.

átomos ou grupos na molécula. Diferentemente, as vibrações de deformação envolvem variações no ângulo entre ligações. Os principais tipos de oscilação de deformação conhecidos são: *deformação angular simétrica no plano, deformação angular assimétrica no plano, deformação angular simétrica fora do plano* e *deformação angular assimétrica fora do plano*, conforme mostra a Figura 12.2.

Uma vez que as oscilações moleculares ocorrem em três dimensões, diferentes oscilações podem acoplar-se para produzir outros movimentos oscilatórios capazes de gerar absorção de radiação IV em comprimentos de onda (números de onda) característicos. Outras vibrações ocorrem em freqüências harmônicas (como simples múltiplos das vibrações fundamentais), embora essas mesmas freqüências possam acoplar-se e produzir outras freqüências ressonantes.

O número de modos de vibração de uma molécula *não*-linear de n átomos pode ser previsto como igual a $3n - 6$ e, para moléculas lineares, $3n - 5$ modos de vibração.

Esses valores são calculados de acordo com o seguinte raciocínio: são necessárias três coordenadas para determinar a posição de cada átomo em uma molécula poliatômica — e como cada coordenada define um grau de liberdade, temos $3n$ direções teóricas de movimento possível. Alguns graus de liberdade devem ser subtraídos do total, uma vez que serão levados em conta por outros modos de movimento. Três graus de movimento são considerados movimento do centro de gravidade da molécula como um todo no espaço (movimento translacional), o que resulta em um total revisado de $3n - 3$ modos de vibração. Outros três graus de movimento também devem ser subtraídos por conta da rotação da molécula inteira em torno do seu centro de gravidade: agora temos um total definitivo de *$3n - 6$ modos de liberdade para uma molécula não-linear*. A molécula linear representa um caso especial. Um modo de vibração deve ser omitido, pois a rotação em torno do eixo da ligação central não é possível, o que nos dá um *total de $3n - 5$ para uma molécula linear*.

Uma freqüência harmônica é um múltiplo da freqüência fundamental, isto é, 2, 3, 4,... vezes a menor freqüência de vibração.

Na prática, geralmente se observam menos bandas do que seria o previsto. Os principais fatores que explicam essa discrepância são:

1. Menos bandas são observadas quando a simetria da molécula é tal que não ocorre variação em um dipolo em razão de uma ou mais oscilações moleculares.
2. Se uma molécula puder apresentar duas ou mais vibrações diferentes, mas que sejam quase idênticas entre si em energia, então as bandas de absorção no IV para esses processos poderão se sobrepor e aparecer como uma única banda.
3. Se uma vibração molecular gerar uma absorção extremamente pequena, em alguns casos poderá não ser detectada.
4. A absorção de uma banda poderá não ser detectada se estiver fora do intervalo de número de onda (comprimento de onda) monitorado, ou além da capacidade do instrumento.

A freqüência de vibração e, portanto, o número de onda correspondente à absorção, pode ser influenciada por outras vibrações moleculares que ocorrem na mesma molécula e que interferem ou "acoplam" com oscilações vibracionais vicinais. A extensão do acoplamento de duas vibrações moleculares é influenciada por vários fatores, entre eles:

1. Acoplamento de dois modos vibracionais, embora isso exija uma ligação comum entre os grupos que estão vibrando para que seja significativo.
2. Pequeno ou nenhum acoplamento entre os grupos em virtude da separação por duas ou mais ligações.
3. Acoplamento vibracional — que tende a ser mais forte quando há um átomo em comum entre os dois grupamentos vibracionais.
4. Acoplamento entre uma vibração de deformação e uma vibração de estiramento, se a ligação que sofre estiramento forma um dos lados do ângulo que se altera durante o movimento de deformação.
5. Intensificação no acoplamento quando os agrupamentos apresentam energias individuais semelhantes entre si.
6. Para ocorrer o acoplamento, as vibrações devem ser da mesma classe de simetria, conforme definição pela teoria de grupo[1].

12.3.1 Exemplos de absorção no IV por moléculas simples

Para examinarmos como os processos de absorção — no caso, os efeitos de acoplamento — são expressos nos espectros de absorção molecular no IV, apresentaremos dois exemplos simples.

---

[1] Sobre a teoria de grupo, veja ATKINS, P. W.; FRIEDMAN, R. S. *Molecular quantum mechanics*. 3. ed., Oxford: Oxford University Press, 1977.

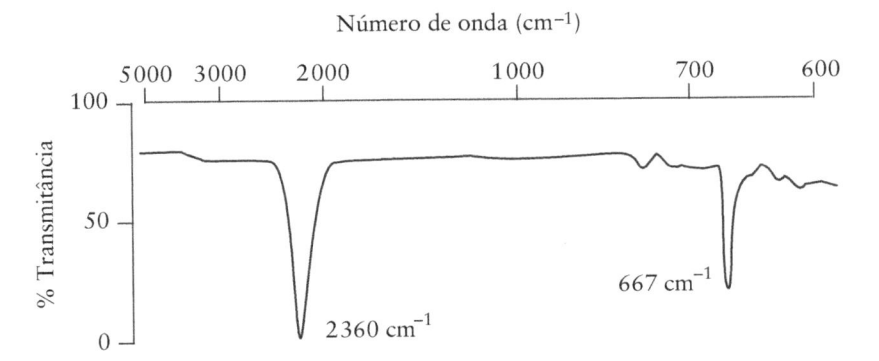

Figura 12.3 Espectro IV do CO_2.

Exemplo de absorção de uma molécula linear triatômica – CO_2

Consideraremos a molécula de dióxido de carbono, CO_2, como um exemplo de molécula que apresenta absorção no IV com efeitos de acoplamento. A molécula de CO_2 (O=C=O) é linear e, portanto, na ausência de efeitos de acoplamento espera-se que apresente quatro modos normais de vibração ($3n - 5$) (veja a Seção 12.2) — e, conseqüentemente, quatro bandas de absorção. Experimentalmente, o CO_2 apresenta apenas duas bandas de absorção em 667 cm^{-1} e 2 360 cm^{-1}. A razão para essa discrepância é a seguinte: podem ocorrer duas vibrações de estiramento, conforme mostra a Figura 12.3. Uma é simétrica enquanto a outra é assimétrica. Somente o estiramento assimétrico, porém, muda o dipolo da molécula e, portanto, é capaz de gerar uma banda de absorção (em 2 360 cm^{-1}).

Dois modos vibracionais de deformação angular simétrica no plano também são possíveis; no entanto, como são energeticamente equivalentes entre si, dizemos que são *degenerados*.

Exemplo de absorção de uma molécula não-linear triatômica – H_2O

A água, H_2O, é uma molécula não-linear, uma vez que cada átomo de hidrogênio está ligado ao oxigênio por uma ligação molecular. Assim, os dois hidrogênios não estão alinhados um com o outro, o que gera um dipolo permanente na molécula. A teoria prevê que a molécula terá três modos normais de vibração ($3 \times 3 - 6$) (veja a Seção 12.2). Neste exemplo, de fato são observadas três bandas de absorção, que correspondem a um estiramento simétrico, um estiramento assimétrico e uma deformação angular simétrica no plano. Este último modo vibracional gera uma banda de absorção em 1 595 cm^{-1}, o estiramento simétrico, em 3 650 cm^{-1}, e o estiramento assimétrico, em 3 760 cm^{-1} (Figura 12.4).

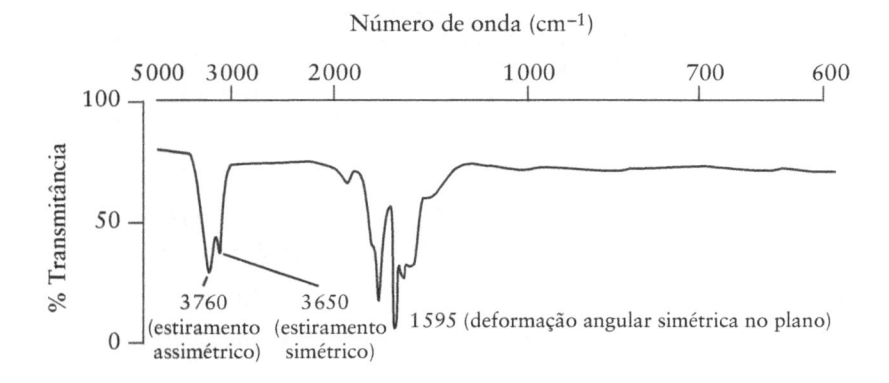

Figura 12.4 Espectro IV do H_2O.

(Labels on spectrum: 3760 (estiramento assimétrico); 3650 (estiramento simétrico); 1595 (deformação angular simétrica no plano))

12.4 Espectros de absorção característicos dos grupos funcionais e modos vibracionais normais mais comuns

Vimos que, em muitos casos, o estiramento ou a deformação de ligações moleculares geram absorções no IV em freqüências características. A maior parte dessas absorções encontra-se em um intervalo de número de onda que vai de $1250\ cm^{-1}$ a $3600\ cm^{-1}$, e, por essa razão, é conhecido como *região de freqüência de grupo*. A energia exata da vibração geralmente é modulada por efeitos de acoplamento, o que nos dá uma *amplitude* de número de onda onde podem ocorrer as absorções, conhecida como *regiões de freqüência de grupo* do espectro. A identificação de bandas de absorção costuma ser usada para reconhecer determinada categoria de moléculas; por exemplo, álcool, aldeído etc. O exato número de onda em que ocorre a absorção é geralmente bastante específico para determinada molécula, o que pode ajudar na identificação de compostos desconhecidos.

Regiões de absorção características de vibração molecular são tabuladas em *tabelas de correlação* para ajudar na identificação estrutural de espectros relacionados a espécies químicas desconhecidas. Várias dessas vibrações moleculares freqüentemente encontradas, além dos grupamentos moleculares pertinentes e das regiões de freqüência de grupo para as absorções, são mostradas na tabela de correlação da página seguinte (Tabela 12.1).

Bandas de absorção na região de freqüência de grupo geralmente se sobrepõem ou ficam muito próximas, o que infelizmente pode complicar a elucidação e a identificação estrutural. Outras variações no espectro também podem ocorrer dependendo de: (i) como a amostra é preparada (por exemplo, em emulsão, pastilha, pó etc.); e (ii) a amostra estar na forma gasosa, líquida ou sólida. Raramente é possível identificar com certeza um composto tão-somente com as bandas dos coeficientes de correlação — embora geralmente a confirmação possa ser obtida pela região característica do espectro (veja a Seção 12.5).

Tabela 12.1 Tabela de freqüência de grupo para algumas vibrações moleculares associadas a ligações e grupos orgânicos mais comuns.

Ligação	Ligação/grupamento molecular	Absorções na freqüência de grupo (números de onda, cm^{-1})
C–H	Alcanos	2 850–2 970 e 1 340–1 470
C–H	Alcenos	3 010–3 095 e 675–995
C–H	Alcinos	3 300
C–H	Anéis aromáticos	3 010–3 100 e 690–900
O–H	Alcoóis e fenóis monoméricos	3 590–3 650
O–H	Ácidos carboxílicos monoméricos	3 500–3 650
O–H	Ácidos carboxílicos com ligações de hidrogênio	2 500–2 700
N–H	Aminas e amidas	3 300–3 500
C=C	Alcenos	1 610–1 680
–C≡C–	Alcinos	2 100–2 260
–C–N	Aminas e amidas	1 180–1 360
–C≡N	Nitrilas	2 210–2 280
–C–O	Álcoois, ácidos carboxílicos, éteres e ésteres	1 050–1 300
–C=O	Aldeídos, cetonas, ácidos carboxílicos e ésteres	1 690–1 760
–NO$_2$	Nitrocompostos	1 500–1 570 e 1 300–1 370

EXEMPLO 12.1

Um químico tentou sintetizar o ácido benzóico por oxidação do álcool benzílico. No entanto, obteve uma mistura de produtos e, quando usou cromatografia para separá-los, observou que havia três compostos orgânicos. Os compostos geraram os espectros apresentados a seguir. Tente identificá-los.

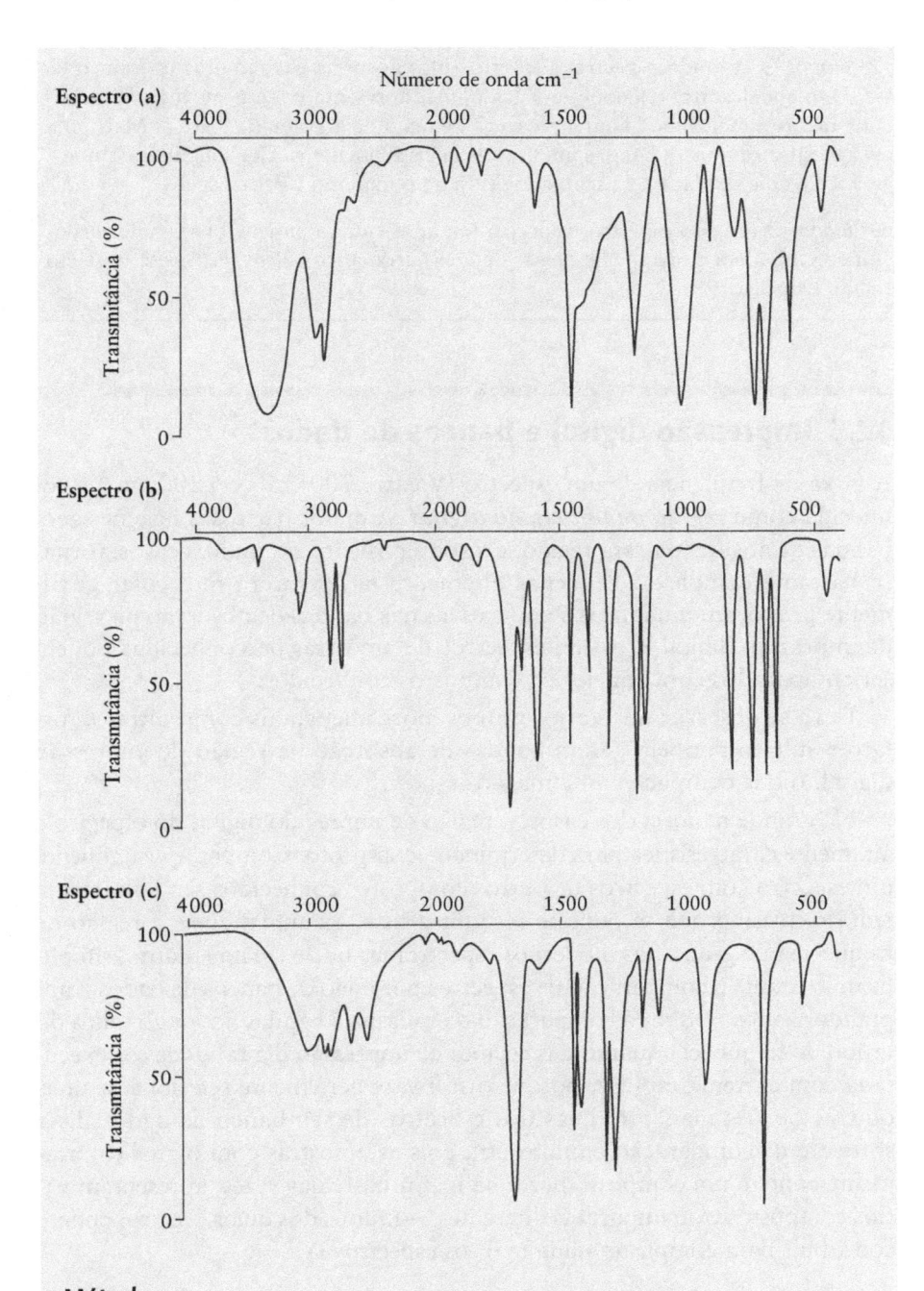

Método

1ª Etapa: O primeiro espectro, Espectro (a), mostra uma banda intensa e larga na região acima de 3 000 cm^{-1}, indicativa de um estiramento –OH, podendo, portanto, ser um álcool ou um ácido carboxílico. Há também bandas intensas entre 1 600 e 1 500 cm^{-1} e entre 800 e 600 cm^{-1}, o que indica a presença de um anel aromático. Não se vê nenhuma banda de carbonila, portanto descarta-se o ácido. É provável que o produto seja simplesmente álcool benzílico que não reagiu.

A confirmação desses materiais pode ser obtida por RMN ou espectroscopia de massa. Como agora temos uma idéia de qual é qual, técnicas físicas simples como pontos de fusão/pontos de ebulição também podem ser utilizadas em conjunto para confirmar as estruturas.

2ª Etapa: O segundo espectro, Espectro (b), não parece ter muitos estiramentos –OH, o que descarta o álcool ou o ácido, mas apresenta um estiramento de carbonila intenso, indicando assim a presença de um aldeído ou uma cetona. Mais uma vez o espectro mostra bandas intensas de anéis aromáticos. Considerando-se que a reação é uma oxidação, a escolha lógica para o material é benzaldeído.

3ª Etapa: O terceiro espectro, Espectro (c), apresenta intensas vibrações de carbonila e OH, além de bandas intensas de anéis aromáticos. Provavelmente, esse é o ácido benzóico.

12.5 Impressão digital e bancos de dados

A faixa de freqüência de um espectro IV entre 700 cm^{-1} e 1 200 cm^{-1} é conhecida como *região de impressão digital*. A maior parte das ligações gera bandas de absorção nessa região, e a sobreposição, em muitos casos, torna-se bastante complexa. Pequenas alterações na estrutura molecular geralmente provocam mudanças significativas nas bandas de absorção na região de impressão digital e, assim, espectros de amostras desconhecidas podem ser comparados com aqueles de compostos conhecidos.

Deve-se observar que vários grupos inorgânicos, tais como nitrato, fosfato e sulfato também geram bandas de absorção na região de impressão digital, o que complica ainda mais os espectros.

Na grande maioria dos casos, a região de impressão digital do espectro é altamente característica para determinado composto. Comparar visualmente um espectro com espectros de outros compostos conhecidos seria altamente tedioso, mesmo que se pudesse resumir a lista, examinando-se a região de freqüência de grupo. Os modernos espectrômetros de IV, no entanto, simplificam bastante a comparação de espectros por meio de bancos de dados computadorizados. Assim, a comparação de múltiplas bandas ao longo tanto do grupo de freqüência quanto das regiões de impressão digital pode ser executada com extrema rapidez, porque o software geralmente seleciona as duas ou três opções mais próximas dos espectros de seu banco de dados. Esse software de comparação é muito útil, pois as amostras com o analito raramente contêm um composto puro; na maior parte das vezes, apresentam vários compostos e/ou impurezas diferentes — muitos dos quais, é claro, podem contribuir para complicar ainda mais os espectros IV.

12.6 Manuseio da amostra nas técnicas de infravermelho

As amostras para análises no IV podem ser sólidos, líquidos, soluções (com os solutos dissolvidos) ou gases. Veremos agora como as análises no IV são executadas em cada caso.

12.6.1 Amostras sólidas e líquidas analisadas por métodos ATR

O espectro no IV de amostras sólidas pode ser obtido por (i) dissolução do sólido em solvente adequado, (ii) preparação de uma pasta ou "emulsão" da amostra em um líquido inerte, ou (iii) utilização de uma técnica de reflexão interna atenuada, conforme descrito na Seção 12.10. O método a ser escolhido depende da natureza da amostra e do equipamento disponível para a análise.

As técnicas de reflexão interna total atenuada (ATR) transformaram a maneira como se manuseia a amostra de rotina. Amostras sólidas de materiais como couro ou papel podem ser analisadas diretamente por técnicas de ATR colocando-as em contato direto com um cristal de ATR. Muitos líquidos e soluções, desde água ambiental até amostras biológicas (por exemplo, sangue), também podem ser analisados por métodos de ATR.

12.6.2 Preparação de "emulsões" para análises de IV de dispersão

Antes do advento de equipamentos que utilizam transformadas de Fourier e ATR, muitos sólidos precisavam ser preparados na forma de "emulsão". Esses métodos ainda podem ser usados com instrumentos mais antigos de dispersão (Seção 12.9.1). A técnica requer a mistura de uma amostra sólida triturada com um líquido inerte para formar uma pasta ou "emulsão". O líquido mais usado para a preparação de emulsões é o "Nujol", um hidrocarboneto oleoso pesado. Às vezes outro líquido, como o "Fluorolube", um polímero halogenado, também é usado. A água não é apropriada para a preparação de emulsão, pois (i) apresenta uma banda de absorção intensa no IV, (ii) não é suficientemente viscosa para juntar as placas de sal por tensão superficial, e (iii) dissolveria as placas de NaCl.

Tendo-se preparado a emulsão, toma-se uma pequena amostra que é espalhada sobre uma das placas ou discos de NaCl (para evitar a absorção no IV). A outra placa é cuidadosamente colocada sobre a primeira e em seguida as duas são unidas por tensão superficial/ação capilar. As duas placas do sal que contêm a amostra são então colocadas no caminho óptico do feixe de IV, permitindo assim medidas diretas de absorção. Esse procedimento é mostrado na Figura 12.5.

A preparação de emulsões e o uso de placas de sal não permitem obter absorbâncias reprodutíveis, pois a espessura do filme de "emulsão" é extremamente variável.

12.6.3 Uso de pastilhas de KBr

Um método alternativo é dispersar o sólido em uma pastilha de KBr. Uma pequena quantidade de amostra sólida é triturada junto com KBr para formar um disco com essa mistura. A mistura é então colocada em uma prensa e comprimida até formar uma pastilha que pode ser posicionada diretamente no caminho do feixe de IV. Isso traz a vantagem de não gerar problema em razão das bandas de absorção referentes às emulsões líquidas, sendo também uma técnica quantitativa muito mais eficiente, uma vez que é possível pesar as quantidades da amostra e do KBr presentes na pastilha.

12.6.4 Uso de Soluções para espectroscopia IV

Soluções de amostras podem ser analisadas diretamente em celas dedicadas que permitem a quantificação direta da absorção no IV. O fator isolado mais importante é assegurar que o solvente escolhido não absorva na região do IV em questão. Vários solventes orgânicos podem ser usados na espectroscopia IV, embora a utilidade desse método tenha sido limitada após restrições feitas nos últimos anos, em muitos países, ao uso rotineiro de solventes como benzeno, tetracloreto de carbono e clorofórmio.

Outro método simples para obter espectros IV quantitativos de amostras líquidas consiste em colocar uma gota do líquido ou solução (contanto que não tenha água) entre dois discos de NaCl. O mesmo método pode ser usado para amostras que contêm água, porém em discos de CaF_2 insolúveis em água.

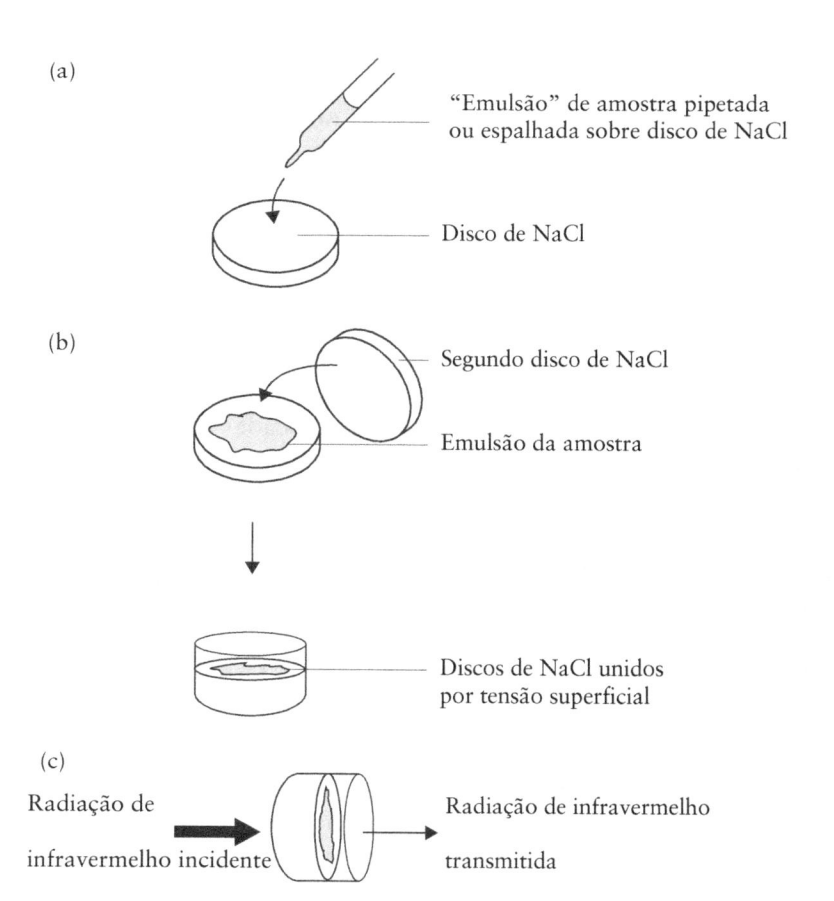

Figura 12.5 Preparação de "emulsão" para análise de dispersão em IV. (a) Preparação de emulsão e aplicação em disco de NaCl. (b) Dois discos de NaCl unidos. (c) Inserção dos discos de NaCl em espectrômetro de IV.

12.6.5 Sólidos

Filmes finos de sólidos de algumas amostras poliméricas (por exemplo, poliestireno, polietileno) podem ser colocados diretamente no caminho óptico de um feixe de IV para análise de transmissão. Atualmente, porém, o método mais usado para a determinação de espectros no IV é o ATR (Seção 12.10).

12.6.6 Gases

Celas dedicadas para manuseio de gás podem ser usadas para obter espectros no infravermelho de amostras gasosas (veja a Seção 12.11).

12.7 Fontes de IV

As fontes de IV consistem em um sólido inerte eletricamente aquecido a uma temperatura acima de 1 500 °C. A radiação emitida a essas temperaturas aproxima-se à de um corpo negro, embora sua intensidade não seja uniforme ao longo de todas as freqüências da região do IV. A intensidade máxima da radiação emitida ocorre em freqüências equivalentes a aproximadamente 5 000 cm^{-1} a 6 000 cm^{-1}, com a intensidade da radiação emitida diminuindo em ambos os lados desses limites – embora isso seja mais pronunciado em comprimentos de onda menores.

12.7.1 Lâmpada de Nernst

A *lâmpada de Nernst* como fonte de IV consiste em um cilindro fino, fabricado de óxidos de terras raras, com aproximadamente 20 mm de comprimento e 1mm a 2 mm de diâmetro. A corrente atravessa o cilindro para aquecê-lo por meio de conexões elétricas em ambas as extremidades. Em temperaturas operacionais, o cilindro assume um brilho vermelho opaco.

12.7.2 Globar

O *globar* é um bastão de carbeto de silício eletricamente aquecido de cerca de 5 cm de comprimento e 4 mm de diâmetro. A fonte de globar proporciona uma radiação IV mais intensa do que a lâmpada de Nernst abaixo de 2 000 cm^{-1}.

12.7.3 Filamento incandescente

O *filamento incandescente* é uma fonte de IV formada por um filamento espiralado eletricamente aquecido. Proporciona maior longevidade do que muitas outras fontes, embora não possa fornecer a mesma intensidade que a lâmpada de Nernst ou o globar.

12.7.4 Arco de mercúrio

Fontes de *arco de mercúrio* de alta pressão são usadas para aplicações no IV distante, onde a intensidade da radiação fornecida por outras vias, como a lâmpada de Nernst, o globar e as fontes incandescentes, diminui até níveis inaceitavelmente baixos. A fonte de arco de mercúrio consiste em um tubo com revestimento de quartzo que contém mercúrio a uma pressão maior que 1 atmosfera; através dele passa uma corrente, formando um plasma interno que emite radiação IV na região do IV distante.

> A radiação IV distante inclui comprimentos de onda aproximadamente > 50 μm (ou números de onda < 200 cm^{-1}).

12.7.5 Filamento de tungstênio

Lâmpadas convencionais de filamento de tungstênio (Capítulo 4) podem ser usadas como fontes de IV para a região do IV próximo ao longo de uma faixa de aproximadamente 4 000 cm^{-1} a 12 500 cm^{-1}.

12.7.6 Laser de dióxido de carbono

Lasers ajustáveis de dióxido de carbono podem ser usados como fontes especiais de IV de grande intensidade para a determinação de analitos em solução aquosa e poluentes atmosféricos, sendo capaz de facilitar a determinação quantitativa, por exemplo, de amônia, benzeno, etanol e dióxido de nitrogênio. A radiação fornecida por essa fonte varia apenas de 900 cm^{-1} a 110 cm^{-1}, e em vez de ser contínua, na verdade é composta de aproximadamente 100 linhas discretas e muito próximas que podem ser selecionadas com ajuste no laser.

12.8 Detectores de IV

Existem três classes principais de detectores de IV que operam segundo princípios térmicos, piroelétricos ou de fotocondução. Fotômetros e espectrômetros de dispersão utilizam detectores térmicos ou piroelétricos, enquanto os aparelhos que operam com transformadas de Fourier usam detectores piroelétricos ou fotocondutores.

12.8.1 Detectores térmicos

> Nesse contexto, corpo negro é aquele que absorve toda a radiação incidente.

Detectores térmicos operam monitorando os efeitos de aquecimento da radiação IV sobre um componente destinado a agir como corpo negro. Os materiais escolhidos possuem capacidade calorífica bem baixa com o intuito de maximizar as variações de temperatura ocorridas com a irradiação de radiação IV. Nas condições mais favoráveis, os detectores térmicos podem responder a variações de alguns milhares de kelvin. Esses detectores normalmente são protegidos contra a radiação térmica do ambiente para ajudar a minimizar os efeitos de desvio de sinal e de ruído. Equipamentos que utilizam detectores térmicos quase sempre empregam divisores de feixe de IV, de modo que o sinal possa ser diferenciado de fontes elétricas ou de outras fontes de ruído.

Os termopares são os detectores térmicos mais utilizados. Os mais simples consistem em uma extensão de metal (como o antimônio) ao qual se ligam duas peças de outro metal diferente, como o bismuto, por exemplo. Com o aquecimento, cria-se uma diferença de potencial entre as duas junções, o que pode ser relacionado a variações de temperatura entre as duas junções metal/metal ao se aquecer *uma* das junções. A junção aquecida por radiação IV é conhecida como *junção ativa*, enquanto a outra é chamada de *junção de referência*. Essa última é protegida contra a radiação IV incidente. Para melhorar o desempenho do detector, o termopar geralmente é colocado dentro de uma câmara evacuada com uma janela transparente para a radiação IV, minimizando assim os efeitos das flutuações térmicas do ambiente.

A sensibilidade desses dispositivos pode ser aumentada conectando-se e se utilizando conjuntamente vários termopares para formar um *termópilo*, o qual, acoplado a circuitos operacionais de amplificação, permite que os detectores respondam a variações de temperatura de até 10^{-6} K.

Outro método envolve o uso de *bolômetros* que utilizam simples *termistores* (por exemplo, de germânio) ou platina especialmente fabricada, ou fitas de níquel — todos projetados para apresentar variações de resistividade em resposta a variações na temperatura.

12.8.2 Detectores piroelétricos

Materiais *piroelétricos* como o sulfato de triglicina deuterado ($ND_2CD_2COOD)_3$ são isolantes polarizáveis com a aplicação de um campo elétrico entre as faces opostas — o grau de polarização depende da constante dielétrica do material, que por sua vez é uma função da temperatura. Detectores piroelétricos consistem em uma camada de material piroelétrico encaixada entre dois eletrodos (um dos quais feito de material transparente ao IV) formando um capacitor. A radiação IV que atravessa a janela transparente provoca aquecimento no material piroelétrico, gerando uma mudança na polarização do material e, portanto, na capacitância do detector. Esta pode ser monitorada eletronicamente e, assim, relacionar-se à intensidade da radiação IV.

12.8.3 Detectores fotocondutores

Um detector de mercúrio e cádmio consiste em um filme semicondutor fino, que pode ser o telureto de cádmio, que reveste uma superfície vítrea não condutora embutida em um envoltório de vidro sob vácuo. A exposição do semicondutor à radiação IV promove os elétrons de valência de estados não condutores a estados condutores, aumentando assim a condutividade do dispositivo, o qual também pode ser monitorado eletronicamente e relacionado à intensidade da radiação IV incidente.

12.9 Espectrômetros e fotômetros de IV para uso geral

Há quatro tipos de espectrômetros de IV mais usados nas aplicações analíticas de rotina. O primeiro deles, o *espectrômetro com grade de dispersão*, tem sido a principal ferramenta analítica para aplicações em IV em muitos laboratórios, embora instrumentos desse tipo estejam sendo progressivamente substituídos por *equipamentos multiplete para transformadas de Fourier*. A terceira classe de instrumentos é a dos *fotômetros não dispersivos*, desenvolvidos para determinação quantitativa de compostos orgânicos na atmosfera, enquanto a quarta e última é a dos *fotômetros de reflectância*. Limitaremos nossa abordagem aos equipamentos com grade de dispersão e aos instrumentos com transformadas de Fourier, pois são os mais utilizados em aplicações analíticas.

12.9.1 Espectrômetros de IV com grade de dispersão

Espectrômetros com grade de dispersão são instrumentos em que o espectro é *seqüencialmente* analisado após a *dispersão* de radiação com múltiplos comprimentos de onda por um monocromador ou uma grade de difração. Durante décadas, os espectrômetros de dispersão têm sido o esteio da instrumentação de IV para aplicações analíticas, embora estejam sendo progressivamente substituídos por equipamentos que utilizam transformadas de Fourier — como veremos na próxima seção. Espectrômetros de dispersão normalmente são instrumentos de duplo feixe que utilizam grades de difração para a dispersão e a seleção de freqüências da radiação IV de uma fonte "branca".

Uma configuração de duplo feixe é normalmente usada junto com um divisor de feixe para compensar a absorção IV no gás ou no solvente em que o analito estiver dissolvido. A Figura 12.6 mostra um típico esquema de espectrômetro de dispersão. Em muitos aspectos, o funcionamento desses equipamentos é semelhante ao de instrumentos para o UV-visível. Diferentemente deles, porém, é normal na espectrometria de IV posicionar a grade e o monocromador *após* a passagem do feixe de IV pela amostra.

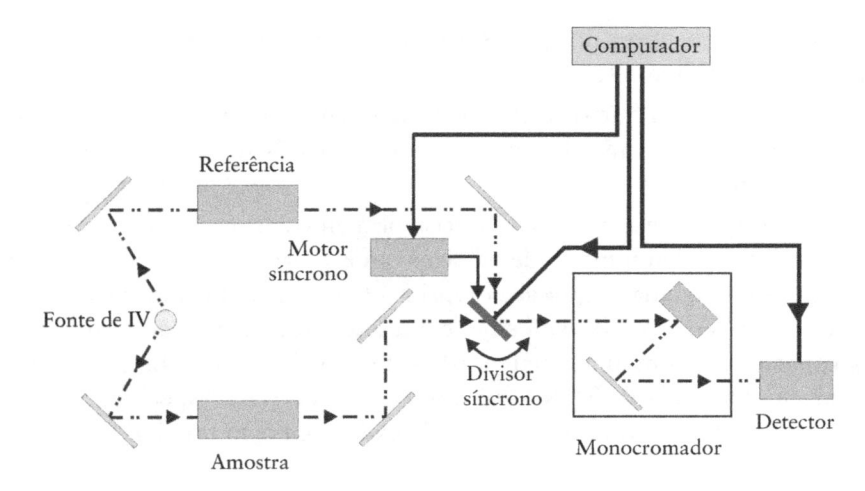

Figura 12.6 Esquema de espectrômetro de IV de dispersão.

Assim, qualquer radiação espalhada pela amostra é removida pelo monocromador e, portanto, não atinge o detector. Esse método é possível com as técnicas de IV porque a radiação nessa região não tem energia suficiente para danificar a maioria das amostras.

Instrumentos que utilizam atenuadores para regular (reduzir) a intensidade do feixe de referência transmitido em relação à do feixe de referência que emerge da amostra são conhecidos como *instrumentos null-type*. Nesses equipamentos, a absorção da amostra é monitorada da seguinte maneira. O feixe de referência, depois de passar pelo atenuador, atravessa um divisor de feixes. Esse, alternadamente, permite que o feixe de referência e o feixe transmitido pela amostra atravessem a grade e sigam para o detector. Se ambos os feixes apresentarem a mesma intensidade, a saída do detector será constante. Se a intensidade do feixe transmitido for maior ou menor que a do feixe de referência, então a saída do detector alternará valores altos e baixos. Assim, o sinal composto alternado pode ser correlacionado com a intensidade do feixe transmitido e a absorção da amostra, determinada.

12.9.2 Espectrômetros multiplete para transformadas de Fourier

Instrumentos multiplex que utilizam transformadas de Fourier operam de forma completamente diferente dos equipamentos de dispersão, uma vez que todos os comprimentos de onda são detectados e medidos simultaneamente, o que explica por que são conhecidos como *instrumentos multiplex*.

Os espectrômetros de IV que utilizam as transformadas de Fourier (FTIR) permitem velocidade, resolução, sensibilidade e precisão superiores às de qualquer equipamento de dispersão. Os primeiros aparelhos a utilizar as transformadas de Fourier eram caros, pesados e enormes, além de exigirem manutenção freqüente. Os equipamentos FTIR modernos, ao contrário, são menores do que os espectrômetros de dispersão, e também requerem menos manutenção.

Embora existam outros métodos instrumentais multiplex além daqueles que se baseiam em técnicas de transformadas de Fourier, hoje elas predominam.

Uma vez que detectamos todos os comprimentos de onda simultaneamente, é preciso ter algum modo de resolver um espectro em termos de energia radiante — como uma função do comprimento de onda (ou número de onda). Isso é possível com o uso, também, de um interferômetro. O advento de novas capacidades computacionais representa um dos principais fatores que ajudaram as técnicas de FTIR a substituir os métodos de dispersão, pois permite que a transformação de Fourier seja executada com rapidez.

Interferômetros

Todos os instrumentos FTIR utilizam interferômetros, que funcionam de várias maneiras. Neste livro, descreveremos detalhadamente apenas um tipo: o ***interferômetro de Michelson***. Esse interferômetro é o mais utilizado, apesar de sua utilização ter sido descrita pela primeira vez no final do século XIX.

Normalmente, primeiro a amostra é irradiada com radiação IV policromática (branca) por meio de dois feixes *quase iguais em intensidade*. A diferença de fase nos dois feixes que atingem o detector pode então ser utilizada para determinar a intensidade da radiação transmitida em relação ao tempo — e, como veremos adiante, a freqüência (ou o comprimento/número de onda), por meio de um método matemático de transformar dados chamado transformadas de Fourier. A radiação emitida da fonte é primeiramente colimada e dirigida para um *espelho que divide o feixe*, de modo que metade da radiação é transmitida através do espelho e metade é refletida (Figura 12.7). Os dois feixes de radiação então são refletidos de volta para o divisor de feixe por um par de espelhos, um fixo e outro móvel. O divisor de feixe agora direciona metade de cada feixe para a amostra e para o detector, enquanto a outra metade é dirigida de volta para a fonte. Para que os dois feixes que atravessam a amostra permaneçam exatamente em fase quando alcançarem o detector, o caminho óptico por eles seguido deve ser exatamente o mesmo. Como um dos espelhos pode ser movimentado, o caminho óptico dos dois feixes pode variar um pouco. Se houver diferença no caminho óptico seguido pelos dois feixes, então os dois feixes ficarão primeiro em fase e depois fora de fase.

Nessas situações, pode ocorrer interferência construtiva ou destrutiva, dependendo do ângulo de fase dos feixes à medida que eles se acoplam. Na maioria dos espectrômetros, o espelho é movimentado a uma velocidade linear cuidadosamente controlada. A intensidade do feixe acoplado será em

> O colimador é um dispositivo que produz feixes de radiação paralelos.

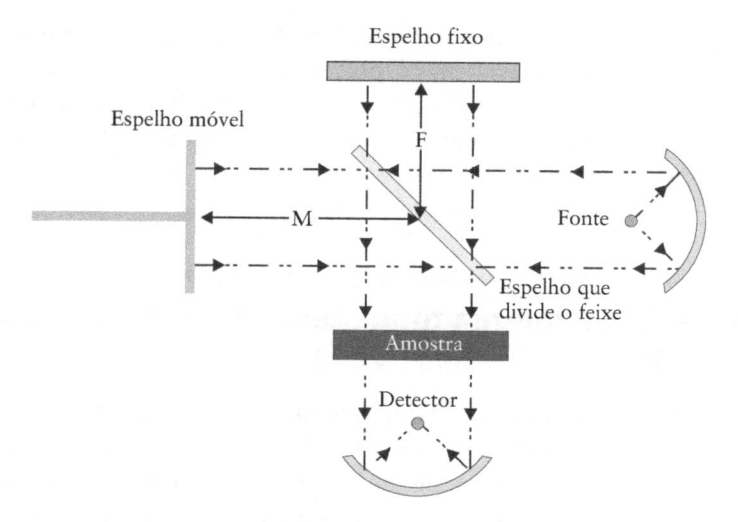

Figura 12.7 Esquema de um espectrômetro multiplex FTIR.

função tanto do tempo quanto da absorção pela amostra. Assim, os dois feixes que atravessam a amostra são acoplados para produzir um interferograma no qual a intensidade do feixe acoplado pode ser plotada como uma função do tempo (Figura 12.8(a)), que, por sua vez, poderá ser deconvoluída a uma banda convencional de absorção (Figura 12.8(b)).

A diferença entre os caminhos ópticos dos dois feixes, resultante do movimento de um dos espelhos do interferômetro, é conhecida como *retardação*, ou δ. A intensidade do sinal do interferograma é expressa por $P(\delta)$. A primeira etapa na espectroscopia IV de transformadas de Fourier envolve o registro de $P(\delta)$ como uma função de δ. Interferogramas desse tipo, no entanto, contêm informação relativa à absorção da amostra em

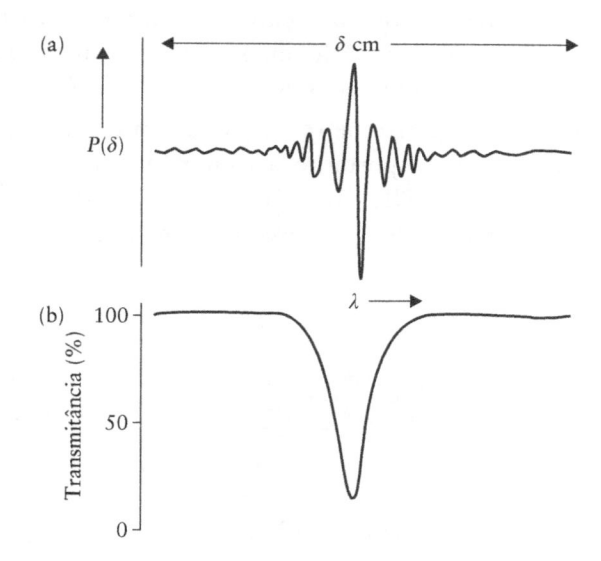

Figura 12.8 (a) Interferograma no IV. (b) Banda no IV deconvoluída.

todos os comprimentos ou números de onda. O interferograma é então deconvoluído por meio das transformações de Fourier, utilizando-se algoritmos computacionais que permitem relacionar a intensidade da transmissão IV com o comprimento de onda ou o número de onda, sendo assim registrado o espectro.

12.10 Reflexão interna total atenuada — Instrumentação FTIR

As técnicas de *reflexão interna total atenuada* (ATR) permitem a obtenção de espectros IV para sólidos, pastas e/ou pós utilizando-se a reflexão de radiação IV quando esta passa de um meio para outro que possua diferentes índices de refração. Um dos meios representa a amostra, enquanto o outro é um cristal que forma parte da instrumentação do espectrômetro. A fração da radiação refletida é determinada por vários fatores, incluindo o ângulo de incidência. À medida que ele aumenta, o mesmo acontece com a porcentagem de radiação refletida, até ser atingido certo ângulo conhecido como *ângulo crítico*. Em ângulos maiores que o ângulo crítico, ocorre reflexão total.

Na prática, o feixe de radiação penetra a superfície do meio menos denso antes de ocorrer a reflexão. A radiação que penetra a camada menos densa é chamada de *onda evanescente*. A profundidade de penetração da onda evanescente é determinada pelo: (i) comprimento de onda da radiação; (ii) índice de refração dos dois meios; e (iii) ângulo de incidência, θ. Ondas evanescentes penetram alguns micrômetros na amostra. Se a camada menos densa (por exemplo, a amostra) absorver a radiação IV, a atenuação do feixe é vista em comprimentos de onda (números de onda) que correspondem às bandas de absorção IV da amostra. Esse método é conhecido como espectroscopia IV de reflexão interna atenuada. A Figura 12.9 mostra o esquema de uma configuração de cela de ATR.

Na prática, todos os espectrômetros de ATR contemporâneos utilizam as transformadas de Fourier, portanto a técnica geralmente é conhecida como espectroscopia ATR-FTIR. Acessórios ou adaptadores de ATR comercialmente disponíveis podem ser usados com muitos equipamentos

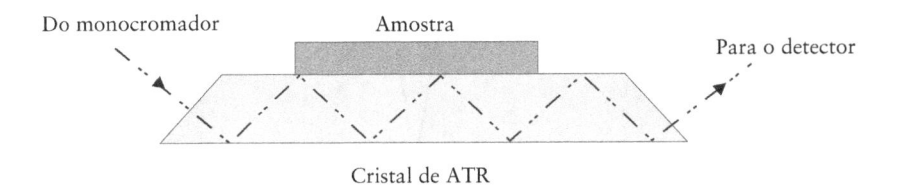

Figura 12.9 Cela de ATR para espectroscopia IV.

FTIR e são projetados para que o feixe de IV incidente seja direcionado através do cristal e daí para o detector. O adaptador de ATR normalmente é projetado de modo que o cristal possa ser facilmente trocado, sendo mais comuns os de germânio, seleneto de zinco ou uma mistura de brometo/iodeto de tálio. Uma vez que diferentes cristais estão associados a diferentes e característicos ângulos críticos, a escolha do cristal permite alguma variação da profundidade de penetração da onda evanescente na amostra. O ângulo de incidência do feixe de IV normalmente também pode ser variado de maneira que permita maior controle na profundidade de penetração da onda evanescente.

Técnicas de ATR-FTIR oferecem muitas vantagens. Entre as mais importantes estão a facilidade de preparação da amostra e a versatilidade com relação a ela, o que de outro modo seria difícil. Líquidos, sólidos e pós podem ser facilmente estudados com as técnicas de ATR, contanto que haja um bom contato entre a amostra e a superfície do cristal. Às vezes, utiliza-se uma pequena tampa para comprimir delicadamente a amostra contra a face do cristal, embora seja preciso tomar cuidado para não quebrá-lo apertando demais as presilhas da tampa, visto que são equipamentos muito frágeis e caros!

Esse método permite, com certa facilidade, a análise por espectroscopia IV de amostras como tecidos, couro e fibras.

Os espectros gerados pelas técnicas de ATR-IR são basicamente semelhantes àqueles obtidos pelos métodos normais de transmissão, embora as intensidades relativas de algumas bandas possam ser diferentes. As absorbâncias observadas nos espectros de reflectância geralmente independem da espessura da amostra, uma vez que a onda evanescente penetra a amostra apenas alguns micrômetros.

12.11 Fotômetros para amostras gasosas em espectroscopia IV

Vários analisadores de IV portáteis para gases, utilizados rotineiramente na determinação quantitativa de poluentes orgânicos na atmosfera, baseiam-se em um método para fotômetro com filtro. O diagrama esquemático de um instrumento típico é mostrado na Figura 12.10.

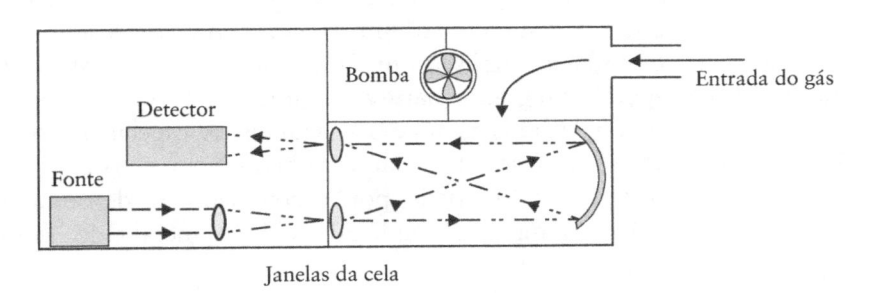

Figura 12.10 Esquema de espectrômetro de IV para amostras gasosas.

Esses equipamentos contêm fontes de IV que consistem em um bastão de cerâmica em torno do qual é enrolado um filamento de nicromo. Utiliza-se também um detector fotoelétrico.

São utilizados vários filtros diferentes — um para cada poluente atmosférico específico. Amostras gasosas geralmente são coletadas com uma pequena bomba movida a bateria. A câmara de gás tem alguns centímetros de comprimento, embora outros espelhos refletores (que não aparecem por uma questão de simplificação) às vezes são incluídos em ambas as extremidades da câmara para aumentar o caminho óptico efetivo do instrumento; assim, a sensibilidade do equipamento aumenta bastante.

12.12 Espectroscopia no IV próximo

A região do IV próximo vai de aproximadamente 770 nm (13 000 cm^{-1}), nos limites da extremidade superior da região do visível no espectro, até comprimentos de onda em torno de 3 000 nm (3 330 cm^{-1}). As absorções moleculares mais freqüentes normalmente são harmônicas de estiramentos C–H, N–H ou O–H e/ou bandas vibracionais — ou suas combinações. Infelizmente, as absorbâncias são caracteristicamente menores que aquelas vistas na região principal do IV. A instrumentação para o IV próximo utiliza lâmpadas de tungstênio e detectores fotocondutores de sulfeto de chumbo.

Celas ópticas de quartzo ou de sílica fundida, junto com solventes como tetracloreto de carbono, devem ser usadas para a transmissão de radiação nesse intervalo de comprimento de onda. A instrumentação utilizada, a princípio, é muito semelhante à de muitos espectrômetros UV-visível, e como a região do IV próximo limita o espectro visível, alguns espectrômetros de UV-visível comerciais são construídos de modo que permitam análises no IV próximo.

12.13 Espectroscopia no IV distante

Assim como acontece com a maior parte de outras técnicas de IV, a maioria dos espectrômetros de IV com capacidade no IV distante utiliza atualmente interferômetros e processamento de sinal por transformadas de Fourier. A região do IV distante estende-se normalmente de comprimentos de onda em torno de 10^6 nm (200 cm^{-1}) até 5×10^4 nm (10 cm^{-1}). A espectroscopia no IV distante é muito usada em análises inorgânicas, uma vez que a absorção nessa região corresponde em grande parte a movimentos de deformação ou vibracionais que envolvem íons metálicos e ligantes. A especificidade de análises como essas costuma ser extremamente favorável em comparação com muitos outros métodos analíticos, pois o comprimento de onda em que ocorre a absorção geralmente depende do átomo de metal e do ligante em questão.

Alguns compostos que contêm átomos de baixa massa molecular podem absorver na região do IV distante em razão dos movimentos de deformação do esqueleto, contanto que a molécula possua dois ou mais átomos além do hidrogênio. Esse tipo de absorção pode ser particularmente útil na determinação de substâncias aromáticas substituídas. Embora os espectros dessas substâncias geralmente sejam bem complicados, há facilidade de identificação para compostos específicos, por impressão digital.

Os movimentos rotacionais de gases que possuem dipolos permanentes também podem causar absorção na região do IV distante, permitindo a determinação de, por exemplo, H_2O, O_3 ou HCl gasosos.

12.14 Espectroscopia de emissão no IV

Moléculas capazes de absorver radiação também podem, ao menos teoricamente, emitir energia IV com o aquecimento. No entanto, há vários problemas associados à determinação de compostos por meio de emissões no IV, especialmente no que diz respeito a questões como a relação sinal-ruído e a análise de analitos termicamente lábeis que podem se decompor quando aquecidos. Amostras capazes de emitir no IV são aquecidas eletricamente e analisadas em uma cela para gás, contanto que a amostra não seja vaporizada. O uso muito comum de interferômetros e técnicas que utilizam as transformadas de Fourier tem possibilitado a captura e o processamento de sinais muito fracos.

Exercícios e problemas

12.1 Por que, na espectroscopia IV, é utilizada a notação número de onda em vez de comprimento de onda?

12.2 Os espectrômetros IV operam em um intervalo de comprimento de onda entre 3 μm e 15 μm. Expresse essa amplitude em termos de freqüência e número de onda.

12.3 Quantos graus de liberdade possui o gás NO_2?

12.4 Por que às vezes são utilizadas fontes de IV de arco de mercúrio em vez de fontes globar?

12.5 Apresente as vantagens relativas de usar detectores termópilos, bolômetros, piroelétricos e fotocondutores na instrumentação de IV.

12.6 Por que os espectrômetros de IV que utilizam as transformadas de Fourier estão substituindo os instrumentos à base de dispersão?

12.7 Por que os métodos de IV por reflexão interna total atenuada permitem o registro de espectros de amostras que de outro modo seriam difíceis de estudar pela espectroscopia IV?

12.8 Perderam-se os rótulos de frascos de solventes (a – f). Sabe-se, porém, que contêm acetona, acetonitrila, clorofórmio, etanol, hexano e tolueno. Partindo dos espectros no IV, atribua os solventes a seus frascos (Figura Q8).

12.9 Descreva as vibrações associadas às absorções no infravermelho.

12.10 O espectro IV do HCl gasoso mostra uma série de bandas centralizadas em torno de 2 900 cm^{-1} que correspondem às transições rotacionais das moléculas de HCl.

Figura Q8 Espectros IV para seis frascos contendo solventes a serem identificados.

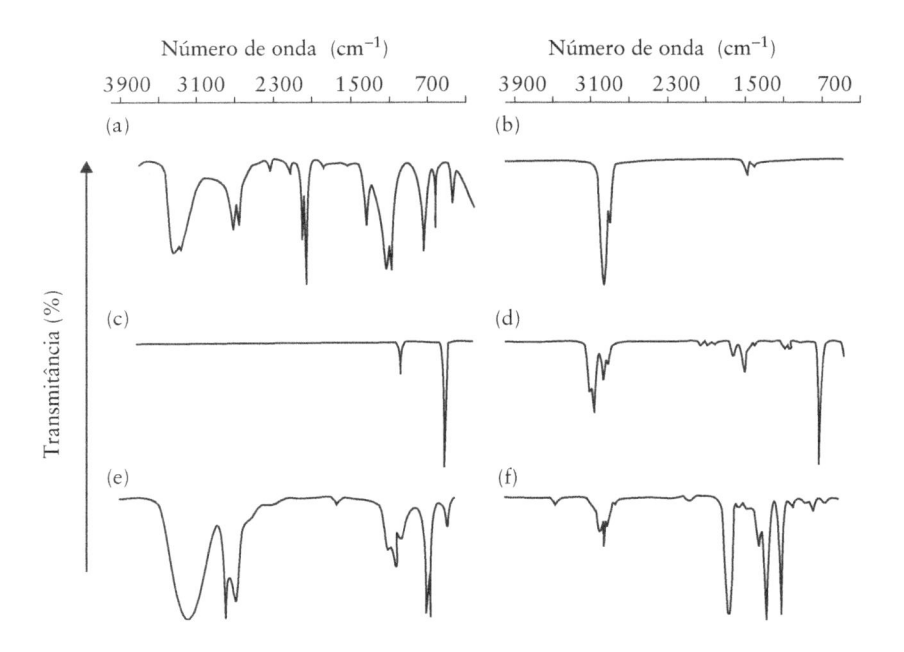

Uma observação mais minuciosa de cada banda de absorção mostra que elas consistem em duas bandas com proporção 3:1. Explique esse comportamento.

12.11 Discuta como os espectros IV de um ácido carboxílico na forma líquida podem diferir da solução diluída em clorofórmio.

Resumo

1. A radiação IV faz parte do espectro eletromagnético e abrange um intervalo de comprimento de onda que vai, aproximadamente, de 0,8 μm a 1000 μm.

2. A absorção no IV ocorre por estimulação de diversas vibrações moleculares, incluindo os movimentos de deformação angular assimétrica no plano, deformação angular assimétrica fora do plano, deformação angular simétrica no plano e deformação angular simétrica fora do plano.

3. A absorção no IV segue a lei de Beer–Lambert.

4. Os espectros IV normalmente são apresentados com a escala do y representando a transmitância ($1/A$) (ou às vezes a porcentagem de transmissão) e a escala do x em termos de número de onda ($1/\lambda$) cm^{-1}.

5. Grupos funcionais específicos como C–H, C=C, C–N, NO$_2$ e OH geram absorções em números de onda característicos, o que permite comparar compostos pelo método da "impressão digital" com referência a bancos de dados.

6. Várias fontes de IV são utilizadas nos equipamentos correspondentes e incluem a lâmpada de Nernst, globar, arco de mercúrio, filamento de tungstênio, dióxido de carbono e lasers.

7. Entre os detectores usados em espectrômetros de IV estão os dispositivos térmicos, piroelétricos e fotocondutores.

8. Espectrômetros de IV operam ou por meio de grade de dispersão ou por princípios multiplex.

9. Instrumentos multiplex utilizam um interferômetro, sendo o mais usado o da configuração de Michelson. Esses instrumentos baseiam-se na deconvolução do sinal por tratamento matemático dos dados, como é o caso das transformadas de Fourier. Muitos espectrômetros de IV são simplesmente conhecidos como espectrômetros FTIR.

10. As técnicas de reflexão interna total atenuada (ATR) permitem a obtenção de espectros IV para muitos sólidos, pastas e pós, que de outro modo seria impossível de estudar com instrumentação de dispersão.

11. Técnicas de ATR exploram a reflexão da radiação IV que ocorre quando ela passa de um meio para outro. A radiação que penetra a camada menos densa é conhecida como onda evanescente.

12. Dispositivos para amostras gasosas acoplados a espectrômetros portáteis de IV permitem coletar amostras de ar para aplicações ambientais.

13. O intervalo para a espectroscopia no IV próximo varia de aproximadamente 770 cm^{-1} a 3 000 cm^{-1} e pode ser usado em diversas aplicações especializadas.

14. As regiões do IV distante no espectro eletromagnético se estendem de 200 cm^{-1} a 10 cm^{-1} e podem ser usadas em várias análises inorgânicas, tais como a determinação de H_2O e HCl.

15. A espectroscopia de emissão IV é executada por aquecimento da amostra até ela emitir radiação IV. Isso só ocorre, porém, se (a) a amostra for termicamente estável, e (b) a vaporização da amostra não ocorrer nas temperaturas exigidas.

Outras leituras

COLTHUP, N. B. *Introduction to infrared and Raman spectroscopy.* Academic Press, 1989.

GUNZLER, H.; HEISE, M. H. *IR spectroscopy:* an introduction. John Wiley, 2002.

STUART, B. *Infrared spectroscopy – fundamentals and applications.* John Wiley, 2004.

Parte IV

A química analítica na prática: ciência analítica contemporânea

Métodos analíticos radioquímicos

Aptidões e conceitos

Este capítulo vai ajudá-lo a entender:

- A natureza das emissões α, β e γ nos processos de decaimento radioativo.
- O que é meia-vida para um nuclídeo e como esse conceito pode ser empregado na contagem radioativa e em medidas quantitativas para análises de marcação radioativa.
- Como realizar análises de diluição de isótopo.
- Os fundamentos das análises de ativação de nêutron e como os reatores nucleares, os aceleradores ou as fontes de nuclídeo radioativo podem ser usados para atingir a ativação do nêutron.
- Os fundamentos das técnicas de datação por carbono e como elas podem ser usadas.
- O alcance das técnicas de radioisótopo em aplicações bioanalíticas e clínicas.

13.1 Introdução

As análises radioquímicas utilizam isótopos radioativos ou radiação derivada desses isótopos.

Há três categorias importantes de análises radioquímicas classificadas de acordo com a natureza da radioatividade: (i) análises que se baseiam na determinação de radioisótopos naturais; (ii) análises de ativação; e (iii) técnicas por marcadores.

13.2 Os isótopos radioativos e os fundamentos das análises radioquímicas

Os núcleos de todos os átomos (com exceção do ^1H) contêm determinado número de nêutrons e prótons. O número de prótons, Z, também é conhecido como **número atômico** e define as propriedades químicas do átomo, além de especificar o elemento. Átomos do mesmo elemento que podem conter diferentes números de nêutrons são conhecidos como isótopos do elemento. Alguns núcleos decaem pela emissão de partículas subatômicas, como é o caso das partículas α ou β, ou ainda pelas decomposições associadas à emissão de raios X e/ou γ. Núcleos que se decompõem espontaneamente dessa maneira são chamados de **nuclídeos radioativos**, e seus isótopos são conhecidos como isótopos radioativos de um elemento. Nuclídeos radioativos às vezes recebem o nome mais simples de **radionuclídeos**.

Núcleos que não decaem espontaneamente por emissão radioativa são denominados isótopos estáveis. Radionuclídeos continuam a se decompor até que se formem nuclídeos (isótopos) estáveis.

Partículas α e β, raios X e raios γ são todos **ionizantes**, e isso permite que sejam prontamente detectados, e de fato quantificados, por meio de filmes fotográficos ou detectores como os tubos de Geiger-Müller. Essa capacidade de detecção forma a base da maioria dos métodos analíticos radioquímicos.

13.3 Produtos de decaimento radioativo

13.3.1 Decaimento alfa

A partícula α $^{4}_{2}He$ (um núcleo de hélio) contém dois prótons e dois nêutrons. As partículas α são emitidas por isótopos radioativos (número de massa maior que aproximadamente 150) à medida que se decompõem, gerando elementos de massa atômica menor. O decaimento do $^{238}_{92}U$ produzindo $^{234}_{90}Th$, conforme é mostrado na Equação (13.1), é um exemplo desse processo:

$$^{238}_{92}U \rightarrow {}^{234}_{90}Th + {}^{4}_{2}He \qquad (13.1)$$

Processos que geram — e acompanham — emissões α ocorrem por caminhos ou mecanismos claramente definidos, o que significa que as redistribuições de energia que acompanham esses processos são quantizadas. Liberações de energia por emissão de raios X ou raios γ geralmente acompanham processos de decaimento de partícula α.

Partículas α são ejetadas do núcleo mãe em decaimento com grande quantidade de energia cinética (o que também pode ser quantificado e previsto). Essa energia cinética é capaz de causar uma considerável ionização ao colidir com átomos ou moléculas de muitos materiais. Partículas α perdem energia progressivamente a cada colisão; no entanto, por causa de suas massas relativamente elevadas, possuem baixa capacidade de penetração e podem ser interrompidas por um pedaço de cartolina grossa. Um emissor de partícula α geralmente é identificado por determinação da distância percorrida pelas partículas (alguns centímetros no ar).

13.3.2 Decaimento beta

Há três reações nucleares que podem ser classificadas como processos de decaimento β. Veremos cada uma delas separadamente. As partículas β podem ser elétrons ou pósitrons.

O primeiro dos processos de decaimento β a ser considerado envolve a captura de um elétron pelo núcleo, seguido da liberação de um fóton de raios X. Infelizmente, esse processo não apresenta nenhuma importância analítica.

Os outros dois processos envolvem a ejeção de um elétron ou de um pósitron do núcleo (e também a formação de um neutrino, ν). Em um desses processos, um nêutron é convertido em próton e elétron, que subseqüentemente é expelido. Um exemplo desse tipo de reação é mostrado na Equação (13.2):

$$^{14}_{6}C \rightarrow {}^{14}_{7}N + \beta^- + \nu \qquad (13.2)$$

No outro processo que envolve a formação de um pósitron, β^+, o número total de prótons no núcleo diminui em uma unidade. Segue-se um exemplo na Equação (13.3):

$$^{65}_{30}Zn \rightarrow {}^{65}_{29}Cu + \beta^+ + \nu \qquad (13.3)$$

Os pósitrons são, por fim, aniquilados pela reação com um elétron, e isso é acompanhado pela geração e pela emissão de dois fótons γ.

Diferentemente das partículas α, as partículas β são geradas em uma amplitude contínua de energia cinética. O poder de penetração das partículas β excede, em muito, o das partículas α em virtude da massa bem menor. Na prática, as partículas β podem penetrar até várias dezenas de centímetros no ar, normalmente sendo necessário um pequeno pedaço de folha de alumínio para deter a radiação.

13.3.3 Emissão de raios gama

É preciso notar que não existe diferença entre raios X e raios γ (gama), a não ser pelo fato de que os raios X são gerados por meio de transições eletrônicas enquanto os raios γ se originam de processos nucleares.

Muitas das decomposições α e β são acompanhadas pela emissão de raios γ à medida que núcleos excitados entram em relaxação em uma ou mais etapas quantizadas. Assim, os próprios raios γ possuem energias específicas (freqüências) e, portanto, são comumente usados na identificação de decomposições radioativas específicas (impressão digital).

Os raios γ possuem grande poder de penetração, sendo necessários vários centímetros de chumbo para blindagem. À medida que atravessam a matéria, perdem energia e são interrompidos por meio de três mecanismos. O mecanismo predominante depende muito de sua freqüência (e, portanto, da energia).

Para raios γ de baixa energia, esta é, em grande parte, dissipada por meio de *efeito fotoelétrico*. Nesse caso, a energia de um fóton γ provoca a excitação e o deslocamento de um elétron em um orbital atômico do material atravessado pela radiação. Na maioria das vezes, o fóton é inteiramente consumido, interrompendo, assim, a radiação.

Para raios γ de níveis intermediários de energia, o *efeito Compton* pode ser observado à medida que a radiação atravessa a matéria. Elétrons são mais uma vez deslocados dos orbitais atômicos, embora nem toda a energia do fóton seja consumida, e o restante segue através do material como raios γ de baixa energia. Em alguns casos, isso pode gerar ainda mais efeito fotoelétrico ou efeito Compton.

Fótons γ extremamente energéticos (>1,02 MeV), às vezes, são completamente absorvidos nas proximidades de um núcleo, por meio da formação de um pósitron e um elétron em um processo conhecido como *produção de pares*.

13.3.4 Emissão de raios X

Como já vimos, os raios X são gerados nas transições eletrônicas e há dois processos de decaimento radioativo nuclear que provocam a saída de elétrons da camada interna e os raios X.

O primeiro desses processos envolve a captura de um elétron pelo núcleo, conforme discutido anteriormente, enquanto o outro ocorre pela emissão eletrônica *Auger*. As emissões eletrônicas Auger ocorrem como resultado de uma interação entre um núcleo excitado e o elétron de um orbital, provocando a excitação e a saída do elétron com uma energia cinética igual à diferença entre a energia da transição nuclear e a energia de ligação do elétron. Durante o processo, a energia em excesso é dissipada pela emissão de um fóton de raios X.

13.3.5 Taxas de decaimento radioativo

Decaimentos radioativos são processos totalmente aleatórios em seu *timing* e, portanto, não se pode prever quando determinado átomo sofrerá decaimento. O estudo de estatísticas que descrevem o decaimento radioativo de grandes populações de determinado nuclídeo nos permite, porém, prever, com um alto grau de certeza, *quantos* eventos radioativos serão observados ao longo de determinado intervalo de tempo. Essas estatísticas são descritas em termos de *meias-vidas*, $t_{1/2}$, que, por sua vez, são altamente características para cada nuclídeo.

Os processos de decaimento radioativo seguem uma cinética de primeira ordem, com uma constante de decaimento (normalmente indicada por λ) característica para cada processo. Podemos prever que, ao longo da duração da meia-vida, $t_{1/2}$, metade dos radionuclídeos terão decaído, conforme a descrição da Equação (13.4):

$$t_{1/2} = \frac{\ln 2}{\lambda} \cong \frac{0,693}{\lambda} \quad (13.4)$$

As meias-vidas de radionuclídeos variam de milhões de anos até frações de segundo. A atividade, A, de um radionuclídeo tem por unidade s^{-1} e descreve sua taxa de decaimento (Equação (13.5)), de modo que:

$$A = -\frac{dN}{dt} = \lambda N \quad (13.5)$$

em que N é o número de átomos que sofrem decaimento radioativo.

Às vezes, pode haver confusão, tendo em vista que as atividades geralmente são expressas em termos de becquerel (Bq), em que 1 Bq corresponde a 1 decaimento por segundo, ou da unidade mais antiga curie (Ci), em que 1 Ci $\equiv 3,7 \times 10^{10}$ Bq e corresponde à atividade de 1 g de rádio-226.

As atividades absolutas são difíceis de determinar, pois os elétrons nunca são 100% eficientes e, por essa razão, a radioatividade medida normalmente é expressa em termos de taxas de contagem, R, que podem ser relacionadas à atividade pela introdução de um coeficiente de detector, c (Equação (13.6)), de modo que:

$$R = cA = c\lambda N \quad (13.6)$$

13.4 Correções de fundo

As contagens registradas durante uma análise radioquímica sempre incluirão contribuições de fontes de fundo, como a radiação cósmica e/ou o gás radônio na atmosfera. Portanto, normalmente é necessário fazer a correção para essas outras fontes de radiação, primeiro determinando a verdadeira contagem de fundo, de modo que possa ser subtraída de todas as contagens analíticas subseqüentes. Assim, podemos expressar uma nova contagem corrigida, R_c, que será relacionada à taxa de contagem medida para a amostra, R_{ms}, e à contagem de fundo, de acordo com a Equação (13.7):

$$R_c = R_{ms} - R_b \quad (13.7)$$

13.5 Instrumentação

Contadores por cintilação, detectores a gás e detectores com semicondutor são utilizados para medir eventos radioativos de maneira muito semelhante à detecção de raios X, uma vez que as partículas α e β, bem como os fótons γ, são formas de radiação ionizante. Cada um desses três tipos de detectores baseia-se na produção de fotoelétrons com absorção de radiação, o que faz surgir muitos pares de íons na forma de cascata, gerando um pulso elétrico mensurável.

13.5.1 Medidas de partículas α

Amostras com analitos que sabemos (ou suspeitamos) serem emissores α normalmente são preparadas como filmes aplicados a um material de suporte para minimizar a auto-absorção pelo material, pois, como vimos, a capacidade de penetração das partículas α é muito pequena. Espectros α consistem em picos discretos que podem ser usados para identificação com analisadores de altura de pulso.

13.5.2 Medidas de partículas β

Contadores por cintilação em meio líquido (Figura 13.1) são utilizados para contagem de emissores β de baixa energia, como ^{35}S, trítio ou ^{14}C, com a amostra dissolvida em uma solução do composto cintilante que é colocado em um pequeno frasco, eqüidistante entre dois tubos fotomultiplicadores, em um invólucro à prova de luz. A saída dos dois contadores alimenta um contador de coincidências, que só registra um pulso quando ambos os detectores registram sinal simultaneamente. Assim, o ruído de fundo associado aos detectores e aos amplificadores pode ser reduzido de maneira significativa, pois é improvável que esses efeitos influenciem os dois detectores simultaneamente. A contagem por cintilação em meio

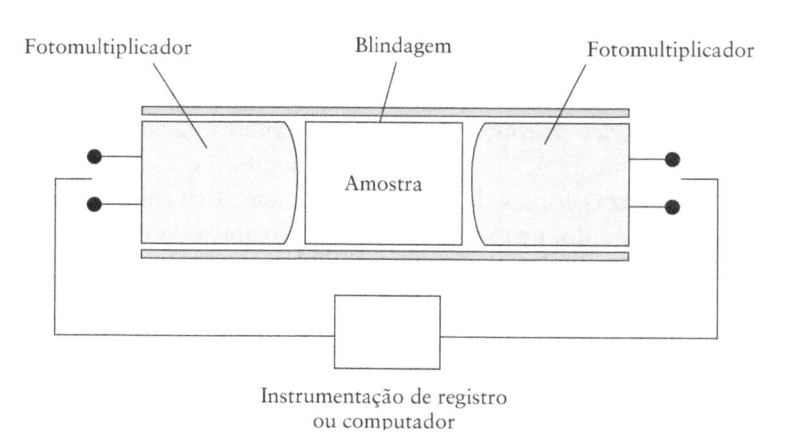

Figura 13.1 Esquema de um contador de cintilação em meio líquido.

líquido é um dos métodos analíticos radioquímicos mais utilizados, especialmente nas aplicações clínicas.

Emissões β de energia mais alta podem ser contadas com o uso de um *contador de cintilação do tipo poço* (Figura 13.2), *tubo de Geiger-Müller* ou tubo proporcional colocados a uma distância próxima da fonte, que normalmente deve ser preparada para apresentar uma superfície plana.

13.5.3 Medidas de fótons γ

A radiação γ normalmente é medida com tubos de Geiger-Müller (Figura 13.3), cujas extremidades geralmente são protegidas por uma fina janela de alumínio ou de Mylar, de modo que filtre as interferências α ou β de fundo. Os espectrômetros de raios γ também costumam ser usados para identificar radioisótopos emissores de acordo com a freqüência da radiação, além de permitirem a quantificação do número de emissões radioativas em determinado tempo, conforme o número de fótons recebidos.

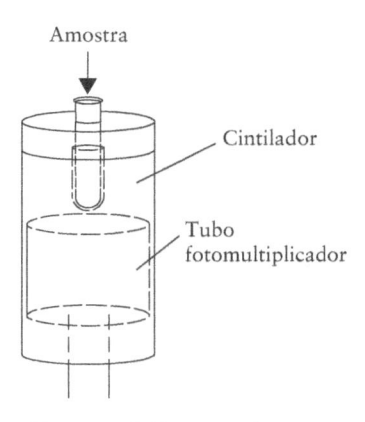

Figura 13.2 Esquema de um contador de cintilação do tipo poço.

13.6 Análises de diluição de isótopos

Métodos de diluição de isótopos geralmente oferecem altos graus de seletividade e tanto podem ser usados com isótopos radioativos quanto com isótopos estáveis. Pelo fato de a contagem radioativa simplificar a quantificação de isótopos específicos, a maioria das técnicas de diluição de isótopos baseia-se nesse método, e por isso limitaremos nossas discussões aos métodos de contagem de diluição radioativa.

O analito na forma de isótopo radioativamente marcado deve primeiro ser preparado e isolado ao máximo nível de pureza possível. A taxa de contagem para esse analito radioativamente marcado é, então, determinada. Uma amostra dessa separação é completamente misturada com uma quantidade devidamente pesada da amostra que contém o analito a ser analisado. O analito depois é mais uma vez isolado e purificado em rela-

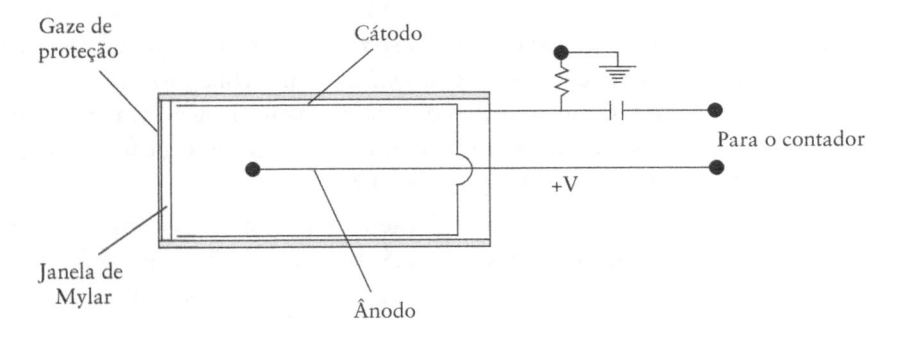

Figura 13.3 Esquema de um tubo de Geiger-Müller.

ção à amostra em estado bruto e é determinada uma nova taxa de contagem. Assim, o nível de diluição da amostra pode ser calculado em uma amostra já devidamente pesada e relacionado à quantidade da forma não radioativa do analito, de acordo com a Equação (13.8):

$$M_I = \frac{R_T}{R_M}(M_M - M_T) \qquad (13.8)$$

em que M_I, M_M e M_T são as massas da amostra isolada medidas em gramas, a mistura purificada e o marcador, respectivamente, com R_T e R_M igualmente representando as taxas de contagem de fundo corrigidas para o marcador e a mistura, respectivamente.

Esse procedimento não se baseia na recuperação quantitativa da amostra, mas na purificação de amostras e nas medidas de massa cuidadosamente determinadas, permitindo determinações acuradas dos efeitos de diluição e, portanto, a quantificação do analito.

Os métodos de diluição do isótopo têm sido usados na determinação de muitos elementos (normalmente em moléculas orgânicas) em diferentes tipos de análise. As utilizações mais importantes para essas técnicas, porém, são em ambiente clínico ou bioquímico; por exemplo, para a análise de vitamina D, insulina, vários aminoácidos, tiroxina e penicilina (bem como diversos outros antibióticos).

13.7 Métodos de ativação de nêutron

Os métodos de ativação de nêutron consistem na indução de radioatividade em uma amostra, irradiando-a com nêutrons em um reator, um acelerador ou uma fonte de nuclídeos radioativos. O bombardeamento de alguns nuclídeos estáveis com nêutrons pode provocar a liberação de radiação. Os nêutrons formados nesses três tipos de fontes são altamente energéticos e, às vezes, requerem uma desaceleração para energias de ~0,04 MeV. Para tanto, é preciso fazê-los passar por um moderador que contenha grande número de prótons ou átomos de deutério, como água, parafina ou óxido de deutério. Os nêutrons perdem energia por colisão com núcleos no moderador em um processo conhecido como *espalhamento elástico*, até alcançarem o equilíbrio térmico com os arredores. Esses nêutrons são chamados de *nêutrons térmicos* e são muito utilizados na ativação de amostras para fins analíticos, embora, no caso de um número limitado de aplicações, sejam usados *nêutrons rápidos*, de energia até 10 MeV.

Nêutrons livres não são estáveis e decaem produzindo prótons e elétrons com meia-vida de aproximadamente 12,5 minutos, embora na prática sejam altamente reativos com os núcleos de muitos átomos e em geral não existam no estado livre por longos períodos. A reatividade dos nêutrons livres em grande parte decorre de sua capacidade de se aproximarem dos núcleos na ausência de repulsões eletrostáticas, uma vez que os nêutrons são neutros.

Uma das reações de nêutrons mais utilizadas envolve sua captura pelas moléculas que contêm o analito para produzir nuclídeos cujo número atômico permanece o mesmo, mas cuja massa atômica aumenta em uma unidade. O núcleo, agora, encontra-se em um estado excitado. A *energia de ligação* associada à captura do nêutron é liberada por meio de um decaimento radioativo, com a emissão de um raio γ e/ou de partículas nucleares (por exemplo, partículas α ou prótons). É a emissão de radiação durante a relaxação do nuclídeo recém-formado que proporciona um caminho para as análises quantitativas. A taxa de formação do radionuclídeo depende da taxa de fluxo dos nêutrons, assim como do tempo de irradiação, embora a taxa de decaimento do radionuclídeo recém-formado seja determinada por uma meia-vida característica.

A radioatividade medida (A) da amostra vai, portanto, aumentar com o tempo de irradiação até atingir um ponto em que a taxa de decaimento será igual à taxa de formação, como mostra a Figura 13.4. Também pode ser visto na figura que taxas maiores de fluxo de nêutrons produzem níveis de atividade mais altos na amostra, conforme o esperado, embora sejam encontrados platôs de atividade em tempos de irradiação mais prolongados.

A massa do analito pode ser determinada de acordo com a Equação (13.9), em que M_A e M_S representam a massa do analito e da amostra, respectivamente, e R_A e R_S, as taxas de decaimento correspondentes.

$$M_A = \frac{R_A}{R_S} M_S \qquad (13.9)$$

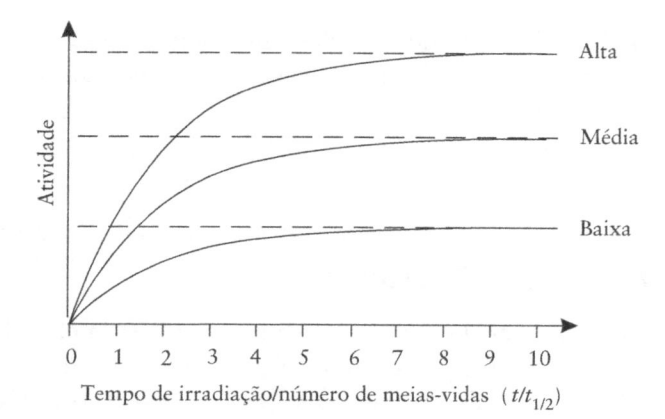

Figura 13.4 Radioatividade medida em relação ao tempo de irradiação.

13.7.1 Fontes de nêutrons para análises de ativação

Reatores nucleares

Reatores nucleares produzem grande número de nêutrons (com o fluxo de nêutrons geralmente excedendo 10^{11} nêutrons cm^{-2} s^{-1}), e são adequados para análises de ativação, embora determinações desse tipo somente possam ser executadas nos arredores imediatos de um reator apropriado, o que requer recursos em grande escala em laboratórios centralizados.

Aceleradores

Aceleradores para a geração de nêutrons e análises de ativação estão disponíveis comercialmente e compreendem uma fonte iônica de deutério, configurações de eletrodos para a aceleração do íon a 150 kV ou mais e um alvo de trítio absorvido em titânio ou zircônio. Os íons de deutério são focalizados (na direção do alvo) para produzir nêutrons por impacto (Equação (13.10)).

$$^{2}_{1}H + ^{3}_{1}H \rightarrow ^{4}_{2}He + ^{1}_{0}n \qquad (13.10)$$

Nuclídeo radioativo

Nuclídeos radioativos são as fontes mais simples de nêutrons para fins analíticos, embora as taxas de fluxo de nêutrons obtidas não se comparem às dos reatores nucleares, o que se reflete nos limites mais baixos de detecção.

Vários radioisótopos podem ser usados como fontes de nêutrons. Um dos mais utilizados compreende uma mistura de um radioisótopo α emissor de, por exemplo, amerício ou plutônio, com um isótopo estável de um elemento mais leve como, por exemplo, o berílio (Equação (13.11)).

$$^{9}_{4}Be + ^{4}_{2}He \rightarrow ^{12}_{6}C + ^{1}_{0}n + \gamma \; 5,7 \; MeV \qquad (13.11)$$

Outro método compreende simplesmente o uso de radioisótopos, como o califórnio-254, o qual sofre processo de fissão espontânea que envolve a emissão de nêutrons.

13.8 Datação por ^{14}carbono

A datação por carbono 14 é uma técnica muito utilizada para datar objetos que contêm matéria orgânica derivada de tecidos vegetais. Esse método permite indicar a data de objetos em intervalos de tempo de muitos milhares de anos, com aplicações que vão da paleontologia (o estudo de fósseis) à datação de objetos históricos, como tecidos derivados de material vegetal como o algodão ou a lã (usado, por exemplo, na datação do famoso sudário de Turim).

O ^{14}C é formado nas regiões mais altas da atmosfera pela ação dos raios cósmicos sobre o CO_2. Esse isótopo, no entanto, é instável, possui uma meia-vida de 5 568 anos e decai com emissão β de acordo com a Equação (13.12):

$$^{14}_{6}C \rightarrow ^{14}_{7}N + e^{-}(\beta) + \text{neutrino } (\nu) \qquad (13.12)$$

No CO_2, o ^{14}C radioativo se fixa nos carboidratos por fotossíntese. A fixação do ^{14}C é interrompida (e, portanto, a acumulação de $^{14}CO_2$ radioativo) quando a planta naturalmente morre ou quando é ingerida por um animal. Assim, a idade de materiais que incorporam material derivado da planta pode ser determinada por contagem radioativa para quantificar a porcentagem de ^{14}C radioativo: ^{12}C na amostra.

As técnicas de datação que se baseiam no carbono e a acurácia na datação de objetos por esse método não estão livres de controvérsias, pois várias suposições devem ser feitas, como, por exemplo, que a proporção de $^{14}CO_2$ na atmosfera permanece constante. Na prática, flutuações na proporção de ^{14}C radioativo na atmosfera existem e são encontradas, embora na maioria dos casos se anulem entre si durante o tempo de vida de uma planta.

13.9 O uso de isótopos radioativos na medicina

Técnicas radioquímicas também são usadas na medicina para fins analíticos, de diagnóstico e pesquisa, as quais serão discutidas no Capítulo 14.

Exercícios e problemas

13.1. Quais são os detectores apropriados para monitorar emissões: (i) α; (ii) β; e (iii) γ?

13.2. Quais as vantagens e as desvantagens relativas de usar as análises de ativação de nêutron para fins analíticos?

13.3. Um método de ativação de nêutron é usado para determinar a concentração de um pesticida em uma amostra de solo. Se a taxa de contagem para uma amostra de 1,5 g, após a ativação, for de 750 contagens s^{-1} e o analito produzir 234 contagens s^{-1}, qual será a massa do analito?

13.4. Uma mistura deve ser analisada para verificar a presença do antibiótico oxitetraciclina por um método de diluição do isótopo ^{14}C. Uma amostra de 10 mg de oxitetraciclina pura tem uma atividade de 5 000 contagens min^{-1} (acima do fundo) e é adicionada à mistura. Um total de 0,5 mg do antibiótico é isolado da mistura e é determinada uma atividade de 1 800 contagens min^{-1} de fundo. Qual o conteúdo, em gramas, do antibiótico na mistura original?

Resumo

1. Alguns núcleos decaem por emissão de partículas subatômicas, como as partículas α e β. Algumas decomposições são acompanhadas de emissão de raios γ.

2. Nuclídeos radioativos são, às vezes, chamados simplesmente de radionuclídeos.

3. Partículas α e β, bem como raios X e γ, são ionizantes, o que permite sua detecção por técnicas como os tubos de Geiger-Müller ou os filmes fotográficos.

4. As partículas α podem ser imaginadas como núcleos de hélio ($_2^4$He) e, por causa de sua massa relativamente elevada e da baixa velocidade, podem ser interrompidas por um pedaço de cartolina grossa.

5. Partículas β são elétrons ou pósitrons e são capazes de penetrar algumas dezenas de centímetros no ar. Podem ser interrompidas por uma folha fina de alumínio.

6. Raios X e raios γ são semelhantes, exceto pelo fato de que raios X têm origem nas transições eletrônicas, enquanto os raios γ se originam de processos nucleares.

7. Raios γ requerem vários centímetros de chumbo para ser interrompidos.

8. Para raios X de baixa energia, esta se dissipa à medida que atravessa a matéria por meio de efeito fotoelétrico. Os fótons causam excitação e deslocamento de elétrons de orbitais atômicos.

9. Raios X de energia intermediária perdem energia à medida que atravessam a matéria tanto pelo efeito Compton quanto pelo efeito fotoelétrico. No efeito Compton, parte da energia de um fóton é dissipada à medida que os elétrons são deslocados dos orbitais atômicos. O fóton poderá, então, continuar perdendo energia por interações Compton ou fotoelétricas adicionais.

10. Os raios X são gerados por transições eletrônicas relacionadas a processos de decaimento radioativo. O primeiro desses processos envolve captura de elétrons pelo núcleo; o segundo, pela transição eletrônica Auger após uma interação entre um núcleo excitado e o elétron de um orbital, provocando a saída do elétron e a emissão de um fóton de raios X.

11. Os processos de decaimento radioativo seguem cinéticas de primeira ordem, com meias-vidas, $t_{1/2}$, bem caracterizadas:

$$t_{1/2} = \frac{\ln 2}{\lambda}$$

em que λ é uma constante de decaimento específica para determinado processo de decaimento radioativo.

12. As meias-vidas variam de frações de segundo a milhões de anos.

13. Nuclídeos radioativos podem ser utilizados em análises de diluição de isótopo. Primeiro, deve ser preparada uma forma isotópica radioativamente marcada do analito. Em seguida, é determinada a taxa de contagem para o analito radiomarcado. Uma amostra dessa preparação é, então, misturada com uma quantidade devidamente pesada do analito. Ele é novamente isolado e purificado em relação à amostra bruta e uma nova taxa de contagem é determinada.

14. O nível de diluição da amostra pode ser calculado em uma amostra devidamente pesada e assim relacionado à quantidade da forma não radioativa do analito, isto é:

$$M_I = \frac{R_T}{R_M}(M_M - M_T)$$

em que M_I, M_M e M_T são as massas medidas da amostra isolada, da mistura purificada e do marcador, respectivamente, com R_T e R_M representando as taxas de contagem de fundo corrigidas para o marcador e a mistura, respectivamente.

15. As análises de ativação de nêutron consistem na indução de radioatividade em uma amostra por sua irradiação com nêutrons de um reator, um acelerador ou uma fonte de nuclídeo radioativo.

16. A datação por carbono consiste no monitoramento do decaimento do ^{14}C com emissão de uma partícula β e um neutrino, e pode ser usada para a datação de objetos como fósseis que contêm matéria orgânica derivada de vegetais.

17. Nuclídeos radioativos também são usados na medicina, bem como para fins de pesquisa.

Outras leituras

ALFASSI, Z. B. *Chemical analysis by nuclear methods*. John Wiley, 1994.

GEARY, W.; JAMES, A. *Radiochemical methods*. Analytical chemistry by open learning. John Wiley, 1986.

NEWTON, G. W. A. (Ed.). *Environmental radiochemical analysis*. Special publications series, Royal Society of Chemistry, Springer Verlag, 1999.

Métodos bioanalíticos 14

Aptidões e conceitos

Este capítulo vai ajudá-lo a entender:

- Como são coletadas as amostras de sangue e como o soro e o plasma sanguíneo são preparados para as análises clínicas.
- Os princípios dos analisadores de gás sanguíneo e sua importância clínica.
- A importância clínica dos níveis de eletrólito no sangue e como eles podem ser determinados.
- O objetivo dos métodos analíticos imunológicos.
- Os princípios dos testes radioimunológicos, de imunoensaio fluorescente e ELISA.
- O que são biossensores de primeira e de segunda geração.
- Como funciona um biossensor de primeira geração que se baseia em membrana.
- Como funciona um biossensor de glicose oxidase que se baseia em H_2O_2 para detecção de glicose.
- O que é um mediador e como pode ser usado em biossensores de segunda geração.
- As vantagens e as desvantagens associadas aos biossensores de primeira e de segunda geração.
- Como funcionam biossensores termométricos, ópticos e aqueles que se baseiam na determinação de massa.
- Como determinar carboidratos utilizando HPLC, cromatografia a gás e vários outros métodos químicos, incluindo as análises que se baseiam em redução e a reação com aminas aromáticas ou reagentes fenólicos.
- Como as técnicas de TLC, eletroforese, CG e HPLC podem ser usadas em análises de aminoácidos.
- Como separar proteínas por precipitação, eletroforese, imunotransferência ou transferência Western e métodos cromatográficos.

- Como quantificar proteínas utilizando métodos químicos como o de Kjeldahl e o de Lowry, o do biureto e a reação com ácido bicinconínico, bem como as técnicas de ligação com corante, espectroscopia e medidas físicas.
- O impacto da proteômica e da genômica na ciência analítica.
- A reação em cadeia da polimerase (PCR) e como esta pode ser usada em aplicações como a impressão digital do DNA.

14.1 A química biológica encontra a química analítica: uma introdução à química bioanalítica

As ciências biológicas apresentaram um extraordinário avanço nas últimas décadas, produzindo um arsenal de ferramentas bioanalíticas. Este capítulo trata de diversas técnicas químicas por via úmida e de outras técnicas convencionais que, por um longo tempo, constituíram a base da química bioanalítica. Esses métodos continuam sendo importantes, mas são as áreas da proteômica e da genômica que estão causando as mudanças mais profundas no modo como a química bioanalítica é praticada na rotina diária. Técnicas já existentes, como a espectrometria de massa, por exemplo, encontram novas aplicações no seqüenciamento de proteínas; a marcação com corante fluorescente é fundamental na tecnologia de microarranjos de DNA; e a reação em cadeia da polimerase permite que muitas análises se baseiem no reconhecimento do DNA, o que, de outra maneira, não seria possível. Para mais detalhes sobre essas áreas de grande importância e rápida expansão, veja a Seção 14.10.

Não podemos esquecer que muitos analitos de interesse ou são derivados biológicos (isto é, produzidos por animal, planta ou microorganismo) ou apresentam importância biológica (como componente alimentar, atmosférico ou poluente ambiental — para citar apenas três exemplos). Em muitos casos, a natureza desenvolveu substâncias químicas com notável seletividade em relação a analitos específicos, de tal modo que ainda não foram superadas por nenhum método analítico convencional. As técnicas bioanalíticas procuram aproveitar essa seletividade única permitindo, assim, a execução de análises que, de outra maneira, seriam extremamente difíceis.

Embora o alcance da química bioanalítica seja inquestionavelmente amplo, esses métodos não estão isentos de problemas ou limitações. Em quase todos os casos, as determinações bioanalíticas envolvem o uso de moléculas biológicas geralmente lábeis (sensíveis ao calor) e de curta vida útil. Além do mais, muitos reagentes biológicos costumam ser de difícil extração e extremamente caros.

14.2 O objetivo da química clínica e os modernos laboratórios de bioquímica clínica nos hospitais

Muitas técnicas bioanalíticas originaram-se de pesquisas nas ciências clínicas e/ou moleculares, embora suas aplicações agora se estendam a vários campos afins, da ciência forense e monitoração ambiental à ciência dos alimentos. A área de aplicação mais ampla continua sendo, no entanto, a medicina, para uso nos laboratórios hospitalares de bioquímica clínica (patologia), nas clínicas, ao lado dos leitos hospitalares e na monitoração doméstica.

Muitas das técnicas analíticas convencionais são utilizadas em aplicações clínicas, como é o caso da absorção UV-visível e da fotometria de chama, embora os testes bioquímicos estejam se tornando cada vez mais comuns.

Uma das ferramentas de trabalho mais utilizadas nos modernos laboratórios de bioquímica clínica é o *multianalisador*, que basicamente é um instrumento automatizado para testes químicos por via úmida, como as análises por titulação e determinações por UV-visível. Os multianalisadores são projetados para executar dez ou mais análises diferentes (incluindo nível de glicose no sangue, pressões parciais de O_2 e CO_2, concentrações de K^+ e Na^+, níveis de heparina, bem como vários testes de urina). Máquinas desse tipo requerem, porém, altos níveis de manutenção em virtude do número de partes móveis e da necessidade, por exemplo, de manter as tubulações limpas. Muitos multianalisadores são utilizados em um esquema de *leasing* de manutenção, no qual a máquina pertence a uma empresa farmacêutica ou de diagnósticos clínicos e é fornecida por ela, mas a manutenção é feita com base em um contrato segundo o qual, no caso de haver algum problema, a companhia tem a obrigação de consertar o aparelho (ou providenciar outro) em determinado prazo. Muitos hospitais de grande porte que possuem instalações para atender a acidentados e pronto-socorro geralmente procuram ter dois ou mais multianalisadores para manter uma capacidade analítica básica, embora isso implique custos adicionais.

14.2.1 Amostras biológicas: sangue, soro e urina e seu uso na química clínica

As análises de amostras biológicas estão entre as mais difíceis de realizar por causa da complexidade de seus processos químicos; por exemplo, a coagulação do sangue ou o sistema imunológico. Como a maioria das análises biológicas é executada para amostras de sangue total, de soro sanguíneo, de plasma sanguíneo ou de urina, abordaremos primeiramente cada uma delas.

14.2.2 Sangue total (preparação e armazenamento da amostra)

O sangue retirado diretamente do corpo (sem remover nenhum de seus componentes) é chamado de *sangue total*, utilizado em muitas análises.

O sangue contém diversos componentes celulares: eritrócitos (células vermelhas), leucócitos (células brancas) e plaquetas, além de várias espécies macromoleculares coloidais e solutos de menor massa molecular.

O sangue total tende a coagular quando removido do corpo e, em muitos casos, isso interfere nas análises clínicas, a não ser que algumas providências sejam tomadas para impedir a coagulação; por exemplo, a adição de um anticoagulante como a heparina ou o oxalato de potássio.

Normalmente, também se adiciona fluoreto de sódio a amostras de sangue para determinações de glicose. Os componentes celulares do sangue obviamente são vivos e, como tais, metabolizam continuamente a glicose por meio da respiração. O fluoreto de sódio é um inibidor metabólico, que ajuda a manter os níveis de glicose razoavelmente estáveis, evitando que diminuam com o tempo em razão do consumo metabólico. Tubos de amostras para determinação de glicose no sangue que podem ser obtidos comercialmente contêm pequenas quantidades de oxalato de potássio e fluoreto de sódio e são normalmente utilizados dentro de ambientes clínicos.

É imprescindível que as amostras de sangue para determinar CO_2 ou O_2 sejam mantidas sob condições anaeróbicas. Para tanto, introduz-se uma pequena quantidade de óleo mineral nos tubos de amostra. Como o óleo é menos denso que o componente aquoso, ele flutua e, assim, recobre o sangue. Normalmente, a preferência é por tampas de cortiça em vez de rolhas de borracha, pois o óleo pode fazer inchar a borracha.

Amostras de sangue total podem ser refrigeradas por 48 horas para não sofrer deterioração, mas devem ser colocadas para atingir a temperatura ambiente antes da análise. Infelizmente não devem ser congeladas, pois isso causaria a lise das células.

O sangue total nem sempre é adequado para todas as determinações em amostras de sangue; nesses casos, utilizam-se amostras de plasma ou de soro, cujas preparações são descritas nas próximas seções.

14.2.3 Testes clínicos que utilizam o sangue total

Vários testes que usam o sangue total podem ser realizados, e um dos mais importantes é o da determinação dos níveis de glicose no sangue. Esses níveis geralmente são determinados quando o paciente sofre de diabetes ou há suspeita nesse sentido. Seria difícil exagerar na importância das análises de glicose no sangue, visto que *todos os dias mais determinações de glicose do que qualquer outro teste analítico são realizadas no mundo inteiro.* Infelizmente, a razão para tantas análises é o aumento progressivo da incidência de diabetes no mundo ocidental, o que, por sua vez, está relacionado a fatores dietéticos e ao estilo de vida. Em alguns países, como os Estados

Unidos e o Reino Unido, atualmente mais de 5% da população sofre de diabetes e as cifras aumentam a cada ano.

Existem vários métodos para determinar os níveis de glicose no sangue, embora os mais comuns utilizem biossensores enzimáticos. Esses sensores, descritos nos próximos segmentos, podem funcionar em laboratório ou como dispositivos portáteis.

14.2.4 Plasma sanguíneo (preparação e armazenagem da amostra)

Obtém-se o plasma sanguíneo removendo-se os componentes celulares do sangue (normalmente por centrifugação). Em seguida, ele é tratado com preservante anticoagulante como heparina ou oxalato de sódio. O plasma deve ser preparado logo após a coleta da amostra de sangue. Em razão da ausência dos eritrócitos vermelhos, o plasma sanguíneo tem cor amarelada. São as proteínas coloidais que dão origem à coloração amarela. Aqui as amostras também podem ser refrigeradas por 48 horas antes das análises, mas, diferentemente do que acontece com as amostras de sangue total, é possível congelá-las por longo tempo. É preciso tomar cuidado, porém, ao descongelá-la, para que a amostra esteja bem homogeneizada, pois há o risco de ocorrer fracionamento em diferentes camadas durante o processo de congelamento. Em casos de testes sem urgência, é prática comum, nos hospitais, o congelamento de amostras para análise posterior. Nessas situações e em análises semelhantes, as amostras são coletadas e depois uma bateria de testes é executada conjuntamente.

14.2.5 Soro sanguíneo (preparação e armazenagem da amostra)

O soro é usado em vários testes clínicos, incluindo aqueles para determinação de níveis de cálcio, magnésio e cloreto. O soro também é preparado por centrifugação, mas em uma velocidade rotacional mais alta do que aquela usada na preparação do plasma, pois visa a remover tanto os componentes celulares quanto o fibrinogênio. As amostras podem igualmente ser congeladas para uso posterior e também se deve tomar o cuidado de homogeneizá-las ao descongelá-las, redistribuindo, assim, os solutos e/ou os componentes coloidais de maneira uniforme. As amostras geralmente são mais estáveis se preparadas como filtrados livres de proteína (FLP). Há vários métodos para a preparação de amostras de FLP, como o que utiliza o ácido tricloroacético (TCA) e que envolve a mistura de nove volumes de TCA para cada volume de soro, e depois a remoção das proteínas por filtração seguida de sua precipitação.

Outro método, conhecido como "método do ácido túngstico", envolve a adição de um volume de H_2SO_4 0,33 M e mais sete volumes de água para cada volume de soro. Depois, espera-se que a mistura fique marrom (aproximadamente dois minutos) antes de adicionar mais um volume de tungstato de sódio. A proteína contida no soro também se precipitará, permitindo sua remoção por filtração ou centrifugação.

14.2.6 Testes clínicos que utilizam o soro

Os níveis de eletrólito no sangue geralmente são quantificados, pela análise do soro, com base nos níveis de sódio, potássio, magnésio, cloreto e bicarbonato, utilizando-se absorção atômica ou espectrometria de chama.

Eletrodos seletivos de íons, às vezes, também são usados na determinação do cálcio, do potássio e do sódio no soro. Métodos colorimétricos são igualmente usados na determinação não só dos níveis de cálcio e magnésio, mas também de cloreto.

Os níveis de bicarbonato no soro normalmente são analisados por meio de métodos volumétricos com ácidos padronizados.

14.3 Analisadores de gás no sangue

Os níveis de oxigênio e dióxido de carbono normalmente são determinados por meio de eletrodos dedicados de O_2 e CO_2 incorporados em autoanalisadores (veja a Seção 14.2). Exemplos podem ser encontrados na maior parte dos laboratórios de patologia clínica no mundo inteiro. Amostras de sangue total são retiradas do corpo e armazenadas em seringas seladas ou colocadas imediatamente em porta-amostras completamente preenchidos de modo que excluam qualquer espaço para o ar, o que, de outra forma, poderia permitir a difusão de gás para a amostra e a partir dela. Seringas para gás e/ou frascos para amostra feitos de vidro (e não de plástico) devem ser usados para impedir qualquer troca por difusão com a atmosfera, o que pode ocorrer em muitos polímeros até certo ponto. Além disso, as amostras sempre devem ser analisadas o quanto antes para evitar qualquer troca gasosa com o ambiente.

O eletrodo de oxigênio foi desenvolvido por Leyland J. Clark no início da década de 1960 e consiste em um eletrodo de trabalho de platina polarizado em um potencial de -600 mV $vs.$ Ag/AgCl. O eletrodo normalmente é revestido por uma fina membrana de teflon que permite a difusão do O_2 para o eletrodo subjacente, ao mesmo tempo em que exclui quase todas as outras moléculas de maior massa molecular (e, portanto, possíveis interferentes). O oxigênio é eletronicamente (amperometricamente) reduzido, de acordo com a Equação (14.1), e assim a corrente observada pode ser relacionada à concentração do O_2 dissolvido via referência a uma curva de calibração predeterminada:

$$-600 \text{ m V } vs. \text{ Ag/AgCl}$$
$$O_2 + 4H^+ + 4e^- \rightarrow 2H_2O \qquad (14.1)$$

Para fins químicos, as concentrações de O_2 geralmente são expressas como pressões parciais indicadas por pO_2.

Concentrações de CO_2 dissolvido (pCO_2) são determinadas por um eletrodo potenciométrico de pH feito de vidro modificado e revestido por uma membrana de teflon, que permite apenas a difusão do CO_2 para o bulbo de vidro do eletrodo (para detalhes sobre o funcionamento do eletrodo de pH, veja o Capítulo 10). Em determinações clínicas, os níveis de CO_2 também costumam ser expressos como pressão parcial — pCO_2. O CO_2 se dissolve na água formando ácido carbônico, o que provoca a diminuição dos valores de pH.

14.4 Determinação dos níveis de eletrólitos no sangue

Determinações de eletrólitos no sangue normalmente são feitas no soro sanguíneo e referem-se às concentrações de Na^+, K^+, Cl^- e CO_2 (HCO_3^-). Vários analisadores automáticos, que utilizam eletrodos potenciométricos seletivos de íons, são hoje comercializados para cada um desses íons. Outros métodos para determinar níveis de eletrólitos baseiam-se na fotometria de chama para quantificar as concentrações de Na^+ e K^+ no soro sanguíneo e utilizam eletrodos modificados de pH (veja a Seção 14.8) na determinação de concentrações de CO_2, e eletrodos dedicados seletivos de íons Cl^-.

É prática comum determinar todas as concentrações de íons eletrolíticos em uma única bateria de testes, pois uma perturbação na *concentração relativa* desses íons é mais importante em termos clínicos do que a concentração absoluta de qualquer um deles. Na prática, a *medida da concentração dos ânions* no soro sanguíneo sempre será menor do que a *concentração total dos cátions*. Há várias razões para isso, incluindo o fato de que alguns cátions, como o cálcio e o magnésio, são mais difíceis de se determinar na análise de rotina. A medida desse desequilíbrio é conhecida como **hiato aniônico** e é expressa em termos de concentração em milimol. Um valor típico para pessoas saudáveis está por volta de 12 mM.

Note-se que "hiato aniônico" na verdade não é um termo apropriado e corresponde a um "hiato aniônico medido", uma vez que a lei de eletroneutralidade exige que em qualquer solução a carga dos ânions *seja sempre* igual à carga dos cátions. Mudanças nas concentrações de cada ânion ou cátion produzem, no entanto, alterações no hiato aniônico medido, as quais têm importância clínica, pois geralmente são indicativas de vários transtornos fisiológicos — especialmente se o valor medido for < 5 ou > 22 mM. Entre as condições fisiológicas que podem causar descontinuidade do hiato aniônico medido estão a insuficiência renal, o envenenamento por álcool, inanição e/ou a administração de várias drogas ilícitas ou lícitas. Como muitas condições podem apresentar sintomas semelhantes, o diagnóstico geralmente requer a execução de diversos outros testes.

14.5 Técnicas imunoquímicas

Atualmente, as técnicas imunoquímicas são muito utilizadas na determinação clínica de concentrações extremamente baixas de drogas, hormônios, vitaminas e outros compostos.

Testes imunológicos exploram a produção de anticorpos por parte de muitos animais superiores em resposta a agentes externos, de origem biológica (como os microorganismos) ou não biológica (como os poluentes atmosféricos). O anticorpo produzido por um organismo normalmente é uma proteína gamaglobular ou uma imunoglobulina que tem por objetivo ligar-se ou acoplar-se ao antígeno para formar um complexo antígeno-anticorpo.

Técnicas analíticas imunológicas normalmente se baseiam na ligação competitiva entre anticorpo e antígeno — e anticorpo e antígeno marcado. No teste, o antígeno costuma ser o analito e uma forma marcada do antígeno é especialmente preparada em concentrações conhecidas. O antígeno marcado é formado por meio do acoplamento do antígeno com alguma forma de marcador, como um traçador enzimático radioativo, um *fluoroprobe* ou outras moléculas que possam ser analiticamente quantificadas com facilidade.

Anticorpos para testes imunológicos geralmente são cultivados (produzidos) injetando-se o antígeno em um animal para que depois os anticorpos possam ser extraídos do soro sanguíneo.

14.5.1 Testes radioimunológicos

O desenvolvimento dos ensaios radioimunológicos (ERIs) resultou em um prêmio Nobel para Rose Yallow, em 1977. Esse método baseia-se na capacidade das proteínas, que funcionam como anticorpos, de se ligarem a um antígeno radiomarcado. Os antígenos radiomarcados, em todos os casos, devem primeiro ser produzidos para uso no teste, embora também possam ser adquiridos comercialmente. Normalmente eles são marcados com ^{125}I, ^{131}I, ^{3}H ou ^{14}C. O ^{3}H e o ^{14}C são emissores beta de baixa energia, enquanto o ^{125}I e o ^{131}I são emissores gama. Portanto, o uso de ^{125}I e ^{131}I tem implicações quanto à segurança, daí as exigências específicas de blindagem.

As determinações baseiam-se na ligação competitiva do antígeno (o analito) e em uma quantidade molar conhecida do anticorpo. A próxima etapa é separar o complexo antígeno–anticorpo, formado da amostra original do analito, e quaisquer anticorpo e antígeno radiomarcados residuais. A radioatividade do complexo anticorpo–antígeno poderá, então, ser determinada e relacionada à concentração do analito. Assim, quanto menor a radioatividade do complexo separado anticorpo–antígeno, maior será a concentração do analito após a ligação do analito não marcado ao anticorpo. Da mesma maneira, níveis mais altos de radioatividades registradas para a amostra separada de anticorpo–antígeno corresponderão a concentrações menores do analito, uma vez que menos analito terá se ligado ao anticorpo, e este, por sua vez, terá permitido que mais antígenos radiomarcados se liguem ao anticorpo.

Testes radioimunológicos desse tipo oferecem sensibilidade extremamente favorável e limites mais baixos de detecção até concentrações nanomolares ou ainda menores — além de permitir faixas de concentração que se estendem por muitas ordens de magnitude.

A especificidade proporcionada pelos testes radioimunológicos é extremamente favorável, em comparação com muitos outros métodos analíticos, embora possa ser comprometida por diversos processos, como a presença de outros anticorpos e a reação cruzada com estes. Alguns desses processos podem ser minimizados com a produção e o uso de *anticorpos monoclonais*, isto é, fontes de anticorpos produzidos com elevada pureza em relação a um único antígeno.

Antígenos de massa molecular menor que 1 000–5 000 normalmente são muito pequenos para induzir a formação de anticorpo; eles são conhecidos como *haptenos*. Em alguns casos, porém, os haptenos estão ligados a proteínas simples, permitindo a formação de anticorpos. Uma preparação de anticorpos chama-se *anti-soro* e, para uso a longo prazo, deve ser mantida no congelador.

Os tempos de incubação necessários para atingir o equilíbrio da ligação antígeno–anticorpo variam de algumas horas a alguns dias, dependendo de cada reação.

Em seguida, o complexo antígeno–anticorpo deve ser separado da mistura em incubação. Geralmente, isso é feito por precipitação, com a adição de um solvente como acetona ou com altas concentrações de um sal como $(NH_4)_2SO_4$. A amostra poderá, então, ser finalmente recuperada após precipitação por centrifugação ou filtração.

14.5.2 Imunoensaios de fluorescência

Em alguns casos, os antígenos também podem ser marcados com corantes fluorescentes para *imunoensaios de fluorescência*. São duas as vantagens principais oferecidas pelas técnicas de marcação com fluorescência em comparação aos métodos de radiomarcação: a primeira é que os marcadores fluorescentes geralmente apresentam menos problemas de segurança; a segunda é que esses marcadores não decaem com o tempo e, portanto, estão isentos das conseqüências associadas a isótopos de meia-vida curta. É preciso grande cuidado, no entanto, para assegurar que a amostra com o analito esteja livre de outras proteínas, pois elas também podem ficar marcadas, o que leva a resultados incorretos.

Em muitos casos o complexo marcado antígeno–antígeno deve ser separado da amostra com o analito e do antígeno marcado que não reagiu, por exemplo, com o uso de métodos cromatográficos de exclusão de tamanho para remover todo antígeno marcado com fluorescência. Em determinados casos, todavia, o antígeno marcado de maneira excessiva pode ser suficientemente suprimido (veja o Capítulo 5) evitando, assim, a necessidade de sua remoção.

14.5.3 Os testes ELISA

Nos últimos anos, os *ensaios de imunoadsorção enzimática* (*ELISAs*) têm se tornado uma das formas mais comuns de testes imunológicos.

Há vários formatos diferentes de ELISA, mas todos eles se baseiam na marcação de um anticorpo ou antígeno com uma enzima e na determinação da atividade da enzima após a reação ou a *incubação* do anticorpo com seu antígeno. A atividade da enzima pode ser determinada por diferentes métodos, dependendo da enzima em questão, embora muitos desses métodos utilizem técnicas colorimétricas.

ELISAs não competitivos baseiam-se na inibição da atividade enzimática com a ligação de um anticorpo marcado a um antígeno apropriado. *ELISAs competitivos* baseiam-se na determinação da atividade de uma quantidade conhecida de um antígeno marcado com enzima após: (i) incubação com a amostra do analito (que contém o antígeno/analito) e o anticorpo imobilizado em superfície adequada; (ii) separação do anticorpo. A atividade enzimática restante corresponde ao antígeno marcado com enzima e não ligado; e, portanto, quanto maior a concentração do analito na amostra, menor será a atividade da enzima restante. Inversamente, atividades enzimáticas maiores correspondem a menores concentrações do analito.

Os *testes ELISA indiretos* são executados primeiramente adsorvendo o antígeno da amostra (analito) em um suporte adequado e incubando-o com uma quantidade conhecida de um anticorpo não marcado (primário). O suporte é então lavado e deixado para incubar com um outro anticorpo marcado com enzima. A atividade enzimática do anticorpo em excesso é mais uma vez determinada por método adequado, podendo assim ser determinada a concentração do analito (antígeno). Uma das vantagens que os testes ELISA indiretos oferecem é que um anticorpo secundário ligado a enzima pode ser produzido contra todos os anticorpos primários da mesma classe de imunoglobulina, e isso, por sua vez, descarta a necessidade de produzir toda uma série de anticorpos ligados a enzima contra cada antígeno (analito) a ser determinado.

14.5.4 Kits de teste imunológico simplificado para uso em clínicas ou domicílio

Já vimos como a imunoquímica fez surgir grande número de testes analíticos de importância biológica e/ou clínica. Testes como esses oferecem uma sensibilidade quase inigualável na determinação de traços de compostos em fluidos biológicos. Além disso, a química imunológica permitiu o desenvolvimento de vários testes altamente sensíveis e operacionalmente simples para análises rápidas durante cirurgias ou mesmo em casa.

O exemplo mais conhecido é o teste de gravidez em urina, para o qual foram desenvolvidas muitas variantes; todas, no entanto, com base na de-

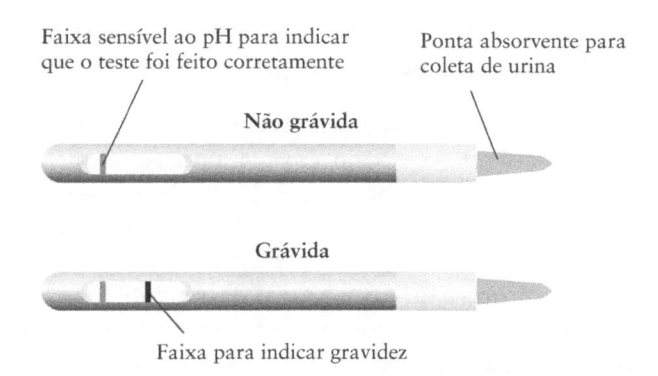

Figura 14.1 Teste de gravidez com hCG.

terminação dos níveis de gonadotrofina coriônica humana (hCG). A hCG é liberada na urina da mulher durante a gravidez e pode ser usada como indicador inicial. Atualmente, diversas variantes desse teste são comercializadas e a maioria opera essencialmente com base em princípios semelhantes. Anticorpos coloridos monoclonais anti-α-hCG são preparados e impregnados em uma superfície porosa. Essa superfície é embebida por uma alíquota de urina e qualquer hCG que estiver presente se ligará ao anticorpo para formar um complexo anti-α-hCG marcado com selênio, o qual seguirá ao longo do meio poroso por ação capilar até alcançar e atravessar uma região onde um anti-hCG policlonal é imobilizado.

Se a hCG estiver presente na amostra, o anti-α-hCG marcado com selênio e formado com o anticorpo monoclonal se ligará ao anticorpo policlonal que está imobilizado ao longo de uma linha para capturar e concentrar a cor do complexo de selênio. O restante da amostra segue ao longo do meio poroso para interagir com um indicador sensível ao pH e mostrar que o teste foi executado de modo apropriado.

Os kits para teste estão disponíveis em formatos diferentes, mas a maioria é empacotada em um invólucro semelhante a uma caneta, com a superfície absorvente projetando-se da extremidade do dispositivo em forma de "ponta de caneta". Uma janela ao longo do "corpo da caneta" (Figura 14.1) permite ver a região do anticorpo policlonal, que se torna colorida se o resultado do teste for positivo. A região do corante sensível ao pH, na extremidade da superfície absorvente, também se torna colorida para indicar que o teste foi executado de modo adequado.

Se usados corretamente, testes desse tipo podem se mostrar extremamente sensíveis e dar resultados depois de dois minutos da introdução da amostra de urina. Os testes quase nunca dão resultados positivos falsos, uma vez que a coloração na janela positiva só ocorre se houver a presença de hCG na amostra de urina. Falsos resultados negativos podem ocorrer, se os níveis de hCG estiverem abaixo daqueles capazes de produzir uma mudança de cor discernível para o olho humano na janela positiva. Testes comerciais afirmam que é possível obter resultados com mais de 99% de acurácia no primeiro dia após a data em que seria a menstruação.

14.6 Introdução aos biossensores

Os *biossensores* estão se tornando cada vez mais importantes em virtude das análises simplificadas que oferecem em comparação a métodos analíticos bem mais complicados e, portanto, caros. Em muitos casos, os biossensores permitem análises muito rápidas em situações que, de outro modo, seriam totalmente inadequadas se executadas por outros métodos, como, por exemplo, durante uma cirurgia ou na margem de um rio para monitoramento ambiental. Por essas razões, os biossensores continuam a ser o foco de muitas pesquisas, embora a maioria dos sensores comerciais seja para determinações de glicose no sangue. Estes provavelmente continuarão dominando o mercado de biossensores nos próximos anos, *pois no mundo são executadas mais determinações de glicose do que de qualquer outro tipo de medida analítica.* No momento em que este livro foi escrito, mais de 5% da população adulta, tanto dos Estados Unidos quanto do Reino Unido, sofria de diabetes, e esse número continua aumentando, em grande parte em decorrência do estilo de vida e dos hábitos dietéticos ocidentais.

Desde a década de 1960, a determinação dos níveis de glicose no sangue tornou-se bastante simplificada em virtude do desenvolvimento de biossensores de glicose, atualmente o método mais utilizado para determinar glicose no sangue.

Há várias definições para biossensor, embora provavelmente a descrição mais aceita seja: *dispositivo analítico em que uma entidade biológica de reconhecimento é intimamente acoplada a um transdutor*. Nesse contexto, a entidade de reconhecimento biológico pode ser uma enzima, um anticorpo, uma célula ou mesmo uma fatia de tecido. O transdutor é um dispositivo que permite que um sinal quantificável seja produzido por meio de um evento de reconhecimento biológico — isto é, quando a entidade biológica reconhece a presença do analito. Existem muitos tipos de transdutores, incluindo eletrodos, transdutores óticos, de determinação por massa e/ou dispositivos térmicos, para citar apenas alguns exemplos. Há muitos métodos de fabricação de biossensores, embora normalmente sejam caracterizados em grupos de acordo com o tipo de transdutor utilizado. Portanto, é comum encontrar sensores definidos como, por exemplo, dispositivos "eletroquímico-amperométricos", sensores termistores etc. Até agora, os sensores eletroquímicos têm atraído grande atenção e sucesso comercial, razão para que passemos a examinar esses dispositivos.

14.6.1 Biossensores eletroquímicos

Muitos biossensores eletroquímicos foram desenvolvidos desde o aparecimento do primeiro biossensor descrito por Leyland J. Clark, no começo da década de 1960. O primeiro sensor utilizava a enzima glicose oxidase para a determinação da glicose. Esse trabalho resultou na comercialização do primeiro sensor eletroquímico para determinar glicose no sangue, fabricado pela Yellow Springs Instrument, nos Estados Unidos. Versões atualizadas desse instrumento, que se baseiam na tecnologia original desenvolvida na década de 1960, ainda hoje são comercializadas e muito utilizadas em laboratórios de bioquímica clínica no mundo inteiro.

Sensor de membrana para glicose com base na célula de Clark (exemplo de sensor de primeira geração)

O eletrodo enzimático de "Clark" baseia-se na oxidação por catálise enzimática da glicose pela enzima glicose oxidase (Equação (14.2)):

$$\text{Glicose} + O_2 \xrightarrow{\text{Glicose oxidase}} \text{gliconolactona} + H_2O_2 \qquad (14.2)$$

O eletrodo enzimático de "Clark" é um exemplo daquilo que, desde sua primeira descrição, ficou conhecido como sensor de "primeira geração". Esses sensores eletroquímicos chamados de "primeira geração" baseiam-se no monitoramento direto da *depleção de um dos substratos enzimáticos* ou da *acumulação de um dos produtos enzimáticos*.

Clark e colaboradores descreveram dois sensores de glicose com base em princípios de primeira geração que utilizam a reação da glicose oxidase na Equação 14.2.

Os primeiros desses sensores valiam-se da redução amperométrica do O_2 em um eletrodo de trabalho de platina catodicamente polarizado (Equação (14.3)):

$$\begin{array}{c}-700 \text{ mV } vs. \text{ Ag/AgCl} \\ O_2 + 2H_2O + 4e^- \rightarrow 4OH^- \end{array} \qquad (14.3)$$

Esse método, porém, é particularmente suscetível a flutuações nos níveis de O_2 no ambiente, que podem, em condições desfavoráveis, levar a resultados não confiáveis. O sensor consiste em um eletrodo de oxigênio (Seção 14.3), com a glicose oxidase imobilizada sobre a membrana de Teflon seletiva de oxigênio.

O segundo método preconizado por Clark baseava-se no monitoramento de H_2O_2 produzido pela oxidação da glicose catalisada por enzima, de acordo com a Equação 14.4. Nesse arranjo, o H_2O_2 pode ser amperometricamente oxidado em um eletrodo de platina anodicamente polarizado:

$$\begin{array}{c}+650 \text{ mV } vs. \text{ Ag/AgCl} \\ H_2O_2 \rightarrow 2H^+ + O_2 + 2e^- \end{array} \qquad (14.4)$$

Esse método proporciona respostas que, em determinada faixa de concentração, podem ser diretamente relacionadas à concentração de glicose. De modo geral, a técnica mostrou-se bem mais confiável do que aquelas com base no monitoramento do O_2 e, de fato, muitos analisadores comerciais para níveis de glicose no sangue, que funcionam em laboratório, ainda se baseiam na oxidação amperométrica do H_2O_2.

A maior parte dos sensores de primeira geração utiliza duas membranas funcionais entre as quais a enzima é imobilizada para formar um laminado de membrana e enzima (Figura 14.2). A membrana subjacente, ou interna,

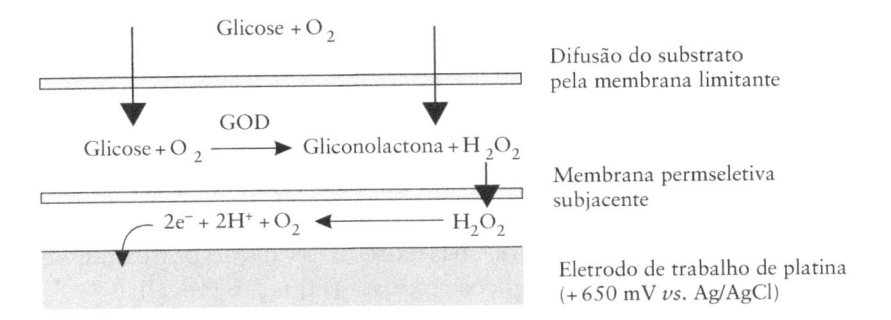

Figura 14.2 Sensor de primeira geração com base em membrana.

Glicose + O$_2$
Difusão do substrato pela membrana limitante
GOD
Glicose + O$_2$ → Gliconolactona + H$_2$O$_2$
Membrana permseletiva subjacente
2e$^-$ + 2H$^+$ + O$_2$ ← H$_2$O$_2$
Eletrodo de trabalho de platina (+650 mV $vs.$ Ag/AgCl)

GOD = Glicose oxidase imobilizada em, por exemplo, albumina

é *permseletiva* e funciona como uma tela para impedir que interferentes eletroquímicos cheguem ao eletrodo de trabalho, enquanto a membrana externa atua como uma interface biocompatível com a amostra biológica e também como uma barreira permseletiva. Nos próximos segmentos veremos a função dessas duas membranas e os problemas que tentam resolver.

Interferentes químicos para sensores de primeira geração e uso de membranas permseletivas

Enzimas são catalisadores específicos e, mesmo assim, os sensores ainda são suscetíveis a interferentes eletroquímicos que podem levar a respostas errôneas. Embora, por exemplo, no caso de sensores com base na glicose oxidase, a produção de H$_2$O$_2$ somente ocorra após a oxidação da glicose catalisada por enzima, isso não impede a oxidação eletroquímica de interferentes como ácido ascórbico ou paracetamol, que podem estar presentes no sangue. Os problemas de interferência eletroquímica normalmente são enfrentados com o uso de **membranas permseletivas** colocadas entre a camada enzimática e o eletrodo de trabalho.

Membranas permseletivas geralmente são formadas por filmes poliméricos com cargas aniônicas intrínsecas na estrutura do polímero, podendo ser fabricadas por meio de, por exemplo, acetato de celulose, cloreto de polivinila (PVC) ou polímero perfluórico comercial Nafion®. Membranas permseletivas atuam para impedir a passagem da maior parte dos interferentes oxidáveis pelo princípio da exclusão de carga (Figura 14.3), pois a maioria desses interferentes se dissocia quando dissolvida em água para formar solutos aniônicos, além de liberar prótons. Por exemplo, o ácido ascórbico, ou vitamina C, se dissocia para formar um íon ascorbato e o ácido úrico produz o íon urato em solução aquosa. Já o H$_2$O$_2$, em solução aquosa, é uma molécula neutra capaz de atravessar por difusão a barreira permseletiva com relativa facilidade. Os maiores problemas estão associados aos interferentes eletrooxidáveis, que são neutros ou pouco dissociados em solução (como o paracetamol), e que assim também podem atravessar por difusão barreiras iônicas permseletivas e ser oxidados em eletrodos de

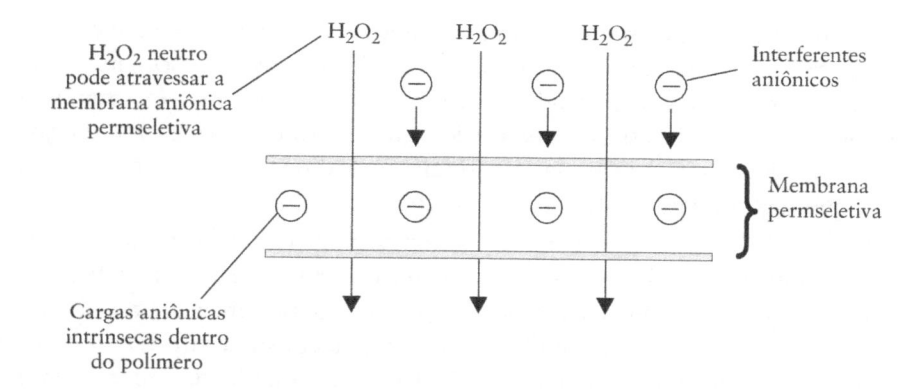

Figura 14.3 Interferentes aniônicos incapazes de atravessar uma barreira permseletiva.

trabalho anodicamente polarizados. Como o paracetamol é um analgésico muito utilizado e de fácil obtenção, pois pode ser adquirido sem receita médica, os clínicos devem instruir os pacientes a não ingerir paracetamol nas 24 horas que antecedem uma determinação de glicose no sangue. Se for necessário fazer um teste de emergência dos níveis de glicose, é preciso saber se o paciente ingeriu ou não paracetamol nas últimas 24 horas. Caso não seja possível efetuar o teste, deve-se adotar outro método.

O uso de membranas externas de revestimento para linearização nas respostas do sensor e proteção contra os efeitos da bioincrustação

A membrana externa de revestimento desempenha vários papéis funcionais. O primeiro é ajudar a estender (linearizar) as respostas do sensor para abranger uma faixa de concentração que seja clinicamente significativa. O problema é que a constante de Michaelis–Menton (k_M) para muitas enzimas está bem abaixo de uma faixa de concentração que possa ser determinada para aplicações práticas. O valor de k_M é definido como a concentração para determinado substrato que permitirá que a taxa de *turnover* da enzima seja metade de sua taxa máxima em dada temperatura e pH, contanto que todos os outros substratos estejam presentes em excesso (Figura 14.4). Muitas reações que envolvem enzimas (por exemplo, glicose oxidase) (Equação (14.2)) terão duas ou mais constantes de Michaelis–Menton — uma para

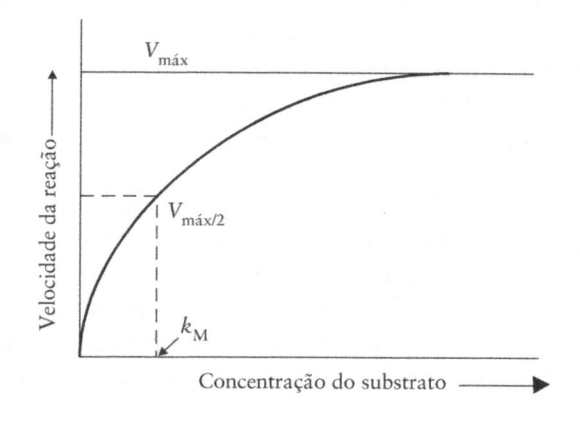

Figura 14.4 Gráfico da velocidade da reação *versus* concentração do substrato, demonstrando a cinética de Michaelis–Menton.

cada substrato. Desse modo, se uma enzima for exposta a uma concentração para determinado substrato com valor de k_M em excesso, então sua atividade progressivamente tenderá a um platô, o que, por sua vez, limitará a resposta do sensor. Se essa enzima tender a um platô em concentrações que talvez precisem ser determinadas, algumas medidas devem ser tomadas para que sejam quantificadas concentrações mais altas.

O método mais simples é diluir a amostra com o analito em uma quantidade conhecida, embora isso possa trazer complicações, como a lise das células sanguíneas. Outros métodos envolvem a modificação do sensor. Lembre-se de que a reação catalisada por enzima consome substratos constantemente. Uma membrana colocada sobre a camada de enzima para modular a *taxa* de difusão do substrato pode, por sua vez, reduzir a concentração do substrato enzimático (analito) experimentado pela enzima em relação à concentração do substrato na amostra do analito. Por exemplo, a difusão do substrato e a membrana limitante permitem a redução da concentração do substrato experimentado pela enzima em 50%. Assim, se a concentração de glicose na amostra for de 10 mM, a enzima experimentará somente uma concentração de 5 mM. Membranas desse tipo são **membranas que limitam a difusão do substrato**, geralmente fabricadas com materiais poliméricos microporosos, como é o caso das membranas comerciais de policarbonato microporoso para microfiltração.

O segundo problema que a membrana externa deve enfrentar é o de oferecer uma *barreira externa biocompatível* capaz de superar os problemas associados aos processos de bioincrustação, como a deposição de proteína e a coagulação do sangue. *Bioincrustação* é um termo usado para descrever muitos processos que envolvem, por exemplo, deposição de proteína e fixação celular. Os maiores efeitos da bioincrustação de superfície são observados em sangue total e surgem da coagulação em cascata. Devemos lembrar que o coágulo sanguíneo tem por objetivo formar uma vedação impermeável sobre uma ferida. Assim, um coágulo de sangue que se forma sobre a superfície de um sensor progressivamente inibirá a difusão do analito (substrato enzimático) para a enzima, e isso, por sua vez, resultará em perda da resposta enzimática até que a superfície do sensor fique completamente vedada. Embora talvez não seja possível evitar totalmente a bioincrustação de uma superfície, revestimentos biocompatíveis adaptados para a superfície de membranas que limitam a difusão do substrato, como polisiloxanos (silicones), alguns poliuretanos ou uma forma amorfa de carbono conhecida como carbono tipo diamante, podem evitar, se não toda, boa parte da adesão à superfície celular e/ou à plaqueta. É preciso entender que não existe algo como uma superfície totalmente biocompatível e que algumas proteínas serão depositadas em quase todas as superfícies após exposição ao sangue total. Proteínas depositadas nas superfícies externas de sensores sempre funcionarão como mais uma barreira difusional para analitos com acesso à enzima. Com o tempo, uma deposição lenta, mas contínua, de proteínas na superfície resultaria em perda lenta, mas contínua, de desempenho por parte do sensor, tornando impossível a análise quantitativa. Na prática, portanto, tenta-se utilizar membranas de revestimento que possam adsorver camadas estáveis de proteína, mas cuja espessura não aumente com o tempo. Assim, pode-se formar uma superfície externa modificada e estável que permita a calibração do sensor após uma exposição inicial ao fluído biológico. Por essa razão, muitos sensores são projetados para ser expostos à amostra de fluido biológico como uma precondição para a calibração.

Outro processo, conhecido como *passivação do eletrodo*, geralmente conduz a mais uma perda de resposta por parte do sensor exposto a amostras biológicas. A passivação ocorre quando solutos de pequena massa molecular (como os fenólicos) são capazes de atravessar tanto a membrana externa biocompatível, que limita a difusão do substrato, quanto a membrana interna permseletiva. Ao atingirem o eletrodo de trabalho, esses solutos podem, em alguns casos, revestir de modo irreversível e, portanto, passivar ou parcialmente isolar a superfície do eletrodo. Esses problemas são mais difíceis de resolver, embora o uso de períodos precondicionantes geralmente ajude a superar o pior desses efeitos, tendo em vista que quase sempre se forma, sobre o eletrodo, um revestimento quase estável após determinado tempo de exposição ao analito biológico.

Sensor de glicose no sangue com base no mediador ferroceno (exemplo de biossensor de segunda geração)

Os chamados biossensores eletroquímicos de "segunda geração" são aqueles que utilizam *mediadores* de transferência de carga para facilitar a transferência de carga da enzima para um eletrodo de trabalho. Um exemplo prático de sensor que utiliza um mediador é a série ExacTech de sensores portáteis de glicose comercializada pela Medisense®. Esse sensor, até o momento, é o mais utilizado, o mais bem-sucedido comercialmente e revolucionou o tratamento da diabetes para muitos pacientes, pois, por meio dele, os diabéticos podem monitorar, em casa ou no trabalho, os níveis de glicose no sangue com um método extremamente simples e sem nenhum reagente.

O sensor também utiliza a oxidação enzimática da glicose, mas o mediador ferroceno (Figura 14.5) agora age como receptor do elétron no lugar do oxigênio molecular (Figura 14.6). O ferroceno é um anel bipentílico que contém ferro e que pode ser oxidado ou reduzido facilmente e de maneira

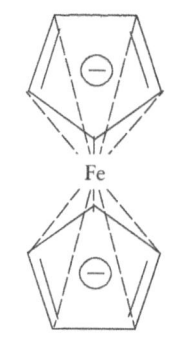

Figura 14.5 Estrutura do ferroceno.

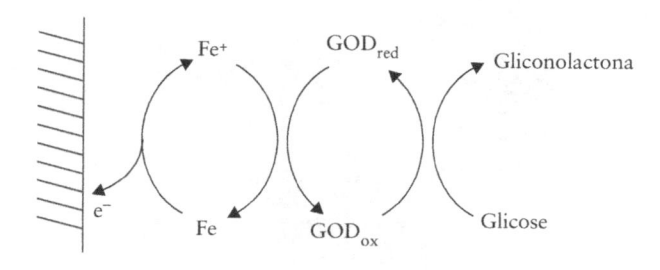

Figura 14.6 Ferroceno agindo como receptor artificial de elétron em lugar do O_2 para a glicose oxidase.

reversível entre os estados redox Fe/Fe⁺. O ferroceno, uma vez reduzido pela enzima glicose oxidase, pode ser reoxidado pelo eletrodo liberando, desse modo, o elétron que havia recebido da forma reduzida da enzima. O mediador pode uma vez mais receber um elétron de outra molécula de enzima e, dessa maneira, constantemente transportar carga da enzima para o eletrodo de trabalho. O mediador não é consumido no processo, mas é constantemente reciclado, ficando pronto para uso posterior.

Um dos benefícios de usar um mediador é que o processo enzimático torna-se independente de concentrações localizadas de O_2, e vale lembrar que essa é uma das principais desvantagens associadas aos eletrodos enzimáticos do tipo "Clark". Além disso, o mediador pode ser oxidado no eletrodo de trabalho em um sobrepotencial mais baixo de aproximadamente +300 mV *vs*. Ag/AgCl, em comparação aos +650 mV *vs*. Ag/AgCl necessários para a oxidação do H_2O_2. Muitos solutos biológicos que são interferentes aniônicos, como o ascorbato (ácido ascórbico) e o urato (ácido úrico), não são oxidados em potencial tão baixo, e seus efeitos, portanto, podem ser eliminados. Em determinados casos, algumas espécies interferentes, como o paracetamol, podem ser oxidadas em potencial de trabalho de +300 mV (*vs*. Ag/AgCl) e, assim, os efeitos de interferentes químicos não devem ser completamente descontados.

É preciso lembrar que o mediador se difunde entre o sítio ativo da enzima e a superfície do eletrodo de trabalho. Infelizmente, a inclusão de uma membrana permseletiva como a que é utilizada em biossensores do tipo "Clark" impediria o movimento difusional do mediador e, por essa razão, membranas permseletivas não são usadas em sensores que se baseiam em mediadores; é uma proteção extra para impedir o acesso de interferentes ao eletrodo de trabalho.

O sensor de glicose no sangue Medisense utiliza uma fita descartável junto com um pequeno potenciostato e um LCD para a leitura dos níveis de glicose. Vários formatos do instrumento portátil têm sido desenvolvidos para uso com as mesmas fitas, sendo que o mais popular é o sensor em forma de caneta (Figura 14.7), que pode ser facilmente guardado na jaqueta, na bolsa ou na carteira.

Testes de glicose no sangue são executados inserindo-se, primeiramente, a fita na extremidade do instrumento. A unidade, que estava no modo "sleep",

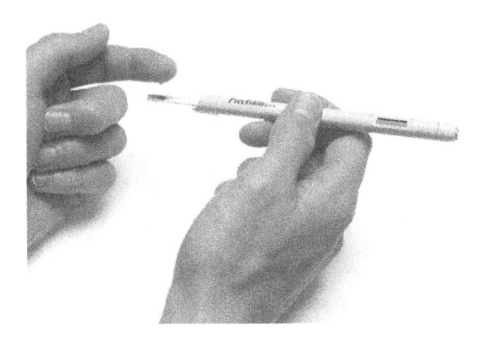

Figura 14.7 Caneta Medisense.

é então ativada. Uma lanceta, também com uma fita descartável, é usada para obter uma gota de sangue da extremidade do dedo, que pode ser colocado sobre a ponta do sensor conectando, assim, os eletrodos de trabalho, secundário e de referência. A gota de sangue completa o circuito, permitindo o estabelecimento de contato elétrico entre os eletrodos, o que, por sua vez, inicia uma contagem de 20 segundos no LCD, durante a qual é registrada a corrente relativa à oxidação enzimática da glicose. A corrente registrada é então relacionada a uma curva de calibração (tabela de referência) na memória eletrônica do instrumento e a concentração é mostrada no LCD.

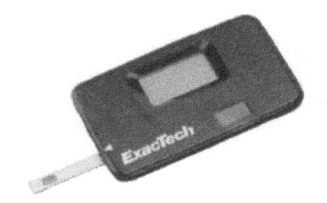

Figura 14.8 Sensor Medisense do tipo cartão.

Um dos sintomas mais encontrados na diabetes, especialmente em pacientes idosos, é a *retinopatia diabética*, em que ocorre deficiência na visão devido à morte de células retinais do olho em decorrência de níveis irregulares de glicose no sangue, normalmente durante muitos anos. Esses pacientes geralmente têm dificuldade para ler, e por isso os sensores em formato de "cartão de crédito" (Figura 14.8), com visores maiores, costumam ser mais adequados do que os dispositivos em forma de caneta.

14.6.2 Biossensores com base em determinações termométricas, ópticas e de massa

Apesar da inerente sensibilidade e da ampla aplicabilidade oferecida pela eletroquímica, existem vários outros biossensores que se baseiam em diferentes métodos de transdução.

Sensores termométricos baseiam-se na determinação do calor gerado pelas variações de entalpia exotérmica que acompanham reações enzimaticamente catalisadas. A glicose oxidase, por exemplo, como já vimos, catalisa a oxidação de glicose para H_2O_2 e ácido glicônico, o que é acompanhado pela liberação de 80 kJ mol^{-1} de glicose oxidada como uma reação exotérmica. Em dispositivos desse tipo, a enzima é imobilizada na superfície de um transdutor, ou próximo a ela, para permitir um monitoramento quantitativo da velocidade da reação enzimaticamente catalisada. O maior problema associado a esses dispositivos são as flutuações de temperatura no ambiente, que podem gerar resultados errôneos.

Métodos de transdução óptica também são muito usados em projetos de biossensores. Técnicas ópticas, como já vimos, são bastante utilizadas em ensaios enzimáticos e em várias outras determinações biológicas. O uso de métodos de transdução óptica em biossensores pode, portanto, ser visto como uma progressão lógica construída com base em técnicas biológicas existentes no campo da tecnologia de biossensores.

Bons exemplos de como as técnicas ópticas podem ser usadas são os biossensores que utilizam enzimas dependetes da nicotinamida dinucleotídeo (NAD) ou nicotinamida dinucleotídeo difosfato (NADP). As enzimas desidrogenase empregam NAD/H ou NADP/H como co-fatores que são reciclados durante a reação da enzima.

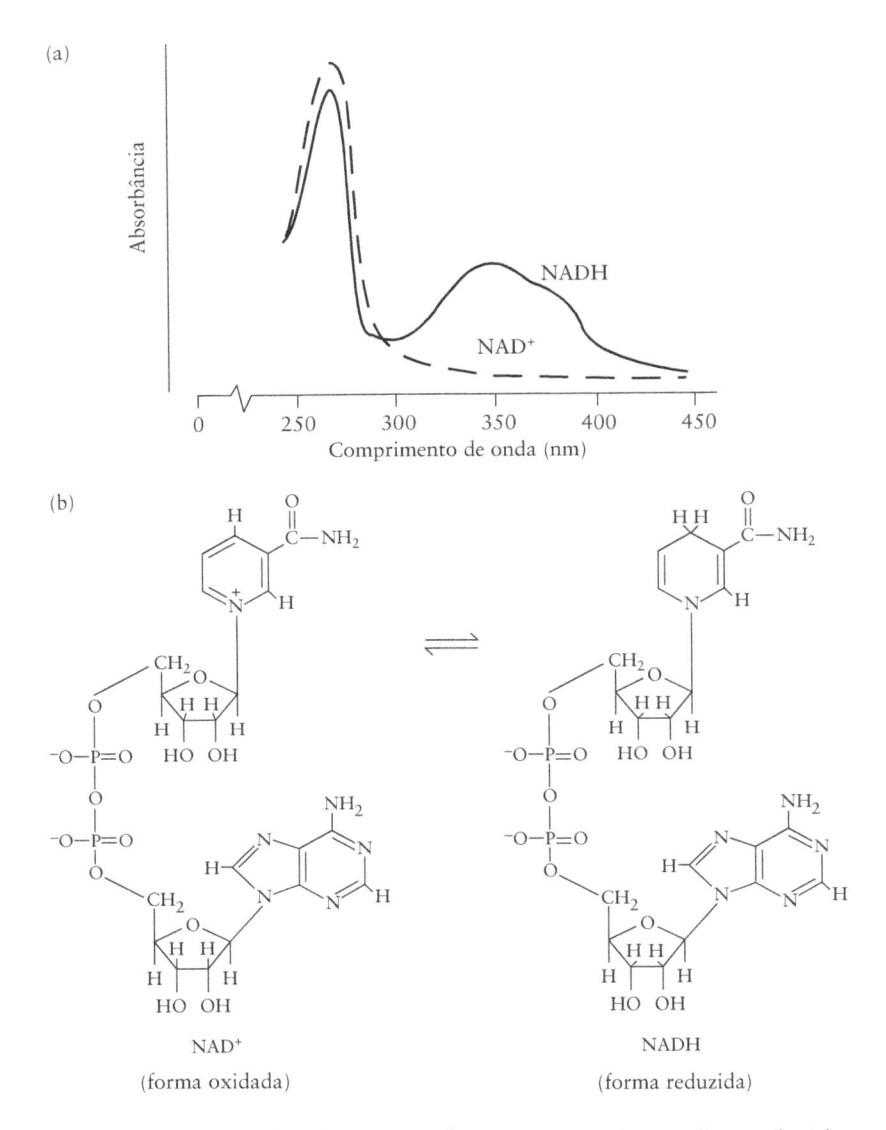

Figura 14.9 (a) Espectros UV-visível para NAD^+ e NADH. (b) Estruturas de NAD^+ e NADH.

NAD^+ (forma oxidada)

NADH (forma reduzida)

A seguir são apresentados dois exemplos para as enzimas glicose desidrogenase (Equação (14.5)) e lactato desidrogenase (Equação (14.6)).

$$\text{Glicose} + H^+ + NAD^+ \xrightarrow{\text{glicose desidrogenase}} \text{glico-6'-lactonofosfato} + NADH + H^+ \quad (14.5)$$

$$CH_3CHOHCO_2^- + NAD^+ \xrightarrow{\text{lactato desidrogenase}} CH_3COCO_2^- + NADH + H^+ \quad (14.6)$$

Quando ocorre redução, o espectro de absorção UV-visível do NAD ou do NADP (Figura 14.9(a)) varia significativamente, gerando uma banda de absorção em aproximadamente 350 nm (Figura 14.9(b)). Monitorando, portanto, a absorção de uma reação de NAD/H ou NADP/H dependente de enzima, podemos observar a velocidade da reação enzimática e a concentração do substrato (analito) em questão. Isso pode ser incorporado no formato de um biossensor com relativa facilidade, imobilizando-se as enzimas e os outros reagentes biológicos próximos da (ou na) superfície de uma fibra óptica (geralmente chamada de *optrodo*). O optrodo costuma, então, ser acoplado a um espectrômetro de absorção adequado ou a um colorímetro que agora pode ser miniaturizado na forma de unidade portátil para facilitar o uso.

14.6.3 Sensores de DNA

Técnicas sensíveis a DNA e que utilizam diferentes modos de interação do ácido nucléico são uma grande promessa para o monitoramento clínico. As aplicações são numerosas e incluem a identificação de seqüências de ácido nucléico de microorganismos patogênicos (causadores de doença), facilitando, assim, o diagnóstico clínico. Sensores que se baseiam em DNA também são promissores para a detecção de toxinas como aquelas capazes de agir como mutantes e/ou carcinógenos, em virtude da interação e do subseqüente dano que podem causar ao DNA.

Há muitos métodos diferentes que atualmente estão sendo explorados para desenvolver sensores que se baseiam em DNA. Um arranjo que está atraindo especial interesse, no entanto, envolve o acoplamento de camadas de reconhecimento de ácido nucléico com transdutores eletroquímicos. Muitos dispositivos desse tipo baseiam-se na hibridização do ácido nucléico por meio do emparelhamento de bases e envolvem a imobilização de um oligômero sintético curto (sonda de DNA de fita simples; 20–40 mer) complementar ao alvo procurado.

O sensor, assim exposto à amostra, permite hibridização por pareamento de base das seqüências complementares de ácido nucléico, possibilitando formação dúplex que pode ser medida por método óptico ou eletroquímico. Nesse contexto, o híbrido geralmente é detectado por exposição a uma solução de indicador eletroativo ou colorido, como o complexo metálico catiônico redox-ativo, que pode se ligar fortemente ao híbrido, permitindo a transdução de sinal.

14.7 Determinação do carboidrato

Há muitos métodos diferentes disponíveis tanto para a determinação qualitativa como para a determinação quantitativa de carboidratos. A escolha dependerá da composição da mistura e também da especificidade de cada um dos componentes.

Historicamente, muitas determinações se basearam na reação entre monossacarídeos e fenilhidrazina com a recuperação do derivado da osazona, que pode ser identificado pelo ponto de fusão e a observação da estrutura cristalina característica. Um dos problemas com esse método, todavia, é a falta de especificidade, uma vez que a reação envolve dois átomos de carbono do açúcar. Além disso, todas as três hexoses – glicose, manose e frutose – apresentam a mesma forma enodiólica e, portanto, produzem osazonas idênticas.

14.7.1 Separação de misturas de carboidratos

Na prática, muitas amostras podem conter misturas de diferentes carboidratos e precisarão de alguma separação como parte do processo analítico. Determinações qualitativas e semiquantitativas geralmente são realizadas por meio de cromatografia de papel ou de camada delgada, com um sistema de solventes que facilite a separação do constituinte suspeito que está presente na amostra. Não há regras simples para a escolha do sistema de solventes, embora a Tabela 14.1 apresente algumas sugestões para quando se sabe alguma coisa sobre a mistura de carboidratos.

Tabela 14.1 Escolha da mistura de solventes para a dissolução de misturas de carboidratos por TLC.

Composição da v/v e % mistura de solventes	Usos
n-Butanol—45% Piridina—30% Água—25%	Usada em grande número de separações quando a composição não é conhecida. Suporte mais adequado: celulose
Butanol terciário—40% Metil-etil-cetona—30% Ácido fórmico—15% Água—15%	Separação de monossacarídeos e dissacarídeos. Suporte mais adequado: celulose
Acetato de etila—55% Piridina—30% Água—15%	Separação de pentoses e hexoses. Separa glicose e galactose. Suporte mais adequado: celulose
Acetato de etila—60% Etanol—10% Piridina—10% Ácido acético—10% Água—10%	Separação de pentoses e hexoses. Suporte mais adequado: sílica gel
n-Butanol—50% Ácido acético—25% Água—25%	Separação de monossacarídeos e dissacarídeos. É útil também para separar ácidos derivados de açúcar. Suporte mais adequado: sílica gel
n-Butanol—50% Ácido acético—30% Dietiléter—15% Água—5%	Separação de monossacarídeos e dissacarídeos, também misturas de mono, di, tri e oligossacarídeos. Suporte mais adequado: sílica gel

14.7.2 Determinação de carboidratos por HPLC

Misturas de carboidrato em geral podem ser resolvidas e determinadas quantitativamente com o uso de colunas de troca catiônica, com água como fase móvel a 70 °C. HPLC de fase reversa (Seção 14.8), com uma mistura de acetronitrila-água como solvente, também pode ser usada para resolver muitas misturas de carboidrato. Em alguns casos, fases estacionárias quimicamente ligadas do tipo trocador catiônico de amônio quaternário juntamente com uma fase móvel de acetronitrila-ácido acético 0,1 M em proporção 50:50 v/v também se mostram vantajosas.

A separação de carboidratos também pode ser facilitada pelo uso de tampões de boratos alcalinos, promovendo a formação de complexos de carboidrato aniônico, cuja análise é feita por cromatografia de troca iônica.

14.7.3 Determinação de carboidratos por cromatografia a gás

Em algumas situações, a cromatografia a gás é o método mais apropriado para a quantificação de dois ou mais carboidratos em uma mistura, especialmente quando presentes em nível de traços. A CG permite a determinação de carboidratos de estrutura muito semelhante e produz picos separados para os enantiômeros de alguns monossacarídeos.

Uma das maiores desvantagens em usar a CG para a análise de carboidratos é que eles devem ser primeiramente derivatizados para formar substâncias voláteis como trimetilsilil-O-metil oximas, O-metiléteres, O-acetiléteres ou O-trimetilsililéteres. Os derivados de trimetilsilila (TMS) mais usados podem ser preparados em mistura de 2 : 1 : 10 de hexametildisilazano (HMDS), trimetilclorosilano (TMCS) e piridina. Em muitas circunstâncias, é importante utilizar somente condições de silanização fracas como essas, evitando assim uma isomerização aleatória que poderá, por sua vez, gerar muitos picos cromatográficos espúrios. Ao contrário, se a mistura contiver carboidratos combinados com ácidos nucléicos, ou grupos amina, carboxila ou fosfato, então será necessária a presença de um agente silanizante mais forte.

A melhor escolha para a fase estacionária mais uma vez dependerá da mistura a ser resolvida, embora uma coluna com goma de metilpolisiloxi (OV-1) seja suficiente para muitas misturas de carboidratos. Outras resoluções também podem ser obtidas com o uso de varreduras cromatográficas bidimensionais dispostas 90° uma em relação a outra, com diferentes sistemas de solventes (veja o Capítulo 8).

14.7.4 Determinação de carboidratos por métodos químicos

Muitos dos métodos químicos mais antigos para determinar carboidratos oferecem vantagem em termos de simplicidade e também de custo, mas infelizmente não são específicos, o que limita sua utilidade. Testes químicos

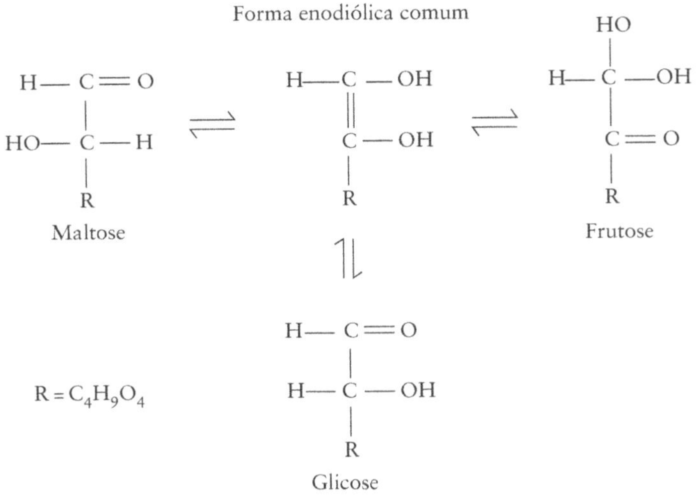

Figura 14.10 Carboidratos na forma enodiólica.

oferecem informações qualitativas, embora em alguns casos sejam usados em determinações semiquantitativas.

Métodos de redução

Carboidratos que contêm grupos aldeídos ou cetonas potencialmente livres são conhecidos como carboidratos redutores, pois em condições básicas apresentam-se na forma enodiólica (Figura 14.10), que pode funcionar como um agente redutor eficaz. Testes que se baseiam na capacidade redutora de um sacarídeo podem ser utilizados, contanto que o grupo aldeído ou cetona de pelo menos um dos monossacarídeos não tenha sido eliminado na ligação glicosídica. Nem todos os açúcares carboidratos são redutores e um exemplo disso é a sacarose. Os átomos de carbono anoméricos de ambos os monossacarídeos estão envolvidos na ligação glicosídica e, por essa razão, a sacarose não é um açúcar redutor.

Desse modo, testes que se baseiam na capacidade redutora de determinados carboidratos também são usados para distinguir entre açúcares redutores e não redutores.

Um grupo de testes (incluindo aqueles que usam reagentes de Fehling ou de Benedict) baseia-se na redução de íons cúprico (Cu^{2+}) ao estado cuproso (Cu^+), que forma hidróxido cuproso amarelo em soluções básicas e, com aquecimento, óxido cuproso (Cu_2O) vermelho. É necessário manter os sais cúpricos em solução e impedir a precipitação. No caso do agente de Benedict, isso é feito com a inclusão do citrato de sódio na mistura em reação, enquanto no caso da solução de Fehling é utilizado o tartarato de sódio e potássio.

Reação com o-toluidina e outras aminas aromáticas

Aldoses e cetoses reagem com o-toluidina e várias outras aminas aromáticas em ácido acético glacial para formar produtos coloridos cujos $\lambda_{máx}$ poderão permitir a identificação de um açúcar específico, embora seja necessário confirmar por outros testes. Diversas aminas aromáticas que sofrem reações desse tipo foram proibidas na maioria dos países ocidentais, bem como em outras partes do mundo, em virtude de suas propriedades carcinogênicas.

A formação de compostos coloridos com o-toluidina também costuma ser útil para a visualização e a possível identificação de açúcares após separação por cromatografia de camada delgada ou pela cromatografia em papel.

Reações com fenol e ácidos fortes

Pentoses e hexoses, sob aquecimento, reagem com ácido forte e fenol para formar produtos coloridos. Embora essa reação seja utilizada somente em testes quantitativos para identificar a presença da pentose ou da hexose, ambas reagem de maneira semelhante. Há diversas variações que se baseiam nesse tipo de análise, sendo a mais popular o **teste de Molisch** em que ácido sulfúrico concentrado e α-naftol são utilizados para formar compostos de coloração violeta na presença de um carboidrato.

A base desse tipo de teste é a desidratação, pelo ácido, da pentose ou da hexose para formar furfural ou derivados do hidroxifurfural, cujos grupos aldeídos vão se condensar com o fenol para formar um produto colorido.

14.8 Análise de aminoácidos

A quantificação e a identificação de aminoácidos em uma mistura geralmente é necessária, por exemplo, em estudos metabólicos ou para ajudar na elucidação da estrutura de uma proteína. Para análises qualitativas simples, as cromatografias de papel e de camada delgada costumam ser suficientes, embora determinações quantitativas para a resolução de misturas mais complexas geralmente exijam o uso de eletroforese, cromatografia a gás, HPLC ou um analisador dedicado de aminoácido.

14.8.1 Determinação de aminoácidos por cromatografia de papel e de camada delgada

A cromatografia de papel e a TLC podem ser escolhidas pela simplicidade quando é preciso apenas uma identificação qualitativa de componentes em mistura por meio de referência a padrões conhecidos por comparação de valores de R_f (veja o Capítulo 8).

Algumas amostras talvez requeiram a remoção de interferentes como carboidratos, proteínas ou sais por meio de uma coluna de resina de troca iônica antes de passar pelo cromatógrafo.

Há muitos sistemas de solventes que podem ser utilizados (Tabela 14.2), dependendo da composição da mistura a ser analisada.

Tabela 14.2 Escolha de misturas de solventes para resolução de misturas de aminoácidos por TLC.

Mistura de solventes v/w e % de composição	Usos
n-Butanol—60% Água—25% Ácido acético glacial—15%	Adequada para a determinação de uma grande variedade de misturas de aminoácidos
n-Butanol—35% Acetona—35% Água—20% Ácido acético glacial—10%	Adequada para a determinação de uma grande variedade de misturas de aminoácidos
Isopropanol—80% Água—15% Ácido fórmico—5%	Adequada para a determinação de uma grande variedade de misturas de aminoácidos
Fenol—80% Água—20%	Útil para a separação de aminoácidos difíceis de determinação por outras misturas de solventes — produz uma ampla faixa de valores de R_f
Fenol—80% Água—19,5% Amônia—0,5%	Pode ser escolhida para a separação de aminoácidos básicos
n-Butanol—37% Acetona—37% Água—18% Dietilamina—8%	Possível escolha para a determinação de misturas que se mostrem difíceis de separar com outras misturas de solventes

A escolha da mistura de solventes é, com freqüência, uma questão de tentativa e erro, especialmente se pouco se sabe sobre os componentes presentes na amostra — embora algumas diretrizes possam ser úteis. O aumento na proporção de água geralmente leva ao aumento nos valores de R_f, embora a inclusão de amônia eleve os valores de R_f para aminoácidos básicos. Uma classificação melhor, às vezes, também pode ser obtida com o uso de varreduras cromatográficas bidimensionais dispostas 90° uma em relação a outra e diferentes sistemas de solventes (veja o Capítulo 8).

Reagentes reveladores geralmente são aplicados, seja por spray ou por imersão, para ajudar na visualização dos componentes do aminoácido após a separação. Uma solução de 2 g dm^{-3} de ninidrina em acetona é o reagente revelador mais utilizado, às vezes com a adição de ácido acético e 2,4,6-colidina (ambos a 5–10% v/v), para formar bandas de diferentes cores e intensamente coloridas com diferentes aminoácidos. À temperatura ambiente, e depois de algumas horas, todos os aminoácidos formam bandas coloridas. Esse processo poderá ser acelerado se a placa de TLC ou a tira de papel for aquecida em estufa, embora isso possa causar a formação de mais bandas coloridas se outros compostos com amino grupos primários ou secundários estiverem presentes. A química dessa reação também pode oferecer informações adicionais, pois, se um analito deixa de formar bandas coloridas, a não ser quando a placa é aquecida, quase certamente não se trata de um aminoácido.

Outros reagentes específicos para aminoácidos podem ser usados, mas estão além dos objetivos deste livro. O leitor interessado pode recorrer a Plummer (1987).

14.8.2 Eletroforese para a separação de aminoácidos

Misturas de aminoácidos podem ser separadas e subseqüentemente identificadas por eletroforese. Diferentes aminoácidos apresentam cargas diferentes em um dado pH e, portanto, podem ser induzidos a percorrer um suporte de camada delgada como papel, sílica gel ou celulose sob a influência de um campo elétrico. A identificação de componentes em uma mistura também é obtida com referência a amostras conhecidas e com o uso de reagentes de visualização, como já foi descrito para análises de cromatografia de papel e TLC. O uso de voltagens mais altas ajudará a acelerar a velocidade de separação além de, às vezes, ajudar a separar aminoácidos de possíveis interferentes como sais, carboidratos ou proteínas.

Separações eletroforéticas normalmente são executadas em pH 2,0 ou 5,3, uma vez que em pH 2,0 todos os aminoácidos terão carga positiva e os aminoácidos básicos migrarão em direção ao cátodo na velocidade máxima. Por outro lado, em pH 5,3 a migração ocorrerá na direção de um dos eletrodos, dependendo da carga do aminoácido. Esse processo é extremamente útil para a determinação da natureza ácida ou básica de um aminoácido ou dipeptídeo desconhecido.

14.8.3 Determinações de aminoácidos com base em cromatografia gás–líquido

O maior problema em tentar analisar aminoácidos por CG é a necessidade de derivatização prévia para torná-los suficientemente voláteis.

Derivados do trimetilsilil são os mais simples de preparar por adição de N,O-bis(trimetilsilil)trifluoroacetamida (BSTFA) em acetronitrila e aquecimento a 150 °C, em condições anidras, por aproximadamente duas horas em tubo selado.

Outro método para formar derivados é o que envolve a acetilação de grupos metil, propil ou butilésteres dos aminoácidos, produzindo os derivados trifluoroacetila ou heptafluorobutirila.

Às vezes, é difícil separar todos os derivados de aminoácidos de uma mistura. Para obter uma ótima separação, é importante considerar a escolha da fase móvel, a rota de derivatização utilizada e a natureza da mistura de aminoácidos. Em alguns casos, talvez seja necessário usar duas colunas simultaneamente com diferentes fases estacionárias.

A escolha do detector às vezes também é problemática e, de fato, talvez seja preciso dividir o fluxo de gás e usar dois detectores simultaneamente. Em geral se utiliza o detector de ionização de chama, pois ele detecta todos os derivados de aminoácidos formados nas rotas descritas, embora sua resposta molar relativa varie de um aminoácido para outro. Dessa maneira, é preciso preparar curvas de calibração separadas para cada analito-alvo na mistura.

14.8.4 Análises de HPLC para aminoácidos

HPLC de fase reversa é outro método para a determinação de aminoácidos, embora, nesse caso, a derivatização também seja necessária para formar complexos fluorescentes ou coloridos. Fases móveis tamponadas, que contêm um solvente polar como metanol ou tetraidrofurano (com as proporções dependendo da mistura e do método de derivatização adotado), devem ser usadas, possivelmente com eluição de gradiente, para a determinação de misturas mais complexas.

A derivatização para formar complexos coloridos com todos os aminoácidos permite a detecção em 436 nm e pode ser obtida após reação dos aminoácidos com cloreto de dabsila (cloreto de 4-dimetil-aminoazobenzeno-4'-sulfonil). Uma das maiores desvantagens desse método é que o excesso de reagente causa uma séria deterioração das colunas e pode limitar seu tempo de vida para menos de 100 injeções. Além disso, a ótima sensibilidade alcançada por esse método não se compara à obtida pelos métodos fluorimétricos.

Há vários métodos para a formação de derivados fluorimétricos, embora possam ocorrer algumas desvantagens. Um método simples envolve a derivatização de aminoácidos primários com *o*-ftalaldeído (OPA) na presença de etanotiol em pH 9–11 para formar produtos fluorescentes com comprimento de onda de excitação em 340 nm e um máximo de emissão em 455 nm. O rendimento da emissão fluorescente varia de composto para composto em uma mistura. Assim, para determinações quantitativas é necessário construir curvas de calibração separadas com amostras padronizadas.

Um método alternativo para a derivatização tanto de aminoácidos primários quanto de aminoácidos secundários, e que permite uma determinação com base em HPLC fluorimétrico, envolve a reação com 9-fluoronilmetil cloroformato, embora o excesso de reagente deva ser removido antes da análise. Além disso, esse método possibilita uma sensibilidade comparável à da derivatização do *o*-ftalaldeído com limites mais baixos de detecção até concentrações pico ou femtomolares, embora a reprodutibilidade às vezes possa ser precária.

14.9 Análise de proteínas

Proteínas são polímeros de aminoácidos. Cadeias poliméricas menores de aminoácidos são conhecidas como cadeias polipeptídicas, enquanto cadeias mais longas e normalmente dobradas formam proteínas. Algumas análises permitem a quantificação de todo o conteúdo protéico de uma amostra; outras, uma identificação qualitativa de proteínas específicas; e outras, ainda, a quantificação de cada proteína. Tendo em vista a enorme variedade de proteínas, passaremos a considerar suas estruturas. Existem 22 aminoácidos diferentes, e a seqüência de aminoácidos na proteína é conhecida como *estrutura primária*. Os aminoácidos de uma proteína estão unidos por ligações peptídicas formadas entre um amino grupo de um aminoácido e um grupo carboxila de outro. A formação de uma ligação peptídica resulta na perda dos grupos amino e carboxila de cada aminoácido, embora os aminoácidos terminais em cada extremidade das chamadas cadeias polipeptídicas retenham, de um lado, um grupo amino (N-terminal), e de outro, um grupo carboxila (C-terminal). Quando se determina a seqüência de uma cadeia polipeptídica ou de uma proteína, o aminoácido N-terminal é sempre designado como o primeiro. A forma tridimensional, ou dobramento de uma cadeia polipeptídica, é conhecida como a *estrutura secundária* da proteína. Geralmente é adotada uma estrutura em hélice, que se estabiliza por ligações de hidrogênio no interior da cadeia formadas entre o nitrogênio de amida de um peptídeo e o oxigênio de um grupo carbonila de outro. O intercâmbio da ligação de hidrogênio entre cadeias estendidas paralelas, por interação de átomos de hidrogênio e de oxigênio, também pode resultar em estruturas de folha pregueada.

A *estrutura terciária* de uma proteína descreve seu formato tridimensional. Essas formas tridimensionais geralmente são determinadas pelo dobramento da cadeia da proteína. Algumas são esféricas ou globulares, sendo conhecidas como proteínas globulares. Essas proteínas são semi-solúveis em água (formando, portanto, soluções coloidais) e, normalmente, tornam-se cristalinas quando purificadas e separadas. Proteínas globulares em geral desempenham papéis funcionais na célula como enzimas ou imunoglobulinas. Diferentemente, as proteínas fibrosas são, todas, cadeias polipeptídicas lineares e funcionam como proteínas estruturais.

As cadeias polipeptídicas de algumas proteínas fibrosas se entrelaçam para formar estruturas helicoidais com elasticidade mecânica; um exemplo nesse contexto é a queratina. A elasticidade de estruturas helicoidais pode, no entanto, ser perdida se houver alto grau de ligação entre as hélices. Outras proteínas fibrosas adotam uma estrutura de folha pregueada, como na seda, e não são elásticas.

A *estrutura quaternária* descreve outro nível de estrutura organizacional encontrado em algumas proteínas globulares e que está relacionada à associação de unidades protéicas para produzir um agregado com propriedades funcionais claramente definidas. Proteínas agregadas desse tipo são mantidas unidas por ligações apolares entre regiões apolares das moléculas envolvidas. Proteínas conjugadas são proteínas agregadas que contêm componentes não polipeptídicos. A hemoglobina é um exemplo desse tipo de proteína que se forma por meio de quatro cadeias polipeptídicas e mais um grupamento ferroporfirínico para a ligação do oxigênio.

14.9.1 Separação de proteínas

Geralmente é necessário identificar qualitativamente a presença de determinada proteína, ou mesmo determinar quantitativamente uma proteína em uma mistura. Nesse caso, costuma-se separar a mistura em seus constituintes correspondentes. A alta massa molecular de muitas proteínas, em geral, torna o uso de métodos mais simples, como a cromatografia de papel, inapropriado; e, para complicar ainda mais, muitas proteínas podem ser irreversivelmente desnaturadas (com a destruição das estruturas terciária e quaternária) mesmo em condições experimentais relativamente brandas, como o aquecimento moderado.

14.9.2 Métodos de precipitação

Métodos de precipitação baseiam-se na adição de um soluto (mais solúvel que o(s) componente(s) a ser separado(s)) a uma mistura de proteínas para exceder o produto de solubilidade total para o solvente e, assim, forçar a precipitação dos componentes menos solúveis.

A alta concentração de sais como sulfitos ou sulfatos pode ser usada para precipitar diversas proteínas. O método mais utilizado é a introdução gradativa de sais, produzindo uma série de frações com uma mistura de proteínas cada. Depois de cada adição de sal, as frações são removidas seja por centrifugação, seja por filtração.

Outro método envolve a adição de alcoóis, embora seja preciso ter cuidado com proteínas sabidamente suscetíveis à desnaturação, o que pode ser evitado, por exemplo, com o uso de temperaturas mais baixas.

14.9.3 Eletroforese

A eletroforese permite a separação de proteínas com base na carga; essa é uma técnica muito comum em virtude de sua simplicidade, mesmo que às vezes não seja possível a resolução completa de misturas mais complexas. Há vários métodos para a separação eletroforética de proteínas. Uma das técnicas mais utilizadas é a *eletroforese de zona*, em que a amostra é aplicada como um risco sobre um suporte sólido. Depois da separação, as bandas de proteína podem ser precipitadas nos poros do suporte com ácido tricloroacético e depois tingidas com um corante como a nigrosina. Há várias maneiras de proporcionar uma determinação semiquantitativa, e a mais simples envolve a determinação da intensidade de coloração pelo corante para cada banda. Se a concentração total da proteína for conhecida, então a proporção das diferentes bandas constituintes pode ser estimada para a concentração de cada componente. Outro método envolve primeiramente cortar as tiras para isolar as bandas e depois eluir as proteínas coradas em volumes fixos de solventes. Assim é possível determinar colorimetricamente a intensidade de cada banda componente, permitindo a quantificação dos componentes na mistura — por comparação com o conteúdo total de proteína na amostra.

Um terceiro método envolve o escaneamento da tira, banda por banda, com um densitômetro; a área dos picos registrados para cada banda pode então ser correlacionada com o conteúdo total de proteína.

Todos os métodos eletroforéticos descritos para identificar e quantificar proteínas baseiam-se, é claro, em separações efetivas que são criticamente afetadas pela escolha do meio de suporte e pelo pH da solução-tampão. O papel de filtro costuma ser usado como suporte, embora também acarrete uma série de desvantagens, incluindo complicações associadas à adsorção de proteínas. Escolhas alternativas para minimizar a adsorção de proteínas incluem meios como acetato de celulose, amido ou suportes de poliacrilamida. Embora seja possível usar quase qualquer pH, valores acima do pH isoelétrico para todas as proteínas da mistura facilitarão as separações e, na prática, valores de pH entre 8 e 9 quase sempre são suficientes.

Eletroforese com dodecilsulfato de sódio (SDS)

A *eletroforese SDS* opera segundo o princípio de que as proteínas podem ser divididas em seus polipeptídios e depois separadas por eletroforese nos géis de policrilamida. As amostras são dissolvidas em tampão que contém SDS com β-mercaptoetanol para reduzir quaisquer ligações de dissulfeto e estabilizar os polipeptídios constituintes. Normalmente, primeiro as amostras são fervidas por alguns minutos para desnaturar a proteína, permitindo a exposição das cadeias polipeptídicas em toda a sua extensão. O detergente aniônico mascara as cargas mantidas sobre os polipeptídios e, portanto, a mobilidade de cada polipeptídio dependerá essencialmente da massa molecular. As cadeias polipeptídicas podem, então, ser visualizadas com o uso de um corante adequado após a separação. A mobilidade das cadeias polipeptídicas será reduzida com o aumento da massa molecular e, na prática, um gráfico da mobilidade em relação ao logaritmo da massa molecular geralmente permitirá a identificação dos constituintes, se forem feitas comparações com referência a uma série de polipeptídios e/ou proteínas conhecidos.

14.9.4 Imunotransferência ou transferência Western

A *imunotransferência* ou *transferência Western* é outro método que às vezes pode ser usado para a identificação de proteínas em misturas, contanto que se obtenha um anticorpo (mono ou policlonal) para uma proteína específica.

Primeiro, as proteínas são separadas eletroforeticamente em um meio escolhido para oferecer uma separação ótima. As proteínas são, então, transferidas eletroforeticamente sobre uma resistente membrana adsortiva para subseqüente identificação por ligação com o anticorpo. A transferência se faz colocando-se o gel e a membrana embebida em tampão eletroforético entre dois eletrodos polarizados com uma diferença de potencial de 100 V. Isso permite a transferência em aproximadamente uma hora. A membrana e as proteínas adsorvidas então são incubadas com anticorpos adequados em um período de não menos de uma hora. Os anticorpos em excesso são removidos por lavagem e aquele que permanece ligado é detectado por incubação com um outro anticorpo contra o primeiro, que é marcado com uma enzima, ouro coloidal ou um isótopo adequado como o ^{125}I.

14.9.5 Separações cromatográficas

Os princípios da cromatografia foram apresentados no Capítulo 8; uma breve explanação, no entanto, será realizada neste capítulo tendo em vista a importância dos métodos cromatográficos para as determinações bioanalíticas.

Os métodos mais utilizados fazem uso de colunas, pois elas permitem a coleta de frações que subseqüentemente poderão ser quantificadas (conforme descrição a seguir).

As colunas cromatográficas de troca iônica que utilizam materiais de empacotamento com base na celulose, como dietilamino-celulose ou carboximetil-celulose, geralmente são escolhidas para a separação de misturas de composição desconhecida. Os métodos de permeação de gel, entretanto, costumam oferecer uma separação mais nítida de misturas de proteínas do que as colunas de troca iônica, embora normalmente seja necessário algum conhecimento sobre a mistura para que se possa selecionar o gel mais apropriado.

HPLC de fase reversa também pode ser usada na separação de algumas misturas de peptídeos e/ou proteínas com colunas revestidas de octadecilsilano (C_{18}), sendo mais apropriada para a separação de peptídeos com 50 resíduos de aminoácidos ou menos, enquanto as colunas de tetrilsilano (C_4) ou octilsilano (C_8) são mais adequadas na separação de moléculas maiores.

A cromatografia de afinidade explora a ligação altamente específica entre um anticorpo e seu antígeno correspondente para coletar frações de proteínas com o uso de anticorpos cultivados em relação a proteínas específicas. As separações cromatográficas por afinidade são cada vez mais usadas em virtude de: (i) desempenho separacional incomparável oferecido por essa técnica; (ii) facilidade com que os anticorpos podem ser cultivados e extraídos por meio de técnicas monoclonais.

14.9.6 Quantificação de proteínas

A natureza da amostra sempre afetará a escolha da técnica, observando-se que amostras fluidas geralmente são mais simples de quantificar do que as sólidas. A presença de interferentes também pode afetar a escolha da determinação, podendo exigir purificação e/ou separação por cromatografia, por exemplo (veja a Seção 14.9.5). Outro método para a remoção de interferentes é a indução de precipitação da proteína solúvel que, em seguida, poderá ser redissolvida e analisada.

Métodos químicos

Método de Kjeldahl   Esse método baseia-se na determinação do conteúdo de nitrogênio em um composto e, como todas as proteínas contêm nitrogênio, trata-se de uma técnica muito útil. Um dos principais problemas associados ao método de Kjeldahl é que as misturas de proteína devem ser primeiramente separadas, pois o conteúdo de aminoácido (e, portanto, de nitrogênio) difere de uma proteína para outra. Para fazer a determinação quantitativa de determinada proteína, é claro que o conteúdo de nitrogênio deve ser conhecido.

Normalmente, a proteína deve ser precipitada para remover quaisquer interferentes que contenham nitrogênio, pois poderiam levar a resultados errôneos. O precipitado é coletado e depois aquecido com ácido sulfúrico concentrado sob refluxo e junto com um catalisador (por exemplo, pela adição de íons cúprico ou mercúrico) para oxidação (digestão) de todos os compostos que contêm nitrogênio. Esse procedimento leva várias horas, durante as quais pode ser produzido vapor de dióxido de enxofre e, portanto, é preciso tomar cuidado e sempre executar essa operação dentro de uma capela. A solução primeiro apresentará uma coloração marrom ou escura antes de ficar transparente, embora o aquecimento deva continuar por mais duas horas, aproximadamente.

Durante o esfriamento, é preciso tornar a mistura básica com a adição de excesso de hidróxido de sódio e depois transferi-la para um balão de destilação. A mistura então deve ser destilada e, em seguida, coletada em frasco coletor. A amônia ali presente poderá ser capturada por borbulhamento em solução de ácido bórico. O conteúdo de íons amônio é então quantificado por titulação com ácido clorídrico. O cálculo do conteúdo de nitrogênio é simples: 1 mol de nitrogênio produzirá 1 mol de amônia, o que, por sua vez, exigirá 1 mol de HCl para atingir o ponto final da reação (veja o Capítulo 3).

O método de Kjeldahl, embora trabalhoso, ainda é reconhecido como um dos padrões de referência para a determinação de proteínas. Ele é de extrema acurácia e ótima reprodutibilidade, quando tomados os devidos cuidados experimentais.

Método do biureto   Esse método é simples e robusto e se baseia na formação de um complexo púrpura de cobre com proteína, quando a proteína é introduzida em uma solução básica de sulfato de cobre. Tartarato de potássio ou citrato de sódio geralmente são adicionados para impedir precipitação de íons cúpricos na forma de hidróxidos.

A denominação biureto é histórica e atualmente um tanto enganosa. O teste recebeu esse nome depois da descoberta de que o biureto reage com sulfato de cobre em solução alcalina, produzindo um complexo de cor púrpura. Complexos similares são, de fato, formados com qualquer composto que contenha grupos $-CONH_2$, $-CH_2NH_2$, $C(HN)NH_2$ ou $CSNH_2$ (ligados através de átomos de C ou N), o que explica porque essa técnica pode ser usada na quantificação de proteínas.

Complexos desse tipo apresentam $\lambda_{máx}$ em aproximadamente 545 nm e a absorção nesse comprimento de onda pode ser acompanhada com um espectrofotômetro e utilizada para a quantificação com referência a uma curva de calibração. A lei de Beer–Lambert (Capítulo 4) é obedecida até concentrações de 2 g dm^{-3}. A reação deverá prosseguir por aproximadamente 15 minutos antes da quantificação, embora o complexo precise permanecer estável por algumas horas para que haja tempo suficiente para a determinação espectrofotométrica. A única grande desvantagem associada ao método do biureto é sua falta de sensibilidade e especificidade. Todas as proteínas reagem de maneira semelhante com o biureto, portanto a quantificação de cada proteína requer uma separação prévia.

Método de Lowry   Esse método também se baseia em determinação espectrofotométrica e oferece maior sensibilidade que o método do biureto, com uma concentração analítica de trabalho entre 20 mg e 2 g dm^{-3}. A reação baseia-se na formação do complexo cobre-proteína (utilizando a reação do biureto), o qual, por sua vez, reduz os ácidos fosfotúngstico e fosfomolíbdico ao azul de tungstênio e ao azul de molibdênio, respectivamente, que podem ser determinados com um espectrofotômetro na região de 600 nm–800 nm — tendo em vista que esses dois compostos geram bandas de absorção largas e sobrepostas.

O reagente é difícil de preparar, mas pode ser adquirido com facilidade, o que simplifica bastante o procedimento experimental. A reação não segue exatamente a lei de Beer–Lambert, exigindo uma curva de calibração predeterminada para a determinação quantitativa.

Métodos que se baseiam no ácido bicinconínico   Essas técnicas utilizam os métodos do biureto e o de Lowry, embora neste caso o complexo original de cobre-proteína seja quelado pelo ácido bicinconínico para formar complexos muito estáveis com $\lambda_{máx}$ em torno de 562 nm. O método oferece a vantagem adicional de várias ordens de magnitude em termos de sensibilidade, em comparação aos métodos do biureto e de Lowry. A aquisição de reagentes comerciais simplifica bastante os protocolos experimentais, facilitando o uso.

Métodos espectroscópicos

No caso das proteínas, as determinações espectroscópicas na região do UV-visível são as mais simples, embora análises quantitativas normalmente possam ser feitas em amostras que sabidamente contêm uma única proteína. As misturas precisam ser separadas antes da análise, pois a maior parte das proteínas apresenta máximos de absorção ($\lambda_{máx}$) que se sobrepõem, embora os coeficientes de absorção molar variem de uma proteína para outra. A quantificação total das proteínas de uma mistura pode não ser possível por métodos espectroscópicos, a não ser quando elas são separadas em frações, sendo somadas as determinações de cada uma delas.

Quase todas as proteínas absorvem na região do UV, com valores de $\lambda_{máx}$ em torno de 280 nm em razão da presença de resíduos de aminoácidos aromáticos. Os coeficientes de absorção molar variam de uma proteína para outra, em virtude do conteúdo variável de aminoácidos, o que explica a necessidade de primeiro separar os componentes das misturas antes da análise quantitativa.

Métodos de ligação com corante (deslocamento da absorbância)

Em alguns casos, as proteínas produzem deslocamentos de absorbância (mudanças de cor) em determinados corantes, o que levou ao desenvolvimento de vários métodos espectrofotométricos para sua determinação.

O Azul de Coomassie Brilhante é muito usado na determinação geral de proteínas, visto que a complexação com o corante causa um deslocamento de 464 nm a 595 nm na absorbância, o que pode ser acompanhado com um espectrofotômetro. A quantidade de corantes que se liga a diferentes proteínas é variável, o mesmo acontecendo com a mudança de cor observada. As calibrações padronizadas, portanto, devem ser primeiro determinadas para uma proteína específica, e as misturas precisam ser separadas antes de se realizar qualquer determinação quantitativa.

O verde de bromocresol é outro corante geralmente utilizado na determinação espectrofotométrica da albumina. Em pH 4,2, o verde de bromocresol liga-se à albumina de modo altamente seletivo, com um deslocamento cromático de amarelo para azul. O deslocamento exato da absorbância difere de uma fonte de albumina (por exemplo, ovo ou soro) para outra e não segue adequadamente a lei de Beer–Lambert. Para análises quantitativas, é preciso realizar determinações empíricas com curvas de calibração.

Métodos físicos

Diversas técnicas de natureza física são utilizadas rotineiramente na determinação de proteínas em amostras fluidas. A maior parte delas se baseia em precipitação prévia, com ácidos orgânicos como o ácido tricloroacético ou como o ácido pícrico — ou então com o uso de anticorpos. A precipitação da proteína diminui a turbidez da solução, o que pode ser acompanhado em um simples espectrofotômetro ou em um nefelômetro para maior sensibilidade.

14.10 Uma breve introdução à bioinformática, genômica e proteômica na ciência analítica

Não é exagero dizer que a bioquímica analítica passou por uma revolução durante a década de 1990 até os dias de hoje, com a evolução de novas técnicas emergentes da biologia molecular, além de utilizar a computação moderna. Isso fez nascer um novo campo conhecido como *bioinformática*. Embora esse termo tenha sido atribuído às mais diversas aplicações, a bioinformática é especialmente importante para a ciência analítica por causa de sua incomparável especificidade, capaz de identificar fontes de analitos de origem biológica e muito complexos graças aos conhecimentos da genômica e da proteômica. O campo da biologia molecular e da bioinformática está evoluindo continuamente e já causa grandes impactos na maneira como a ciência analítica está sendo conduzida nas mais diferentes áreas.

No contexto deste livro, não é possível fazer uma apresentação completa dessa área, mas podemos dar uma introdução à genômica e à proteômica e às suas aplicações na ciência analítica.

O termo *genoma* descreve todo o conjunto de genes de um organismo que oferece as informações necessárias para que ele respire, sintetize materiais e se reproduza — bem como todas as outras funções que mantêm a vida.

O termo *genômica* descreve o estudo do genoma de determinado organismo. O genoma constitui a totalidade do DNA (ácido desoxirribonucleico) encontrado dentro de cada célula de um organismo vivo (com exceção de tipos específicos como as células vermelhas do sangue). A genômica envolve a identificação e o seqüenciamento dos pares ácido-base que codificam toda a informação de um gene.

Nem todos os genes codificados no DNA de uma célula são expressos. Diferentes células manifestam diferentes combinações de genes, dependendo de sua função (por exemplo, uma célula do rim expressará uma combinação de genes diferente daquela de uma célula da pele) e, portanto, produzem diferentes combinações de proteínas. O *proteoma* é todo o conjunto de proteínas produzido por um tipo específico de célula em determinado momento: é um instantâneo dos genes que estão sendo expressos dentro de uma célula naquele momento. Enquanto um organismo carrega o mesmo genoma em cada uma de suas células, o proteoma varia de uma célula para outra. Assim como a genômica descreve o estudo do genoma de um organismo, a *proteômica* é o estudo do proteoma desse organismo.

A proteômica não é apenas o estudo da química da proteína, mas o estudo de sistemas multiprotéicos complexos. Muitos estudos de proteômica são dirigidos a misturas complexas. A ciência separacional desempenha importante papel na caracterização desses sistemas complexos por meio da identificação de cada componente de um sistema. A identificação de cada componente, contudo, não oferece toda a informação disponível sobre o sistema. O foco principal da proteômica é caracterizar o comportamento do sistema como um todo — quais proteínas estão sendo expressas, onde e quando, e como isso varia com o tempo — e não apenas tentar identificar cada um dos componentes. A proteômica também ajuda a identificar por que determinados genes são expressos em situações específicas enquanto outros, não, o que pode ser útil na pesquisa biomédica e terapêutica.

As técnicas da genômica e da proteômica têm muitas aplicações na ciência analítica, do diagnóstico clínico à ciência forense. A impressão digital do DNA (veja a Seção 14.10.3), por exemplo, permite aos órgãos policiais identificar indivíduos com base em amostras de tecido ou de fluidos corporais. Também pode ser utilizada para identificar a fonte de uma grande variedade de materiais biológicos, desde alimentos (por exemplo, para possibilitar a caracterização de um alimento como orgânico ou geneticamente modificado) até couro e lã (para ajudar a impedir o contrabando de produtos de alta qualidade como roupas de caxemira).

Várias técnicas surgidas nos últimos anos possibilitaram a utilização da informação biológica, tanto no nível do genoma quanto no do proteoma. Entre elas estão:

- o uso de **microarranjos de DNA** em combinação com fluorescência de proteína para identificar a expressão de genes específicos dentro do genoma (Seção 14.10.2);
- o emparelhamento de seqüências de pares de bases de DNA de duas amostras distintas com o uso da **impressão digital do DNA** (Seção 14.10.3);
- a identificação e o seqüenciamento extremamente rápidos de muitas proteínas diferentes em misturas complexas por espectrometria de massa (veja a Seção 9.10.1 para mais detalhes sobre a aplicação dessa técnica no seqüenciamento de peptídeos).

Excelentes textos sobre as aplicações da genômica e da proteômica na ciência analítica podem ser encontrados em Gibson e Muse (2002) e Liebler (2002). Agora veremos três técnicas de ampla aceitação para uso analítico convencional: reação em cadeia de polimerase (PCR), microarranjos de DNA e impressão digital do DNA.

A impressão digital do DNA basicamente envolve o emparelhamento de seqüências de pares de bases de DNA de duas fontes originárias do mesmo organismo. Se houver grandes quantidades de DNA, o emparelhamento será um processo relativamente simples. Quantidades diminutas de fluidos corporais, como saliva e sangue, contêm DNA que poderá ser associado inequivocamente, por exemplo, a um indivíduo humano após um crime. A análise dessas amostras, no entanto, é extremamente difícil. Técnicas de PCR, contudo, permitem a amplificação de uma pequena quantidade de DNA para produzir grandes quantidades que poderão ser prontamente

> Detalhes sobre esses livros são apresentados no final deste capítulo, no segmento que trata de outras leituras.

analisadas. Consideraremos a técnica de PCR e depois daremos uma breve descrição da técnica de impressão digital do DNA. Com técnicas de PCR é possível replicar ou multiplicar rapidamente segmentos de DNA que estejam presentes em quantidades extremamente pequenas e, em algumas horas, milhões de cópias de determinada seqüência de DNA podem ser feitas de modo que produzam DNA específico para a impressão digital do DNA, seqüenciamento ou qualquer outra aplicação analítica.

14.10.1 Técnicas de reação em cadeia da polimerase (PCR)

Introdução e importância

A *reação em cadeia da polimerase* (PCR) é um método rápido e barato para amplificar ou copiar seqüências específicas de DNA. A importância da PCR está em sua capacidade de oferecer cópias suficientes de segmentos de DNA permitindo, assim, sua análise ou investigação por outras técnicas. Nesse sentido, a PCR pode ser considerada uma "fotocopiadora molecular" para DNA. Uma vez que a PCR opera copiando segmentos específicos de DNA, essas regiões-alvo podem ser focalizadas ou delimitadas, por exemplo, em relação a genes específicos ou outras regiões importantes ou de interesse. Para que a PCR seja utilizada, deve ser conhecida a seqüência exata de nucleotídeos em ambos os lados de determinada região do DNA. Raramente isso é um problema, pois as seqüências de nucleotídeos e as regiões na borda de muitos genes são conhecidas e bem documentadas. Essas regiões da borda funcionam como seqüências-alvo para a fixação de um iniciador (*primer*).

A importância da PCR foi reconhecida pela concessão do prêmio Nobel de química a Kary Mullis, o inventor da técnica. A PCR explora a ação de determinada enzima *polimerase* e de iniciadores sintéticos que, juntos, iniciam uma reação em cadeia produzindo uma população de segmentos específicos de DNA de rápido crescimento. Se a seqüência de nucleotídeos de regiões-alvo for conhecida, pequenos iniciadores de fita simples de DNA podem ser quimicamente sintetizados variando, em termos ideais, de 20 a 50 nucleotídeos de extensão. A DNA polimerase é então adicionada para catalisar a síntese da produção de fitas complementares de DNA, utilizando iniciadores como pontos de partida. A DNA polimerase utilizada rotineiramente para a técnica de PCR foi isolada pela primeira vez da bactéria *Thermus aquaticus* e pode suportar temperaturas de até 95 °C, e de fato opera em uma taxa de *turnover* ótima a 72 °C, o que, como veremos, é importante para a técnica de PCR.

A técnica

Os procedimentos de PCR envolvem três etapas:

1ª Etapa: O DNA e seu formato em dupla hélice (Figura 14.11) é inicialmente aquecido a 95 °C para desnaturar, o que provoca separação das fitas emparelhadas (Figura 14.12).

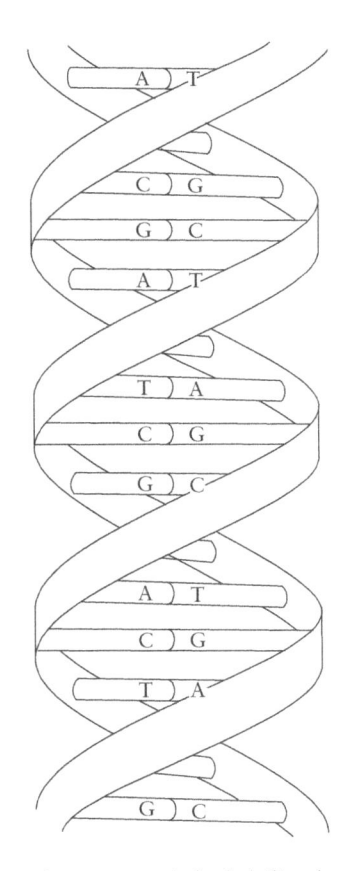

Figura 14.11 A dupla hélice de DNA.

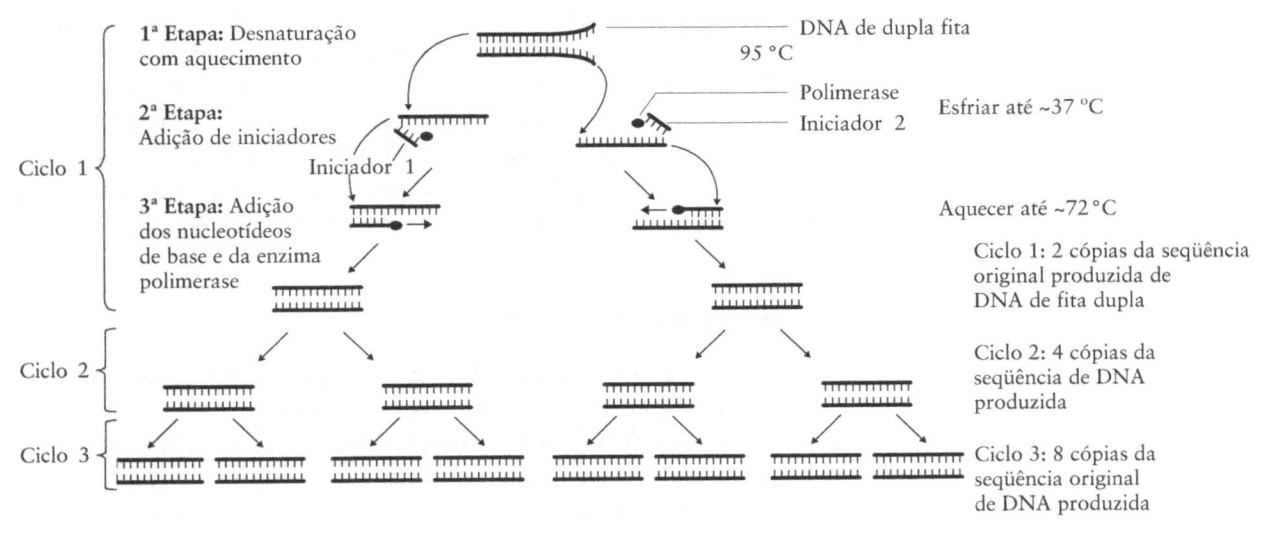

Figura 14.12 A reação em cadeia da polimerase.

2ª Etapa: O DNA é então resfriado a ~37 °C e iniciadores específicos são adicionados para se ligarem a seqüências-alvo de DNA complementar. Normalmente, os iniciadores são adicionados em grande excesso para garantir que as duas fitas estejam sempre ligadas a eles e não entre si. Os iniciadores podem ser sintetizados em laboratório utilizando-se um sintetizador de DNA ou podem ser adquiridos comercialmente. Em termos ideais, a seqüência de pares de bases deve ser única no genoma do organismo, de modo que combine apenas com a área escolhida, limitando e definindo, assim, a seqüência a ser copiada.

3ª Etapa: A temperatura é elevada até 72 °C (melhor temperatura para a DNA polimerase da bactéria termofílica *Thermus aquaticus*).

Uma mistura de adenina, timina, citosina e guanina e mais a enzima polimerase é adicionada ao DNA de fita simples ligado ao iniciador. A DNA polimerase agora sintetiza uma fita complementar à primeira fita de DNA. Em alguns minutos, uma cópia inteiramente complementar da seqüência de DNA-alvo é produzida, dobrando assim a quantidade inicial de DNA.

Todo o processo pode então ser repetido para formar um segundo ciclo de cópia. A mistura da reação é mais uma vez aquecida para desnaturar as duas novas hélices, mais iniciador é adicionado e se liga ao DNA. A quantidade de DNA é novamente duplicada. Esse processo é repetido muitas vezes até que se produza uma quantidade suficiente de DNA. Em cada processo, a quantidade de DNA é duplicada e, na maioria das situações, de 20 a 30 ciclos de reação produzirão DNA suficiente para análise. Depois de 30 ciclos de PCR, são produzidas aproximadamente 1×10^9 cópias-alvo. As técnicas de PCR, portanto, permitem identificar uma pessoa com base em minúscula quantidade de DNA presente, ou mesmo identificar a fonte de qualquer amostra biológica.

A seqüência de nucleotídeos de um segmento de DNA é a ordem de ocorrência precisa das quatro bases: adenina, timina, citosina e guanina, à medida que aparecem em determinado segmento de DNA.

Extensões complementares de DNA hibridizam por associação de pares de bases complementares. A citosina sempre se associa à guanina e a adenina, à timina.

O ciclo de PCR pode ser repetido muitas vezes dentro de um *ciclador térmico* comercial para que haja uma automação completa do processo. O ciclo de PCR (que envolve entre 20 e 35 ciclos) é completado em algumas horas. O uso das enzimas polimerase de bactérias termofílicas como a *Thermus aquaticus* significa que estas não são destruídas pela etapa de aquecimento a 95 °C exigida para desnaturar o DNA e, portanto, elas retêm sua atividade através dos muitos ciclos necessários em procedimento típico de aplicação.

14.10.2 Microarranjos de DNA

Os microarranjos de DNA proporcionam informações que permitem identificar quais são os genes que estão sendo expressos em uma célula sob condições específicas. A informação dos microarranjos de DNA pode, por exemplo, ajudar a identificar a suscetibilidade a determinada doença — ou então comparar a expressão gênica em células saudáveis e cancerosas.

A tecnologia de microarranjos baseia-se na ligação de DNA de fita simples a seqüências complementares de DNA. Chips de microarranjo consistem em lâminas de vidro sobre as quais o DNA é imobilizado em spots definidos (Figura 14.13). Um chip de microarranjo de DNA pode apresentar dezenas de milhares de spots. Esses spots são impressos roboticamente

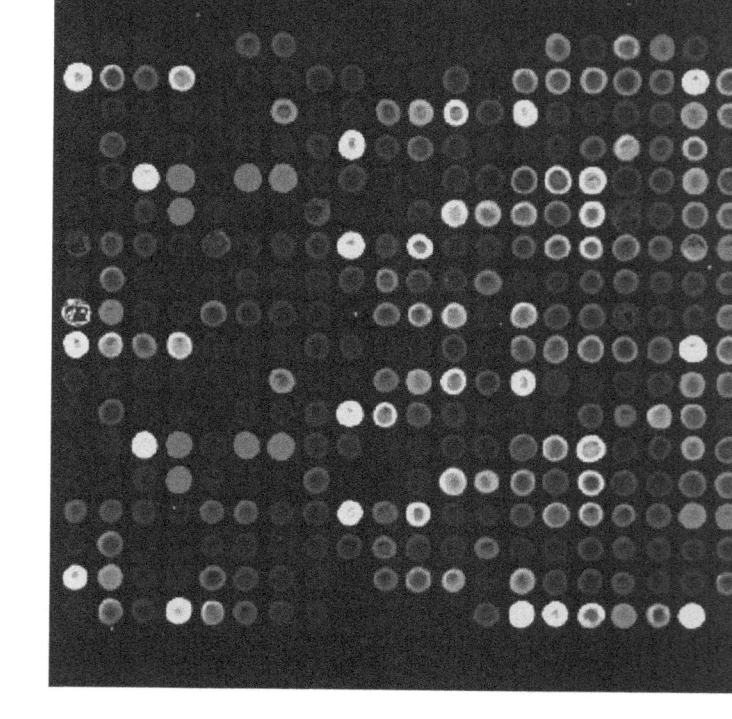

Figura 14.13 Comparação de padrões de expressão gênica no fígado (vermelho) e no cérebro (verde). O RNA do fígado está marcado com um fluoróforo vermelho, o RNA do cérebro, com um fluoróforo verde; depois, ambos são expostos ao arranjo. Spots vermelhos correspondem a genes ativos no fígado, mas não no cérebro. Spots verdes correspondem a genes ativos no cérebro, mas não no fígado. Spots amarelos correspondem a genes ativos em ambos os órgãos. (Cortesia do dr. P. A. Lyons.)

por impressão do tipo jato de tinta ou são formados por meios fotolitográficos. As dimensões dos microchips de DNA variam, mas geralmente são de ~2,5 cm por 2,5 cm, sendo que o diâmetro de cada spot é da ordem de 0,1 mm ou menos. Cada spot, por sua vez, compreende dezenas de milhares de fragmentos idênticos de DNA que variam em extensão de 20 a centenas de nucleotídeos. Em termos ideais, cada spot deve permitir a identificação de um gene ou (de outra) seqüência específica de DNA.

Consideremos como os microarranjos de DNA podem ser utilizados. Imagine que temos duas células idênticas, exceto pelo fato de uma ter sido extraída de tecido saudável e a outra, de tecido doente. Queremos identificar quaisquer diferenças nos genomas das duas células que possam determinar por que uma é saudável e a outra, doente. Procedimento semelhante àquele ilustrado na Figura 14.14 pode ser utilizado. Em primeiro lugar, o DNA genômico dos dois tipos de célula é isolado e cópias de fita simples do DNA (a *sonda* de DNA) são marcadas com marcadores fluorescentes contrastantes (chamados *fluoróforos*). Geralmente, um marcador (que representa um tipo de célula) é verde e o outro (que representa o segundo tipo de célula) é vermelho.

Em segundo lugar, o DNA genômico que representa todos os genes-alvo que possam estar presentes nos dois tipos de células é fixado ao chip do microarranjo, o qual está exposto a ambas as misturas marcadas que funcionam como sondas, permitindo a ocorrência da hibridização complementar. A hibridização ocorrerá em spots que contêm um gene que também está presente nas misturas de sondas de um tipo ou de ambos os tipos de célula. A mistura de sondas livres (isto é, aquelas sondas de DNA que não sofreram hibridização com o DNA fixado ao chip do microarranjo) é, então, lavada.

Os spots poderão ser "visualizados" mediante excitação dos marcadores fluorescentes por um laser de comprimento de onda adequado. A fluorescência é então detectada com simples instrumentos ópticos.

Suponhamos que a sonda de DNA da célula saudável seja marcada com um fluoróforo vermelho e que a sonda de DNA da célula doente seja marcada com um fluoróforo verde. Se sondas de ambos os tipos de células estiverem presentes em um spot em quantidades aproximadamente iguais (indicando a presença de um gene específico nos genomas de ambos os tipos de células), o spot aparecerá amarelo. Se as sondas presentes não forem de nenhuma das amostras, o spot não apresentará fluorescência e, portanto, sua cor será preta (indicando que o gene representado por esse spot está ausente dos genomas de ambos os tipos de células). Por outro lado, um spot verde indica um gene que está presente na célula saudável, mas não na célula doente, enquanto um spot vermelho indica um gene presente na célula doente, mas não na célula saudável.

As cores dos spots podem ser usadas para caracterizar a composição genômica relativa dos dois tipos de células e para identificar genes específicos cuja presença ou ausência poderá fazer diferença para que a célula seja saudável ou doente.

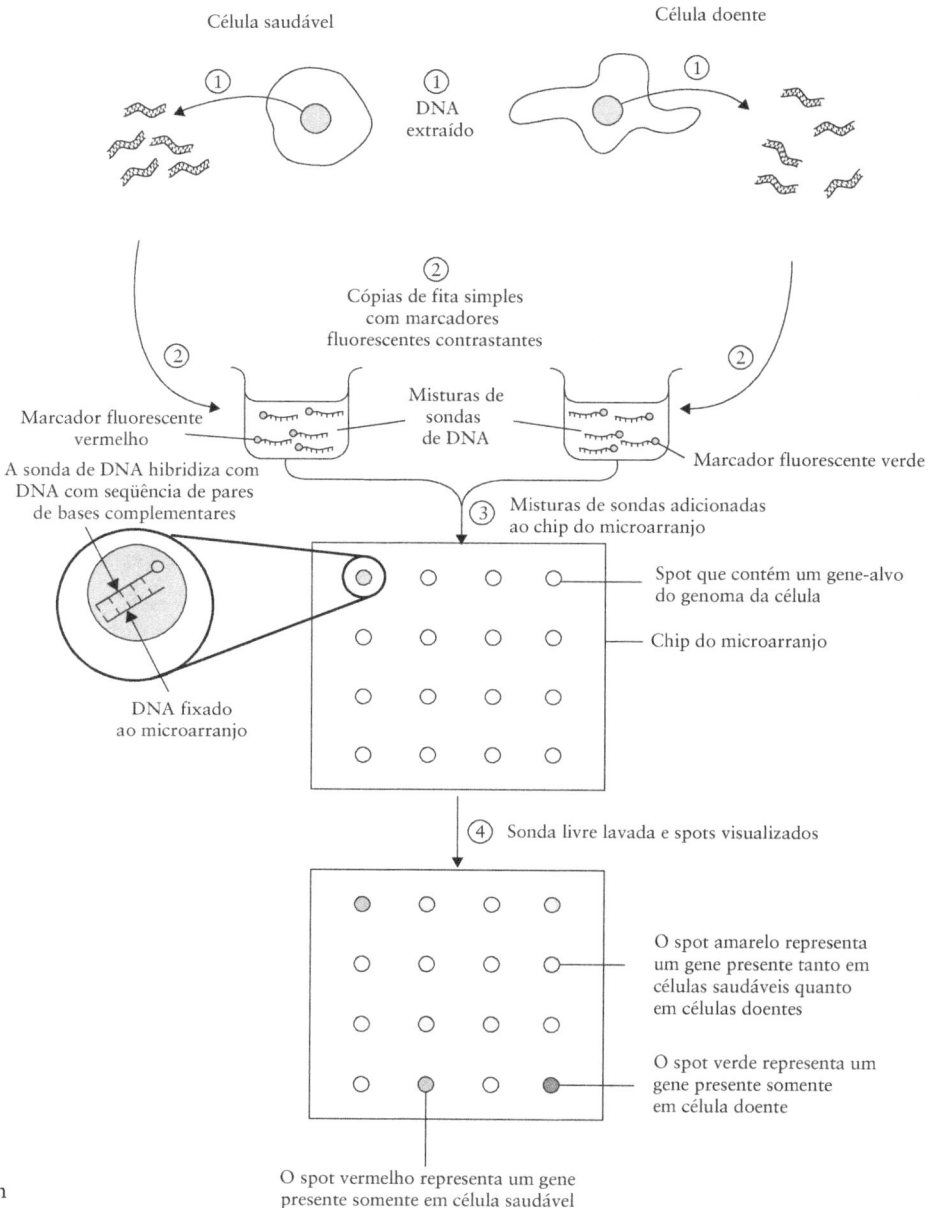

Figura 14.14 Representação esquemática da preparação de um microarranjo de DNA.

O uso dos microarranjos de DNA acima descritos permite investigar a presença ou a ausência dos genes. Do mesmo modo, o nível relativo da *expressão* gênica em dois tipos de células (estejam os genes "ligados" ou "desligados") pode ser determinado com marcação fluorescente das moléculas de mRNA dos dois tipos de células e com a utilização dessas sondas de RNA para se hibridizarem com o DNA que representa os genes de interesse no chip do microarranjo. Esses estudos de microarranjo também podem ser utilizados para caracterizar diferenças entre tipos distintos de células — por exemplo, revelando um gene específico que é ativado em uma célula saudável, mas (impropriamente) desativado em uma célula não saudável, causando o estado de doença.

14.10.3 Impressão digital do DNA

A impressão digital do DNA é uma poderosa técnica que permite que a identificação de DNA de uma amostra seja comparada à de outra amostra. Essa técnica é usada em diversas situações forenses para ajudar, por exemplo, na solução de um crime, fornecendo evidência em casos judiciais de paternidade ou confirmando a fonte de materiais biológicos como alimentos. Nas técnicas de impressão digital do DNA, este é primeiramente extraído e as chamadas *enzimas de restrição* são adicionadas para produzir *fragmentos de restrição*. Enzimas de restrição são aquelas que cortam o DNA em pontos específicos, deixando fragmentos menores que podem ser analisados com mais facilidade. A mistura de fragmentos de restrição poderá ser separada por técnicas de eletroforese. Cada amostra forma um conjunto característico de bandas. Depois da eletroforese, o DNA no gel é desnaturado por aquecimento e as fitas simples são transferidas para um papel especial por uma técnica de transferência. Uma sonda radioativa é então adicionada a cada papel de transferência.

A sonda de DNA é um DNA de fita simples radioativo e complementar ao DNA a ser emparelhado. A sonda radioativa somente se fixará em bandas que contenham DNA complementar por pareamento de base. O excesso de sonda é lavado e uma chapa de filme fotográfico é colocada sobre a mancha da placa. A radioatividade no interior da sonda radioativa vai expor o filme para formar uma imagem correspondente às bandas de DNA. Cada banda revelada no filme fotográfico corresponde a uma banda na mancha da eletroforese de DNA. A impressão digital do DNA é usada, por exemplo, para identificar a pessoa de quem se originaram amostras corporais como soro, sêmen ou saliva, quando encontradas na roupa de uma vítima após um crime. Alguns materiais de origem biológica de alto valor comercial, como couro ou lã (por exemplo, caxemira) também podem ser analisados e verificados quanto a sua autenticidade para impedir falsificação ou contrabando.

Exercícios e problemas

14.1 O que são as estruturas primária, secundária, terciária e quaternária de uma proteína?

14.2 Como são preparadas e armazenadas amostras de sangue total, soro e plasma, e em quais análises elas podem ser utilizadas?

14.3 Como podem ser determinados os níveis de eletrólito no sangue?

14.4 O que é e qual a importância do "hiato aniônico" nas amostras de soro sanguíneo?

14.5 Explique o princípio dos imunoensaios.

14.6 Descreva como funcionam as ELISAs competitiva e não competitiva.

14.7 O que é um biossensor de primeira geração e qual a diferença em relação a um biossensor de segunda geração?

14.8 Por que o fluoreto de sódio costuma ser adicionado ao sangue total?

14.9 Quais são os principais problemas associados aos sensores de glicose que se baseiam em O_2?

14.10 Por que as membranas permseletivas talvez não possam ser usadas em biossensores de segunda geração?

14.11 Compare e mostre as diferenças entre os métodos de Kjeldahl, Lowry, do biureto e do ácido bicinconínico para determinar a concentração de proteínas. Descreva a base para a reação em cadeia da polimerase — e como isso pode ser usado na ciência forense.

14.12 Compare e mostre as diferenças entre dois métodos para análise de aminoácidos.

Resumo

1. Os multianalisadores são uma das principais ferramentas de trabalho de muitos laboratórios bioquímicos clínicos. Trata-se de instrumentos basicamente automatizados para uso em técnicas de via úmida como titulações e determinações por UV-visível.

2. Muitos testes clínicos são feitos utilizando-se amostras de urina, sangue total, plasma ou soro sanguíneo.

3. O sangue total geralmente é misturado com um anticoagulante como a heparina para evitar coagulação antes da análise.

4. O fluoreto de sódio geralmente é adicionado ao sangue total na determinação de glicose para impedir o consumo de glicose por meio do metabolismo da célula sanguínea.

5. Amostras de sangue retiradas para determinações de CO_2 e O_2 devem ser mantidas sob condições anaeróbicas (em óleo mineral) para impedir mistura gasosa com a atmosfera.

6. Determinações de glicose no sangue são as análises mais comuns no mundo inteiro em conseqüência de diabetes.

7. O plasma sanguíneo é o sangue sem seus componentes celulares.

8. O soro sanguíneo é o sangue sem os componentes celulares e sem o fibrinogênio.

9. Tanto o O_2 quanto o CO_2 podem ser determinados eletroquimicamente.

10. Os níveis de "eletrólito" no sangue — Na^+, K^+, Cl^- e CO_2 (HCO_3^{2-}) — são de grande importância na medicina e podem ser relacionados a várias condições clínicas.

11. As concentrações medidas de ânions no soro sanguíneo sempre serão menores do que a concentração total de cátions e isso é conhecido como "hiato aniônico". Distúrbios do "hiato aniônico" têm grande importância clínica.

12. Técnicas de imunoquímica envolvem anticorpos e podem ser utilizadas nos métodos de marcação radioativa de enzima, em análises imunofluor e em ensaios imunosorbentes de ligação de enzimas (testes "ELISA").

13. Biossensores são dispositivos em que entidades biológicas (por exemplo, anticorpos, enzimas) são acopladas próximas a transdutores (por exemplo, eletrodos) para permitir análises sem reagentes. Os biossensores de glicose para diabetes são os mais utilizados.

14. Os biossensores de glicose utilizam a oxidação enzimática da glicose pela glicose oxidase.

15. Sensores de primeira geração baseiam-se no monitoramento de um reagente ou produto da reação enzimática (por exemplo, sensores de glicose que se baseiam em H_2O_2).

16. Sensores de segunda geração baseiam-se no uso de um mediador (por exemplo, sensores que utilizam ferroceno como mediador e um receptor artificial de elétrons no lugar de O_2 para a glicose oxidase).

17. Outros métodos de transdução de biossensor envolvem técnicas termométricas, ópticas e com base na determinação de massa.

18. Os carboidratos possuem grande importância clínica e podem ser determinados de diversas maneiras. Algumas misturas de carboidratos requerem separação por HPLC, TLC ou outros métodos cromatográficos.

19. Métodos químicos utilizam determinação por reação com fenol e ácidos fortes para formar produtos coloridos, embora essas técnicas não sirvam para testes quantitativos.

20. Misturas de aminoácidos às vezes requerem separação por técnicas que fazem uso de cromatografia de papel, TLC, CG, HPLC ou eletroforese.

21. As proteínas são formadas a partir de 22 aminoácidos diferentes. A seqüência desses aminoácidos forma a estrutura primária da proteína. As cadeias de aminoácidos unidas por ligações peptídicas são conhecidas como polipeptídios.

22. O formato tridimensional ou dobramento das cadeias de polipeptídios constitui a estrutura secundária da proteína.

23. A estrutura terciária da proteína descreve seu formato tridimensional.

24. A estrutura quaternária descreve outro nível de organização em algumas proteínas globulares relativo à associação de unidades protéicas para produzir uma proteína agregada.

25. As proteínas podem ser separadas tanto por métodos de precipitação quanto por eletroforese.

26. Métodos analíticos para identificação de proteínas incluem imunotransferência e transferência Western, além das análises cromatográficas.

27. A quantificação de proteínas pode ser classificada em métodos químicos e físicos.

28. Entre os métodos químicos para a quantificação de proteínas estão o método de Kjeldahl, que se baseia na determinação do conteúdo de nitrogênio da proteína; o método do biureto, que se baseia na formação de um complexo púrpura com o cobre; o método de Lowry, que também se baseia na formação de um complexo cobre-proteína; e o método do ácido bicinconínico, que é um derivado das técnicas de Lowry e do biureto.

29. A maioria dos métodos físicos de quantificação de proteínas envolve precipitação.

30. A genômica envolve o estudo e a exploração do genoma de um organismo, ou seja, o perfil de seu genoma.

31. A proteômica é o estudo de sistemas multiprotéicos e do papel que desempenham em um sistema biológico.

32. A genômica e a proteômica, conjuntamente, formam a bioinformática.

33. A bioinformática tem aplicação na impressão digital do DNA e nas diversas ciências biológicas e forenses.

34. Muitas técnicas que se baseiam no DNA tornaram-se possíveis com a utilização da reação em cadeia da polimerase, permitindo que pequenos segmentos de DNA sejam replicados muitas vezes seguidas. Assim, forma-se uma quantidade suficiente de DNA para ser usada em outras técnicas analíticas.

Outras leituras

BROWN, T. A. *Genetics:* a molecular approach. Londres: Chapman & Hall, 1999.

DURBIN, R.; EDDY, S.R.; KROGH., A.; MITCHISON, G. *Biological sequence analysis:* probabilistic models of proteins and nucleic acids. Cambridge University Press, 1998.

GIBSON, G.; MUSE, S. V. *A primer of genome science.* Sinauer Associates, 2002

LIEBLER, D. C. *Introduction to proteomics:* tools for the new biology. Humana Press, 2002.

MANZ, A.; PAMME, N.; IOSSIFIDIS, D. *Bioanalytical chemistry.* Imperial College Press, 2004.

MIKKELSEN, S. R.; CORTON E. *Bioanalytical chemistry.* John Willey, 2004.

PLUMMER, D. T. *An introduction to practical biochemistry.* 3. ed. Nova York: McGraw-Hill, 1987.

WATSON, J. D. *The double helix.* Nova York, Londres: W. W. Norton, 1980.

WINTER, P. C.; HICKEY, I.; FLETCHER, H. L. *Instant notes in genetics.* Garland Bios, 1998.

Análises e ensaios ambientais 15

Aptidões e conceitos

Este capítulo vai ajudá-lo a entender:

- Os métodos de amostragem periódica ou amostragem contínua de ar.
- Como funcionam e são utilizados os rotâmetros nos métodos de amostragem periódica de ar.
- Como funcionam e qual é a aplicação adequada de dispositivos de amostragem como rotâmetros, medidores para testes úmido e seco, dispositivos para filtração, impingers, impactadores e dispositivos com base em absorventes sólidos.
- A importância dos métodos com base em água e o que é a demanda biológica de oxigênio (BOD) para amostras ambientais.
- Métodos adequados para a determinação de substâncias inorgânicas em amostras ambientais, incluindo o uso de espectroscopia UV-visível.
- Como vários compostos orgânicos, incluindo pesticidas orgânicos, pesticidas à base de nitrogênio ou fósforo, além das bifenilas policloradas (PCBs), podem ser determinados em amostras ambientais.

15.1 Introdução às análises ambientais

Questões ambientais como a preservação da qualidade do ar e da água têm recebido muita atenção ultimamente. A proteção do ambiente é uma área muito complexa e, no âmago desse tema, a análise ambiental oferece informações que ajudam a preservar a qualidade de nosso ambiente, além de avaliar e lidar com o problema da poluição. Neste capítulo veremos algumas técnicas analíticas utilizadas em análises ambientais. É preciso lembrar que muitas dessas técnicas são comuns a outras áreas da química analítica; portanto, em cada caso serão indicados os capítulos apropriados.

No âmago de qualquer política ambiental está a necessidade de executar análises de modo que a poluição possa ser controlada e monitorada. O termo "poluição" envolve um conceito complexo, sendo usadas muitas definições diferentes, porém segundo uma definição amplamente aceita e elaborada pela **Organização para a Cooperação e o Desenvolvimento Econômico (OCDE)**, *a poluição é a introdução no ambiente, por parte do homem, direta ou indiretamente, de substâncias que resultem em efeitos deletérios, de modo que ameacem a saúde humana, danifiquem recursos naturais ou interfiram em utilizações legítimas do ambiente.*

Sendo assim, muitas substâncias químicas ou outros fatores ambientais que causam dano ao ambiente podem ser considerados poluentes. Fatores não químicos incluem, por exemplo, ruídos, embora neste livro nos restrinjamos às formas químicas de poluição.

A poluição geralmente está associada à introdução de compostos químicos no ambiente. Muitos desses compostos podem ser preparados artificialmente pelo homem por meio de processos industriais e são numerosos demais para serem mencionados; a produção de clorofluorcarbonos (CFCs) representa um bom exemplo desse tipo de poluição. Apesar de, atualmente, serem proibidos em muitas partes do mundo, por muitas décadas os CFCs foram bastante utilizados como refrigerantes e propelentes aerossóis. Seus efeitos destrutivos para a camada de ozônio na estratosfera são bem conhecidos. O ozônio é um composto natural encontrado na região mais baixa da estratosfera, mas também pode ser considerado um poluente quando produzido por alguns processos artificiais, por exemplo, como componente nas emissões de veículos a motor. O dióxido de carbono é igualmente produzido como resultado da respiração de todos os seres vivos; no entanto, seu crescimento na atmosfera como um subproduto de combustíveis, no entanto, pode estar contribuindo para o aquecimento global e, nesse contexto, também pode ser considerado mais um poluente em algumas circunstâncias. Um terceiro exemplo são os nitratos, que entram como componentes do ciclo do nitrogênio (Figura 15.1). O uso exagerado de fertilizantes à base de nitrato, entretanto, pode levar ao aumento da concentração desse íon em águas naturais em razão do escoamento de áreas agrícolas. A poluição de rios e lagos por nitrato é motivo para sérias preocupações, visto que pode causar danos à fauna e à flora desses sistemas.

Em aplicações ambientais, as amostras para análise normalmente são coletadas para: (a) ajudar a entender a química da área ambiental em questão; (b) estabelecer os níveis de risco dos poluentes para fins de proteção ambiental; ou (c) determinar a fonte de um poluente ambiental.

15.2 Análise do ar

A qualidade do ar é fundamentalmente importante para a vida humana, uma vez que mantemos a respiração inspirando oxigênio e expirando dió-

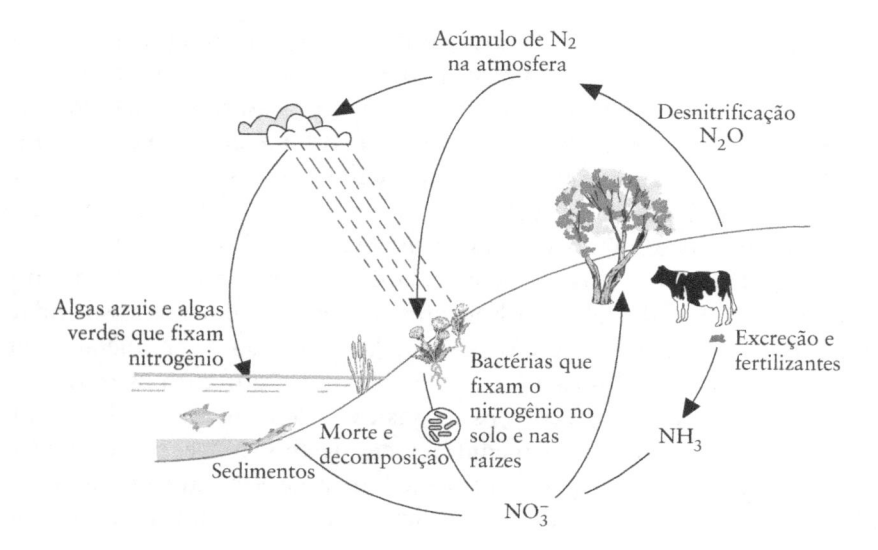

Figura 15.1 O ciclo do nitrogênio.

xido de carbono. A freqüente troca de ar em nossos pulmões, porém, proporciona uma rota de fácil acesso para a poluição entrar e acumular-se no corpo. Houve época em que se pensava que, quando um poluente entrava na atmosfera, a análise aerógena forneceria uma indicação acurada do grau de contaminação. Sabe-se agora, porém, que muitas substâncias químicas sofrem reações (por exemplo, fotoquímicas) com outros componentes da atmosfera e que isso pode levar à formação de outros poluentes. Um bom exemplo nesse contexto é a formação do "smog fotoquímico" após a interação de hidrocarbonetos, óxidos de nitrogênio e luz UV.

A análise do ar envolve a coleta de amostras. A maneira como são coletadas geralmente é ditada pela natureza do poluente, pelo limite inferior de detecção exigido e pela existência ou não da necessidade, por exemplo, de informação relativa ao aumento ou à diminuição das quantidades de poluentes, que podem ser sazonais ou diárias. É preciso muito cuidado ao decidir sobre o volume da amostra a ser coletado, bem como sobre o intervalo da amostragem. Em alguns casos, a hora do dia em que se faz a coleta também pode ser relevante. Finalmente, as questões relativas ao armazenamento da amostra não devem ser negligenciadas.

15.2.1 Amostragem periódica

Se for escolhida a amostragem periódica do ar, entre os principais componentes da aparelhagem para a coleta devem estar uma fonte de vácuo, os meios para determinar com acurácia o volume de ar coletado e uma série de frascos para coletar a amostra (dispositivo de amostragem ou coletor). Em muitos arranjos, o dispositivo de amostragem deve ser usado junto com

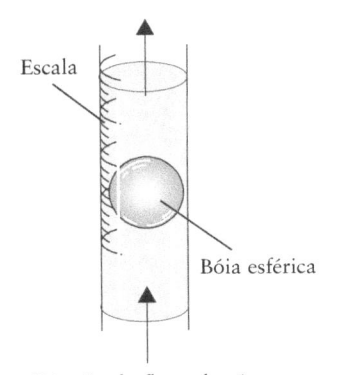

Figura 15.2 Esquema de um rotâmetro.

uma bomba de vácuo e um dispositivo para mensuração. Fontes de vácuo são necessárias para extrair a amostra do dispositivo de coleta, podendo ser motorizadas ou manuais. Dispositivos de mensuração são projetados para medir (i) a *velocidade* do fluxo de ar ou (ii) o volume do ar coletado. Entre os dispositivos que determinam a velocidade do fluxo de ar estão, por exemplo, os **rotâmetros**, que consistem em uma bóia esférica colocada dentro de um tubo escalonado, como se vê na Figura 15.2. O diâmetro interno do tubo é afunilado, tornando-se mais largo na parte superior; o gás entra pela parte inferior do tubo e a bóia sobe proporcionalmente à velocidade do fluxo de gás. A escala deve ser graduada para o gás a ser coletado, embora, na maior parte dos casos, esse gás seja o ar e, portanto, isso só precisa ser feito uma vez. São vários os dispositivos de mensuração de volume, entre os quais os chamados medidores de "teste seco" e "teste úmido". Medidores de teste seco operam pelo enchimento e esvaziamento alternado de foles de plástico acionando, assim, um sistema de alavancas e, portanto, o indicador do medidor.

Medidores de teste úmido envolvem o acionamento de uma espécie de roda propulsora acoplada a um medidor. O instrumento é parcialmente preenchido com água e deve ser calibrado toda vez que for usado. Quando se usam medidores secos ou úmidos, normalmente as medidas de temperatura e de fatores ambientais como a pressão do ar (termômetro e manômetro) são necessárias para acompanhar flutuações na temperatura e pressão atmosférica.

15.2.2 Dispositivos para a coleta de amostras de aerossóis

Constituintes aerossóis geralmente são calibrados por meio de *filtração* ou com o uso de um *impinger*. Após a coleta por filtração, os constituintes aerossóis podem ser detectados por: (i) análise química; (ii) pesagem; ou (iii) tamanho da partícula. Os filtros são feitos de papel, fibra de vidro ou materiais granulares como vidro fritado, cerâmica porosa ou areia. Para filtros de membrana que selecionam tamanhos de partícula e que são fabricados, por exemplo, de policarbonatos ou celulose, em geral se utilizam ésteres, que podem capturar seletivamente partículas de determinado tamanho mínimo. Filtros de partículas feitos de polímeros normalmente não podem ser usados em temperaturas elevadas. Os filtros de vidro, no entanto, são usados para temperaturas de até 800 °C, ou mais elevadas. Dispositivos do tipo impinger (frascos borbulhadores) servem para a coleta tanto de partículas sólidas quanto de aerossóis. *Impingers a seco* às vezes também são conhecidos como *impactadores* e, como o nome sugere, impingers envolvem fluxos de ar que se chocam contra superfícies. A superfície atingida pelo fluxo de ar normalmente toma a forma de uma lâmina, por exemplo, de vidro. Vários impactadores são dispostos de modo que o fluxo atravessa uma série de jatos com diâmetros cada vez menores para coletar seletivamente partículas de até alguns micrômetros de diâmetro. Na prática, impingers desse tipo em geral são usados para a coleta de aerossóis e exames microscópicos.

Fluxos de ar em um *impinger de solução* atingem uma superfície imersa em um líquido (Figura 15.3). Nesses dispositivos, um tubo de vidro é direcionado a uma superfície na base de um recipiente, permitindo que as partículas sejam retidas no líquido. Coletores desse tipo são especialmente úteis para a coleta de partículas extremamente pequenas, com diâmetros submicrométricos. É importante, contudo, que as partículas *não sejam* solúveis no fluido escolhido. Também existem vários outros dispositivos mais sofisticados para a coleta de partículas da ordem de um milésimo de micrômetro em diâmetro, entre os quais estão os precipitadores eletrostáticos e os precipitadores térmicos.

Constituintes gasosos também podem ser coletados por absorção em líquidos e/ou por adsorção em superfícies sólidas mediante condensação, congelamento ou preenchimento de câmaras evacuadas. Vapores, ao contrário, são facilmente condensados em temperaturas e pressões atmosféricas normais e, por essa razão, podem ser coletados com mais facilidade.

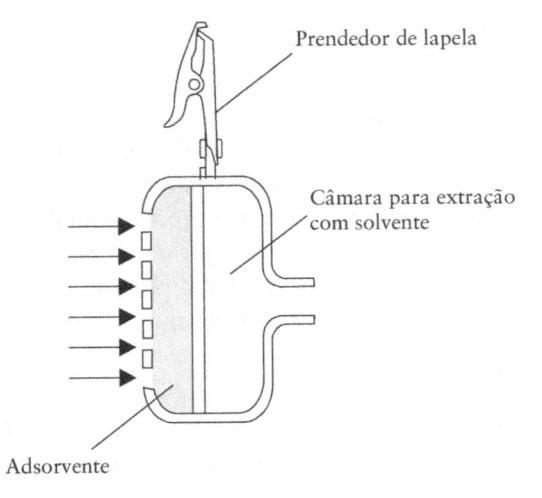

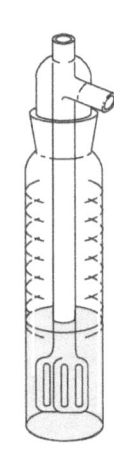

Figura 15.3 Esquema de um impinger de solução graduado.

15.2.3 Adsorventes sólidos

Adsorventes sólidos normalmente são usados na coleta de compostos orgânicos de baixa concentração, permitindo análises por técnicas como cromatografia a gás e/ou espectrometria de massas. A coleta de amostra pode ser executada por métodos de amostragem *passiva* ou *ativa*. *Amostradores passivos* (às vezes conhecidos como *amostradores por difusão*) contêm adsorventes como o carvão ativado ou o polímero poroso Tenax®, e geralmente são fabricados na forma de um distintivo de lapela fixado na roupa e usado para monitoramento pessoal (Figura 15.4). Os métodos de *amostragem ativa* envolvem a extração de ar através de um tubo de amostragem com uma bomba para, por exemplo, monitorar a poluição em locais remotos (Figura 15.5). A amostragem ativa oferece maior sensibilidade e limites mais baixos de detecção em razão da passagem contínua de ar através do dispositivo, o que proporciona a ocorrência de uma pré-concentração den-

Figura 15.4 Esquema de amostrador pessoal para difusão passiva.

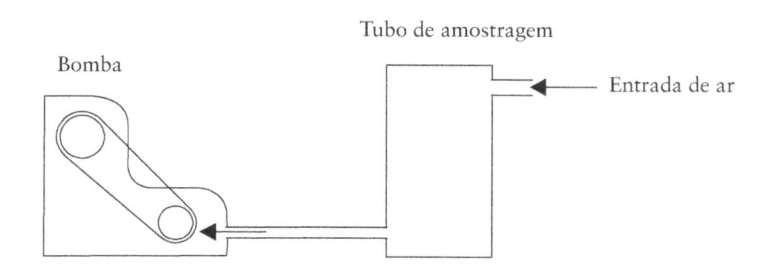

Figura 15.5 Esquema que exibe a amostragem ativa com tubo de amostragem e bomba.

tro do tubo. Os analitos costumam ser detectados após dessorção térmica ou extração com solvente.

As análises geralmente utilizadas incluem determinações para dióxido de nitrogênio, dióxido de enxofre, conteúdo total de hidrocarboneto e o conteúdo orgânico total das amostras. Cada uma delas será considerada nas seções seguintes.

Dióxido de nitrogênio

As concentrações de dióxido de nitrogênio (NO_2) na atmosfera podem ser determinadas após sua absorção em uma solução de ácido sulfanílico que contenha um azocorante. Ao reagir com o peróxido de hidrogênio, forma-se uma coloração rosa, o que permite que sejam determinadas concentrações de NO_2 de até 5 ppm.

As análises para óxidos de nitrogênio totais (com exceção do óxido nitroso), por exemplo, de efluentes gasosos dos processos de combustão, são executadas primeiro coletando-se o gás dentro de um frasco evacuado que contenha uma solução de peróxido de hidrogênio em ácido sulfúrico diluído. Com a dissolução, os óxidos de nitrogênio são convertidos em ácido nítrico e o íon nitrato passa a reagir com o ácido fenol-dissulfônico, produzindo um composto amarelo que pode ser determinado colorimetricamente. Esse método permite limites mais baixos de detecção em concentrações de 5 ppm na atmosfera.

Dióxido de enxofre

O dióxido de enxofre presente no ar pode ser determinado primeiro fazendo passar a amostra de ar através de uma solução de tetracloromercurato de sódio. O dióxido de enxofre é retido pela formação do íon diclorosulfitomercurato(II), $HgCl_2SO_3^{2-}$. Esse complexo reage então com formaldeído e pararrosanilina para formar um ácido pararrosanilina metilsulfônico intensamente colorido e com $\lambda_{máx}$ em 560 nm, o que permite limites espectrofotométricos mais baixos, em torno de 0,003 ppm de SO_2 na atmosfera. Em vários instrumentos comerciais, esse tipo de análise tem sido automatizado.

Determinações de hidrocarboneto total

Concentrações totais de hidrocarbonetos podem ser determinadas com o uso da espectroscopia IV, uma vez que os compostos absorvem em uma faixa de comprimento de onda entre 3 e 4 μm. As análises são feitas coletando-se amostras em traps de condensação com oxigênio líquido.

Conteúdo orgânico total

Determinações do *conteúdo orgânico total* (TOC) são executadas após extração com solvente orgânico, e os componentes podem ser determinados por dois métodos. O primeiro envolve oxidação com peroxodissulfato de potássio. O CO_2 produzido é determinado em solução aquosa, seja por absorção na região do infravermelho seja por medidas de condutividade de soluções (preparadas com água destilada). Um segundo método envolve redução do conteúdo orgânico a metano e determinação do conteúdo de metano com técnicas de ionização por chama ou com a espectroscopia IV.

15.3 Análise da água

A preservação e o monitoramento da qualidade da água é crucial para a proteção do ambiente, bem como para a preservação da vida humana. A poluição da água pode ser causada por diferentes processos industriais, incluindo a produção de aço, carvão, papel e também o descarte de substâncias químicas da indústria e dos domicílios. Infelizmente, isso significa que muitos contaminantes podem se dissolver na água e ser por ela transportados. Não se deve esquecer que a água também ajuda a transportar partículas sólidas de poluentes.

A preservação da qualidade da água pode envolver a coleta de amostras de rios, água da chuva, água residuária ou água potável; além disso, em muitos casos, protocolos analíticos precisam ser elaborados para tratar misturas razoavelmente complicadas. A primeira etapa desse processo é o regime de amostragem, que pode variar consideravelmente para diferentes amostras. A amostragem na margem de um rio, por exemplo, pode ser relativamente trivial. Para coletar grandes quantidades em profundidades específicas, no entanto, geralmente se usam amostradores de profundidade.

A química da água é quase sempre complexa e seu pH e temperatura, bem como a presença de gases dissolvidos, como o oxigênio e/ou dióxido de carbono, devem ser medidos para que a informação analítica (concentração e especiação do analito) seja confiável, ou mesmo pertinente aos objetivos da política ambiental proposta. Amostras de água podem conter desde organismos unicelulares (protozoários) até animais superiores como o peixe, além, é claro, da vida vegetal. Todos esses seres vivos fazem uma *demanda biológica de oxigênio* (DBO) ao ambiente e, por isso, a DBO é um critério amplamente utilizado para avaliar o bem-estar ambiental dos ecossistemas. Em algumas análises, é necessário *fixar* gases com o uso de reagentes, impedindo, assim, que o conteúdo gasoso das amostras seja alterado com o tempo em conseqüência de contínua atividade biológica. Isso é especialmente importante quando as amostras precisam ser transportadas para um laboratório.

Para a distribuição de água potável, os sensores remotos, ao lado da telemetria, estão sendo cada vez mais utilizados no monitoramento remoto para oferecer informação em tempo real através de uma rede de distribuição.

O sensoramento remoto é igualmente utilizado na preservação de rios, permitindo monitoramento em tempo real da qualidade da água e/ou de possíveis eventos poluidores. É preciso lembrar que as análises de amostras de água geralmente são semelhantes àquelas descritas em capítulos anteriores deste livro e incluem as técnicas de absorção atômica (Capítulo 7), determinações eletroquímicas para íons de metais pesados em água (Capítulo 10) ou fotometria de chama para a determinação de sais inorgânicos (Capítulo 7).

Um dos maiores problemas associados ao monitoramento da água ambiental é a complicada mistura de diferentes compostos ou particulados, o que geralmente exige alguma pré-filtração e/ou tratamento prévio à análise. Existem vários manuais para laboratório que descrevem detalhadamente as análises para o leitor interessado. As concentrações em que diferentes compostos são biologicamente importantes podem ser consideravelmente mais baixas do que seria de esperar, uma vez que muitos compostos orgânicos são capazes de se bioacumular no interior de organismos em concentrações bem maiores do que aquelas encontradas no ambiente imediato.

15.3.1 Cromatografia a gás para análises de água

A cromatografia é muito utilizada em análises de água, visto que oferece alta sensibilidade e uma excelente capacidade de separação. Várias separações podem ser obtidas com o uso de apenas algumas fases estacionárias, o que amplia a aplicabilidade e aumenta a facilidade de aplicação da CG para a análise de diferentes amostras de água. Entre os detectores freqüentemente utilizados com amostras de água estão os de ionização por chama, captura de elétrons, condutividade térmica, detectores fotométricos de chama e espectrometria de massas. Para mais detalhes sobre a cromatografia a gás, veja o Capítulo 8.

Procedimentos para a extração

As determinações analíticas de compostos orgânicos geralmente necessitam de uma extração da água antes da análise cromatográfica. Como as colunas de CG são incompatíveis com a água, muitas análises requerem a transferência do analito de uma fase aquosa para uma fase orgânica. Um dos métodos mais simples envolve a extração com solvente. Esse procedimento é executado agitando-se a amostra com um solvente orgânico imiscível em que o analito seja solúvel. Petróleo leve e hexano geralmente são opções adequadas, embora às vezes sejam utilizados solventes clorados.

A camada orgânica é separada e secada antes de passar pela coluna cromatográfica. O pH das extrações às vezes pode ser alterado para facilitar a extração quer de compostos ácidos, quer de compostos básicos, conforme necessário. Meios acidificados geralmente são usados para ajudar a extrair componentes ácidos, como os ácidos carboxílicos, enquanto meios básicos são quase sempre utilizados para facilitar a extração de compostos como as aminas. Ao considerar a escolha dos solventes para a extração, também é preciso levar em conta o detector, visto que, por exemplo, o hexano vai gerar um proeminente pico cromatográfico se for utilizado um detector de ionização por chama.

O segundo método envolve a chamada *análise headspace*. De acordo com essa técnica, uma amostra de água é colocada dentro de um recipiente com um lacre de septo que permite o aprisionamento de um volume predefinido de espaço aéreo. Após o equilíbrio do espaço aéreo com a água, é feita a extração de uma amostra de ar que deve conter alguns componentes orgânicos. Esses componentes atingem, então, um equilíbrio entre as fases aquosa e gasosa, o que permite que a amostra gasosa possa ser diretamente injetada no cromatógrafo a gás.

A terceira técnica é conhecida como *purge trap* e envolve a extração de solventes orgânicos voláteis da amostra pela remoção com um fluxo de gás. Após um tempo predefinido, o tubo de coleta é rapidamente aquecido para liberar analitos orgânicos diretamente na coluna cromatográfica. Outro método semelhante consiste na coleta de compostos orgânicos voláteis em um trap criogênico de nitrogênio líquido como solvente secundário e depois aquecimento do nitrogênio líquido para liberar os compostos orgânicos na coluna cromatográfica.

Um quarto método, com base na *extração em fase sólida*, envolve a passagem de água através de uma coluna curta descartável de material absorvente do tipo fase reversa, como o octadecilsilano (ODS) (veja o Capítulo 8) ligado a um suporte de sílica. Compostos orgânicos retidos na coluna podem ser eluídos com o uso de solventes como hexano, que podem ser diretamente injetados na coluna de CG.

15.3.2 Aplicações

Impressão digital de vazamentos de óleo

Vazamentos de óleo no mar podem causar danos ambientais em grande escala tanto para a fauna quanto para a flora. A análise de amostras de óleo por cromatografia (após separação da água) geralmente permite a identificação da fonte do vazamento, por comparação com bancos de dados de amostras de referência conhecidas. Quase sempre é preciso usar colunas capilares para separar os componentes, embora seja mais comum identificar a fonte de um óleo por razões legais se, por exemplo, houver pedidos de indenização. O perfil geral do cromatograma oferece informação relativa à natureza da contaminação pelo óleo. Os hidrocarbonetos oleosos, por exemplo, costumam apresentar cromatogramas com picos dispostos em espaçamento regular, enquanto óleos lubrificantes geram menos picos, e óleos vegetais menos ainda.

A determinação de pesticidas como o DDT representa mais um exemplo de análises com base em água que requerem cromatografia a gás. A análise de DDT envolve a extração do componente orgânico no hexano. Primeiramente, o solvente deve ser secado com, por exemplo, pó de sulfato de sódio anidro e, em alguns casos, a concentração poderá ser aumentada por evaporação parcial do solvente. Em geral, será preciso limpar a amostra antes da análise com, por exemplo, uma coluna de nitrato de prata para remover os compostos polares. As colunas de sílica gel podem ser utilizadas para ajudar a separar da amostra os interferentes apolares. Nessa situação, a amostra com base em hexano será passada na coluna. Em casos como esse, o DDT é retido na coluna e poderá em seguida ser eluído com um solvente mais polar, como a mistura de éter dietílico em hexano.

15.4 Análise de substâncias inorgânicas em amostras aquosas

A maior categoria de analitos inorgânicos de importância ambiental são os íons metálicos e seus sais. Entre os íons mais abundantes em amostras ambientais estão o sódio, o cálcio, o potássio e o magnésio, que freqüentemente ocorrem em concentrações que variam de $\mu g\ dm^{-3}$ a $mg\ dm^{-3}$. O magnésio e o zinco às vezes são encontrados em concentrações na faixa de $\mu g\ dm^{-3}$ ou menos, e provavelmente o mesmo ocorra com a maior parte dos outros íons metálicos. Esses às vezes se originam de minérios de ocorrência natural, bem como de fontes antropogênicas ou feitas pelo homem, incluindo, por exemplo, processos industriais como a purificação e o refinamento de metais, descarte de resíduos sólidos (e subseqüente lixiviação de, por exemplo, aterros sanitários) e/ou efluentes industriais.

Os métodos analíticos mais utilizados para a análise de íons metálicos presentes no ambiente incluem: (a) *espectroscopia de absorção atômica com chama*; (b) *espectroscopia de absorção atômica sem chama*; (c) *espectroscopia de plasma indutivamente acoplado-emissão óptica (ICP-OES)*; e (d) *plasma indutivamente acoplado-espectrometria de massas (ICP-EM)*. As amostras normalmente devem ser armazenadas em frascos de polietileno, pois estão menos propensos à contaminação por íons metálicos do que os frascos de vidro. Primeiro, as amostras precisam ser acidificadas, por exemplo, com a adição de HNO_3 diluído para impedir a precipitação de sais metálicos. A maior parte das análises é para o conteúdo total de íons metálicos de determinado elemento, não importando o estado químico ou a especiação do metal em questão. Os métodos de ICP-OES e ICP-EM são bastante adequados para essas análises de íons metálicos totais, uma vez que, com essas técnicas, normalmente não é preciso nenhum pré-tratamento da amostra, e a análise pode ser executada independentemente do estado químico dos íons metálicos presentes em amostras de misturas.

A espectroscopia de absorção com chama oferece uma sensibilidade favorável a sódio, potássio, cálcio e magnésio. É preciso levar em conta que algumas amostras talvez precisem ser diluídas para permitir determinações quantitativas, enquanto outras requerem pré-concentração. O método mais simples para a pré-concentração envolve evaporação parcial de uma amostra acidificada, o que muito provavelmente será necessário na determinação de zinco, ferro ou magnésio. Um outro método envolve extração com solvente para a determinação de traços de metais. A absorção atômica sem chama consiste na substituição da chama pela atomização da amostra aumentando, assim, a sensibilidade. Os métodos de absorção atômica sem chama dispensam a necessidade de pré-concentração da amostra, o que pode ser particularmente útil para a determinação de traços de metais. O método de atomização mais comum é com o uso de forno de grafite, embora o método adotado dependa do íon metálico a ser analisado. Sais de mercúrio, por exemplo, podem ser quimicamente reduzidos com cloreto de estanho (II) ou borohidreto de sódio. O mercúrio elementar metálico produzido poderá, então, ser arrastado por um fluxo de nitrogênio para a coleta ou a injeção direta em um espectrofotômetro modificado.

Estanho e chumbo também podem ser reduzidos, por exemplo, por borohidreto de sódio para liberar alguns hidretos que, então, são arrastados de uma amostra por um fluxo de gás. Nesse caso, o aquecimento moderado fragmentará os hidretos em seus elementos constituintes. Um terceiro método envolve o uso de ICP–OES e ICP–EM. Para mais detalhes, veja o Capítulo 7.

Em ambos os métodos de ICP, a amostra primeiramente é atomizada na chama de plasma em temperaturas que variam de 6 000 a 10 000 K. Com as técnicas de ICP–OES, o espectro de emissão é diretamente monitorado, o que permite a determinação simultânea de até 60 elementos em comprimentos de onda pré-configurados. Alguns instrumentos executam análises seqüenciais em cada um dos comprimentos de onda para elementos específicos, mas geralmente permitem determinações rápidas (< 5 s por elemento). Um dos maiores problemas associados ao ICP é a interferência entre diferentes elementos, uma vez que elementos diferentes produzem muito mais linhas nos espectros de emissão. Esses problemas podem ser superados com ICP-EM — em que o plasma indutivamente acoplado é basicamente utilizado como fonte de íon para o espectrômetro de massas, que então quantifica separadamente os íons metálicos. Um tratamento mais abrangente do ICP-EM é dado no Capítulo 9. É preciso lembrar, no entanto, que a separação e a identificação de íons ocorrem com base nas proporções massa/carga. Como os espectros de massa de misturas inorgânicas são mais simples do que aqueles associados a compostos orgânicos, a resolução espectral é mais fácil do que a encontrada em muitas amostras que contêm compostos orgânicos. Infelizmente, a sensibilidade oferecida pelo ICP-EM é um pouco menor do que a obtida pelas técnicas de absorção atômica com forno de grafite, mas ainda permitem determinações para concentrações de até 1μg dm^{-3} e, por essas razões, está se tornando o método de referência na determinação de muitos íons metálicos em amostras ambientais.

15.4.1 Análises de íons metálicos em amostras ambientais por meio de espectrometria UV-visível

As técnicas de UV-visível para a determinação de íons metálicos têm sido em grande parte substituídas pelos métodos de absorção atômica, embora o UV-visível ainda seja utilizado em algumas análises mais simples. A espectroscopia UV-visível normalmente só é possível para determinação em amostras de águas pouco poluídas, tais como as dos lagos, enquanto a espectroscopia de absorção atômica se presta mais à análise de, por exemplo, efluentes de esgotos. Muitas amostras são analisadas pela formação de um complexo colorido. Um exemplo é a determinação do ferro, conforme descrito no Capítulo 3, embora a técnica possa sofrer interferência do sulfato, do cádmio ou do chumbo. Outros métodos, como o uso da extração com solvente, têm sido utilizados, mas foram superados pela espectroscopia de absorção atômica, visto que as vantagens oferecidas em termos de simplicidade são perdidas quando uma etapa de pré-tratamento se torna necessária.

15.4.2 Voltametria adsortiva por redissolução de íons metálicos em amostras ambientais

Outro método amplamente utilizado é a voltametria adsortiva por redissolução e, para um tratamento mais detalhado de técnicas eletroanalíticas o leitor deverá rever o Capítulo 10. Nessa técnica, um eletrodo de trabalho, que consiste em uma gota de mercúrio suspensa na extremidade de um capilar de vidro preenchido com mercúrio (conhecido como eletrodo gotejante de mercúrio), é usado para a pré-concentração de íons metálicos, que em seguida são volumetricamente retirados da superfície. A corrente que flui durante o processo pode ser relacionada à concentração dos íons metálicos presentes na amostra do analito. O eletrodo de trabalho gotejante de mercúrio é polarizado para a redução de íons metálicos a metais livres, o que pode ser descrito pela reação geral da Equação 15.1:

$$M^{n+} + ne^- \rightarrow M \qquad (15.1)$$

A corrente medida poderá, então, ser relacionada, com o uso de curvas de calibração predeterminadas, à concentração do íon metálico presente na amostra.

O íon metálico é arrastado para o eletrodo catodicamente polarizado (negativo) onde é reduzido. Outros íons metálicos são arrastados para o eletrodo e se acumulam após determinado tempo. Passado um tempo predeterminado, faz-se uma varredura no potencial do eletrodo de trabalho na direção

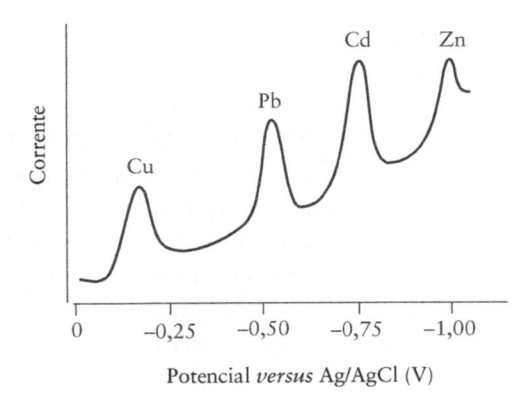

Figura 15.6 Voltamograma anódico de redissolução típico.

inversa (positivo) ou anódica. Vários íons metálicos podem se depositar na superfície do eletrodo de trabalho durante a varredura catódica; e, à medida que o potencial é progressivamente varrido de volta na direção anódica, cada íon metálico retorna à solução. O perfil resultante corrente/potencial é conhecido como voltamograma de redissolução (Figura 15.6). A equação geral que descreve esse processo assume a forma mostrada na Equação 15.2:

$$M \rightarrow M^{n+} + ne^- \qquad (15.2)$$

A voltametria adsortiva de redissolução permite a determinação de íons metálicos em concentrações de até partes por milhão e, em alguns casos, até mesmo de partes por bilhão. Análises típicas requerem tempos de acumulação de vários minutos. A instrumentação, que envolve o uso de um eletrodo gotejante de mercúrio, potenciostato e equipamento de registro é, porém, relativamente simples, de baixo custo e resistente.

15.5 Substâncias orgânicas em amostras aquosas

Existem muitos compostos orgânicos de importância ambiental, embora dois deles tenham causado preocupação especial no que diz respeito à proteção do ambiente: os pesticidas e as *policlorobifenilas* (PCBs).

15.5.1 Pesticidas orgânicos e pesticidas à base de nitrogênio ou fósforo

Os pesticidas causam grande preocupação ambiental em virtude de seu uso generalizado na agricultura. O DDT foi o primeiro inseticida sintético a ser amplamente utilizado após a Segunda Guerra Mundial e, embora esteja proibido em muitos lugares do mundo, ainda é encontrado no ambiente em razão de sua prévia utilização em grande escala e de seu carreamento de áreas agrícolas. As amostras de DDT contêm uma mistura de compostos intimamente relacionados, embora o componente ativo mais importante seja o D,P′-DDT, responsável por aproximadamente 70% a 80% do conteúdo total de uma amostra típica. Boa parte dos restantes 20% da amostra é p,p′-DDT, que é semelhante em estrutura, mas com uma cadeia lateral $CHCl_2$ substituindo CCl_3. Como as amostras contêm misturas diversas de compostos, as análises requerem a calibração para cada fonte do pesticida. Normalmente, as análises se baseiam em alguma forma de cromatografia. Na maior parte das amostras que contêm DDT, a extração deve primeiramente ser executada com um solvente como o hexano, permitindo, assim, a pré-concentração do analito. O solvente é, então, secado com pó de sulfato de sódio anidro. Em seguida, a pré-concentração é feita por evaporação parcial. Às vezes a amostra requer uma limpeza prévia, por exemplo, com colunas de alumina/nitrato de prata que retêm compostos polares, mas permitem que compostos menos polares como o DDT sejam eluídos em hexano. Outro método envolve o uso de colunas de sílica gel, que são menos polares que as colunas de nitrato de prata. Ao passar pela coluna uma amostra dissolvida em hexano, menos interferentes polares como os PCBs são eluídos, permitindo que o componente DDT seja retido. Assim, o DDT poderá, em seguida, ser eluído com uma mistura mais polar de solventes, tais como hexano e éter benzílico. As amostras poderão então ser introduzidas em um cromatógrafo a gás para separação final e quantificação.

15.5.2 Bifenilas policloradas

Bifenilas policloradas como a 2,4,5,2′,5′-PCB (Figura 15.7) são formadas como subprodutos de vários processos industriais. O exato procedimento analítico adotado pode variar dependendo da natureza da amostra (por exemplo, amostra aquosa ou de solo). A maior parte das determinações são feitas ou com CG ou com CG-EM (veja o Capítulo 8). A preparação da amostra para ambos os métodos é basicamente semelhante e utiliza, por exemplo, hexano ou acetona. Nos dois casos, o solvente normalmente deve ser secado com sulfato de sódio anidro. Os procedimentos relativos à concentração envolvem evaporação parcial do solvente ou extração em fase sólida, e possivelmente a limpeza da amostra para aquelas que são, em particular, problemáticas. A separação e/ou a identificação final geralmente são obtidas com CG ou CG-EM. A identificação de analitos individualmente (em especial quando se usa CG-EM) é feita, em geral, comparando-se os espectros com aqueles obtidos com amostras conhecidas.

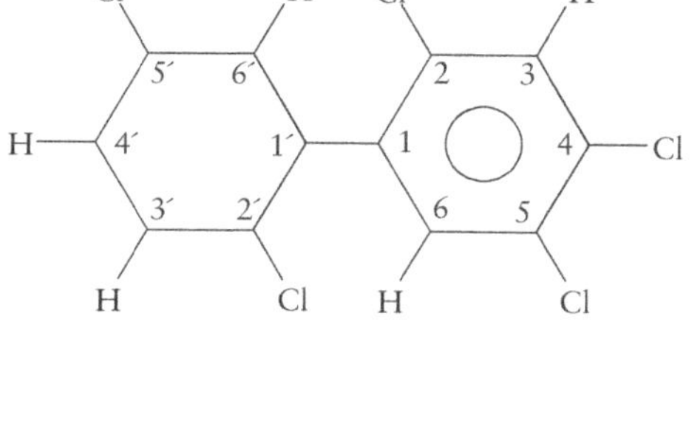

Figura 15.7 Estrutura da 2,4,5,2′,5′-pentaclorobifenila.

Exercícios e problemas

15.1 Compare e explique a diferença entre impactadores e impingers.

15.2 Por que às vezes são utilizados monitores pessoais em vez de dispositivos de amostragem à base de impingers ou impactadores?

15.3 O que é demanda biológica de oxigênio (DBO) no monitoramento ambiental, e qual a sua importância?

15.4 Descreva um método prático para determinar as concentrações de NO_2 em amostras de ar.

15.5 Descreva como as concentrações de dióxido de enxofre podem ser determinadas em amostras de ar.

15.6 Descreva um método prático para determinar a concentração de bifenilas policloradas (PCBs) em amostras ambientais.

Resumo

1. A análise e a proteção ambiental constituem um tema complicado que envolve o estudo de muitas substâncias químicas relacionadas. É o que se vê, por exemplo, nos ciclos do nitrogênio ou do carbono.

2. Análises do ar podem ser executadas por amostragem periódica ou por monitoramento contínuo em tempo real.

3. Os métodos de amostragem periódica devem incluir uma fonte de vácuo, a determinação acurada do volume de ar coletado e uma série de frascos para a coleta (dispositivos de amostragem ou coletores).

4. Dispositivos de mensuração são projetados para medir (i) a magnitude do fluxo de ar ou (ii) os volumes de ar coletados.

5. Entre os dispositivos de mensuração para a velocidade do fluxo de ar estão, por exemplo, os rotâmetros.

6. Dispositivos de mensuração de volume para amostras de ar incluem tanto os medidores de "teste seco" quanto os de "teste úmido".

7. Medidores de teste seco utilizam foles de plástico que podem ser alternadamente preenchidos e esvaziados acionando, assim, um sistema de alavancas e, finalmente, um indicador.

8. Medidores de teste úmido consistem no gás que aciona um medidor.

9. Dispositivos de amostragem para constituintes aerossóis incluem filtração e dispositivos para impinger.

10. Impingers a seco são, às vezes, também conhecidos como impactadores.

11. Impingers de solução consistem em ar que atinge uma superfície imersa em um líquido.

12. Adsorvedores sólidos normalmente são usados para a coleta de compostos orgânicos de baixa concentração e permitem análises, por exemplo, com cromatografia a gás ou espectrometria de massas. A amostragem com adsorvedores sólidos pode ser executada por métodos passivos ou ativos.

13. Amostradores passivos (ou por difusão) contêm adsorvedores como carvão ou polímeros porosos e, por exemplo, às vezes são utilizados na forma de distintivos de lapela para monitoramento pessoal.

14. A amostragem ativa consiste em passar continuamente o ar através de um dispositivo, de modo que permita a pré-concentração do analito.

15. Dispositivos de amostragem passiva e ativa podem ser usados em determinações totais de hidrocarbonetos aerógenos, substâncias orgânicas ou dióxido de enxofre.

16. Uma das análises ambientais mais utilizadas é a determinação da demanda biológica de oxigênio.

17. A cromatografia a gás é usada em muitas análises de água. Algumas requerem a extração de substâncias orgânicas, por exemplo, por meio de análises headspace, purge trap ou extração em fase sólida.

18. Vazamentos de óleo podem ter suas fontes identificadas por métodos cromatográficos. Outro exemplo de análise cromatográfica é a determinação ambiental de pesticidas e herbicidas.

19. Concentrações de substâncias inorgânicas como íons metálicos em amostras ambientais normalmente são determinadas por métodos descritos em outros capítulos como, por exemplo, absorção atômica ICP ou espectroscopia UV-visível.

20. As bifenilas policloradas (PCBs) são muito importantes na poluição ambiental e podem ser determinadas por CG ou CG-EM.

Outras leituras

AHMAD, R.; CARTWRIGHT, M.; TAYLOR, F. *Analytical methods for environmental monitoring*. Prentice Hall, 2001.

KEKKEBUS, B. B.; MITRA, S. (Eds.). *Environmental chemical analysis*. CRC Press, 1997.

NATUSCH, D. F. S.; HOPKE, P. K. *Analytical aspects of environmental chemistry*. Chemical Analysis Series, John Wiley, 1983.

REEVE, R. *Introduction to environmental analysis*. John Wiley, 2002.

A escolha crítica da técnica, a boa prática de laboratório e a segurança no laboratório 16

Aptidões e conceitos

Este capítulo vai ajudá-lo a entender:

- A importância de consultar a literatura acadêmica antes de executar uma análise química para ter acesso a mais informações e à melhor prática.

- As considerações e as restrições financeiras, bem como a importância da escolha do método analítico mais adequado para um dado conjunto de exigências.

- A importância de validar protocolos analíticos e como isso pode ser obtido com o envolvimento de terceiros.

- A importância da boa prática de laboratório e como isso pode ser obtido, como organizar um bom caderno de laboratório e como evitar a perda de dados eletrônicos.

- A importância de práticas de segurança no laboratório.

16.1 A escolha da técnica

16.1.1 Considerando o problema

Uma das principais questões a ser considerada antes da execução de qualquer análise é identificar com cuidado e avaliar o problema, embora isso possa não ser tão trivial quanto parece. Não há necessidade, por exemplo, de maiores níveis de sensibilidade ou acurácia do que o exigido para determinado propósito; excesso de complexidade pode simplesmente resultar em esforço e/ou dinheiro inutilmente empregados e que poderiam ter melhor utilidade. Igualmente, análises por técnicas que não oferecem a sensibilidade exigida ou limites de detecção mais baixos do que o necessário são inúteis. Dados errôneos, seja qual for razão (presença de interferentes, procedimento experimental inadequado e/ou introdução de outros erros) são, na melhor das hipóteses, inúteis e em geral resultam em ação inadequada. Isso pode levar a práticas perigosas.

É preciso reconhecer que qualquer procedimento analítico inclui todas as etapas desde a coleta da amostra, pré-tratamento (quando apropriado), armazenagem e manuseio, metodologia analítica em si, validação da técnica analítica até, finalmente, o registro dos dados.

16.1.2 Considerando a literatura, a validação das técnicas analíticas e as finanças

Um dos primeiros passos na identificação de uma técnica analítica apropriada é consultar a literatura e pesquisar os métodos que outros já utilizaram em circunstâncias semelhantes. Como vimos em muitos casos ao longo deste livro, podem existir diferentes métodos para executar determinada análise. Técnicas diferentes geralmente oferecem diferentes vantagens, como simplicidade, limites mais baixos de detecção e/ou a *própria* detecção. Quase sempre há considerações que tornam uma técnica mais adequada que outra para uma determinação específica. Por exemplo, se é sabido que determinados interferentes afetam uma técnica, outra poderá ser escolhida. Por essas razões é importante consultar o máximo de literatura em livros e/ou periódicos, que possam ser úteis, e só então é que se deve escolher uma técnica.

Toda técnica primeiramente deve envolver alguma experimentação para verificar se o laboratório é capaz de reproduzir resultados, conforme já registrados por outros químicos analíticos. A validação em geral exigirá análises com amostras que contenham interferentes em potencial os quais possam estar presentes e seus possíveis efeitos nos resultados que seriam obtidos. Para ajudar nesse processo, organizações profissionais como a Royal Society of Chemistry e o American Institute of Standards produzem muitos materiais de referência padronizados. O leitor poderá rever o Capítulo 2, no qual fatores semelhantes são considerados. O uso de materiais de referência certificados ajuda a identificar erros experimentais, erros determinantes e não determinantes e suas possíveis fontes. Muitas técnicas instrumentais exigirão uma cuidadosa manutenção do aparelho, o que geralmente incluirá calibrações regulares por parte de terceiros, além do uso freqüente de amostras ou materiais de referência certificados. Muitas companhias oferecem certificação com base em esquemas de reconhecimento operados por entidades como a International Standards Organization (ISO). Fica claro que qualquer método deve ser avaliado e sua precisão, acurácia e reprodutibilidade, verificadas. Isso normalmente significa que as análises são executadas sob certas condições e de acordo com alguns parâmetros. Se materiais de referência de terceiros não estiverem disponíveis, então esses materiais devem primeiro ser preparados.

Um dos métodos é analisar uma amostra pré-preparada em que são introduzidas quantidades conhecidas do analito pelo processo de dopagem (*spiking*). Esses testes operam pelo seguinte princípio: se basicamente 100% do analito dopado for recuperado (mais ou menos a incerteza apropriada permitida), então pode-se atribuir um nível de confiança em relação à adequação e à confiabilidade da técnica escolhida. É preciso ter muito cuidado nesses casos, porém, para garantir que o efeito de qualquer interferente em potencial seja plenamente compreendido e que sua presença não faça os resultados saírem dos níveis aceitáveis de tolerância predefinidos.

A disponibilidade de equipamento e/ou restrições financeiras não devem ser negligenciadas. Se muitas análises de natureza semelhante precisam ser feitas em intervalos regulares, então será do interesse da companhia adquirir o equipamento apropriado e treinar algumas pessoas conforme a necessidade. Se, no entanto, algumas análises precisam ser executadas de modo intermitente, então, talvez, em termos de custo-benefício, seja melhor aproveitar o serviço de terceiros, economizando dinheiro ao mesmo tempo em que possivelmente se utilizam conhecimentos de outros que estejam mais familiarizados com as técnicas a serem empregadas. Outro método poderá ser acessar as instalações de uma universidade ou de laboratórios públicos mediante pagamento de "taxas de acesso".

Outra opção, em alguns casos, é alugar o equipamento especial fazendo um contrato à base de *leasing* de longo prazo. Isso pode ser feito para laboratórios clínicos, onde a instrumentação utilizada em terapia intensiva sempre deve receber manutenção para garantir o tratamento intensivo. Contratos desse tipo costumam oferecer atendimento 24 horas para a manutenção das máquinas e/ou sua substituição, se necessário; embora esses contratos sejam mais caros do que a simples aquisição do equipamento, pois o pagamento inclui reposição imediata, assistência e/ou manutenção.

Por fim, é muito comum aceitar que um grande número de determinações analíticas ou são inadequadas ou completamente desnecessárias. As estimativas para a quantidade de determinações inadequadas variam, mas chegam a 20% ou mais as análises que, no mundo inteiro, são totalmente inadequadas ou duplicadas, quando não desnecessárias. Isso representa, em um cálculo conservador, 5% do produto nacional bruto da maioria dos países desenvolvidos. Além disso, essas cifras não levam em conta as análises incorretas ou o desperdício que ocorre em conseqüência de dados analíticos imprecisos ou errôneos. Nunca é demais, portanto, insistir na importância de assegurar a execução de análises apropriadas e na avaliação crítica regular de todas as metodologias analíticas.

16.2 A boa prática de laboratório e a segurança na execução de análises químicas por via úmida

A boa prática de laboratório sempre deve ser seguida para garantir a qualidade dos dados. É preciso lembrar que a boa prática de laboratório e a segurança estão intrinsicamente ligadas. Veremos primeiro a segurança.

16.2.1 Segurança

Nunca é demais insistir na importância da segurança. Temos apenas uma vida, e é extremamente fácil causar danos irreparáveis aos olhos ou à pele com um comportamento descuidado que, na ocasião, parece oferecer pouco perigo. Para ter segurança, é preciso apenas um pequeno esforço — preço que vale a pena pagar para evitar ferimentos graves.

As seguintes diretrizes devem sempre ser seguidas:

- *Óculos de segurança com proteção lateral devem sempre ser usados dentro do laboratório.* É extremamente fácil ocorrer situações em que soluções entram em contato com os olhos.

- *Alarmes contra incêndio, extintores adequados para incêndios de origem química e elétrica, além de saídas de incêndio devem ser localizados antes de se começar qualquer trabalho.* Ninguém espera um incêndio. O momento para começar a procurar um extintor, o alarme ou uma saída não é quando se está diante de uma situação de emergência.

- *Localize a ducha de segurança mais próxima* — e certifique-se de que você sabe utilizá-la.

- *Localize o lava-olhos e as caixas de primeiros socorros.* Novamente, certifique-se de que está familiarizado com a operação de lavagem dos olhos.

- *Os aventais (ou jalecos) de laboratório devem sempre ser usados e estar abotoados ou fechados.* Um avental aberto é perigoso, pois pode enganchar em um equipamento ou em maçanetas, ou ainda encostar em um bico de Bunsen. Um avental desabotoado pouco protege a roupa na parte da frente, e sua função é proteger.

- *Cabelos compridos devem ser presos e mantidos fora do caminho* para evitar que enganchem em um equipamento, bem como para minimizar contaminação por reagentes, ou mesmo que peguem fogo.

- *Alimentos e bebidas (e isso inclui chiclete) nunca devem ser trazidos para o laboratório (muito menos consumidos em seu interior).* É extremamente fácil contaminar um alimento — mesmo se for consumido mais tarde, longe do laboratório.

- *Uma cuidadosa avaliação escrita dos riscos associados a qualquer procedimento experimental deve ser feita antes de sua execução.* De fato, isso forma a base dos regulamentos estatutários em muitos países.

- *Deve-se tomar muito cuidado com a vidraria.* Muitas pessoas já sofreram ferimentos horríveis ao exercerem força excessiva para empurrar a extremidade de uma pipeta dentro de um bulbo de borracha. *É extremamente fácil perfurar a palma da mão de um lado a outro com a extremidade quebrada de uma pipeta!* Não pegue vidro quebrado com os dedos — você com certeza se cortará e depois, provavelmente, contaminará a ferida com o ácido ou a base etc. que estava no vidro. Use um pano e uma escova e, se necessário, uma vassoura ou esfregão.

- *É preciso tomar muito cuidado ao manusear reagentes líquidos nas proximidades de instrumentos elétricos.* Se possível, mantenha frascos e outras vidrarias longe dos instrumentos para evitar derramamentos danosos. Se ocorrer um acidente, isole as tomadas, de preferência as que estiverem plugadas. Caso estejam molhadas, isole o disjuntor (chave isolante) mais próximo. *Novamente, localize-os antes de começar a trabalhar no laboratório — não espere até que aconteça um acidente. Se alguém receber um choque elétrico e ficar inconsciente, desligue a fonte de energia antes de se aproximar da pessoa, caso contrário você também poderá receber um choque. Se isso não for praticamente possível, separe a pessoa do instrumento com um objeto isolante, que pode ser uma vassoura ou um banquinho de madeira.*

- Deve haver alguns *profissionais de primeiros socorros registrados* que trabalhem na área em que você se encontra. Mais uma vez, *identifique quem são essas pessoas antes de começar a trabalhar no laboratório* e certifique-se de que sabe como entrar em contato com elas rapidamente (por exemplo, discando números de telefone internos) e quais os procedimentos a serem seguidos para obter ajuda. Localize os telefones para que possa pedir ajuda e certifique-se de que os números de emergência estejam bem visíveis.

- *Nunca trabalhe sozinho no laboratório.* Sempre tenha alguém por perto para ajudar se alguma coisa der errado.

16.3 A importância de ter um caderno de capa dura para uso no laboratório e uma cópia dos dados eletrônicos

Sempre se deve manter um caderno de laboratório com capa dura e de boa qualidade. Manter um caderno de laboratório é uma atividade essencial para qualquer químico analítico que trabalhe na indústria ou na universidade/pesquisa ambiental. É prática comum em muitos laboratórios um supervisor verificar e assinar cada caderno antes de terminar o expediente.

O caderno sempre deverá ser de capa dura, pois oferece certa proteção contra respingos e em geral é mais durável em um ambiente razoavelmente hostil. *As anotações devem ser feitas com caneta, e não com lápis.* Um registro permanente das atividades que estão sendo feitas é parte essencial de muitos processos de garantia de segurança e credibilidade (Capítulo 2).

Qualquer trabalho, bem como todos os dados, as observações e os procedimentos experimentais, devem ser claramente anotados no caderno, junto com a data e o horário.

Os erros devem ser devidamente riscados, deixando o material original ainda visível. Se mais tarde decidir rejeitar dados em razão de um problema que foi identificado e registrado no caderno de laboratório, será mais fácil justificar suas ações com evidências bem visíveis.

Lembre-se de que um caderno de laboratório facilita na hora de escrever relatórios, seja na universidade seja no ambiente industrial. Pedaços de papel são fáceis de perder e, muitas vezes, tornam-se ilegíveis quando sujeitos aos inevitáveis respingos que ocorrem em qualquer laboratório.

Cada vez mais, os dados analíticos são obtidos na forma eletrônica — sendo absolutamente essencial um procedimento regular e sistemático de cópia ou *backup*. O momento de pensar nisso não é após a primeira perda de dados. Dados eletrônicos podem ser facilmente apagados quando se grava alguma coisa sobre eles; também podem ser corrompidos ou danificados por equipamentos (por exemplo, campos magnéticos de aparelhos de RMN) ou por erro humano, bem como por vírus de computador.

Os processos de cópia ou *backup* devem ser executados no mínimo semanalmente. Em ambientes industriais, o *backup* deverá ser feito diariamente.

Resumo

1. Antes de embarcar em um novo método analítico, consulte sempre a literatura para se informar o máximo possível. Isso também facilitará a melhor prática.

2. A segurança é fundamental e envolve, por exemplo, o uso de óculos de segurança, familiarização com o equipamento de combate a incêndio, bem como a localização e o uso de duchas de segurança.

3. Alimentos e bebidas não devem ser trazidos nem consumidos no laboratório.

4. É preciso cuidado no manuseio da vidraria.

5. É preciso tomar cuidado ao utilizar equipamento elétrico no laboratório, especialmente nas proximidades de soluções aquosas ou mesmo água.

Outras leituras

ADAMS, K. *Laboratory management*: principles and processes. Prentice Hall, 2002.

COLD SPRING HARBOR LABORATORY. *Safety sense*: a laboratory guide. Cold Spring Harbor Laboratory Press, 2001.

PICTO, A.; GRENOUILLET, P. *Safety in the chemistry and biochemistry laboratory*. John Wiley, 1994.

Índice

8-hidroxiquinolina 103
absorbância 147
absorção 115–17
    efeitos 172
    medidas 186–8
absorção atômica com chama,
    espectrofotômetros de
    calibração 189
absorção atômica com chama, espectroscopia
    de 183–90, 436
    aplicações da 188–9
    vantagens e desvantagens relativas 188–9
absorção atômica com forno de grafite,
    espectrofotômetros de 190–2
absorção atômica com forno de grafite,
    espectroscopia de
    aplicações 193
absorção atômica sem chama, espectroscopia
    de 436
absorção atômica, espectroscopia de 186–8,
    205
    técnicas 182–3
absorção com chama, espectroscopia de 206
ácido e base
    equilíbrios 54–61
    interações 67–9
    titulações 71–2
ácido etilenodiaminotetracético (EDTA)
    análise volumétrica 72
acoplamento por esteira rolante 272
acurácia 8
adição de padrão, técnica de 44–6
    calibração 44
aerossóis, constituintes
    dispositivos para amostras 430
agarose 241
agentes supressores 222
água, análises da 433–6
    cromatografia a gás em 434
ajuste dos mínimos quadrados para curvas de
    calibração 35–8
alargamento colisional 181
alargamento de banda 218, 245
alargamento de pico 218
alargamento Doppler 181–2
alargamento por pressão 181
alcalinidade (HCO$_3$), conteúdo de
    determinação 71–2
alquilgliceróis 280
altura equivalente a um prato teórico (HETP)
    215
alumina 240
aminas aromáticas 404
aminoácidos 405–8, 425
    análise 405–8
amostragem periódica de ar 429
    métodos 441
amostras biológicas 383

amostras gasosas 363
amperométrica, detecção 302
analgésico comercial, preparado 160
analisador eletrostático (ou ESA) 259
analisadores de gás no sangue 386
analisadores de massa 257–66, 282
    analisadores de setor magnético 257–9
    com quadrupolo 260–3
    de duplo foco 259
    por captura de íon 263–4
    por tempo de vôo 265–6
análise headspace, 435
análises ambientais 427–42
    análise do ar 428–9
    introdução 427–8
análises de ativação 376
análises termogravimétricas derivadas 107–9
análises volumétricas 70, 75–6
analito 5, 8, 203
anticorpos monoclonais 389
ar, análises do 441
arco de mercúrio 352
arco elétrico ver emissão com centelha,
    espectroscopia de
aspirina, curva de calibração da 162
ativação de nêutron
    análises 378
    métodos 374–6
atomização eletrotérmica 190
Aufbau, princípio de 153–6
azul de timol 76

bancos de dados ver impressão digital
Beer–Lambert, lei de 117–20, 147, 156–9, 177
    desvios negativos 157
bifenila policlorada (PCBs) 440, 442
bioanalítica, química
    introdução 382
bioanalíticos, métodos 381–426
bioincrustação 396
bioinformática 416–23, 425
bioquímica clínica em hospital moderno,
    laboratório de 383
biossensores 392–401, 424
    eletroquímicos 392–3
    introdução 392
biossensores de glicose 425
biossensores eletroquímicos 322
biureto, método do 413
bombardeamento por átomos rápidos (FAB)
    253
brometo de cetiltrimetilamônio (CTAB) 136

calibração
    curvas 35
    métodos 43–4
    processos 49
calibrações passo a passo 44

calomelano, eletrodo de 291–2
camada de adsorção primária 98
camada de contra-íon 98
câmara de ionização 251–7, 282
câmaras de ionização de campo 254
carboidrato, determinação de 401–5
carbono 14, datação por 376–8
carbono grafite poroso 241
carga de potencial de superfície 98
carregamento de dupla camada 321
células eletroquímicas 286–7, 321
    introdução 286
    Nernst, equação de 287–8
células fotovoltaicas 127–8
centelha, fontes de 195
Ciência da Separação 208
"Clark", eletrodo enzimático de 393
cloreto de amônio, determinação do 78
cloreto de prata, eletrodo de 291
clorofluorcarbonos (CFCs) 428
coeficiente de extinção 118
coeficientes de correlação 38–40
colorimétricas, medidas 113
colunas cromatográficas
    eficiência das 215–17
colunas de sílica
    quimicamente modificada 238–40
colunas empacotadas 224
colunas tubulares abertas ou capilares 225
complexação 94, 135
    análises baseadas em cor 135–6
comprimento de onda nominal 123
conjunto de dados
    mediana 17–19
    precisão 19
constantes de dissociação 58
conteúdo orgânico total (TOC) 433
contra-eletrodo (CE) 296
controle de qualidade
    gráficos 41–3, 49
    processos 4
copos de Delves 190, 206
cromato de prata 105
cromato mercuroso 105
cromatografia 207–45, 211–12, 244
    introdução 211–12
cromatografia a gás (CG) 223, 245, 271, 403,
    442
    introdução e princípios 223–5
cromatografia a gás–espectrometria de massas
    (CG-EM) 271
cromatografia de eluição 244
cromatografia em camada delgada (TLC) 222–3
    determinação por 405–7
cromatografia em papel 219–22
cromatografia gás–líquido 245, 407
cromatografia líquida de alta eficiência
    (HPLC) 230–2, 237, 245, 403

Índice

análises 408
colunas 237–45
detectores 232–7
cromóforos 120–1, 132
cubetas 118, 147
curvas de integração 330
CUSUM *ver* controle de qualidade: gráficos

dados
    dispersão 15
    manipulação e terminologia 8–9
    natureza 5–10
dados analíticos
    qualidade 9–10
dados eletrônicos
    armazenamento de 447–8
dados numéricos
    registro 14
decaimento alfa 368
decaimento beta 369
decaimento radioativo
    isótopos 367
    produtos 368–71
    taxas 370
degradações térmicas 104–9
demanda biológica de oxigênio (DBO) 433
densitômetro 241
deslocamento batocrômico 135–7, 147
deslocamento hipsocrômico 135, 147
dessorção a laser 254–5
desvio-padrão 25, 27
    amostra 25–7
    população 27–8
desvio-padrão relativo (DPR) 28–9
detector de espalhamento de luz por evaporação 236
detectores amperométricos eletroquímicos 234
detectores com copo de Faraday 269
detectores de condutividade eletroquímica 235
detectores de condutividade térmica 229
detectores de índice de refração diferencial 235
detectores de infravermelho *ver* IV, detectores de
detectores de ionização por chama 226–7
detectores fotocondutores 354
detectores fotométricos por chama 227–8
detectores por cintilação 269–70
diagramas de Grotian 177
difusão turbulenta de solutos 219
diluição de isótopos, métodos de 373–4
dimetilformamida (DMF) 133
dimetilglioxima (DMG) 93, 95
dinodo 266
dióxido de enxofre 432
dióxido de nitrogênio (NO_2), concentrações de 432
dipolos magnéticos 337
dispositivos de amostragem 441
dispositivos de mensuração 430, 441
DMG, método gravimétrico 102
dodecilsulfato de sódio (SDS) 411

efeito de intensificação 172
efeitos de matriz 172
eletroanalíticas, técnicas 285–322
eletrodo de gota pendente de mercúrio (EGPM) 305

eletrodo gotejante de mercúrio ou EGM 299
eletrodo-padrão de hidrogênio (EPH) 290–1
eletrodos modificados com polímeros 306–7
eletroforese 207, 245, 405, 407, 410, 423, 425
    ver também eletroforese capilar de zona; eletroforese de zona; dodecilsulfato de sódio
eletroforese capilar de zona (CZE) 242–3, 245
eletroforese de zona 241–3
eletrólito no sangue, níveis de determinação 387
elétron
    detectores de captura de 228–229
    detectores multiplicadores de 266–7
    detectores por impacto de 282
    ionização por impacto de 252–3
elétrons de valência 154
eletroosmose 243
eletroquímicas, técnicas 321
eletrospray 272
    ionização 256
ELISA, testes 390
emissão atômica com microssonda 195
emissão com centelha, espectroscopia de
    aplicações quantitativas 197–8
emissão com chama, espectroscopia de 198–201
    interferências e calibração 200–1
emissão com plasma, espectroscopia de 201–4
emissão de raios gama 369
emissões atômicas
    detectores 228
    espectroscopia 182, 193, 205–6
    instrumentação para a medida de espectros 196–7
emissões Brackett 155
"emulsões", preparação de 349
ensaios radioimunológicos (ERIs) 388
erro absoluto 19, 49
erro relativo 20–1, 49
erros aleatórios 21
erros crassos 22
erros de metodologia 24
erros determinados (ou erros sistemáticos) 22, 24, 49
erros do operador 25
erros experimentais 13, 19
    considerações 13–4
    quantificação 19–21
erros indeterminados 21–3, 49
    fontes 23–4
erros instrumentais 24
escolha da técnica 443–5
espalhamento elástico 374
especificidade 3, 7–8, 11, 102, 307, 316, 360, 389, 401–2, 414, 416
    da análise gravimétrica 102
    do teste 8
espectro de massas 249
espectro eletromagnético 112–14, 147
espectro normalizado 129
espectrofotômetros 128–31
    duplo feixe 129–30
    feixe único 128–9
espectrometria de massas de íons secundários (SIMS) 253–4

espectrometria de massas seqüencial 275–8
espectrômetros 128–31
espectrômetros de massas 282
espectros atômicos 180–3
espectros de massa 272–4, 282
    identificação 272–4
espectroscopia atômica 179–206
    técnicas 180, 205
espectroscopia de plasma de cc 203, 206
espectroscopia fotoeletrônica de raios X (XPS) 175
espectroscopia fotoeletrônica UV (UPS) 175–6
    aplicações 151–77
estados de transição 181
estequiometria das titulações 70
Estireno–divinilbenzeno 240
extração com solvente, métodos de 208–10, 244
extração líquido–líquido 209
extrações em fase sólida 210–11, 244

feixe de partículas 272
ferro, determinação do
    deslocamento hipsocrômico 136–7, 147
filamento de tungstênio 352
filamento incandescente 351
filtros para passagem de massa alta 262
Fluorescência 137, 147, 163
    detectores 233
    espectrofotômetro 139
    fenômenos 151–77
    imunoensaios 389
    introdução 137–41
    supressão 147
fluorescência atômica, métodos de 204
fluorescência atômica, técnicas espectroscópicas em 206
fluorimétricas, determinações 137–41
fontes de arco 195
fontes de luz 121–3
    lâmpadas de filamento de tungstênio 121–2
    lâmpadas de hidrogênio e deutério 122
fornos de grafite 206
    tubos para 191–2
fosfolipídios 280
fotodiodos 232
fotoeletrônica, técnica de espectroscopia 151–77
fotometria de chama *ver* emissão com chama, espectroscopia de
fotômetros 354
fotomultiplicadores, tubos 126
fótons 147
    detectores 125–8
fototubos 125–6
fragmentação induzida por colisão 275
freqüência harmônica 342

garantia da qualidade analítica e estatística 13–50
garantia de qualidade 40
    técnicas de 15
Geiger–Müller, tubos 373
Genômica 416–23
glicofosfolipídios 280
glicose no sangue, determinações de 424

glicose no sangue, sensor de
    com base no mediador ferroceno 397-9
globar, fonte de 351
gonadotrofina coriônica humana (hCG) 6-7, 391
gravimétricas, análises (ou baseadas em massa) 93-110
    baseadas em precipitação 94-6
    introdução 93-4
    práticas 101-3
    sensibilidades e especificidades 103-4
gravimétricas, determinações 109
grupos funcionais
    espectros de absorção característicos dos 345

haptenos 389
hCG *ver* gonadotrofina coriônica humana
Heisenberg, princípio da incerteza de 181
hibridização 421
hidrocarboneto, determinações de 432
hidroxiapatita 240
Hund, regra de 153-6

Ilkovich, equação de 301
impacto de elétrons à pressão atmosférica 257
impinger 430
impingers a seco 430, 441
impingers de solução 441
impressão digital 348
impressão digital do DNA 417, 423
imunoquímica 424
    técnicas 388-91
imunotransferência 411
infravermelho, técnicas de *ver* IV, técnicas de
injeção de amostra, sistemas de 249-51, 282
    sistemas cromatográficos de injeção de amostra 251
    sistemas de batch inlet 249
    sistemas de fluxo contínuo 250-1
inorgânicas, substâncias 436, 442
    análises 436-9
instrumentação vii, 5, 299, 372-3
    princípios vii
interferentes químicos 8
International Standards Organization (ISO) 444
introdução direta do líquido 272
íon
    analisadores 266-70
    cíclotrons 282
    eletrodos seletivos de 289, 293-5
íon de metal de transição 120
ionização por centelha 272
    fontes 255
ionização por dessorção em plasma (PDI) 255
ionização térmica de superfície 255
íons secundários líquidos, espectrometria de massas por (LSIMS) 253
isótopos radioativos
    uso na medicina 377
IV, absorção de 362
IV, detectores de 235, 352-4

IV, espectrômetros de
    para uso geral 354, 362
IV, espectros de 362
IV, espectros de absorção molecular de 343
IV, espectroscopia 359
    fotômetros para amostras gasosas em 359-60
IV, espectroscopia de emissão de 361, 363
IV, fontes de 351-2
IV, radiação 362
IV, técnicas de 339-63
    manuseio da amostra 348-51
IV distante, espectroscopia no 360
IV distante, regiões do 363
IV próximo, espectroscopia de 360, 363

Karl-Fischer
    método 31
    titulação 85-6
KBr, pastilhas de 349
Kjeldahl, método de 413

laboratório, prática de 446
    segurança 446-7
lâmpada de cátodo oco 185
lâmpada de Nernst 351
Larmor, freqüência de 326
laser de dióxido de carbono 352
Le Chatelier, princípio de 58
lentes colimadoras 124
limites de confiança 33-4
limites de erro 6
linha-base, espectro da 129
lipídios
    análise 279-80
Lowry, método de 414
Lyman, série de 154

marcação fluorescente 164
massas, espectrometria de 236, 247-83, 417
    acoplada a outras técnicas e instrumentos analíticos 270-2
    aplicações biológicas 276-7
    aplicações gerais 276
    detecção fotográfica de íons 270
    introdução 247-9
materiais de referência certificados 40-1
material de empacotamento
    tipos 237
medidas analíticas
    natureza 3-11
    uso da luz visível e ultravioleta 111-47
medidas replicadas 8, 14-15
    média 15-17
membranas permseletivas 394
Michelson, interferômetro de 356
microarranjos de DNA 417, 420
microeletrodos 307-9, 321
microondas, espectroscopia de 168-9
migração elétrica 296
monocromadores 121, 123-5, 147
    com base em grade de difração 124-5
    com base em prismas de refração 124
Mössbauer, espectroscopia 173-5
    técnica 151-77

movimento browniano 141
multianalisadores 424
multicomponentes, sistemas
    análise de 158-63
multiplete para transformadas de Fourier, espectrômetros 355-8
multiplex, instrumentos 355
multiplicadores de elétrons do tipo dinodo contínuo 268

nariz eletrônico 4
Nernst, equação de 287-8, 297
nêutrons rápidos 374
nêutrons térmicos 374
nicotinamida dinucleotídeo (NAD) 399
nicotinamida dinucleotídeo difosfato (NADP) 399
nitrato de prata, titulação com 74
níveis de energia eletrônicos e da luz
    quantização 114-15
nucleação 97
nuclídeos radioativos 378
número quântico do spin 155
número quântico rotacional 168

oligonucleotídios
    análise 278-9
oligossacarídios
    análise 279
orgânicas, substâncias
    em amostras aquosas 439-40
Organização para a Cooperação e o Desenvolvimento Econômico (OCDE) 428
oscilações moleculares e acoplamento vibracional 341-3
Overhauser, efeito nuclear 333, 338
óxido nitroso/acetileno *versus* ar/acetileno, chamas de 189-90
oxigênio, eletrodos de 314-15, 321
ozônio 428
Paschen, emissões de 155
passivação do eletrodo 397
Pearson, coeficiente de correlação 38, 49
penicilinase, determinações polarimétricas de 144
peptídios 277
    seqüenciamento 277-8
perfis difusionais hemisféricos para o soluto 307
perflúor querosene (PFK) 272
pesticidas 439
Pfund, emissões 155
pH, eletrodos de 293-5, 321
pH, valores de 56
    cálculo 56-61
pH de soluções aquosas 55-6
picos cromatográficos 217
piroelétricos, materiais 353
plasma indutivamente acoplado (ICP) 256
    espectroscopia de 201
plasma indutivamente acoplado–espectrometria de massas (ICP-EM) 436
plasma indutivamente acoplado–espectroscopia de emissão óptica (ICP-OES) 436

plasma sanguíneo 385, 424
polarimetria 141–4, 147
polarímetro automático 142
polarografia 295, 299–300, 321
    e técnicas associadas 299–305
polarografia de pulso diferencial (PPD) 301–3, 321
polietilenoglicol (PEG) 306
polimerase, reação em cadeia da (PCR)
    técnicas 418
polipeptídios 277
ponto de equivalência 68, 90
portas de injeção 225–6
potencial zeta 99
potenciométricos, métodos 289
precipitados 96, 99, 109
    coleta 99–101
    formação 96–7
princípio da incerteza 176
prisma de refração 124
proteínas 277, 409, 413, 425
    análise 409–15
    quantificação 413–15
proteômica 416–23, 425
purge trap, técnica 435

qualitativas, análises 5
qualitativos, testes 6
quantificar 7
quantitativas, análises 6
quelato 102
química analítica vii, 3–11, 5
    objetivo 3–11
química clínica
    objetivo 383–6
química eletroanalítica
    fase orgânica 309–10
química por via úmida e à base de reagentes,
    técnicas de 53–91
    introdução 53–4
quimicamente modificados, eletrodos (EQM) 305–7, 321
quimiofluorescentes, reações 164

radiação eletromagnética por RMN
    absorção 324–6
radiação polarizada 147
radioquímicas, análises
    fundamento 367–8
    métodos 367–79
raios X, emissão de 370
raios X, fluorescência de 151
    espectrofotômetros 170–1
    espectroscopia 169–73, 177
Raman, deslocamentos 177
Raman, efeito 165
Raman, espectroscopia 164–7, 167, 177
    aplicações 167–8
    técnica 151–77
Rayleigh, espalhamento 164
razão giromagnética 326
razão magnetogírica 325–6
reações ativadas por colisão 275
reações de precipitação, química das 95

referência, eletrodos de 289–92
reflexão interna total atenuada (ATR)
    técnicas 349, 358, 363
ressonância magnética nuclear (RMN) 337
    aplicações analíticas 335
    espectroscopia 323–8
    espectroscopia de emissão 326
    instrumentação 331–3
    introdução 323–4
    reagentes de deslocamento 333
RMN de alta resolução, espectroscopia de
    acoplamento spin–spin 329–31
    deslocamento químico 328–9
RMN *ver* ressonância magnética nuclear
rotações ópticas 141–2
rotâmetros 430

sacarose, determinações polarimétricas da 143–4
sais de bile 280
Salmonella typhimurium 3
sangue total 383–4, 424
    testes clínicos 384–5
sensibilidade de um teste 8
sensores de DNA 401
sensores eletroquímicos
    alcance dos 315–19
separação, métodos de 207–45
separações cromatográficas
    cromatografia de eluição 212
    teoria 212–19
Shewhart *ver* controle de qualidade: gráficos
silício, fotodiodos de 127
sistemas binários 158
sobrepotenciais 300
solução mãe 99
solvente aprótico 133
soro sanguíneo 385, 424
spin–spin, acoplamento 337
    técnicas 332
Stokes, transições 166
supersaturação relativa 97
supressão da fluorescência 141
suspensões coloidais 96–7

tamanho da partícula
    controle experimental do 97–9
tampões 62–7, 90
técnicas analíticas
    validação 444–5
temperatura, efeitos de 182
termograma de primeira derivada *ver* análises
    termogravimétricas derivadas
termogramas 104
termogravimétricas, análises (TG) 104–9
termométricos, sensores 399
termospray (TSP) 272
    interface 237
    ionização 255
termostatização 225–6
teste-Q 30–2, 49
teste-T 32–3, 49
testes imunológicos simplificados, kits para 390–1

tetrafenilborato de sódio 103
tiossulfato de sódio, titulação com 75–6
titulação de retorno 77–81, 90
titulação iodométrica 80
titulações 87, 90
    cálculos 88
    melhor prática 87–8
titulações amperométricas, *ver* titulações
    eletroquímicas
titulações complexométricas 72, 90
    exemplos 72–3
titulações eletroquímicas 81, 84–5, 310–14
    amperométricas 311–14
    potenciométricas 311–12
titulações fotométricas 81–3
titulações potenciométricas *ver* titulações
    eletroquímicas
transferência de carga, complexos de 133
transferência Western 411
transformadas de Fourier em IV (FTIR),
    espectrômetros 355, 363
transformadas de Fourier em RMN 333
transições eletrônicas
    permitidas e proibidas 152–3
transições espectrais atômicas
    origem 179–80
transistores de efeito de campo quimicamente
    seletivos (TECQSs) 316, 322
transporte de massa 314

ultravioleta (UV), radiação 147
    absorção de luz na região do visível 133
    absorções na região do visível 120–1, 151–77, 232
    células e cubetas para a região do visível 128–31
    espectrofotômetros para a região do visível 119
    espectrômetros para a região do visível 147, 438
    espectros da região do visível 119
    espectros de absorção na região do visível 156–8
    espectroscopia da região do visível 131, 147
    espectroscopia de fluorescência visível 163–4
    natureza e uso 120–1
unidades de massa atômica (UMAs) 248

validação de dados 9
valores discrepantes 30
Van Deemter, equação de 216
variância 29–30
vazamentos de óleo 442
vermelho de cresol 76
vidro de poro controlado (VPC) 240
voltametria adsortiva por redissolução (VAR) 295, 304–5, 321, 438
voltametria cíclica 295–6
voltametria de varredura linear 295
voltamograma 296
voltamograma adsortivo por redissolução 305
voltamograma de ligação à superfície 299

Tabela Periódica dos Elementos

1	2											13	14	15	16	17	18
1 H 1.0079																	2 He 4.0026
3 Li 6.941	4 Be 9.0122											5 B 10.811	6 C 12.011	7 N 14.007	8 O 15.999	9 F 18.998	10 Ne 20.180
11 Na 22.990	12 Mg 24.305	3	4	5	6	7	8	9	10	11	12	13 Al 26.982	14 Si 28.086	15 P 30.974	16 S 32.065	17 Cl 35.453	18 Ar 39.948
19 K 39.098	20 Ca 40.078	21 Sc 44.956	22 Ti 47.867	23 V 50.942	24 Cr 51.996	25 Mn 54.938	26 Fe 55.845	27 Co 58.933	28 Ni 58.693	29 Cu 63.546	30 Zn 65.409	31 Ga 69.723	32 Ge 72.64	33 As 74.922	34 Se 78.96	35 Br 79.904	36 Kr 83.798
37 Rb 85.468	38 Sr 87.62	39 Y 88.906	40 Zr 91.224	41 Nb 92.906	42 Mo 95.94	43 Tc (98)	44 Ru 101.07	45 Rh 102.91	46 Pd 106.42	47 Ag 107.87	48 Cd 112.41	49 In 114.82	50 Sn 118.71	51 Sb 121.76	52 Te 127.60	53 I 126.90	54 Xe 131.29
55 Cs 132.91	56 Ba 137.33	57–71 *	72 Hf 178.49	73 Ta 180.95	74 W 183.84	75 Re 186.21	76 Os 190.23	77 Ir 192.22	78 Pt 195.08	79 Au 196.97	80 Hg 200.59	81 Tl 204.38	82 Pb 207.2	83 Bi 208.98	84 Po (209)	85 At (210)	86 Rn (222)
87 Fr (223)	88 Ra (226)	89–103 #	104 Rf (261)	105 Db (262)	106 Sg (266)	107 Bh (264)	108 Hs (277)	109 Mt (268)	110 Ds (281)	111 Rg (272)	112 Uub (285)	113 Uut (284)	114 Uuq (289)	115 Uup (288)			

* Série dos lantanídeos

57 La 138.91	58 Ce 140.12	59 Pr 140.91	60 Nd 144.24	61 Pm (145)	62 Sm 150.36	63 Eu 151.96	64 Gd 157.25	65 Tb 158.93	66 Dy 162.50	67 Ho 164.93	68 Er 167.26	69 Tm 168.93	70 Yb 173.04	71 Lu 174.97

\# Série dos actinídeos

| 89
Ac
(227) | 90
Th
232.04 | 91
Pa
231.04 | 92
U
238.03 | 93
Np
(237) | 94
Pu
(244) | 95
Am
(243) | 96
Cm
(247) | 97
Bk
(247) | 98
Cf<
(251) | 99
Es
(252) | 100
Fm
(257) | 101
Md
(258) | 102
No
(259) | 103
Lr
(262) |
|---|---|---|---|---|---|---|---|---|---|---|---|---|---|---|

Constantes mais utilizadas

R, constante molar dos gases	8,314 J mol^{-1} K^{-1}
F, constante de Faraday	$9,6485 \times 10^4$ C mol^{-1}
c, velocidade da luz no vácuo	299 792 458 m s^{-1}
h, constante de Planck	$6,63 \times 10^{-34}$ J s
e, carga do elétron	$1,602\,177 \times 10^{-19}$ C
L, N_A, constante de Avogadro	$6,022 \times 10^{23}$ mol^{-1}

Prefixos mais utilizados

Fator	Prefixo
10^{12}	tera-
10^{9}	giga-
10^{6}	mega-
10^{3}	kilo-
10^{2}	hecto-
10	deca-
10^{-1}	deci-
10^{-2}	centi-
10^{-3}	mili-
10^{-6}	micro-
10^{-9}	nano-
10^{-12}	pico-
10^{-15}	femto-

Unidades de distância

1 angstrom (Å) = 10^{-10} m
1 nanômetro = 10^{-9} m
1 mícron (micrômetro) = 10^{-6} m

1 milímetro = 10^{-3} m
1 centímetro = 10^{-2} m

Unidades de medida

Parâmetro	Unidade
absorbância (de radiação)	adimensional
concentração	mol dm^{-3}
energia	J
potência	W (1 W = 1 J s^{-1})
coeficiente de absortividade molar (ou coeficiente de extinção) (ε)	dm^3 mol^{-1} cm^{-1}
comprimento de onda	cm (ou m)
número de onda (número de comprimentos de onda por cm)	cm^{-1}
pH ($-\log_{10}$ [H$^+$])	adimensional
velocidade	m s^{-1}
potencial (força eletromotriz)	V
corrente (ampere)	A (1 A = 1 C s^{-1})
carga (coulomb)	C
massa	g
temperatura (kelvin)	K
resistência (ohms)	Ω